NOUVEAUX ÉLÉMENTS

DE

MÉDECINE OPÉRATOIRE.

Librairie de Baillière.

OEUVRES CHIRURGICALES, ou EXPOSÉ DE LA DOCTRINE ET DE LA PRATIQUE DE P.-J. DESAULT, chirurgien en chef de l'Hôtel-Dieu de Paris; par XAV. BICHAT; troisième édition. *Paris*, 1830 ; 3 vol. in-8 , avec 15 planches.　　18 f.

TRAITÉ HISTORIQUE ET DOGMATIQUE DE LA TAILLE, par P.-J. DESCHAMPS, chirurgien en chef de l'hôpital de la Charité, avec un supplément dans lequel l'histoire de la Taille est continuée, depuis la fin du siècle dernier jusqu'à ce jour , par L.-J. BÉGIN, chirurgien aide-major à l'hôpital militaire d'instruction du Val-de-Grâce. *Paris*, 1826 ; 4 vol. in-8 , fig.　　20 f.

— On vend séparément le Supplément par M. Bégin pour les possesseurs de l'ancienne édition de Deschamps. In-8.　　3 f.

OEUVRES CHIRURGICALES D'ASTLEY COOPER ET DE B. TRAVERS ; contenant des mémoires sur les luxations , l'inflammation de l'iris , la ligature de l'aorte, le phimosis et le paraphimosis , l'exostose, les ouvertures contre nature de l'urèthre ; les blessures et les ligatures des veines , les fractures du col du fémur et des tumeurs enkystées ; traduites de l'anglais par G. BERTRAND, avec 21 planches. *Paris*, 1823 ; 2 vol. in-8.　　14 f.

NOUVEAUX ÉLÉMENTS DE PATHOLOGIE MÉDICO-CHIRURGICALE, ou Traité théorique et pratique de médecine et de chirurgie ; par L. ROCHE, D. M. P., Membre de l'Académie royale de médecine, etc., et J.-L. SANSON, D. C. P., chirurgien en second de l'Hôtel-Dieu de Paris, professeur agrégé à la Faculté de médecine de Paris ; seconde édition. *Paris*, 1828: 5 vol. in-8.　35 f.

TRAITÉ PRATIQUE SUR LES MALADIES DES YEUX, ou Leçons données à l'infirmerie ophthalmique de Londres , sur l'anatomie , la physiologie et la pathologie de l'œil ; par LAWRENCE, chirurgien en chef de cet hôpital ; traduit de l'anglais avec des notes, et suivi d'un PRÉCIS DE L'ANATOMIE PATHOLOGIQUE DE L'OEIL ; par C. BILLARD. *Paris*, 1830, in-8.　　7 f.

TRAITÉ MÉDICO-CHIRURGICAL DE L'INFLAMMATION, par J. THOMSON, professeur de chirurgie à l'Université d'Édimbourg; traduit de l'anglais et augmenté d'un grand nombre de notes ; par A.-J.-L. JOURDAN et F.-G. BOISSEAU. *Paris*, 1827 ; 1 fort vol. in-8.　9 f.

TRAITÉ DE LA CYSTOTOMIE SUS-PUBIENNE, ouvrage basé sur près de cent observations , tirées de la pratique du docteur Souberbielle, par D. BELMAS, docteur en chirurgie de la faculté de Paris. *Paris*, 1827, in-8., fig.　　5 f.

DE LA LITHOTRITIE, ou Broiement de la pierre dans la vessie, par le docteur CIVIALE. *Paris*, 1827, 1 vol. in-8. , avec sept planches. 7 f.

LETTRES SUR LA LITHOTRITIE, par le même. *Paris*, 1827, 1828, 1831, 3 parties in-8.　　9 f.

IMPRIMERIE D'HIPPOLYTE TILLIARD,
RUE DE LA HARPE, N. 23.

NOUVEAUX ÉLÉMENTS

DE

MÉDECINE OPÉRATOIRE,

ACCOMPAGNÉS

D'UN ATLAS DE 20 PLANCHES IN-4° GRAVÉES,

REPRÉSENTANT

LES PRINCIPAUX PROCÉDÉS OPÉRATOIRES

ET UN GRAND NOMBRE D'INSTRUMENTS DE CHIRURGIE;

Par Alf.-A.-L.-M. VELPEAU,

Chirurgien de l'hôpital de la Pitié, Agrégé à la Faculté de Médecine de Paris, Chirurgien des
dispensaires de la Société philantropique, Professeur d'Accouchements, d'Anatomie, de
Pathologie chirurgicale et de Médecine opératoire, Membre de la Société médicale d'Émulation de Paris, correspondant des Sociétés médicales de Tours, Louvain, Rio-Janeiro, etc., etc.

TOME DEUXIÈME.

PARIS,

J. B. BAILLIÈRE, LIBRAIRE

DE L'ACADÉMIE ROYALE DE MÉDECINE,

RUE DE L'ÉCOLE DE MÉDECINE, N° 13 bis.

LONDRES, MÊME MAISON, N° 219, REGENT-STREET.

BRUXELLES, TIRCHER. — LIÉGE, DESOER. — GAND, DUJARDIN.

—

1832.

NOUVEAUX ÉLÉMENTS

DE

MÉDECINE OPÉRATOIRE.

Section III.

BOUCHE.

Art. I.ᵉʳ

Lèvres.

§ I.ᵉʳ

Bec-de-lièvre.

La fente labiale connue sous le nom de bec-de-lièvre, est acquise ou congénitale. Celle qui survient après la naissance se remarque presque aussi souvent sur une lèvre que sur l'autre. La seconde, au contraire, n'a guère été observée jusqu'à présent qu'à la lèvre supérieure. Le fait de Nicati, qui prétend l'avoir rencontrée sur la lèvre d'en bas, est vraiment une exception. Depuis que Louis s'est attaché à prouver que le bec-de-lièvre n'est accompagné d'aucune perte de substance, Blumenbach, Tenon, Béclard, Meckel, etc., ont essayé d'en expliquer la formation, d'après certaines lois de l'organisme, d'en considérer les diverses nuances comme le résultat d'un arrêt de développement. Trois portions, disent quelques uns, composent la lèvre supérieure dans le principe, une médiane, et deux latérales. Il y en aurait même quatre, au dire de quelques autres, qui veulent que la partie mitoyenne soit aussi divisée en deux primitivement. Dans cette hypothèse, le bec-de-lièvre simple tient à ce que l'une des fentes embryonaires de la lèvre a persisté, et la preuve, dit-on, c'est qu'il existe à peu près constamment sur la ligne médiane. Lorsque les deux parties latérales restent isolées de la partie moyenne, le bec-de-lièvre est nécessairement double. Si les auteurs de quelques observations déjà anciennes, et plus récemment, Moscati, ne se sont point trompés, s'ils ont réellement vu la fente léporine faire exactement suite à la cloison du nez, on l'expliquerait en admettant la non réunion des deux moitiés du lobe médian de la lèvre. Enfin, à la lèvre inférieure, le bec-de-lièvre congénital doit toujours occuper la ligne médiane, parce que, dans son principe, elle ne présente jamais plus de deux portions. Des recherches nombreuses sur des embryons et des fœtus de tout âge, me portent à penser que ces idées inexactes, sont le fruit d'observations fautives, ou de suppositions gratuites. Les lèvres ne sont pas plus formées de deux, trois ou quatre pièces, à trois, quatre, six ou huit semaines, qu'à trois ou quatre mois. Dès qu'on les voit poindre, elles paraissent entières, comme l'ouverture buccale, qu'elles bordent exactement. Le contraire n'arrive que par accident. Le bec-de-lièvre, comme la plupart des autres monstruosités, m'a paru devoir se rapporter à quelque maladie, bien plus souvent qu'au défaut d'évolution naturelle.

CHÉILORAPHIE.

A. *Bec-de-lièvre simple.* — *a. Historique.* Bien que le bec-de-lièvre soit une des difformités de l'enfance les plus communes, il n'a cependant que très peu occupé le génie des anciens. Celse est le premier qui en parle, encore est-ce d'une manière assez confuse. Les Arabes en disent à peine quelques mots, et tout prouve que jusqu'à Franco ou Paré, son traitement n'avait pas été l'objet de toute l'attention qu'il mérite. Maintenant, au contraire, c'est

un point de pratique qui semble ne plus rien laisser à
désirer. Pour le guérir, trois indications doivent être
remplies. Il faut en aviver les bords, en affronter les
deux côtés, maintenir les deux lèvres de la division
dans un contact parfait, jusqu'à ce qu'elles soient agglu-
tinées.

1° C'est avec le *fer chaud* que Abu'l-Kasem ainsi que
Ludovic, opéraient l'*avivement* du bec-de-lièvre. *Le
beurre d'antimoine*, ou quelque autre caustique chimique, était préféré par Thevenin. Chopart, cédant en
cela aux conseils de Louis, crut mieux réussir en appliquant sur les bords de la fente qu'il voulait enflammer,
deux bandelettes de *vésicatoire*. De pareils moyens ne
devaient avoir, et n'ont effectivement eu que des succès
incomplets. On les a justement abandonnés. L'*excision*, qui était déjà en usage du temps de Celse et de
Rhazès (ce qui n'a pas empêché F. d'Aquapendente de
se borner à de simples scarifications), est seule admise
aujourd'hui. Pour la faire, D. Scacchi, Dionis, se servaient de *ciseaux ordinaires*; Henkel, de *ciseaux boutonnés*. M. A. Severin, Acrel, accordaient au contraire
une préférence exclusive au *bistouri*, que Louis et Percy
se sont efforcés de faire adopter généralement; tandis
que Roonhuysen, Le Dran, B. Bell, avaient presque
indifféremment recours à l'un ou à l'autre de ces deux
instruments. Les partisans du bistouri soutiennent qu'il
produit moins de douleur, et donne une plaie plus nette,
moins exposée à suppurer; que les ciseaux coupent beaucoup plus en pressant qu'en sciant, contondent les tissus
et qu'ils fournissent une plaie en dos d'âne ou à double
plan oblique peu favorable à la réunion immédiate.
L'expérience a mille fois démontré le peu de fondement
de ces objections. Voulant s'assurer du fait, Bell opère
d'un côté avec des ciseaux, de l'autre avec le bistouri,
sans en prévenir personne. Le malade, d'abord embar-

rassé pour répondre, finit par dire que la douleur avait
été plus vive dans le sens où le bistouri avait été employé. Les ciseaux ont l'avantage de n'exiger aucune
espèce de points d'appui, d'être plus facile à manier, et de
couper instantanément tout ce qu'on veut enlever. Desault, qui les a vivement défendus, recommande de leur
donner beaucoup d'épaisseur, et d'en évider fortement
les lames. Ceux qu'on préfère actuellement, et qui portent le nom de M. Dubois, sont construits sur ce principe. Dans le but d'augmenter les avantages de la puissance qui doit les faire mouvoir, on a donné une grande
longueur relative à leur manche. Leur lame, qui est courte
et solide, tranche ainsi avec toute la netteté, toute la
précision désirable. Personne, en France, n'emploie
d'autre instrument.

On aurait tort néanmoins, d'en conclure que le bistouri
ne pourrait pas suffire. Louis a suffisamment prouvé le
contraire, et plusieurs praticiens de l'Allemagne et de
l'Angleterre le mettent encore journellement en usage.
Quant à la manière de s'en servir, elle a singulièrement
varié. A l'instar de Guillemeau, Le Dran commençait
par en enfoncer la pointe, de la bouche vers la peau, à
travers la lèvre, un peu au-dessus du sommet de la division, et coupait ensuite perpendiculairement, de haut en
bas, ou d'arrière en avant, jusqu'au bord labial, pour en
faire autant ensuite du côté opposé. B. Bell suivait une
marche tout-à-fait inverse. Placé derrière la tête du
malade, il faisait partir son incision du bord libre de
la lèvre, et la conduisait de bas en haut, et d'avant en
arrière, jusqu'au-dessus de la fente anormale, avec le
bistouri tenu comme une plume à écrire. Après avoir
détruit les replis, les adhérences qui unissent l'arcade
alvéolaire à la lèvre, Énaux glisse derrière celle-ci une
plaque de liége, sur laquelle il veut qu'on fixe les angles
inférieurs du bec-de-lièvre, afin que le bistouri puisse y

trouver un point d'appui. On s'est généralement contenté d'une lame de carton, d'une simple carte à jouer,
ou d'une plaque de bois blanc, en guise du morceau de
liége imaginé par Énaux. Les pinces ou morailles, soit
en métal, comme celles de J. Fabrice, soit en bois,
comme les employait M. A. Severin, qui servaient à fixer
la lèvre pendant qu'on en faisait la résection, qui, par la
largeur plus grande de leur branche postérieure, pouvaient remplacer la plaque de carton que nécessite l'usage
du bistouri, qui avaient aussi pour but d'aider au rapprochement des deux bords rafraîchis, et de prévenir
l'hémorrhagie, sont depuis long-temps rejetées de la
pratique. Heister, O. Acrel, et B. Bell, sont, je crois, les
derniers auteurs qui aient cru devoir les recommander.

2° Après l'avivement de ses bords, le bec-de-lièvre se
trouve réduit à l'état d'une plaie simple, et la *réunion* doit
en être aussitôt tentée, soit à l'aide de bandages appropriés,
soit au moyen de la suture, soit en combinant ces deux
genres de secours. Franco, qui se contentait d'emplâtres
d'André de Lacroix fixés sur les joues, de petits rubans
croisés sous le nez, pour faire ce qu'il appelait la *suture
sèche*, puis d'un bandage contentif; F. Sylvius, qui, selon Muys, réussissait avec les seules bandelettes agglutinatives, soutenues aussi d'un bandage ; Purmann,
G.-W. Wedel, qui, dit-on, ne furent pas moins heureux, ont trouvé dans Pibrac, et sur-tout dans Louis, un
ardent défenseur. Suivant cet auteur, la suture sanglante
est non-seulement inutile, mais encore nuisible. Inutile,
en ce que le bec-de-lièvre n'étant accompagné d'aucune
déperdition de substance, il doit toujours être possible
d'en obtenir le rapprochement avec le bandage unissant
des plaies en long ; nuisible, car sa présence est une
cause permanente d'irritation, qui ne peut manquer
de mettre en jeu la rétraction musculaire. En raison
de ce principe, Louis ne pratiquait qu'un seul point

de suture entrecoupée, et se servait, pour compléter
la réunion, d'une simple bande. Les idées de Pibrac,
qui voulait, en quelque sorte, faire proscrire la suture de la chirurgie, semblaient trouver là une juste
application. Pour produire une coaptation plus complète, Valentin imagina une agraffe, sorte de double
pince platte, susceptible d'embrasser les deux côtés de
la plaie sans perdre leur parallélisme, et d'être rapprochée à volonté au moyen d'une pièce transversale et
d'une vis. Pour éviter la contusion et la compression inégale que doit produire l'instrument de Valentin, Enaux
proposa un bandage, dont le modèle existe dans le mu-
séum de la Faculté de Paris, et qui, se fixant, par autant
d'arcs de cercles, sur le haut de la nuque, le vertex et
au-dessous de la mâchoire inférieure, offre deux pelottes
qui doivent pousser les chairs en avant, quand elles sont
appliquées sur les joues, et pouvoir être réunies en faisant passer, au-devant de la plaie, une lanière de l'une à
l'autre. Everz repousse tous ces moyens, et s'en tient à
deux rubans emplastiques, qu'il croise en sautoir au-
dessous du nez, et M. Dudan a depuis inventé, dans le
même but, une nouvelle agraffe, fondée sur le même principe que celle de Valentin. Nul doute que, de cette manière, on ne puisse quelquefois guérir le bec-de-lièvre ;
mais il est incontestable aussi que, le plus souvent, la
réunion s'en fait mal, incomplétement, qu'il reste fréquemment une rainure plus ou moins profonde, soit en
avant, soit en arrière, et, tout-à-fait en bas, une échancrure presque aussi désagréable que la maladie première,
tandis que la *suture sanglante* bien faite met à l'abri de tous
ces inconvénients. Aussi est-elle exclusivement usitée de
nos jours, et les bandages ne sont-ils plus recommandés
qu'à titre d'accessoires.

Celse, qui *cousait* le bec-de-lièvre, ne donne pas assez
de détails pour qu'on sache quelle était l'espèce de

suture employée de son temps. Il est probable, d'après ce qu'en dit Albucasis, que les Arabes se servaient de celle *du pelletier*. D'autres, Heuermann, Ollenroth, W. Dros, par exemple, ont conseillé la suture *entre-coupée*, encore préférée par Lassus, afin de n'être pas obligé de laisser des tiges inflexibles dans la plaie. Il n'est pas jusqu'à la suture *enchevillée* qui n'ait trouvé des partisans, quoique la suture *entortillée* l'ait presque toujours emporté. A. Paré, le premier auteur qui la décrive en termes précis, l'exécutait avec des aiguilles garnies d'un chas, qu'il enfonçait d'un côté à l'autre de la plaie, et qu'il fixait ensuite à l'aide de tours de fil, passés en 8 de chiffres sous leurs deux extrémités. F. d'Aqua-pendente avait des aiguilles flexibles, dont il recourbait les extrémités en avant, après les avoir placées. Celles de Roonhuysen étaient anguleuses ou triangulaires, comme celles de Paré. Il les entourait d'un fil de soie, et en coupait la pointe avec des tenailles incisives. Dionis veut qu'elles soient d'acier et courbes. Au lieu de les épointer, comme Roonhuysen et Dionis, La Charrière se bornait à placer une petite compresse entre la peau et leurs extrémités. Pour les introduire sans peine, malgré leur finesse, Heister se servait d'un porte-aiguille, et J.-L. Petit, qui les rendit plus fortes et garnissait leurs deux extrémités de chacune une tête, en fit faire en argent, qu'il conduisait avec une sorte de lardoire. Le Dran voulait qu'elles fussent en or, pour être en même temps très solides, quoique assez fermes, et non oxidables, qu'elles eussent une pointe aplatie, et portassent une tête, afin d'éviter l'emploi du porte-aiguille. Si l'or et l'argent ont l'avantage de ne pas se rouiller, ils ont aussi l'inconvénient, dès qu'on en veut faire des instruments tranchants, de ne pas traverser facilement les tissus. En conséquence, Sharp imagina de souder à ses aiguilles d'argent une pointe d'acier en fer de lance. Wedel prétend que des aiguilles ordinaires suffisent, et qu'on doit les entourer ensuite d'un fil de chanvre. Sans y mettre tant d'apprêt, de la Faye soutient que des épingles en cuivre, fortes et longues, des épingles d'Allemagne, en un mot, valent bien toutes les autres. Comme leur pointe pourrait blesser le malade, Mursinna recommande d'y fixer, après coup, un petit morceau de plume. Le Dran avait trouvé plus commode d'y appliquer une boule de cire. Arnemann en avait de creuses, dont la tête et la pointe s'enlevaient à volonté. Celles de Desault, qui sont en argent, avec une pointe d'acier, vont, en diminuant de volume, depuis leur extrémité tranchante jusqu'à celle qui doit supporter l'action du doigt, afin qu'on puisse les extraire sans les ramener par le chemin qu'elles ont parcouru en entrant, et sans faire passer de nouveau leur lame à travers les chairs. Ce sont elles qui, en France du moins, ont réuni presque tous les suffrages. En effet, on ne voit pas qu'il y ait rien à leur reprocher, si ce n'est toutefois que de bonnes épingles ordinaires, telles qu'on en trouve partout, en tiennent parfaitement lieu, quand, avant de les placer, on prend la précaution d'en aiguiser un peu la pointe pour l'aplatir, en la frottant contre un carreau de l'appartement, un vase de grès ou une pierre quelconque.

Les *incisions en demi-lune*, à concavité antérieure, que Celse pratiquait à l'intérieur des joues, et que Guillemeau, Thevenin, Manget, plaçaient à l'extérieur, la dissection de la face postérieure de la lèvre, que J. Fabrice, D. Scacchi, ont indiquée pour favoriser le rapprochement des bords du bec-de-lièvre, ne doivent plus être mentionnées dans les cas simples, que pour en faire sentir le ridicule et la barbarie. Il n'en est pas de même de l'idée de préparer d'avance les parties à se rapprocher. A la place des morailles de Fabrice, etc., V.-D. Haar, et, après lui,

Arnemann, Knackstedt de Pétersbourg, ont proposé un bandage, qui, employé pendant une semaine ou deux, est capable de ramener vers la ligne médiane les points dont le contact importe à l'opérateur. Il est rare néanmoins que les modernes se croient obligés de suivre cette indication, tout en sachant qu'un bandage unissant ordinaire arriverait exactement au même but. A moins que l'écartement ne soit extrême, le rapprochement immédiat des côtés de la plaie n'offre, en général, que très peu de difficultés.

Craignant que, malgré la suture, les parties vinssent à se rétracter, les chirurgiens des diverses époques se sont évertués à trouver un moyen d'obvier à cet inconvénient. De là cette foule d'appareils dont la science est surchargée, cette association de la suture sèche ou des *bandages* avec la suture sanglante. Sous ce rapport, c'est Dionis qui semble avoir donné l'exemple. Il plaçait un emplâtre agglutinatif au-devant de ses aiguilles entortillées, et maintenait le tout à l'aide d'un bandage à quatre chefs. Au moyen d'un cercle d'acier, qui entourait la tête, et de compresses graduées qu'il fixait sur les joues, La Charrière regardait le succès comme immanquable. C'est pour remplacer son bandage, diversement modifié depuis par Quesnay, Heister, Henkel, Kœnig, Stuckelberger, Eckhold, etc., qu'Énaux, Valentin, Beind, ont fait construire ceux qui portent leur nom, mais que la bande de Louis ou celle de Desault ont entièrement fait proscrire. Sans être indispensable, le bandage contentif, tel que les praticiens le confectionnent aujourd'hui parmi nous, a l'avantage incontestable de protéger, d'aider l'action des aiguilles et de rendre la désunion des parties beaucoup plus difficile chez les sujets indociles. Quand on s'en dispense, comme le faisaient les anciens, ou quand on se borne, comme Le Dran, à l'emploi d'une bandelette d'emplâtre adhésif, étendue d'une tempe à l'autre, et placée en travers

au-dessous du nez, ainsi que les praticiens anglais, que
Béclard, etc., le préfèrent encore, on ne peut en blâmer
que l'inutilité; car on ne voit pas comment il pourrait
nuire.

b. Manuel opératoire. Voici, au reste, la manière de
procéder à l'opération : *l'appareil* se compose d'une érigne, d'une pince à pansement ou à disséquer; d'une paire
de ciseaux à bec-de-lièvre; de trois, quatre ou six aiguilles
préparées; d'un fil ciré simple, long de deux à trois pieds;
d'un second fil composé de deux à trois brins et plus
long du double que le premier; de petits rouleaux de diachylon ou de linge pour mettre sous l'extrémité des aiguilles; d'un mince plumasseau de charpie enduit de cérat; de deux compresses, un peu plus longues que larges et
pliées en six ou huit doubles, pour être appliquées sur les
joues; d'une bande large d'un pouce, roulée à deux globes, et assez longue pour faire quatre à cinq fois le tour
de la tête; d'une fronde; de bandelettes agglutinatives en
cas qu'on ne veuille pas employer de bandage; d'une carte
à jouer et d'un bistouri droit quand on ne veut pas opérer
avec les ciseaux.

Premier temps. Le malade, placé sur une chaise dans
un lieu bien éclairé, a la tête solidement maintenue par
un aide qui s'y prend de manière à pouvoir comprimer
en même temps les artères maxillaires externes au-dessous
et en avant du masséter, pousser les joues vers la ligne médiane, et tenir la lèvre, s'il est nécessaire, pendant que
l'opérateur en fait la rescision. Un second aide est chargé
de présenter toutes les pièces de l'appareil à mesure
qu'elles sont demandées. Assis ou debout en face du malade, le chirurgien passe un fil à travers l'angle inférieur
gauche de la division, comme l'a conseillé Kœnig, s'il
n'aime mieux y engager une épingle ou l'accrocher
avec une érigne comme le fait M. Roux, ou bien
tout simplement se servir de pinces, ou de l'indica-

teur et du pouce pour le fixer de la main gauche. Les
ciseaux, conduits par l'autre main, sont aussitôt portés
jusqu'à deux ou trois lignes plus haut que l'angle supérieur de la fente, et séparent toute la portion arrondie,
d'un seul coup s'il est possible, en empiétant même un
peu sur les tissus sains, de manière à en faire une
plaie fraîche, droite, régulière et taillée à pic. De
l'autre côté, il tend la lèvre elle-même en l'embrassant
ou la tirant avec le pouce et l'indicateur placés un peu
en dehors du bord à réséquer. Les ciseaux, dirigés
comme précédemment, doivent s'élever par leur pointe
jusqu'à l'extrémité supérieure de la première plaie et
même un peu plus haut, afin que les deux bandelettes qu'on
vient d'isoler, et qui, par leur réunion, représentent un
véritable V renversé, se trouvent à l'instant libres de toute
adhérence, même à leur angle nasal. Toutefois, si, dans
ce point, il restait un pédicule, on devrait au moins tout
faire pour lui laisser le moins d'épaisseur et le couper
d'un troisième coup, le plus haut possible. Autrement
cette partie de la plaie, trop arrondie, ne permettrait
que difficilement une coaptation exacte.

Deuxième temps. Pour faire la suture, l'opérateur saisit de nouveau l'angle droit de la solution avec l'indicateur
et le pouce de la main gauche. De la main droite il porte
la pointe d'une première aiguille sur la peau, à une demi-
ligne, au-dessus du bord rosé de la lèvre, et à trois lignes
en dehors; l'enfonce un peu obliquement de bas en haut,
d'avant en arrière et de la peau vers la bouche, pour
qu'en traversant les tissus, elle vienne sortir à l'union
des deux tiers antérieurs avec le tiers postérieur de la
partie saignante; en change ensuite la direction; la pousse,
à travers l'autre lèvre, d'arrière en avant, de haut en
bas et de dedans en dehors, de manière enfin que son
entrée et sa sortie soient aussi exactement de niveau
que possible, et que dans sa totalité elle parcoure une

courbe légère, dont la convexité regarde un peu en arrière et en haut. Les deux extrémités en sont aussitôt embrassées par l'anse du fil simple préparée à cet effet, et qui permet à l'aide qu'on en charge de tendre convenablement toute l'étendue de la lèvre, pendant que le chirurgien place la seconde aiguille. Celle-ci, ordinairement la dernière, doit être passée à égale distance de la première et de l'angle supérieur du bec-de-lièvre. Il n'est pas besoin, comme à l'autre, de lui faire parcourir une courbe, ni de lui faire traverser séparément les deux moitiés de la division. On la pousse donc transversalement avec la main droite, pendant que les doigts de la main gauche tiennent les deux bords de la plaie exactement affrontés, en ayant soin toutefois de la faire entrer et sortir sur la peau, à environ trois lignes de la solution de continuité. La partie moyenne du fil double la saisit immédiatement après. Conduites par les deux mains, les deux moitiés de ce fil l'enveloppent ensuite de tours croisés en 8 de chiffres, puis sont ramenées en formant un X sous l'aiguille inférieure qu'on entoure de la même manière, et ainsi de suite de l'une à l'autre, jusqu'à ce que le ruban soit épuisé, ou que toute la plaie soit cachée par les 8 et les X qu'il a pu fournir. Pour terminer, on en roule les deux bouts afin de les arrêter sous la tête ou la pointe de l'aiguille supérieure.

Troisième temps. Le premier fil, devenu inutile, est coupé par le chirurgien, qui place dès lors les petits rouleaux protecteurs entre les téguments et les tiges métalliques, le plumasseau de charpie, la bandelette de diachylon ou le bandage, s'il a résolu de s'en servir. Dans ce cas, il applique le plein de la bande sur le milieu du front; en porte les deux globes au-dessous de l'occiput; les croise et les change de main; les ramène au-dessous des oreilles sur les compresses carrées que l'aide maintient au-devant des muscles masséters ; arrive sur les côtés du nez ; fait une fente à l'un des chefs de cette bande, vis-à-vis de la plaie, pour y engager l'autre et les croiser plus facilement; les reporte au-dessus de la nuque pour les croiser de nouveau et terminer par des circulaires autour du crâne. La fronde, qui doit fixer le tout, est d'abord présentée par sa partie pleine au menton. On en relève ensuite les deux chefs inférieurs au-devant des oreilles sur les compresses génales et jusqu'au vertex où on les attache. Restent les deux chefs antérieurs qu'on dirige horizontalement en arrière pour les croiser à l'occiput et les ramener au front.

Soins consécutifs. Cela fait, le malade peut être remis au lit, où il doit rester en repos, sans parler, ni essayer le moindre mouvement des mâchoires pendant trois ou quatre jours. Des bouillons, de légers potages très liquides, de l'eau rougie ou une tisane quelconque, forment tout son régime. Au bout de trois jours, si tout va bien, l'aiguille supérieure peut être enlevée. Le quatrième on ôte aussi celle d'en bas. La plaque des anses du fil, collée à la peau et laissée en place encore un ou deux jours, permet à la cicatrice de se consolider de plus en plus. Lorsque le devant de la lèvre en est débarrassé, on peut la remplacer au moyen d'une bandelette agglutinative, si on craint que la réunion ne soit pas encore assez solide. Vers le neuvième ou le dixième jour la guérison est ordinairement assurée. Dès le quatrième, il n'y a plus d'inconvénient à ce que des potages un peu plus substantiels soient ingérés, ni à ce que le malade se lève et se promène.

c. Remarques. Avant de commencer l'opération, il est presque toujours nécessaire de *couper le frein* de la lèvre supérieure; ce qui, du reste, n'offre jamais la moindre difficulté. On ne pourrait s'en dispenser, que dans les cas de fente peu profonde située en dehors de la ligne médiane quand on veut se servir des ciseaux. Le bistouri ne comporte point d'exception sur ce point, à moins qu'on ne renonce à lui donner un appui. Avec lui, Le frein étant divisé, on place une carte aussi haut que possible entre l'os maxillaire et la lèvre. Après avoir fixé, en le pinçant par son angle inférieur, le bord gauche du bec-de-lièvre sur cette carte, on porte la pointe de l'instrument, tenu comme une plume, à l'endroit où doit commencer l'incision, afin de l'enfoncer perpendiculairement, d'en abaisser ensuite le manche graduellement, et de couper d'un seul trait toute la longueur du bord charnu compris entre son tranchant et le carton qui l'empêche de pénétrer dans la bouche. Pour rafraîchir l'autre bord, le chirurgien saisit la lèvre en dehors de la division, à moins qu'il n'ait assez d'habitude pour faire avec la main gauche, ce qu'il a fait du côté opposé avec la main droite; porte, dans tous les cas, la pointe du bistouri à l'angle supérieur de la première plaie, et termine, du reste, l'excision de ce côté, comme précédemment. La compresse que Lavauguyon plaçait entre la lèvre et la gencive, pour *prévenir les adhérences* de cette dernière, rejetée déjà comme inutile, sinon comme dangereuse, par Le Dran, proposée de nouveau par Heuermann, n'est plus employée par personne aujourd'hui, non plus que la plaque de plomb conseillée dans le même but par Eckholdt. Les cas où la lèvre a dû être séparée dans une grande étendue de l'os maxillaire, sont les seuls qui permettraient d'y songer.

Il est inutile d'appliquer jusqu'à cinq *aiguilles*, comme le veut Roonhuysen; deux suffisent à peu près toujours, et celle d'en haut n'a pas besoin de se trouver tout-à-fait à la partie supérieure de la plaie, comme le voulait Le Dran. De la Faye et Mursinna qui prescrivent de commencer par la plus élevée, oubliaient sans doute qu'alors les deux extrémités labiales de la division courent grand risque de ne pas rester de niveau. De La Faye lui-

même fut obligé de réséquer après coup le tubercule difforme qui en était résulté chez un de ses malades. Sans
se conformer en entier au principe de Le Dran, sans enfoncer l'aiguille inférieure dans le bord vermeil de la
lèvre (une déchirure presque inévitable en serait la
suite), il faut pourtant savoir qu'à plus d'une ligne
au-dessus, la réunion pourrait bien ne pas être complète et laisser une petite échancrure en bas. Si elle
ne pénétrait pas jusqu'auprès de la face buccale de
l'organe, l'agglutination ne se ferait qu'en avant. Une
rigole, une gouttière plus ou moins profonde, per-
sisterait en arrière et rendrait le succès fort imparfait.
Les parties saignantes n'étant pas exactement en contact,
ni pressées d'une manière égale dans toute leur épaisseur, on y trouverait parfois la cause d'une hémorrhagie.
On sent bien, d'un autre côté, qu'il y aurait de l'inconvénient à traverser d'outre en outre les deux moitiés de la
lèvre. En faisant parcourir un arc à l'aiguille, on a pour but
d'abaisser un peu plus de tissus sur la ligne médiane que
sur les côtés, afin de reproduire, autant que possible, le
tubercule, la petite saillie qui doit y exister naturellement. Les aiguilles courbes ou flexibles, seraient incapables de remplir cette indication.

Quoiqu'il faille, règle générale, *exciser* plutôt un peu
plus que moins et prolonger la plaie, ainsi que l'a établi
B. Bell, jusqu'auprès du nez, même lorsque l'échancrure
est peu profonde, il suffit cependant d'en ôter toute la
portion rosée, tout le bord cicatrisé, de transformer le
bec-de-lièvre en une plaie fraîche avec perte de substance, exactement triangulaire, et dont les bords offrent
partout la même épaisseur. Si l'effusion du sang qui se
fait d'abord avec force par l'artère coronaire, ne cédait
pas à la compression de la faciale sur le bord de la mâchoire, l'aide n'aurait qu'à pincer la moitié correspondante de la lèvre pour l'arrêter. La ligature n'est jamais

indispensable ici, non plus que le caustique. Dès que les deux bords saignants sont affrontés, l'hémorrhagie cesse : leur défaut de contact, dans un point ou dans un autre, ou quelque accident imprévu, pourraient seuls lui permettre de continuer. Au reste, le chirurgien serait blâmable de n'y pas avoir l'œil pendant les premières heures qui suivent l'opération, sur-tout chez les enfants. En effet, au lieu d'être expulsé au dehors, le sang est avalé par eux, à mesure qu'il suinte dans la bouche, et, comme le dit Platner, de cette manière l'hémorrhagie passe en quelque sorte inaperçue, peut même, ainsi que J.-L. Petit, Bichat, en citent des exemples, aller jusqu'à produire la mort. Avant d'appliquer le bandage, il est bon de *couvrir la tête* d'un bonnet de coton, enfoncé au point de ne pouvoir que difficilement se déranger ; de bien peigner les cheveux et d'y mettre, comme le faisait Desault, un peu d'onguent mercuriel ou de cévadille, afin de prévenir le besoin de gratter, auquel les jeunes sujets ne résisteraient pas, si de la vermine se développait sur le crâne. Les deux compresses qu'on place au-devant des oreilles, ont le triple avantage de pousser les tissus en avant, de rendre la bande plus supportable aux autres parties de la face, et d'empêcher le mouvement des joues.

Plutôt que de *fendre l'un des chefs de la bande* pour les passer l'un dans l'autre au niveau de la plaie, on pourrait, à la rigueur, se borner à les croiser soigneusement au-dessous du nez. L'important est qu'ils ne fassent pas de plis et que la pression qu'ils exercent soit aussi égale que douce. Louis découpait l'extrémité libre de sa *bande en trois lanières*, longues de quinze à dix-huit pouces, et y pratiquait aussi trois fentes ou boutonnières, à près de deux pieds plus loin, dans le but de produire un croisé plus égal et plus solide vis-à-vis de la solution de continuité. Desault, au contraire, ne roulait la sienne qu'à un seul globe, la fixait par une circulaire autour du crâne, et, quand il l'avait amenée jusqu'à l'angle labial d'un côté, avant de la reporter à l'occiput, il attirait fortement à lui toutes les parties molles du côté opposé, au moyen de la compresse génale, qui, sans cela, aurait couru risque d'être repoussée en arrière contre l'intention de l'opérateur. Mais, quoique en ait dit Bichat, le bandage ordinaire offre moins d'inconvénients, tout en conservant la même simplicité que celui de Desault.

La *fronde*, généralement usitée, est un accessoire fort utile dans certains cas. En s'opposant à l'écartement des mâchoires, elle favorise l'action de la suture. Quand on se rappelle que chez un malade de Garengeot, un éclat de rire suffit pour désunir la plaie ; qu'un jeune garçon, opéré par de la Faye, éprouva le même accident, parce que du tabac qu'on râpait près de lui le força d'éternuer, il est bien permis de mettre tout en œuvre pour prévenir le moindre mouvement de la bouche. En *ne retirant les aiguilles* qu'au bout de cinq à six jours, comme l'indique Garengeot, après avoir enlevé les fils, on doit craindre d'en transformer le trajet en ulcère suppurant et de retarder la guérison définitive. Si on les ôtait dès le lendemain ou le surlendemain, comme Le Dran assure l'avoir fait sans inconvénient, il est presque certain que le plus souvent la réunion ne se maintiendrait pas. D'ailleurs, n'ayant point encore eu le temps d'exciter la suppuration autour d'elles, leur extraction alors ne serait pas toujours sans difficulté. Dans tous les cas, lorsqu'on s'apprête à les retirer, il convient d'en graisser de beurre, d'huile ou de cerat, l'extrémité qui doit traverser les tissus en sortant, c'est-à-dire la pointe pour les aiguilles à tête, et l'extrémité mousse pour les autres. Il faut les tirer doucement, sans secousses, en les tournant sur leur axe dès qu'elles résistent, et sans jamais cesser de fournir un point d'appui avec l'indicateur d'une main, au côté correspondant de la lèvre,

pendant qu'on cherche à les entraîner. Un peu de charpie enduite de cérat, et quelques lotions d'eau végéto-
minérale, sont tout ce que réclame la cure consécutive
de leurs piqûres.

B. *Bec-de-lièvre compliqué.* — *a.* Dans *le bec-de-lièvre
double*, si la voûte palatine ne participe point à la difformité, deux états différents peuvent se rencontrer. Tantôt
les deux fentes ne sont séparées que par un tubercule, étroit
et peu saillant, qu'il faut enlever en le comprenant dans
l'angle de réunion des deux excisions qu'on pratique pour
aviver le bec-de-lièvre ordinaire. Tantôt, au contraire, ce
tubercule est trop large pour qu'on puisse le détruire sans
inconvénient. Alors, qu'il descende ou ne descende pas
jusqu'au niveau du bord des lèvres, il est mieux d'en
rafraîchir les deux côtés en même temps que les bords
externes de la double division qu'il sépare. On le traverse ensuite, avec toutes les aiguilles dans le premier
cas, avec la plus élevée ou les deux plus élevées seulement dans le second, afin de le fixer au milieu de la
suture. Cette méthode, la plus ancienne de toutes, est
tout à la fois la plus simple, la plus prompte et la plus
sûre. Cependant, si le lambeau moyen était très large
à sa base, on pourrait, une fois embrassé par son
sommet avec une première aiguille, le traverser avec
une ou deux autres de chaque côté, comme vient de
le faire encore M. Gensoul. Après la guérison, la cicatrice ressemble à l'Y majuscule, et représente aussi le
trajet des colonnes naso-labiales. Le malade s'aperçoit à peine qu'on lui fait subir deux opérations au lieu
d'une. Il est aussitôt guéri, et l'inflammation consécutive
n'est ni plus ni moins forte qu'à la suite du bec-de-lièvre
simple. En conséquence, l'idée professée par Louis ou
par Heister, de n'opérer que d'un seul côté d'abord, et
d'en attendre la cicatrisation complète avant de revenir
à l'autre, quoique suivie depuis par quelques pra-

ticiens, n'a point été et ne devait point être adoptée.

b. La difformité est parfois encore beaucoup plus complexe. *La portion d'os maxillaire* qui supporte le lambeau mitoyen, *fait*, dans certains cas, *une saillie considérable* en avant. Ainsi prononcée, qu'elle coexiste ou non avec une double division de la voûte palatine, il faut s'en occuper avant de passer au reste de l'opération. Franco, d'abord, D. Ludovic, puis Chopart et plusieurs modernes, ont proposé de l'enlever, soit avec une petite scie, soit avec des tenailles incisives, soit avec la gouge et le maillet, après en avoir isolé les parties molles. Ayant remarqué que cette excision laisse un vide derrière la lèvre qui ne trouve plus alors dans ce sens un point d'appui convenable; que de plus, il peut en résulter un rétrécissement tel de l'arcade dentaire supérieure, qu'elle finisse par s'emboîter dans l'arcade dentaire inférieure pendant la mastication, ainsi qu'il en cite un exemple, Desault imagina de conserver l'avance osseuse, et de se borner à la repousser en arrière, en appliquant sur la face antérieure du tubercule qu'elle supporte, une compression modérée pendant deux ou trois semaines. Une pareille méthode lui a parfaitement réussi sur plusieurs sujets. Verdier et d'autres chirurgiens en ont obtenu depuis les mêmes avantages. On devrait en conséquence l'adopter dans le cas de simples déviations des dents les plus rapprochées de la ligne médiane. Les arracher, à l'instar de Gérard, et comme le recommandent la plupart des opérateurs modernes, est un moyen extrême auquel il ne faut se décider qu'après avoir vainement essayé de les remettre à leur place, soit par la compression, soit en les retirant vers la bouche, à l'aide de fils métalliques fixés aux dents latérales. En définitive, il est rare qu'avec des précautions bien entendues, et un peu de patience, on ne réussisse pas à faire disparaître ces reliefs osseux sans rien détruire chez les jeunes sujets. Lassus a très bien fait remarquer, en outre, que si les dents ou l'os qui les renferme ne présentent en avant ni aspérités, ni angles trop aigus, l'opération n'en finit pas moins par réussir. Une fois la réunion opérée, la pression de la lèvre sur ces parties suffit pour leur redonner, au bout d'un temps plus ou moins long, la direction et la place qui leur conviennent. Dans certains cas, il y aurait de l'avantage aussi à se comporter comme vient de le faire M. Gensoul, chez une femme dont l'avance intermaxillaire surmontée de dents incisives, était devenue presque horizontale. Après avoir disséqué et renversé vers le nez le lambeau de parties molles, ôté les quatre incisives, ce chirurgien saisit la partie saillante de l'os avec de fortes pinces, comme pour la rompre, et parvint à lui donner une direction perpendiculaire ; abaissa de la même manière la dent canine droite ; aviva ensuite les quatre bords du double bec-de-lièvre ; en pratiqua la suture entortillée et maintint le tout avec un bandage. La jeune personne, âgée de treize ans, a parfaitement guéri. L'os incisif s'est consolidé ainsi que la dent canine dans la nouvelle place qu'on lui a donnée, et son bord, qui se trouve au niveau des dents molaires, est assez solide pour servir de point d'appui aux incisives inférieures pendant la mastication.

c. La *fente simple*, ou en Y, *de la voûte maxillaire*, contre laquelle les anciens ne croyaient rien devoir tenter, et qui, de plus, les avait empêchés de songer à traiter le bec-de-lièvre qui la complique, ne s'oppose nullement au succès de l'opération, ne réclame, sous ce rapport, à moins qu'il n'y ait un trop grand écartement, aucune modification spéciale dans le procédé. Après la suture, ses bords se rapprochent par degrés, et elle finit quelquefois par disparaître elle-même complètement, ainsi qu'on en trouve déjà des exemples dans

Roonhuysen , Sharp, de la Faye, Quaisnay, Richter, B. Bell, Lapeyronie. Dans le cas observé par Gérard, cette fente , qui n'avait pas moins d'un doigt de large , était fermée au bout de deux ans. Quelques semaines suffirent chez un malade de Desault, et M. Roux parle d'un enfant, âgé de trois ans, chez lequel un pareil écartement laissait à peine quelques traces vers la fin du cinquième mois. La pression modérée, mais régulière et constante, que la lèvre, dont la continuité vient d'être rétablie, exerce sur toute la face externe des os, est la cause unique de ce phénomène vraiment remarquable. Néanmoins, s'il tardait trop à s'effectuer, soit en raison de l'ancienneté du mal , soit à cause du vide considérable que les deux os maxillaires laissent entre eux, je ne vois pas pourquoi on ne chercherait pas à le favoriser, au moyen de bandages compressifs , soit au-dessous de la pommette et sur la peau , d'après le conseil de Jourdain et de Levret, combattu par Richter, soit même immédiatement sur les arcades alvéolo-dentaires, comme je l'ai fait, en 1825, à la recommandation de M. Roux , soit en embrassant la presque totalité de la tête avec le bandage en filet de Dent , ou l'appareil rubané de Terras. Au surplus, il y aurait mille manières de s'y prendre ; et le but une fois indiqué, chacun devine la voie qu'il faudrait suivre pour l'atteindre. Comme dans ces divers cas , la partie ne rencontre en arrière qu'un point d'appui fort inégal , et qu'une plaque étrangère quelconque , maintenue au-dessous de sa face postérieure, aurait le grave inconvénient d'irriter les parties , il faut disposer le bandage de telle sorte qu'il ne puisse pas exercer une très forte pression en avant. Je n'ai pas besoin d'ajouter que les aiguilles ne peuvent être retirées en toute sécurité que le quatrième ou le cinquième jour.

C. *Age où l'opération convient.* Une dernière question

reste à examiner. Est-il prudent d'opérer le bec-de-lièvre dans les premiers mois de la vie, ou bien vaut-il mieux attendre l'âge de raison ? Cette dernière opinion, défendue par Dionis et la plupart des chirurgiens du dix-huitième siècle, est presque exclusivement adoptée maintenant parmi nous. La raison qu'on en donne, est que le très jeune enfant, incapable de se prêter aux précautions qu'une telle opération exige, crie, s'agite, se livre à toute l'énergie de ses mouvements, dès qu'on l'aborde. La simple vue du chirurgien ou de ceux qui l'ont approché pendant la chéiloraphie, suffit pour exciter sa frayeur et le mettre en émoi. Le peu de consistance, la *sécabilité* des tissus, font que les points de suture se déchirent à la moindre traction. La langue, qui, habituée aux efforts de succion, vient continuellement se présenter entre les lèvres, gêne plus ou moins la réunion. La diète absolue, qui est de rigueur pendant plusieurs jours, produit quelquefois, dit Lassus, un amaigrissement si rapide, qu'au bout de vingt-quatre ou quarante-huit heures, les joues de l'enfant sont flasques, et toutes les parties de la suture fortement relâchées. Enfin, il importe à peine au malade qu'on le guérisse un peu plus tôt ou un peu plus tard, tant qu'il est encore incapable de parler. Après les trois ou quatre premières années, au contraire, la difficulté qu'il éprouve à rendre ses pensées, les railleries de ses petits camarades, le sentiment de sa propre infirmité, font naturellement naître en lui le désir d'en être débarrassé. Alors, le raisonnement, la prière, la menace, ont déjà sur lui un certain empire. Il peut supporter la diète, et la densité des tissus est beaucoup plus grande.

A ces motifs, Busch de Strasbourg qui, avec Roonhuysen, Sharp, Le Dran, Heister, avait adopté l'opinion opposée, répond qu'on prévient les cris et les mouvements du sujet en l'empêchant de dormir plusieurs jours à l'avance, en lui administrant des préparations d'opium un peu avant de l'opérer, afin qu'il se calme et s'endorme immédiatement après ; qu'un enfant de trois, de six et même de dix ans est souvent plus difficile à contenir, que s'il était encore à la mamelle ; que tout-à-fait étranger à la crainte, celui-ci ne cède qu'à des douleurs, des besoins réels, au lieu que l'autre ne résiste pas même à l'idée de la plus légère souffrance et n'attache, au fond, qu'assez peu de prix aux résultats de l'opération qu'on veut lui faire ; que si, chez le premier, les tissus sont plus faciles à couper, à déchirer, ils sont, en compensation, bien mieux disposés pour que l'agglutination s'en fasse avec promptitude et sûreté. J'ajouterai, quand la suture est bien faite, que les mouvements nécessités par l'ingestion de quelques gouttes de lait ou de bouillon, n'apportent qu'un faible obstacle au succès. Jusque là le bec-de-lièvre n'a guère permis au petit malade de s'habituer à la succion. L'existence prolongée du mal entraîne beaucoup plus d'inconvénients qu'on ne semble se l'imaginer. Il nuit au développement des facultés intellectuelles par la gêne qu'il produit dans la prononciation, et partant dans l'emploi des moyens ordinaires de l'éducation. Quand la disjonction palatine le complique, plus on attend, plus les os s'écartent, à cause du défaut de résistance en dehors. Dans ce dernier cas, la succion, la déglutition elle-même, peut en être rendue extrêmement difficile, et la mort par inanition devenir inévitable, ainsi qu'on en possède des exemples. D'ailleurs, aux arguments de Lassus, Sabatier, M. Roux, etc., on peut opposer la pratique journalière des chirurgiens anglais, les succès obtenus par Muys, Roonhuysen, Le Dran, Bell, Busch, sur des enfants âgés seulement de quelques jours, de quelques semaines ou de quelques mois, et les trois exemples qu'en a récemment publiés M. Delmas de Montpellier. Au reste, c'est dans les premiers mois et le plus près possible de la naissance que j'opérerais, à moins que je ne voulusse pas attendre la fin de la première enfance. Dès que la seconde année arrive, le malade, devenu plus indocile, n'est pas pour cela beaucoup plus raisonnable, et les inconvénients de sa position qui ne sont plus de nature à compromettre son existence, permettent de temporiser encore trois ou quatre ans. Ainsi, je choisirais les six premiers mois de la vie, ou de cinq à dix ans, pour pratiquer la suture des lèvres; c'est-à-dire que je conseillerais volontiers aux sujets qui n'ont pas été opérés dans la première période d'attendre la seconde. Après tout, si les bords de la division étaient tellement écartés qu'il fût presque impossible de les mettre en contact, il serait inutile, sans doute, d'en essayer la suture. Je l'ai vu tenter sans succès, en 1822, à l'hôpital Saint-Louis, par M. J. Cloquet, sur un nouveau né d'environ un mois, en pareille circonstance. Mais il est douteux que, plus tard, elle eût mieux réussi. Pourquoi ne pas commencer, dans les cas graves, par diminuer la fente inter-maxillaire à l'aide d'un bon compresseur, tel que le ressort dont M. Pointe de Lyon, en 1825, et un peu plus tard, M. Maunoir de Genève, ont eu tant à se louer? Pourquoi ne pas séparer des os la face postérieure des deux moitiés de la lèvre, jusqu'aux environs de la pommette, pour les ramener ensuite plus facilement l'une vers l'autre, ainsi que paraissent l'avoir déjà conseillé J. Fabrice, Horn, Nuck, Roonhuysen, etc. ?

De quelque manière qu'il l'entende, au surplus, le chirurgien doit, avant de mettre l'instrument à la main, se bien pénétrer de cette idée, que, malgré toute sa simplicité, l'opération du bec-de-lièvre exige de l'habileté et de la dextérité, que, s'il n'en apprécie pas tous les temps à leur juste valeur, il la fait nécessairement mal, et qu'autant elle lui fait honneur quand il en tire tout le parti possible, autant elle lui nuit quand elle ne réussit qu'imparfaitement.

§ 2.

Excision.

Les boutons chancreux et toutes les dégénérescences cancéreuses ne sont pas plus susceptibles de guérison aux lèvres qu'ailleurs. L'ablation, quand elle est possible, en est à peu près le seul remède. Il est douteux, à part quelques cas peu graves, que les caustiques encore employés avec succès, dit-on, par M. Fleury de Clermont, Helmont, etc., puissent lui être substitués. J'ai dû indiquer, dans un autre article, la conduite à tenir quand l'os maxillaire est lui-même affecté. En conséquence je n'entends parler, actuellement, que de ce qui concerne les parties molles. Lorsque la maladie n'occupe qu'une petite étendue du bord labial, ou qu'elle se prolonge plus verticalement qu'en travers, l'opération aussi simple que facile, peut être pratiquée de deux manières :

1° La première consiste à circonscrire, par deux incisions obliques, le cancer dans un lambeau triangulaire, une sorte de V, dont la base doit correspondre au bord libre de la lèvre. Le malade et l'aide sont placés comme pour le bec-de-lièvre. Le chirurgien embrasse le tubercule morbide avec le pouce et l'indicateur d'une main ; tandis que de l'autre, armée de bons ciseaux ou d'un bistouri droit, il forme son lambeau en ayant soin de tailler dans les parties saines et de procéder de l'ouverture buccale vers la pointe du V qu'il veut enlever. Une fois l'excision terminée, il ne reste plus qu'à rapprocher les bords de la plaie avec perte de substance qui en résulte, à la maintenir réunie au moyen de la suture, et à la traiter comme celle du bec-de-lièvre. Cette méthode, la seule qu'on ait suivie pendant long-temps, est applicable à la lèvre supérieure comme à la lèvre inférieure, à la partie moyenne comme aux angles de l'ouverture buccale, et doit être préférée tant que la perte de substance n'a pas besoin d'être considérable, de comprendre plus de la moitié d'une des lèvres , par exemple.

2° L'autre est encore plus simple en apparence. Elle se réduit à une simple incision en demi-lune , qui embrasse dans sa concavité tous les tissus malades, qu'on exécute soit avec le bistouri, soit avec des ciseaux courbes sur le plat, et qui ne laisse à sa suite qu'une échancrure plus ou moins profonde. Elle ne convient qu'à la lèvre inférieure, et lorsque l'affection s'étend moins en hauteur que transversalement. Quelques modernes en ont, à tort, réclamé l'idée. Elle était en usage du temps de Le Dran. Louis cite un malade qui l'avait subie et chez lequel on disait que la lèvre était repoussée. Camper la donnait aussi comme de son invention. On la retrouve même dans F. d'Aquapendente, qui fait très bien remarquer qu'on peut enlever ainsi une grande partie de la lèvre , et que la difformité qui en résulte est infiniment moindre qu'on ne serait porté à le penser. Quoi qu'il en soit, elle était presque entièrement oubliée, lorsque MM. Richerand et Dupuytren l'ont mise en honneur parmi nous. Deux circonstances se réunissent pour que la plaie remonte facilement vers l'arcade dentaire, après l'excision exécutée de cette manière. Ce sont le refoulement excentrique des tissus sains opéré par le développement du cancer, et les tractions insensibles qu'exerce plus tard la cicatrice sur les téguments du menton, ou même de la partie supérieure du cou. Le fait est qu'on a vu les parties molles environnantes, chez des sujets qui avaient ainsi perdu la lèvre d'une commissure à l'autre et dans toute sa hauteur, se relever, converger assez vers la bouche pour arriver jusqu'à la racine des dents, et même encore plus haut. Dans les cas les plus heureux, la membrane muqueuse de l'arcade gencivale se réunit à la partie correspondante de la plaie , et, cédant à la couche

cutanée qui tend à l'entraîner au-dehors , se renverse en
avant , comme pour fournir au bord de la lèvre nouvelle
la pellicule rosée qui en constitue le caractère naturel.
Dans les circonstances les plus fâcheuses, au contraire, une
plus ou moins grande étendue de la mâchoire reste à découvert. La parole devient incomplète. Le malade perdant
continuellement sa salive , se trouve dans l'obligation de
porter une mentonnière métallique garnie d'éponge. Mais
il existe heureusement aujourd'hui d'autres moyens d'éviter cet inconvénient. (*Voy*. Chéiloplastique.)

§ 3.

Renversement , bourrelet muqueux.

Les bosselures, l'espèce de bourrelet rougeâtre que
portent beaucoup de sujets à la face interne du bord libre
des lèvres , est une difformité dont la chirurgie ne s'est
jusqu'à présent que très peu occupée. On l'observe tantôt
à la lèvre supérieure, tantôt à la lèvre inférieure, tantôt
sur les deux lèvres à la fois , dans certains cas sous la
forme d'un ou de plusieurs tubercules à peine visibles,
d'autres fois avec l'aspect d'une saillie transversale qui
repousse fortement la lèvre vers la peau, dès que le malade
veut rire ou parler. C'est un vice ordinairement congénital, qui disparaît rarement de lui-même, et qui se manifeste
parfois accidentellement , notamment chez les personnes
qui donnent du cor, ou sont obligées de crier avec force. Sa
présence n'a rien de dangereux et n'entraîne d'autres inconvénients que de rendre la figure moins agréable. Aussi
la plupart de ceux qui en sont affectés le portent-ils toute
leur vie sans songer à s'en faire débarrasser. Cependant, il
ne laisse pas d'incommoder chez certaines classes de gens,
les chasseurs , les musiciens, les orateurs, par exemple.
Témoins ces deux malades, opérés en 1829 par MM. Roux
et Boyer. La cure en est, du reste, extrêmement facile.
L'excision s'en pratique soit avec des ciseaux courbes sur

le plat, soit avec un bistouri ordinaire. Pendant qu'on aide
tire la lèvre par ses deux angles, et en met la face interne
en évidence, le chirurgien embrasse la végétation aussi largement que possible, avec de bonnes pinces couchées en
travers et tenues de la main gauche, la soulève un peu, se
comporte ensuite comme pour l'excision du bourrelet de
la conjonctive dans l'ectropion, tâche enfin de l'enlever en
entier, de laisser à sa place une plaie régulière qui n'a
besoin d'aucun pansement et se cicatrice, en général, très
promptement. Des faits nombreux, puisés dans différents
auteurs, ou recueillis aux leçons de M. Dupuytren, démontrent qu'au bout d'une semaine ou deux, la guérison est complète et la difformité entièrement disparue.

La même opération serait également applicable, sans
aucun doute, au renversement des lèvres produit par toute
autre cause, par des brides, d'anciennes cicatrices, par
exemple, tant il est vrai que cet état de la bouche a la
plus grande analogie avec l'ectropion ou le renversement
des paupières, et qu'il est passible des mêmes moyens
chirurgicaux.

§ 4.

Hypertrophie.

L'épaississement de la lèvre supérieure, presque naturel chez les scrofuleux, peut être porté au point de constituer sinon une maladie grave, du moins une difformité
fort gênante. Dans certains cas, la totalité de l'organe
acquiert un tel développement que sa face postérieure
finit par regarder en bas, et son bord libre directement
en avant. Tant qu'il y existe un travail morbide, que
l'hypertrophie n'est pas décidément fixée, n'est pas réduite à l'état de simple vice de conformation, on doit
s'en tenir aux médications internes ou externes, générale-
les ou topiques appropriés. Mais quand toutes les ressources indiquées par la saine raison ont été vainement

mises en usage, et que l'affection est purement locale, il n'y a plus que l'instrument tranchant qui puisse en triompher, à moins qu'on ne veuille tenter l'emploi de la compression et des caustiques. L'opération par laquelle on en délivre les malades fut imaginée en 1826, par M. Paillard, qui l'a pratiquée trois fois avec un plein succès, et qui cite trois autres cas de réussite obtenus de la même manière par MM. Marjolin et Belmas. Elle consiste à dédoubler la lèvre et la réduire à son épaisseur naturelle en excisant une couche plus ou moins épaisse de son tissu.

L'aide, chargé de maintenir et de renverser la tête du malade contre sa poitrine, se charge aussi de tendre l'organe et de le faire saillir, en le prenant par la commissure gauche, avec l'indicateur et le pouce de la main correspondante. Placé en face et un peu à droite, l'opérateur saisit l'autre commissure, puis, de la main droite armée d'un bon bistouri, il fait, d'un angle labial à l'autre, et perpendiculairement, sur le bord même de la lèvre altérée, une incision un peu plus rapprochée de la membrane muqueuse à ses extrémités qu'au milieu; circonscrit ainsi tout ce qu'il a l'intention d'enlever; embrasse aussitôt ce lambeau avec des pinces; le dissèque rapidement avec le même bistouri, du bord libre vers le bord adhérent, et de l'extrémité gauche vers l'extrémité droite de l'organe, jusqu'au niveau des tissus sains; tâche de lui donner toute la largeur et toute l'épaisseur nécessaire, en ayant soin de le rapprocher peu à peu de la tunique muqueuse, avant d'en terminer l'excision, près de la rainure alvéolo-labiale, d'un dernier coup de bistouri ou bien avec de bons ciseaux. La plaie qui en résulte saigne parfois abondamment, quoiqu'elle se guérisse, en général, avec facilité. Toute espèce de pansement est inutile. La surface traumatique, continuellement lubrifiée par la salive, se mondifie très vite. En se cicatrisant, elle réagit sur les téguments, les ramène en avant par degrés, tend même à les incliner en bas, et, dans le cas de guérison complète, la lèvre revient non-seulement à son épaisseur, mais encore à la direction de son état normal.

§ 5.

Chéiloplastique.

L'art de restaurer, de reconstruire les lèvres mutilées ou détruites, a fait, de nos jours, les plus étonnants progrès. Naguères encore, une déperdition de substance assez considérable pour rendre inutile la simple chéiloraphie, semblait être au-dessus des ressources de la chirurgie. Maintenant, au contraire, les plus hideuses difformités n'arrêtent plus l'opérateur instruit. Qu'une lèvre manque, d'un côté ou de l'autre, en tout ou en partie, seule ou avec une portion de la joue, il est presque toujours possible de la reproduire, en empruntant aux parties environnantes les tissus dont on a besoin. Du reste, le chirurgien doit deviner plutôt qu'apprendre la chéiloplastique. C'est une opération qui ne peut guère être soumise à des règles de détail, et qu'il faut modifier presque aussi souvent qu'on la pratique. Toutes les méthodes de la rhinoplastique lui ont été appliquées. Tagliacozzi dit avoir réussi par la méthode *italienne*, c'est-à-dire en empruntant au bras les matériaux de la nouvelle lèvre. MM. Delpech, Lallemand, Dupuytren, Dieffenbach, Textor, ont essayé la *méthode indienne*, qui consiste à prendre un lambeau tégumentaire dans les environs, pour le fixer, après l'avoir renversé et tordu, à la place des tissus détruits. Enfin, la *méthode française*, comme l'appelle M. Romand dans la thèse qu'il a soutenue sur ce sujet, en 1830, méthode qui est caractérisée par la dissection, le décollement de la face interne et l'alongement de la couche mus-

culo - cutanée , qui avoisine la déperdition de substance , compte maintenant un grand nombre de tentatives. Il n'est pas jusqu'à la méthode ancienne de Celse,
dans laquelle des incisions, soit verticales, soit horizon-
tales, soit internes, soit externes, étaient pratiquées en
dehors de la difformité, qui n'ait trouvé des défenseurs.
Ayant pour but de remédier à des lésions de forme et
de nature diverse, il était à présumer que chacune de
ces méthodes ne tarderait pas à comprendre plusieurs
procédés distincts.

Manuel opératoire. 1° *Procédé ancien.* S'il n'existe
qu'une échancrure à l'une ou l'autre lèvre , quand même
elle serait très profonde, pourvu que son étendue transversale ne soit pas trop considérable, la chéiloplastique
ne diffère qu'assez peu de l'opération du bec-de-lièvre. La
première chose à faire est de transformer en plaie fraîche
l'échancrure anormale, de lui donner la forme d'un V, en
excisant ses bords et tout ce qui est malade avec des ciseaux ou le bistouri. En second lieu, le chirurgien dissèque
l'un après l'autre, les deux lambeaux de parties molles,
les sépare de l'os maxillaire, les renverse en dehors,
jusqu'au-delà de la pointe du triangle saignant, et dans
un espace proportionné à la largeur du vide à combler.
Rien n'est plus facile ensuite que de les alonger, en les
tirant l'un vers l'autre, et de les mettre en contact. La
suture s'en opère d'ailleurs comme dans le bec-de-lièvre,
et avec les mêmes précautions. La face postérieure de la
lèvre nouvelle s'unit aux parties sous-jacentes en même
temps que ses deux moitiés s'agglutinent entre elles; et
son bord libre, après la guérison, ne diffère en réalité
de ce qu'il était avant la maladie que par un peu moins
de longueur. Néanmoins, ce procédé a l'inconvénient
de rétrécir considérablement la bouche et d'en déformer
parfois l'ouverture d'une manière assez désagréable.
Celse avait très probablement en vue quelque chose

d'analogue, en conseillant de pratiquer une incision transversale, puis une autre en demi-lune, entre la pommette et la commissure, à la face interne de chaque joue, afin de permettre l'alongement des deux moitiés de la lèvre divisée. Tout porte à croire, du moins, qu'on avait déjà songé à ce genre de chéiloplastique, dont Galien et Paul d'Égine disent aussi quelques mots.

2° *Procédé de Chopart.* La méthode précédente peut bien suffire lorsque la perte de substance n'est pas très étendue en largeur; mais, dans les autres cas, il faut y renoncer, et donner la préférence à l'un des procédés qui me restent à décrire. Celui qui, d'après Carpue, paraît avoir été créé par Chopart, et que j'ai vu réussir pleinement sur deux sujets opérés par M. Roux, est un des plus précieux. S'il s'agit d'un cancer, le chirurgien commence par faire, en dehors et de chaque côté du mal, une incision qui descend verticalement du bord libre de la lèvre au-dessous de la mâchoire; dissèque ensuite le lambeau quadrangulaire tracé par ces deux plaies; le détache de l'os, en procédant de haut en bas; lui conserve toute l'épaisseur possible, en évitant de râcler de trop près le périoste; et le prolonge plus ou moins au-dessous du menton, ou vers le cartilage thyroïde, selon qu'il présume avoir plus ou moins de parties malades à détruire. Cela fait, il coupe en travers et carrément tout ce qui est altéré, en empiétant un peu sur les tissus sains; enlève ainsi d'un seul coup la totalité du cancer; saisit aussitôt le lambeau qu'il vient de tailler, le relève, l'ajuste au-devant du menton, et, par de douces tractions, en conduit facilement le bord supérieur jusqu'au niveau de la lèvre d'en haut, ou ce qui reste du bord de la lèvre inférieure; le réunit, au moyen de trois ou quatre points de suture entortillée de chaque côté, aux parties latérales de la face, en commençant toujours par l'aiguille supérieure, et recommande au malade de se tenir la tête penchée en avant les premiers jours de l'opération, afin de prévenir tout tiraillement, toute déchirure. Pour comprendre avec quelle facilité ces lambeaux s'alongent et cèdent, il faut en avoir été témoin. Dans l'un des cas où j'ai servi d'aide à M. Roux, l'opérateur, obligé d'enlever toute l'épaisseur de la lèvre jusqu'au-dessous des limites du muscle orbiculaire, n'arrêta la racine du lambeau que vers le milieu de la région sus-hyoïdienne. Rien cependant ne fut plus aisé que d'en remonter le bord au niveau du point qu'occupait primitivement la lèvre. En quatre jours, la réunion parut effectuée. On put enlever toutes les aiguilles. Il ne survint de suppuration, ni aux bords latéraux, ni à la face postérieure du lambeau, et son bord supérieur ne tarda pas à se revêtir d'une pellicule rougeâtre, en grande partie semblable à celle qui tapisse naturellement l'ouverture buccale; si bien que le quinzième jour, le malade, âgé de quarante-huit ans, offrait à peine quelque trace de l'opération. Le second sujet ne fut pas moins heureux, et je n'ai point appris qu'il leur soit rien survenu depuis. Cette nouvelle lèvre toutefois, n'ayant point de muscle constricteur, reste ordinairement immobile, appliquée contre les dents, et comme retenue en arrière; mais d'aussi légers inconvénients ne peuvent point entrer en comparaison avec ceux qu'entraîne la nécessité de porter une lèvre d'argent, et les malades sont trop heureux d'en être quittes à ce prix.

3° *Procédé de M. Roux de Saint-Maximin.* M. Roux de Saint-Maximin a pratiqué plusieurs fois la chéiloplastique par un procédé qui lui est propre, et dont il a obtenu des résultats remarquables. Au lieu de tailler un lambeau qu'on puisse relever après en avoir excisé la partie malade, ce praticien commence par circonscrire, à l'aide d'incisions convenablement dirigées, tout ce qu'il importe de détruire fait et l'ablation du cancer. Alors, par une dissection attentive, il détache de l'os maxillaire et de la région antérieure du cou les parties molles environnantes; forme ainsi, avec la peau et le tissu cellulaire, une sorte de tablier, qu'il remonte jusqu'au niveau de la lèvre supérieure et dont il emboîte le devant de la mâchoire; le fixe là, soit avec des bandelettes agglutinatives, soit, quand il a fallu au préalable prolonger les commissures par une incision transversale, en l'unissant et le suspendant, par quelques points de suture de chaque côté, aux bords supérieurs de la plaie. Le malade, les aides, et le chirurgien, se placent comme pour le bec-de-lièvre. Si le mal dépasse un peu les limites transversales de la lèvre inférieure, M. Roux fait avec des ciseaux une première incision en demi-lune, longue d'un pouce ou plus, et qui agrandit d'autant chaque commissure, en les prolongeant vers les masséters; en pratique une autre de chaque côté, avec le bistouri, en les faisant partir de l'extrémité externe des premières, pour les ramener au-dessous du cancer, et les réunir au-devant du menton; enlève toutes les parties dégénérées; va, dans certains cas, jusqu'à mettre la totalité du corps de la mâchoire à nu; dissèque ce qui reste des joues par leur face interne; revient au menton; descend au bord sous-maxillaire et jusqu'à la région sus-hyoïdienne; conserve autant d'épaisseur que possible aux téguments doublés de tissu cellulaire, qu'il isole; les attire en haut; en attache les extrémités au prolongement avivé des commissures, de manière qu'il en conserve entièrement libre une longueur suffisante pour représenter le bord de la lèvre inférieure, et soutient le tout avec quelques bandelettes de diachylon, une fronde et un bandage contentif. Lors, au contraire, qu'un côté de la lèvre est intact, et que l'altération organique se prolonge à une certaine distance sur la joue du côté opposé, il suffit de trois incisions pour cerner le cancer. L'une, un peu

courbe, transversale, au-dessus de la commissure malade;
la seconde, droite ou courbe, peu importe, égale en
longueur à la première, se continue avec elle, et descend
obliquement en devant vers le menton; la troisième
enfin, qui commence près de la commissure saine, et
vient se terminer en s'unissant à la seconde. On reporte
celle-ci vers la première, après la dissection, et la suture
a pour but de les maintenir en contact. Par ce transport,
la dernière remonte à la place du bord libre de la lèvre
détruite qu'elle représente assez exactement, et la forme
de la bouche est conservée.

4° *Procédé du professeur Roux*. Chez une jeune fille,
dont il ne restait qu'une très petite partie de la lèvre inférieure, et qui avait aussi perdu, dès l'enfance, plus de
la moitié de la lèvre supérieure, les os maxillaires s'étaient
tellement déviées en dehors qu'ils faisaient une saillie
considérable à travers la perte de substance. Pour remédier à cette horrible difformité, M. Roux de la Charité imagina de faire l'opération en deux temps, et s'y
prit de la manière suivante : Après avoir transformé la
moitié inférieure de la plaie en triangle par la résection
de ses bords, et en avoir détaché les deux moitiés dans
l'étendue de plusieurs pouces, il eut recours à deux traits
de scie, pour enlever un pouce environ de la mâchoire
et en diminuer le contour ou la proéminence; en rap-
procha les deux portions; ramena facilement ensuite,
l'un vers l'autre, les deux lambeaux de la plaie rafraî-
chie; les maintint réunis par la suture entortillée, et
parvint ainsi à restaurer la lèvre inférieure, à guérir plus
d'à moitié la joue malade sans trop de difficultés. Le succès de ce premier temps a été complet; mais M. Roux,
qui voulait se comporter de la même manière pour le second, et détruire aussi une portion de la mâchoire supérieure, a trouvé un obstacle insurmontable dans la
volonté de la malade, qui s'est contentée de cette pre-

mière amélioration de son état. Il est bien évident, du reste, que l'excision osseuse eût offert beaucoup plus de difficultés qu'en bas, et que pour l'effectuer, il eût fallu se servir de la gouge et du maillet, ou de tenailles incisives, bien plus que de la scie. Par l'excision des os, le chirurgien espérait diminuer assez les dimensions transversales de la face, pour rendre possible la coaptation des points opposés de la plaie. En supposant que sans cela on l'eût obtenue, il est probable que la cicatrice, tiraillée par les parties dures, si elle s'était formée, se serait déchirée après coup, ou que, du moins, il fût resté une saillie très difforme au côté correspondant de la figure. A part cette double complication, la méthode de M. Roux de Saint-Maximin mériterait, je crois, la préférence.

5° *Modification de M. Lisfranc.* En octobre 1829, M. Lisfranc eut à traiter un vieillard, dont la lèvre inférieure était entièrement désorganisée par un cancer. Une incision en demi-lune, à concavité supérieure, lui permit de détacher et d'exciser tous les tissus malades. Du milieu de cette incision, il en fit partir une autre qu'il conduisit perpendiculairement vers l'os hyoïde; disséqua successivement de la ligne médiane vers les côtés, et de haut en bas, les deux lambeaux ainsi tracés, comme dans l'incision en T; put ensuite les remonter au-devant de la mâchoire, et s'en servir pour remplacer la lèvre qui venait d'être enlevée. Quelques points de suture entortillée les maintinrent affrontés, et suffirent avec le bandage en fronde garni de plumasseaux, pour les empêcher de redescendre à leur place naturelle. Tout annonçait un succès complet, lorsque, vers le cinquième ou le sixième jour, le malade mourut subitement. A la même époque, ou un peu plus tôt, le 14 juillet, M. Morgan imitait cette conduite à Londres chez un vieillard qui paraît s'en être fort bien trouvé. L'opéra-

tion est assurément plus facile par ce procédé, que par
celui de M. Roux de Saint-Maximin; mais il est douteux
qu'on puisse donner autant de régularité au bord libre
de la nouvelle lèvre, que par le procédé de Chopart.
C'est d'ailleurs une modification qui peut avoir son prix,
et qui rentre en partie dans la première méthode que j'ai
indiquée. Le point fondamental est la dissection des tissus qui enveloppent les os de la face au pourtour de la
blessure. Tout le reste appartient aux nuances né-
cessitées par le genre de lésion à détruire. C'est au chirurgien à multiplier ou à diminuer le nombre des incisions, à en déterminer la forme, la direction et la
profondeur, chaque fois qu'il est appelé à s'en servir.
Les avantages de cette méthode, dont le principe remonte à F. d'Aquapendente, à Franco sur-tout, que
M. Roland de Toulouse a mise une fois en pratique avec
succès, que M. Blandin a aussi tentée, que j'ai moi-même
mise à l'épreuve, une fois en 1830, à l'hôpital Saint-Antoine, puis à la Pitié, en 1831, après l'ablation du maxillaire inférieur, et qui a fort bien réussi chez un malade
opéré, en octobre dernier, par M. Lisfranc, sont incontestables. Les deux essais infructueux de M. Delpech
prouvent que la méthode indienne ne vient qu'en seconde
ligne, et alors seulement que la déperdition de substance est trop profonde ou trop étendue pour que l'extension des tissus puisse y remédier. La méthode de
Celse ou de M. Dieffenbach n'en est, en réalité, qu'une
simple variété, bonne à invoquer seulement comme accessoire dans certains cas particuliers. Quant à la méthode italienne, elle ne convient pas plus aujourd'hui à
la restauration des lèvres qu'à la rhinoplastique. L'article
suivant nous mettra mieux à même encore d'apprécier la
valeur de ces remarques.

§ 6.

Génoplastique.

Les joues sont également de nature à pouvoir être plus ou moins complétement reconstruites. Leur déperdition de substance comprend presque toujours en même temps une partie des lèvres, et rend la figure vraiment hideuse. Aussi n'y a-t-il sorte d'efforts qu'on n'ait tentés pour la faire disparaître, depuis une vingtaine d'années. M. Delpech et M. Lallemand semblent être les premiers qui s'en soient occupés parmi les modernes.

1° *Méthode indienne.* Une jeune fille, âgée de dix ans, avait au bas de la joue gauche une plaie, suite de gangrène, irrégulièrement circulaire, large de deux pouces en tout sens, comprenant à peu près un demi-pouce de la lèvre inférieure, et quelques lignes seulement de la lèvre supérieure. Pour combler ce vide, M. Lallemand commença par en aviver toute la circonférence, en lui donnant la forme d'une ellipse, un peu plus courbe par en haut que par en bas, et dont l'extrémité externe du grand diamètre allait tomber entre le masséter et le triangulaire des lèvres, tandis que l'autre venait se rendre au-dessus et en dehors de la houppe du menton. Il alla tailler ensuite, sur le côté du cou, au-dessous de l'angle maxillaire et au-devant du muscle sterno-mastoïdien, un lambeau de même forme, mais d'un bon tiers plus large ; le disséqua avec soin ; lui donna toute l'épaisseur possible, en évitant de blesser la veine jugulaire externe et les rameaux ascendants du plexus cervical. Ce lambeau, oblique de haut en bas et d'arrière en avant, ne tenant plus aux parties vivantes que par une espèce de racine large d'environ un pouce, dont le bord supérieur faisait d'ailleurs partie de la plaie, fut conduit peu à peu et sans torsion par un mouvement de totalité de bas en haut, dans cette dernière, où l'opérateur le fixa par différents

points de suture entrecoupée , des bandelettes emplastiques , des gâteaux de charpie et quelques tours de
bande. La forme elliptique fut préférée dans le but
de faciliter la réunion de la plaie du cou , et la torsion
évitée , parce que le chirurgien craignait qu'elle ne
déterminât la gangrène des parties empruntées , comme
l'avait éprouvé M. Delpech , dans un cas où il était allé
chercher des téguments sous la mâchoire , afin de les ramener en les redoublant sur le devant du menton. L'opération de M. Lallemand ne réussit qu'après divers accidents. La plaie se déchira plusieurs fois , par suite des
cris , de l'indocilité de l'enfant , et plus encore, peut-être,
de la présence d'une dent canine, déviée en dehors , et
qu'il fallut arracher. La guérison a néanmoins fini par
se compléter. M. Textor qui a pratiqué la chéiloplastique
par la méthode indienne , en 1827, en obtint, dit-il,
un succès parfait. On put enlever toutes les aiguilles le
septième jour , et la cicatrisation était entière le vingt-
septième. Depuis lors, M. Dupuytren, a fait une tentative du même genre, d'après les principes de M. Lallemand , et dans un cas beaucoup plus compliqué. Son
opération se rapporte tout à la fois à la chéiloplastique
et à la génoplastique. Le malade était un enfant âgé de
neuf ans, qui, par suite de gangrène , avait perdu la
moitié gauche de l'os maxillaire inférieur, ainsi que de la
joue correspondante au-dessous de la commissure labiale et jusqu'à trois lignes du muscle masséter. C'est au
mois d'août 1829 qu'elle a été pratiquée. Le lambeau
fut pris au-devant du muscle sterno-mastoïdien , tordu
sur lui-même, et fixé aux bords rafraîchis de la plaie
par cinq points de suture. L'aiguille antérieure, d'a-
bord , puis celle qui lui faisait suite par en bas , ont
coupé les tissus et se sont détachées. Son bord inférieur seul s'est gangréné , a suppuré. Une échancrure
longue d'un pouce , ayant sa base au bord libre de la lèvre,

en est résultée. Partout ailleurs la réunion a eu lieu. Pour faire disparaître ce nouveau vide, M. Dupuytren l'a traité comme un bec-de-lièvre simple ; mais la langue qui avait dès long-temps contracté des adhérences vicieuses de ce côté, s'est opposée au succès définitif d'une agglutination qui semblait d'abord devoir réussir parfaitement. Le fait n'en prouve pas moins que la torsion tant redoutée par M. Lallemand, n'entraîne pas de nécessité la mortification du lambeau qui l'a subie, et qu'à la rigueur on pourrait très bien aller chercher au cou les téguments dont on a besoin pour combler les plaies avec perte de substances de la face.

2° *Méthode française.* — *a. Procédé de M. Roux de Saint-Maximin.* Dans un cas semblable à celui de M. Lallemand, M. Roux de Saint-Maximin s'y est pris d'une autre manière. Le cancer avait détruit la joue gauche en empiétant sur les lèvres, et produit dans ce point un ulcère large de deux pouces de haut en bas, et d'un pouce et demi transversalement. A l'aide de deux incisions en demi-lune, qui, après être parties des lèvres, se réunirent au-devant du muscle masséter, le chirurgien opéra l'excision du carcinome, et obtint à la place une plaie fraîche, elliptique, un peu plus large que haute, afin de pouvoir en rapprocher les bords ; disséqua d'abord toute la lèvre inférieure jusqu'auprès du masséter droit, et au-dessous du menton ; en fit ensuite autant à la joue gauche, et les bords courbes de la solution de continuité furent dès lors facilement affrontés. La suture entortillée, les bandelettes agglutinatives, le bandage contentif, appliqués comme de coutume, prévinrent tout déplacement consécutif, et la guérison eut lieu en très peu de temps.

b. Procédé de M. Gensoul. Une femme, âgée d'environ cinquante ans, avait eu la joue gauche gangrénée à l'âge de neuf ans. Admise à l'hôpital de Lyon au mois de

juin 1829, elle offrait, au côté gauche de la bouche, une
énorme perte de substance, qui laissait à découvert une
grande partie des deux mâchoires, les deux dents incisives
latérales, les deux canines et les trois premières molaires de
ce côté ; le tout fortement dévié en dehors. La circonférence de l'ulcère, depuis long-temps cicatrisée, adhérait aux
os d'une manière intime, et avait produit l'ankylose de la
mâchoire inférieure. Après l'avoir séparée des os et avi-
vée, M. Gensoul détacha le reste de la joue, ainsi que
l'extrémité correspondante des lèvres, en haut, en bas,
puis en arrière, des tissus sous - jacents jusqu'au cou
d'une part, et sur le masséter de l'autre ; eut recours à la
gouge et au maillet pour enlever la partie saillante de la
mâchoire proéminente, ainsi que les dents qui s'y trou-
vaient implantées. Il put ensuite rapprocher les deux
bords de la plaie et en pratiquer la suture. Une petite fistule salivaire, à peine visible, est tout ce qui reste maintenant à cette femme d'une aussi vaste désorganisation.

c. *Procédé du professeur Roux.* Voici un fait dont
j'ai été témoin, et qui, tout en se confondant avec les
précédents, en diffère pourtant sous quelques points
de vue. Une jeune fille d'une vingtaine d'années, douée
d'un courage à toute épreuve et d'une rare docilité, avait
eu, deux ans auparavant, l'aile du nez, la moitié de
la lèvre supérieure et de toute la joue située au-dessus
de la ligne horizontale de la bouche, détruites par la
gangrène. Une portion de l'os maxillaire ayant aussi été
nécrosée, il en résultait une communication de la plaie avec
les fosses nasales ainsi qu'avec le sinus maxillaire, et la
langue sortait continuellement de la bouche. Entrée à la
Charité dans l'été de 1826, M. Roux céda à ses instantes
prières et entreprit de la guérir. Pour y parvenir, il a
pratiqué sept opérations différentes, ce qui a duré une
année entière. Une première tentative lui permit d'isoler
le côté gauche de la lèvre inférieure, de le déplacer en le

portant en haut, et de s'en servir pour refaire la portion détruite de la lèvre supérieure. Tout, dans cet essai, réussit au gré de l'opérateur. L'ouverture buccale se trouva dès lors complétement séparée de la plaie, réduite elle-même à un large ulcère de forme arrondie, mais que M. Roux voulut en vain fermer en avivant ses bords et en cherchant à les rapprocher au moyen de la suture. Un lambeau détaché de la face postérieure de la lèvre par dédoublement, puis renversé en dehors, ne réussit pas mieux. Il en fut de même d'une tentative au moyen des téguments de la paume de la main. On prit le parti d'entraîner en haut et en dehors, pour le réunir à l'aile du nez et à la moitié correspondante de la plaie, le lambeau que la lèvre supérieure avait d'abord emprunté à la lèvre d'en bas. Une fente triangulaire, en forme de bec-de-lièvre, assez large, à la commissure gauche de la bouche, fut la suite de ce nouveau déplacement. Le chirurgien ne balança pas à en rafraîchir les bords un peu plus tard, les affronta dès lors facilement, en opéra la suture, et ce fut le moins pénible de tous ses efforts. Aujourd'hui, trois ans après la guérison, il ne reste à cette malade d'autres traces de son ancienne difformité qu'une certaine étroitesse de la bouche, et, sur la joue, quelques stigmates, comme à la suite d'une brûlure.

Toutes ces manières de pratiquer la génoplastique ayant été imaginées pour autant de cas particuliers et dissemblables, il serait superflu de les comparer pour en faire ressortir les différences. C'est au chirurgien habile à voir celle qui convient le mieux au cas qu'il a sous les yeux. Il en est à peu près de même de la chéiloplastique. En conséquence, je crois devoir en abandonner le jugement à la sagacité du lecteur. Franco l'avait déjà senti, d'ailleurs, et son observation démontre sans réplique qu'il comprenait presque aussi bien la chéiloplastique et sur-tout la génoplastique, que les opérateurs modernes. « Un Jacques

Janot, dit-il, eust une défluxion qui lui descendit en la
joue, et tomba la dite joue ou la plus grande partie d'i-
celle, et pareillement des mandibules dont il perdit plusieurs dents, et demeura un pertuis par lequel un œuf
d'oye eust pu passer..... Pour venir à la cure je prins
un petit rasoir et coppay le bord ou cuir tout à l'environ.
Après je fendoys la peau contre l'oreille et vers l'œil et
vers la mandibule inférieure; puis je coppay au dedans,
en long et à travers pour allonger les labis, me gardant,
toutefois, de venir jusques au dehors; car il ne failloit
pas copper le cuir. J'appliquey incontinent sept éguilles
enfilées, desquelles, au bout de quatre ou cinq jours,
en tombèrent trois, dont il en fallut remettre d'autres.
Bref, il fut guéry dedans quatorze jours. » Mais il faut
lire dans l'auteur même la narration naïve de cette longue
histoire.

§ 7.

Coarctations anormales.

A la suite de dartres, de brûlures, d'ulcérations, etc.,
l'orifice antérieur de la bouche se rétrécit quelquefois
au point de défigurer le malade et de gêner les fonctions
de cette cavité. A la vue d'un pareil mal, la première
ressource qui se présente à l'esprit est la dilatation mécanique. Malheureusement ce moyen ne réussit ici que momentanément et n'a peut-être jamais procuré de guérison
permanente. Après la dilatation vient l'incision des commissures labiales, qu'on doit avoir soin de prolonger un
peu au-delà de ce qu'il importe d'obtenir, attendu qu'en
se cicatrisant la plaie ne manque pas de se rétrécir plus
qu'on ne désire. S'il était facile de faire cicatriser isolément les deux bords de la solution de continuité, cette
opération atteindrait, on ne peut mieux, le but qu'on se
propose; mais il n'en est pas ainsi. Malgré les linges
enduits de cérat, les feuilles de plomb qu'on y interpose,

malgré les petits crochets avec lesquels on exerce sur les angles de la plaie des tractions continuelles, elle n'en finit pas moins, le plus souvent, par s'agglutiner, et par remettre les choses dans l'état où elles étaient auparavant, si même la difformité ne finit pas par s'en trouver aggravée. Quelques praticiens ont cru triompher plus sûrement de cet obstacle, en traitant la coarctation des lèvres avec un fil de plomb. Un trois-quarts, enfoncé de la peau vers la bouche, à l'endroit où la commissure devrait exister de chaque côté, fraie le chemin du fil dont l'extrémité buccale, ramenée par l'ouverture naturelle, doit être réunie à l'autre, afin que le chirurgien puisse les tordre, comme dans la fistule à l'anus, et couper insensiblement les tissus interposés. Moins effrayant pour les malades, quoique beaucoup plus long que le précédent, ce procédé n'est guère plus sûr. A mesure que le fil métallique tranche les parties, elles se réunissent en dehors, de sorte qu'au fond, la ligature n'est pas plus efficace que l'incision.

Excision. Songeant à ces obstacles, à l'insuffisance des moyens connus, M. Dieffenbach a pensé qu'en excisant une partie de l'épaisseur de chaque angle labial, dans l'étendue d'un pouce, par exemple, en laissant tout-à-fait intacte la membrane muqueuse, on arriverait probablement à une réussite complète. Les faits ont justifié sa théorie, et déjà il compte plusieurs succès qui ne laissent rien à désirer. Son procédé, plus facile à comprendre qu'à exécuter, est cependant à la portée de tout le monde. Le chirurgien introduit l'extrémité d'un doigt dans la bouche du malade, pour soutenir et protéger la couche organique qu'il a l'intention de conserver. De l'autre main, il porte une lame de ciseaux sur le bord de l'ouverture coarctée, un peu au-dessus de la commissure, et l'enfonce, avec précaution, d'avant en arrière, entre la membrane muqueuse et les autres tissus, jusqu'au niveau du point où il veut placer l'angle correspondant des lèvres; coupe alors, d'un seul trait et carrément, tout ce qui se trouve compris entre les branches de son instrument; fait, un peu plus bas, une seconde incision, parallèle et en tout semblable à la première, en prenant autant sur la lèvre inférieure qu'il a pris sur celle d'en haut; les réunit ensuite, par une petite section en demi-lune, à leur extrémité postérieure; isole la bandelette ainsi taillée et l'excise, toujours sans toucher à la membrane muqueuse qu'il décolle encore après coup, tout autour de la déperdition de substance; en fait autant du côté opposé; écarte doucement les mâchoires du malade, comme pour alonger la toile qui forme le fond de la plaie; divise transversalement, en deux portions égales, cette couche membraneuse, jusqu'à trois lignes de son extrémité génale; la tire en dehors et la renverse d'abord sur la commissure labiale qu'on vient de créer, ensuite sur le bord inférieur, puis sur le bord supérieur de la division; la fixe là, ainsi qu'à la pellicule rouge de chaque bord des lèvres, à l'aide d'un nombre suffisant d'aiguilles fines et courtes, ou de la suture entortillée, soit seule, soit combinée avec la suture entrecoupée; s'en sert enfin comme d'une bordure et l'unit aux téguments par une sorte d'ourlage, de la même manière qu'un cordonnier unit au cuir de ses souliers le dernier côté du ruban qui doit en couvrir les bords. Si la couche muqueuse, qu'il est inutile de trop amincir, est bien tendue et bien ourlée sur les bords saignants de cette plaie, elle s'y colle avec la plus grande facilité, et dans l'espace de quelques jours. La portion artificielle des lèvres étant amenée de suite au même état d'organisation que la portion naturelle, leur agglutination n'est guère plus à craindre sur les côtés que vers le milieu. Rien n'est plus ingénieux que ce procédé, et tout porte à croire qu'il sera généralement adopté. Applicable à toutes les nuances, à tous les degrés de la maladie, qu'elle soit acquise ou congénitale, à tous les âges, il n'a contre lui que d'être d'une exécution délicate. On devra donc l'essayer toutes les fois que la coarctation ne sera point entourée d'une altération trop profonde de la couche interne des lèvres.

ART. 2.

Appareil salivaire.

§ 1er.

Fistules.

A. *De la glande parotide ou de ses radicules excréteurs.* Il n'y a sorte de moyens qu'on n'ait imaginés pour guérir les fistules salivaires, et, il faut l'avouer, presque tous ont eu quelque succès.

1° La *cautérisation*, soit avec le fer chaud, soit avec les substances chimiques, employées avec succès par Galien, chez un sujet dont la fistule, suite de parotides critiques, siégeait au-dessous de l'oreille, par Paré, les deux Fabrice, Heuermann, M. Boyer, Langenbeck et une foule d'autres, réussit très bien pour les fistules de la parotide elle-même, c'est-à-dire celles qui tirent leur origine de quelques radicules, non du tronc principal des canaux excréteurs de la salive. Galien eut recours aux emplâtres cathérétiques, Paré à l'eau-forte, Diemerbroeck, Jourdain, au cautère actuel, M. Higgimbottom, à l'acide sulfurique, et M. Boyer, au nitrate d'argent. La pierre infernale mérite la préférence, et parce qu'elle est d'un emploi plus commode, et parce qu'elle produit une escarrhe plus sèche et plus adhérente qu'aucune autre. Cependant, si l'ulcération était étroite et profonde, un trochisque de minium pourrait être substitué au nitrate d'argent, ainsi que je l'ai fait avec succès, en novembre 1831, à la Pitié, chez un homme qui portait une fistule parotidienne, suite d'une ouverture d'abcès derrière le bord maxillaire. Les *styptiques*, les astringents, également vantés par quelques praticiens, Becket entre autres, étant moins efficaces que les caustiques, sont depuis long-temps abandonnés.

2° Tentée avec succès par Beaupré, Le Dran, Ruffin, qui inventa une machine à cet effet, la *compression*, préconisée aussi par Imbert, Jourdain, Richter, suffit presque toujours, quand les malades peuvent la supporter, et quand l'état des parties permet d'en faire usage. Pour cela, on applique de la charpie ou des compresses graduées sur l'orifice fistuleux, puis, avec un bandage en fronde et un chevestre, ou des tours de bandes convenablement distribuées, on agit sur ce point de manière à maintenir en contact les parois du conduit malade.

3° *Les injections irritantes*, proposées par Louis, ont pour but d'enflammer le trajet fistuleux, et d'en produire le recollement. Elles peuvent être faites avec l'eau d'orge miellée, la décoction de roses de Provins dans du vin rouge, de l'alcool même, selon que les tissus, dont on veut causer l'inflammation adhésive, sont plus ou moins irritables. C'est un remède qui ne vient qu'en troisième ligne, parce qu'il expose à plus d'accidents et qu'il ne guérit pas toujours, mais qui, dans quelques cas de fistule rebelle, n'est pas à dédaigner.

4° Si rien de tout cela ne réussit, on peut essayer l'*excision*, comprendre l'ulcère dans une plaie elliptique, et réunir ensuite, au moyen de bandelettes emplastiques ou de la suture entortillée. Si le mal résiste encore, il ne reste plus à tenter que l'*extirpation* de la glande ; mais ce projet, rapporté à Pouteau par M. Hedelhoffer, n'a, je crois, jamais été mis à exécution. Ce serait, en effet, le cas de dire que le remède est pire que le mal ; d'autant plus que ces fistules finissent quelquefois par disparaître spontanément, ainsi que M. Richerand en cite deux exemples.

B. *Du canal de Sténon.* Appliqués aux fistules du canal de Sténon, ces divers traitements, quoique moins efficaces, comptent cependant encore un certain nombre de cures incontestables.

1° La *cautérisation*, par exemple, seule ou aidée de la compression, a procuré à Louis une guérison inespérée, chez un sujet qui portait sa fistule depuis dix-neuf ans, et qu'on avait déjà opéré plusieurs fois sans succès. Ferrand, Nédel, Mursinna, Imbert, Jourdain, M. Langenbeck, n'ont pas été moins heureux.

2° La *compression*, sans le caustique, et comme moyen unique, a, de son côté, paru devoir suffire. Maisonneuve, qui l'a le premier conseillée en pareil cas, l'établit entre la fistule et la glande, dans le but raisonné de fermer le passage à la salive, et de permettre à la plaie de se cicatriser. Son malade, qui avait reçu un coup de sabre à la joue, fut radicalement guéri au bout de vingt jours. Louis, et avec lui la plupart des modernes, ont pensé que, de cette manière, on détermine presque nécessairement l'inflammation de toute l'épaisseur de la parotide, et que, par conséquent, ce procédé ne laisse pas d'être dangereux. Desault crut dissiper ces craintes, en portant la compression sur la glande elle-même, qu'il proposa d'atrophier. Que cette atrophie ait réellement eu lieu, comme Desault le prétend, ou que la parotide ait continué ses fonctions par la suite, comme M. Boyer semble le penser, toujours est-il que la fistule ne tarda pas à se cicatriser, et que le malade ne s'en est jamais ressenti. Quoi qu'il en soit, il y a dans le projet de ces auteurs deux idées qu'il importe de ne pas confondre, celle de Maisonneuve, qui ne veut suspendre le cours de la salive que momentanément, et celle de Desault, qui préfère en tarir la source. Sans croire, avec Heuermann, que la parotide doive alors s'abcéder, s'ulcérer, passer à l'état de squirrhe ou de cancer, je ne puis admettre cependant l'innocuité d'un semblable moyen, qu'il faudrait, à mon avis, réserver pour les sujets que toute autre opération épouvante ou n'a pu guérir.

3° *Ligature du conduit.* Zang, qui partage en partie l'opinion de Maisonneuve et de Desault, renvoie au procédé de Viborg pour atrophier la parotide. Au lieu d'une compression, toujours infidèle, ce chirurgien propose, puisqu'il s'agit d'empêcher la salive de passer, d'appliquer une ligature sur le conduit de Stenon, en dehors de la fistule. Des expériences assez nombreuses sur les animaux lui ont démontré, vers la fin du dernier siècle, que cette ligature est sans danger, et qu'elle réussit toujours. Pour l'exécuter, il conviendrait de faire sur le bord antérieur du muscle masséter une incision verticale, longue d'un pouce, immédiatement au-dessous de l'arcade zygomatique, et diviser successivement la peau, la couche graisseuse, puis une lamelle fibro-celluleuse qui vînt s'épanouir sur le muscle buccinateur. Le canal une fois découvert, on l'isolerait des autres tissus, notamment de la branche du nerf facial qui en côtoie le bord supérieur. Rien ne serait plus facile ensuite que de l'entourer d'un fil et de l'oblitérer. Nul doute qu'en principe, le sacrifice des fonctions de la glande parotide étant décidé, le conseil de Viborg ne doive être suivi, à l'exclusion de celui de Desault et de Flajani; mais la compression, offrant l'avantage de n'exiger aucune incision, sera néanmoins adoptée de préférence par les malades craintifs et pusillanimes: d'où il suit que ces deux méthodes auront, dans la pratique, chacune leur application particulière.

4° *La suture entortillée*, comme dans le bec-de-lièvre, lorsque la portion antérieure du canal est restée libre, suffit, disent Flajani, Percy, Zang, etc., chez beaucoup de sujets, et rend le plus souvent tout autre moyen inutile, quand on l'applique de bonne heure.

5° *Dilater, rétablir le conduit naturel.* Morand, d'abord, et Louis, ensuite, sont les deux auteurs auxquels on doit l'idée de dilater le conduit de Sténon, pour en guérir les fistules. Placé en face du malade, le chirurgien saisit l'angle labial avec le pouce introduit dans la bouche, et les deux premiers doigts de la main gauche appliqués sur la joue si la fistule est à droite, de la main droite si elle est à gauche ; le tend et le renverse en dehors ; porte, avec l'autre main, la tête d'un stylet fin, armé d'un fil, dans l'orifice naturel du conduit parotidien ; le retire par la plaie où il abandonne le petit séton, dont il réunit les deux extrémités par un nœud, et qui lui sert, dès le lendemain, pour entraîner, jusque dans la bouche, un cordonnet de soie, de l'extérieur vers l'intérieur ; renouvelle chaque jour cette mèche en la retirant par la blessure, et en augmente chaque fois le volume en y ajoutant un fil de plus. S'il était trop difficile de pénétrer par la bouche, Louis veut qu'on introduise aussitôt le stylet par la plaie. Il doit être à peu près indifférent, en effet, de pénétrer par une voie ou par l'autre. Dans ce dernier cas, néanmoins, le pouce devrait prendre la place des doigts, afin de redresser le canal, et d'en incliner l'orifice en avant, lorsque le stylet est près de le franchir ; non parce qu'il fait un coude en traversant le buccinateur, comme on l'admet généralement d'après Louis, mais bien parce qu'il tombe à angle aigu sur la membrane muqueuse qui le ferme en grande partie, et qui paraît en reporter le pertuis d'une ligne en arrière.

Dès que la salive passe librement dans la bouche et que l'ulcère est rétracté jusqu'au pourtour de la mèche, on enlève le séton, ou bien, ce qui est mieux, on le coupe au niveau des téguments, afin de le tirer à soi d'environ une ligne, par son extrémité buccale, pour ne l'ôter tout-à-fait qu'après avoir entièrement fermé la fistule, au moyen de cautérisations répétées et d'applications dessiccatives. S'il était toujours facile de retrouver le bout antérieur du canal divisé, si ce canal n'était pas le plus souvent oblitéré depuis long-temps, quand le médecin est appelé, s'il était, après tout, bien important de le conserver, le procédé de Louis, exactement calqué sur l'idée de Méjean, dans le traitement de la fistule lacrymale, aurait certainement obtenu l'assentiment général; mais il n'en est point ainsi; et c'est à la méthode suivante, que presque tous les opérateurs s'en rapportent aujourd'hui.

6° *Établir un nouveau conduit. Deroy*, qui, au dire de Saviard, paraît avoir imaginé cette méthode, perça la joue de part en part avec un fer chaud, obtint une perte de substance et guérit son malade. Peu de temps après, Cheselden donna le même conseil. *Duphénix* s'y prit d'une manière un peu différente. Il se servit d'un bistouri long et étroit; l'enfonça de haut en bas et d'avant en arrière; le fit tourner plusieurs fois sur son axe pour arrondir l'ouverture qu'il venait de faire; introduisit à sa place une canule taillée en bec de plume, destinée à conduire la salive dans la bouche et dont l'extrémité externe, cachée dans la joue, devait correspondre à l'ouverture parotidienne de la fistule. Les bords de l'ulcère furent alors excisés, et, pour le fermer, Duphénix eut immédiatement recours à la suture entortillée. La canule, abandonnée à elle-même, tomba le seizième jour, et la guérison se trouva terminée. Le cautère de Deroy, le bistouri de Duphénix sont avantageusement remplacés, selon *Monro*, par une alène de cordonnier. Avec cet instrument que le célèbre chirurgien d'Édimbourg paraissait affectionner beaucoup, il traversa la joue dans la direction naturelle du canal, et se contenta, pour séton, d'un fil passé dans la plaie. Quand le trajet en fut rendu calleux, il enleva ce fil, vit la salive couler par la bouche et s'occupa dès lors du petit ulcère externe. *Platner*, grand partisan de ce mode opératoire, recommande de faire gargariser le malade avec de l'eau-de-vie pour hâter l'induration de l'orifice interne du nouveau conduit, et de comprimer en même temps la plaie de l'extérieur, ou de la toucher avec le nitrate d'argent. Après avoir traversé les parties, *J.-L. Petit* veut qu'on agrandisse l'ouverture buccale de la perforation, en y introduisant chaque jour un petit morceau d'éponge, jusqu'à ce que la fistule soit fermée. Dès qu'il eut passé un simple fil à travers la joue, *Tessort* vit la salive se rendre dans la bouche : l'emploi de quelques bandelettes agglutinatives suffit pour fermer promptement l'ulcère. *Flajani* veut qu'avec une aiguille on passe à travers la fistule un double fil de soie, et que l'on se conduise pour le reste comme Monro. Chez un malade qui ne put supporter la compression, *Desault* se servit d'un trois-quarts à hydrocèle pour passer le fil à travers la joue, fixa une mèche à l'extrémité interne de ce fil, et l'entraîna de la bouche jusqu'au fond de la fistule, de manière pourtant à ne pas en gêner la cicatrisation. Retirée et replacée chaque jour un peu plus grosse, la mèche fut supprimée quelques jours avant le fil qui la supportait, et lorsque la plaie était déjà presque complétement fermée. Comme Desault, *Bilguer* avait recours au trois-quarts ; mais, à la place du séton, il laissait à demeure une canule de plomb dans la moitié interne de la plaie, qu'il fermait par dessus. *Richter* portait dans la bouche un morceau de liége pour soutenir et recevoir la pointe du trois-quarts ; employait un séton de fil dont il augmentait graduellement le volume ; le retirait quand le nouveau canal était assez solide ; cautérisait ensuite la plaie de l'extérieur ou la scarifiait, et en réunissait les bords. Dans les cas plus rebelles, il introduisait par la bouche, dans le conduit artificiel, et y laissait à demeure une canule en or on en argent, garnie d'un bouton pour l'empêcher de tomber. Plus récemment, en 1824, *M. Atti*, croyant perfectionner le procédé, dit de Béclard, a bien plutôt modifié celui de Desault. La canule d'un petit trois-quarts lui sert à conduire, au travers de la joue, une tente de plomb, percée latéralement de plusieurs trous, soutenue en dehors par un fil qui la retient dans la plaie, et divisée dans l'étendue d'une ligne environ à son extrémité interne en trois branches qui, renversées dans la bouche, l'empêchent d'être entraînée par le fil. Quand la fistule est suffisamment réduite, M. Atti la touche avec la pierre infernale après avoir ôté le fil, et tâche même de la fermer tout-à-fait. La tente de plomb, abandonnée dans la joue, laisse après elle, en s'échappant par la bouche au bout de quelque temps un nouveau canal qui remplace parfaitement l'ancien. Les succès que l'auteur invoque à l'appui de ses idées, en confirment en effet la justesse, et son procédé est, sans contredit, tout à la fois un des plus simples, des plus ingénieux et des plus sûrs qu'on puisse imaginer. Il est assurément préférable, par exemple, à celui de *M. Ch. Bell*, qui passe, comme Flajani, une aiguille à travers la joue, pour porter un fil, puis un séton dans la fistule, qui, quand l'ouverture interne de la plaie est calleuse, attache un cheveu ou un fil très fin à l'extrémité externe de ce fil, et se comporte ensuite comme Desault ou Bilguer.

7° Dans l'espoir de rendre l'opération plus prompte et de pouvoir réunir immédiatement l'ulcère, les chirurgiens ont dirigé leur vue dans un autre sens, depuis une trentaine d'années. Rejetant toute espèce de corps étranger, M. *Langenbeck* a proposé de disséquer, d'isoler le bout postérieur du conduit de Stenon, de pratiquer au fond de la fistule une ouverture qui pût permettre de le conduire dans la bouche, et, pour le fixer dans ses nouveaux rapports, de réunir aussitôt les bords de la plaie.

Mais ce professeur n'a point trouvé, que je sache, d'imitateurs jusqu'ici, et ne doit point en trouver à l'avenir. M. *Latta* dit que la meilleure manière de guérir les fistules salivaires, consiste à passer une corde à boyau au travers de la joue, après quoi, on tâche d'en engager l'extrémité externe dans le conduit parotidien, pour laisser l'autre dans la bouche, et fermer exactement la plaie, soit par la suture, soit au moyen des emplâtres ; comme s'il était toujours possible de trouver au fond d'un ulcère l'orifice du canal de Stenon ! *Zang* vante cependant ce mode opératoire, lorsque la fistule est très large et que la portion antérieure du canal est bouchée. Seulement, il veut qu'on se serve de la canule du trois-quarts, pour conduire la corde à boyau, que cette corde soit taillée en pointe à l'extrémité qui doit pénétrer du côté de la parotide, et qu'elle ne remplisse pas exactement le canal artificiel, afin que la salive puisse couler sur ses côtés. En réduisant la pratique de Latta et de Zang à sa véritable expression, on reconnaît bientôt qu'elle ne diffère, au fond, de celle de Desault ou de Ch. Bell, qu'en ce qu'ils se dispensent de retenir leur tente au-dehors, à l'aide d'un corps étranger ; ce qui les met à même de fermer sur-le-champ la fistule, et cela, qu'ils parviennent ou ne parviennent pas à placer un bout de la corde dans le conduit naturel de la glande. Il est donc possible qu'on guérisse de cette manière, comme par la plupart des procédés qui ont été indiqués plus haut ; mais elle a l'inconvénient de ne pas arrêter assez solidement le séton dans l'épaisseur de la joue, et de lui permettre de s'échapper trop tôt. C'est un reproche qu'on doit également adresser à *Percy*, qui, de son côté, dit avoir plusieurs fois réussi, en usant d'une sonde de plomb, au lieu de la corde à boyau qu'emploient les Allemands. Pour ne pas le mériter, M. *de Guise* s'y prit de la manière suivante chez une jeune personne dont la fistule, déjà très ancienne, avait résisté aux méthodes les plus variées. Un trois-quarts à hydrocèle, poussé par la plaie, de dehors en dedans et d'avant en arrière, lui permit de porter, à travers la canule de cet instrument, un fil de plomb jusque dans la bouche. Par une seconde ponction, dans le sens du canal naturel, c'est-à-dire d'arrière en avant, et toujours de dehors en dedans, il put amener aussi l'autre extrémité du fil métallique dans la cavité buccale, en renverser les deux portions sur la face interne de la joue, et réunir la plaie de l'extérieur, à l'aide de la suture entortillée. Au bout de quelques jours, l'agglutination parut complète. L'anse de plomb, dont la convexité correspondait à la fistule, et qui embrassait dans sa concavité les couches internes de la joue, fut retirée avec précaution, et, dès lors, la guérison n'a plus été douteuse. Trois observations, rapportées, au nom de *Béclard*, dans les Archives, prouvent que ce chirurgien a plusieurs fois imité M. Deguise avec succès. Au lieu de laisser libres dans la bouche les deux extrémités du fil de plomb, il les réunissait et les tordait sur elles-mêmes, dans le but de couper insensiblement les tissus interposés, comme dans la fistule à l'anus. De plus, pour pratiquer la seconde ponction, il portait le trois-quarts par la bouche, afin que le bec de la canule n'empêchât point de la retirer par le même chemin, après avoir placé le second bout de la tente; ce qui n'est pas possible, quand on le dirige de l'extérieur à l'intérieur, comme la première fois. Trouvant qu'il n'est pas aussi facile de passer le trois-quarts par la bouche que par la plaie, et voulant remédier à l'inconvénient signalé par Béclard, *M. Grosserio*, a proposé un trois-quarts armé d'une canule complètement dépourvue de pavillon. Avec cette modification, on la retire tout aussi facilement par la bouche dans le deuxième temps de l'opération, que par la plaie dans le premier. Enfin, *M. Mirault*, qui a fait depuis la même proposition, pense qu'une mèche de fil vaudrait mieux qu'une tige de plomb, et qu'à l'aide d'un serre-nœud, modelé sur celui de Desault, on atteindrait plus promptement le but que par la simple torsion. Conduit par la même idée que M. Mirault, *M. Roux* s'est servi d'un séton de soie avec un plein succès. Enfin *M. Vernhes* n'a pas été moins heureux avec un fil d'or, placé de haut en bas, non en travers comme le veut M. de Guise, et dont il usa comme Béclard pour couper la bride interposée, en le tordant par degrés sur lui-même. Peut-être aussi pourrait-on se borner à percer d'une manière quelconque le conduit parotidien, en arrière, à quelque distance de l'orifice fistuleux, à établir sur la voie que parcourt la salive, une fistule interne, afin de pouvoir fermer celle du dehors. Mais ce procédé, que j'ai proposé en 1823, n'a point encore été mis à l'épreuve. Comme celui de M. de Guise et toutes ses nuances, il ne serait d'ailleurs applicable que dans les cas où la plaie du canal n'est pas trop rapprochée du muscle masséter. Au surplus, pour déterminer la valeur relative de tant de méthodes diverses, il faudrait en quelque sorte se représenter toutes les nuances que peuvent offrir les fistules salivaires. Sous ce point de vue, il en est peu qui n'aient leur côté avantageux. Toutefois, le séton à la manière de Desault ou de Ch. Bell, la tente de plomb de M. Atti, celle de Percy, de Latta ou de Zang, sont préférables à tous égards, et doivent être préférées. Pour se comporter comme M. Deguise ou Béclard, en adoptant la modification proposée par M. Grosserio, il faut que la fistule soit suffisamment éloignée du muscle masséter. Alors c'est la méthode la plus sûre, et qui l'emporte incontestablement sur toutes les autres.

C. *De la glande sous-maxillaire.* S'il arrivait, comme on en cite des exemples, qu'une plaie ou un ulcère de la région sus-hyoïdienne, s'étendît jusqu'à la glande sous-maxillaire, et restât fistuleuse, on aurait à essayer pour la guérir, tous les moyens passés en revue à l'occasion des fistules de la glande parotide. Si rien ne pouvait tarir la source d'un pareil mal, si sur-tout l'organe sécréteur lui-même était profondément altéré, menacé d'une dégénérescence fâcheuse, l'extirpation à laquelle Pouteau avait osé songer pour la parotide, serait ici une dernière ressource qu'il ne faudrait pas négliger. M. Amussat l'a pratiquée et n'a eu qu'à s'en louer. Il sera question plus tard du procédé à suivre en pareil cas.

§ 2.

Ranule ou grenouillette.

Historique. La ranule est une maladie de peu d'importance, et qui, généralement, comme le dit M. Boyer, n'est pas dangereuse. On l'a vue plus d'une fois cependant compromettre la vie des malades, et, dans tous les cas, elle est assez gênante, pour qu'ils songent à s'en faire débarrasser. De Hilden en cite une qui remplissait toute la bouche, Marchetti, une autre, qui allait jusqu'à comprimer les artères carotides et la trachée artère. Alix dit en avoir opéré une, qui était sur le point de suffoquer un enfant, et Taillardant, une autre assez volumineuse pour empêcher le malade de manger. Enfin Burns assure qu'un homme adulte, qui attendait dans le cabinet de Cline, avait la respiration tellement embarrassée par la présence d'une grenouillette, qu'il tomba sans connaissance après avoir éprouvé de violentes convulsions. Quoique les anciens n'aient que très imparfaitement connu la nature de ce mal ; que les uns en aient fait une tumeur enkystée avec Celse ; que d'autres, avec Aëtius, l'aient rapportée à la dilatation variqueuse des veines sublinguales, ou bien au cancer avec Abu'l-Kasem, ou l'aient considéré avec Paracelse comme un apostème des vaisseaux de la langue, comme un abcès ordinaire avec Aranzi, ils n'en ont pas moins essayé de le guérir par presque tous les moyens employés depuis que Louis s'est efforcé de prouver que ce n'est autre chose qu'une tumeur due à l'accumulation de la salive, soit dans la glande maxillaire elle-même transformée en kyste, soit dans son conduit excréteur énormément dilaté. Au lieu de salive pure et limpide, ou de salive épaissie, de mucus, de matière purulente, ou d'une substance visqueuse plus ou moins consistante, la poche morbide est quelquefois remplie de graviers, de sables ou même de véritables calculs. Elle était formée par une concrétion tellement dure, dans un cas rapporté par Tulpins, qu'on fut obligé de la détruire avec le cautère actuel. Schultz, E. Kœnig, V. Rieddlin, citent des faits du même genre, qui ont également été rencontrés par J.-L. Petit, Freeman, Sabatier, Taillardaut, Loder, M. Boyer. Dans toutes ces observations, l'indication était précise. Une incision suffisamment étendue de la tumeur a permis d'en extraire les corps étrangers, et la guérison ne s'en est point fait attendre.

Indications. La grenouillette proprement dite exige d'autres attentions. L'expérience a prouvé qu'il ne suffit pas d'évacuer le liquide pour en prévenir la rétention nouvelle. L'incision, les caustiques, les tentes, la dilatation, l'excision, l'extirpation, les canules à demeure, le séton, etc., ont eu tour à tour leurs partisans sur ce point.

1° L'*incision* qui se présente d'abord, vide à l'instant la tumeur et semble guérir le malade. L'organisme a dû d'ailleurs en donner la première idée, puisque la ranule s'ouvre assez souvent d'elle-même. Hippocrate l'a recommandé déjà, et la pratiquait avec une lancette. Celse et Aétius en parlent, mais ne paraissent pas lui accorder une grande confiance, non plus que Rhazès qui la redoutait à cause des vaisseaux que le bistouri peut diviser en même temps. Quoiqu'un peu plus hardi, Abu'l-Kasem n'osait y avoir recours que pour les tumeurs sous-linguales, de couleur blanchâtre et fluctuantes, attendu qu'en incisant les autres, on court risque de les faire passer à l'état cancéreux, c'est-à-dire qu'Abu'l-Kasem avait été conduit, sans le savoir, à distinguer la véritable grenouillette des tumeurs avec lesquelles on la confondait de son temps. Au lieu d'enfoncer l'instrument dans le kyste même, Paracelse se contentait, lui, d'ouvrir les vaisseaux qui s'y rendent, et ne peut guère être compté, par conséquent, au nombre des partisans de l'incision de la ranule. Lorsqu'on y sent de la fluctuation, Aranzi, qui ne la distingue pas des abcès, veut qu'on l'ouvre avec le phlébotome, et P. Forest dit qu'elle ne revient pas, si, après l'avoir incisée, le chirurgien a soin de la presser et d'en faire sortir toute la matière. Selon Bartholin, Six attendait que l'inflammation eût cessé dans la tumeur, et la perçait alors d'outre en outre pour en faire sortir le contenu. Malgré les raisons de V. D. Wiell et l'expérience de chaque jour, Jourdain soutint encore vers le milieu du dernier siècle, qu'une large incision avec la lancette guérit très souvent la grenouillette, et qu'on peut s'en tenir à ce moyen. Il est en effet des sujets qui se trouvent ainsi débarrassés pour toujours de leur mal ; mais tout le monde convient aujourd'hui que ce n'est là qu'un remède palliatif, et qu'en général le kyste salivaire ne tarde pas à se remplir de nouveau.

2° *Cathérétiques. — Injections. — Tentes.* Pour conserver à l'opération une partie de son ancienne simplicité, pour empêcher la plaie de se refermer trop vite, pour obtenir enfin une cure que l'incision seule était loin de procurer toujours, Paracelse maintenait dans la plaie, des substances détersives ; Purmann y introduisait des styptiques, et fut imité avec succès par V. D. Wiell ; Camper la touchait avec la pierre infernale, et Acrel y laissait un bourdonnet de charpie imbibé d'esprit de sel ; Callisen veut qu'on y mette de la charpie simple ou qu'on en cautérise le fond avec un acide minéral ; ce qui fait, dit-il, que le kyste se détache et qu'on peut l'enlever. Un chirurgien de Saltzbourg, cité par Sprengel, trouva plus commode d'y faire des injections avec de l'eau-de-vie camphrée ou de l'essence de térébenthine, et guérit son malade. Il en a été de même du sujet dont parle M. Haime de Tours, et qu'il guérit aussi à l'aide d'injections, en déterminant l'adhésion des parois du kyste. Leclerc n'avait pas été moins heureux avec le nitrate acide de mercure, et l'observation de Sabatier prouve qu'une tente de charpie, renouvelée ou nettoyée chaque jour, suffit, après l'incision de la ranule, pour en rendre la plaie fistuleuse et la guérison radicale. Cependant, comme il n'est pas rare que la maladie résiste à cette combinaison de moyens, on a songé à détruire une partie du sac qui la constitue.

3° *Cautérisation*. Les caustiques étaient employés dès le temps d'Aétius. C'est un mélange d'acide sulfurique et de miel que préférait Dionis. Mais le fer chaud a trouvé un plus grand nombre de partisans que les escharotiques proprement dits. Ces derniers, en effet, sont moins faciles à manier, d'une action moins sûre, et presque toujours dangereux quand on les porte dans une partie aussi délicate que la bouche. Paré, qui en avait bien senti les inconvénients, imagina d'enfoncer une espèce de trois-quarts chauffé à blanc, dans la tumeur, à travers une plaque métallique destinée à protéger les parties environnantes. De cette manière, il obtint une perte de substance, la plaie resta fistuleuse et la grenouillette ne revint pas. Aquapendente portait son cautère à travers une canule fenêtrée, Louis donne à peu près le même conseil ; c'est-à-dire qu'il préfère le cautère actuel à l'instrument tranchant ; il fait seulement remarquer qu'en plaçant l'ouverture en avant, on s'expose à voir la salive jaillir et s'échapper involontairement de la bouche. Néanmoins, autant, peut-être, par suite de l'effroi qu'elle cause au malade, que parce qu'elle n'est pas non plus infaillible, la cautérisation est assez rarement employée de nos jours. M. Larrey, qui veut que le fer incandescent traverse la tumeur de part en part, est à peu près le seul qui continue de lui accorder la préférence.

4° *Excision.* Régularisant le procédé de la Gerlata qui accrochait la ranule avec une érigne et l'excisait avec un rasoir, ou celui d'Aquapendente qui la saisissait avec une pince et la coupait avec des ciseaux, ou en faisait la ligature, Tulpius, J.-L. Petit, Desault, Richter, se sont efforcé de démontrer qu'en enlevant un lambeau suffisamment large du kyste, la tumeur ne se reproduit presque jamais. Le fait est que dans sa pratique à l'Hôtel-Dieu, Desault a presque toujours réussi de cette manière, dont M. Coley dit avoir aussi beaucoup à se louer, et que M. Boyer, qui ne se comporte pas autrement, en a la plus haute idée. On l'exécute diversement, au surplus. Le mode le plus simple et le plus sûr est le suivant. Les mâchoires du malade étant écartées autant que possible, le chirurgien, armé d'un bistouri droit, commence par faire une incision en demi-lune, à convexité externe, sur presque toute la face gencivale de la tumeur ; saisit ensuite, avec de bonnes pinces à disséquer, le lambeau ainsi taillé et le détache à coups de ciseau, en lui donnant la forme d'un ellipse. Aucun vaisseau de quelque importance n'est habituellement lésé. C'est à peine s'il s'écoule quelques gouttes de sang, et si le malade éprouve de la douleur. Les pansements sont inutiles, et la plaie, qui se réduit de jour en jour, sans se fermer tout-à-fait, met à l'abri de toute récidive, du moins le plus ordinairement.

5° *Extirpation.* Toutefois, Loder, Sabatier, ont vu la maladie résister à ce traitement, et plusieurs auteurs avaient déjà soutenu que le plus sûr est d'extirper la grenouillette ou de la détruire en entier avec les caustiques. Un passage assez obscur de ses œuvres tendrait à faire croire que Celse lui-même a conseillé cette extrême ressource. Traitant des tumeurs sous-linguales, il veut, quand elles ne cèdent pas à la ponction, qu'on incise la peau qui les recouvre, afin de les extraire, en évitant de blesser les vaisseaux, pendant qu'un aide écarte les lèvres de la plaie. Mercuriali, le premier auteur qui l'ait nettement prescrite, soulève la tumeur avec une érigne, la coupe à sa base dans la bouche et dit que, si on ne détruit pas tout le kyste, la maladie ne manque pas de se reproduire. Diémerbroeck commençait par la fendre en croix et l'extirpait ensuite tout entière. Sans aller aussi loin, Alix l'incisait largement, mais en long, et enlevait ensuite autant qu'il pouvait du kyste avec des ciseaux. Dans un cas extrêmement grave, Marchetti, qui avait porté une mèche jusque dans la bouche, en pénétrant par la région sus-hyoïdienne, n'en fut pas moins obligé d'extirper tout ce qu'il put de la tumeur et de consumer le reste avec le fer chaud. Il paraît évident, néanmoins, que l'extirpation complète n'est presque jamais indispensable, à moins que le mal ne soit menacé d'une fâcheuse dégénérescence ou transformé en tumeur solide. Autrement il suffit réellement d'en exciser la portion qui fait saillie dans la bouche ; d'autant mieux qu'en touchant alors le fond de la plaie un peu fort avec le nitrate d'argent, l'exfoliation s'en opère très facilement.

6° *Dilatation.* Bien que la maladie tienne, en général, à ce que le cours de la salive n'est pas libre, bien que Louis, imité par Leclerc, soit parvenu à déboucher les

orifices des conduits de Warthon qui paraissaient comme
deux aphthes sur les côtés du frein, qu'il ait pu les dilater
en y plaçant une sonde, et que les malades, ainsi traités,
soient guéris, il faut cependant convenir, avec Richter,
que la dilatation serait ici la ressource la plus fautive, la
plus minutieuse et souvent même d'une application tout-
à-fait impossible. L'excision à la manière de M. Boyer a,
sans contredit, sur elle, d'immenses avantages, sans exposer aux mêmes tâtonnements, aux mêmes difficultés.

7° *Canule à demeure.* Cela n'a pas empêché quelques
opérateurs modernes de se prononcer pour l'incision,
qu'ils ont cru rendre plus efficace en la combinant avec
l'emploi d'une canule laissée à demeure dans l'ouverture du
kyste. L'idée d'une pareille association n'avait point, que
je sache, été publiée avant Sabatier. Encore cet auteur
ne parle-t-il, lui, que d'une canule laissée dans la plaie,
assez long-temps pour la rendre calleuse. Mais, de son
temps, elle s'était évidemment offerte à l'esprit de
quelques autres praticiens, puisqu'il parle d'un malade
qui en portait une depuis trois ans, et auquel il conseilla
de la garder encore. Longue d'environ un pouce, portant
à l'une de ses extrémités un bouton lenticulaire qui
l'empêchait de pénétrer trop avant, elle ne gênait sensiblement, ni la parole, ni la mastication de l'individu
qui en faisait usage. C'est cette canule que M. Dupuytren
a modifiée d'une manière ingénieuse, en la faisant considérablement raccourcir, et terminer par une plaque
lenticulaire à ses deux bouts. Après avoir ouvert et vidé
le kyste, ce professeur y engage l'un des boutons de son
instrument, dont l'autre disque doit rester dans la bouche.
Les tissus qui en embrassent le collet sont bientôt assez
resserrés pour qu'il ne puisse plus se déranger, ni dans un
sens, ni dans l'autre. La salive s'échappe par son canal, et
les malades le gardent ainsi tant qu'on le juge nécessaire,
quelquefois même toute leur vie, sans en être réellement

incommodés. M. Dupuytren veut encore que les plaques de sa canule, qui doit être en or, en argent, ou en platine, soient convexes à leur surface libre seulement, et concaves en dedans, afin que les aliments n'aillent pas se placer entre elles et les parois du kyste. Rien n'empêche, il est vrai, d'essayer cette méthode, qui, au dire des nouveaux éditeurs de Sabatier, réussit constamment à l'Hôtel-Dieu. Mais, au fond, je ne vois pas qu'elle ait une grande prééminence sur la simple excision, qui, de son côté, est rarement suivie d'insuccès entre les mains de M. Boyer. On voit, d'après cet exposé, que le traitement de la grenouillette est entièrement calqué sur celui de l'hydrocèle, ainsi que M. Haime l'a d'ailleurs remarqué avec Purmann, qui cherchait déjà à produire l'inflammation adhésive du kyste salivaire, comme on fait naître l'inflammation adhésive de la tunique vaginale. Il n'y manque pas même le séton, qu'on pourrait essayer avec quelque probabilité de succès, si les autres moyens n'étaient pas mille fois plus rationnels. Ainsi que le prouve la pratique de M. Physick, qui l'emploie depuis long-temps, les observations de M. Lloye qui en fait également usage à Londres, et le travail publié récemment par M. Laugier, cette ressource est effectivement douée d'une certaine efficacité.

§ 3.

Tumeurs salivaires étrangères au canal excréteur.

Des tumeurs salivaires du moins en apparence, se rencontrent parfois ailleurs que sur les côtés de la langue. J'ai traité à l'hôpital Saint-Antoine, un malade qui en porte une depuis long-temps, entre la lèvre et l'arcade alvéolaire supérieure gauche, et qui s'en débarrasse tous les mois, en y faisant plonger un bistouri ou une lancette. M. Græfe dit en avoir souvent observé dans l'épaisseur des lèvres. Wilmer en cite une qui avait son siége dans la mâchoire inférieure, et M. Dupuytren en a fréquemment vu dans l'épaisseur même des os. Celle que M. Latour a traitée occupait une grande partie de la joue, et M. Ricord a publié sous le titre d'hydatide de la fosse canine, un fait qui appartient probablement au même genre de lésion. Toutes les méthodes sus-indiquées leur sont applicables ; mais quand on veut en obtenir la guérison définitive, c'est à l'excision simple ou aidée de la cautérisation, ou bien à l'extirpation qu'il convient d'avoir recours.

La blessure des conduits salivaires peut aussi donner lieu à des tumeurs de ce genre, même sur le trajet du canal de Stenon. M. Verhnes du Tarn, en a récemment fait connaître un exemple intéressant : à la suite d'une lésion traumatique, il survint en dedans de la joue une petite tumeur oblongue, remplie de salive, que M. Verhnes est parvenu à guérir en la traversant avec un petit trois-quarts, traînant après lui un double fil d'or dont il s'est servi en guise de séton. Si pareil cas se représentait, la conduite de ce chirurgien devrait être imitée, à moins toutefois qu'on ne voulût s'en remettre tout simplement au procédé de Béclard pour les fistules salivaires, ou bien au traitement de la grenouillette.

ART. 3.

Langue.

§ 1ᵉʳ.

Filet.

L'espèce de repli fibro-muqueux qui fixe la portion libre de la langue à la face postérieure du menton, et qu'on appelle *frein* quand ses dimensions sont bien proportionnées, prend le nom de *filet* lorsqu'il est trop long d'avant en arrière, ou trop court de haut en bas. L'enfant se trouve alors dans l'impossibilité de téter. La pointe de la langue arrêtée contre la paroi inférieure de la bouche, ne lui permet pas de la tirer au dehors, pour saisir le mamelon. C'est donc une disposition qui pourrait avoir de graves conséquences, si on ne s'empressait d'y remédier. Seulement, on doit se garder de croire que l'enfant a le filet dès qu'il ne tette pas, ou qu'il tarde trop à parler. De tels accidents, que mille causes diverses peuvent produire, ne dépendent du frein de la langue, que si le doigt, glissé dans la bouche, ne peut pas être saisi par elle, s'il est impossible à sa pointe d'arriver jusque sur les lèvres, et c'est alors uniquement qu'il faut songer à la section du filet.

Historique. Rien n'indique, si ce n'est un mot de Cicéron, que cette petite opération ait été décrite avant Celse, qui, pour la pratiquer, veut qu'on soulève la langue avec des pinces et recommande déjà de prendre garde d'en couper les vaisseaux. Au lieu de pinces, Paul d'Égine, Abu'l-Kasem, employaient un crochet, pour éviter plus sûrement l'hémorrhagie. Avicenne traversait la base du filet avec une ligature et se passait ainsi de l'instrument tranchant. De la Cerlata, qui blâme les sages-femmes d'arracher le filet ou de le couper avec l'ongle, le détruisait avec un instrument particulier, et soulevait la langue avec deux doigts. Les ciseaux pointus de Friederich sont rejetés avec raison par d'Aquapendente, qui s'élève avec force contre la mauvaise habitude des matrones, déjà signalée par de la Cerlata. Après avoir soulevé la langue, J. Fabrice saisit le filet entre deux doigts, le divise à petits coups, au moyen d'un bistouri courbe, et dit d'ailleurs, que cette opération est rarement indispensable. De Hilden est du même avis, et la pratiquait avec un instrument fendu, qui servait à la fois de ciseaux et de fourche pour soulever la langue. La fourchette émoussée et les grands ciseaux imaginés plus tard par Scultet et par Solingen, sont

inutiles. L'idée de couper le filet avec un bistouri incandescent, comme le faisait Lanfranc, serait aujourd'hui
ridicule. L'instrument à ressort de J.-L. Petit, vanté par
Platner, parut trop incommode à Le Dran, qui soutient
que des ciseaux mousses suffisent toujours, et qu'il est
superflu d'aller, comme Dionis, déchirer la plaie pour
l'agrandir avec le doigt, lorsque l'incision est faite. La
spatule fendue de Richter et de Callisen, les ciseaux
courbes et mousses, inventés par G. Schmitt, ne sont
point usités parmi nous, quoiqu'à la rigueur ils puissent très bien atteindre le but que se proposaient leurs
auteurs. Toujours ingénieux à construire de nouveaux
instruments, M. Colombat vient d'en proposer un qui
me paraît tout-à-fait inutile, ainsi que l'excision qu'il
veut mettre à la place de l'incision simple.

Manuel opératoire. On s'en tient à la méthode de
Le Dran, c'est-à-dire que l'enfant étant assis la tête renversée sur sa nourrice, ou quelque autre personne qui ne
se laisse pas intimider par ses cris, le chirurgien lui
soulève la langue avec un ou deux doigts de la main
gauche, pendant qu'avec l'autre main, armée de ciseaux
mousses, il en divise rapidement le frein. Toutefois,
comme le volume des doigts gêne souvent le reste de l'o-
pération, on a généralement adopté, depuis J.-L. Petit,
une sonde canelée, dont la plaque fendue, mise à
leur place, protége en même temps les vaisseaux. Lorsque le filet est bien engagé dans la bifurcation de cette
plaque, l'opérateur en relève un peu la tige vers le front
de l'enfant, afin de repousser la langue en arrière et en
haut; introduit ensuite les ciseaux par dessous, et coupe,
d'un seul trait, la petite membrane ainsi tendue, en ayant
soin de diriger la pointe de l'instrument un peu en bas,
pour être plus sûr de ne faire courir aucun risque aux artères ranines. La plaie n'exige aucune précaution, et il est
extrêmement rare que le petit malade en souffre au-delà de

quelques heures. Les mouvements de l'organe en préviennent l'agglutination, et je ne vois pas qu'à ce sujet il soit besoin de la toucher avec le nitrate d'argent comme le conseille M. Hervez de Chegoin. Le tétanos qui en fut la suite chez cet enfant dont parle J. Fabrice, et qu'avait opéré un charlatan, n'a jamais été observé depuis. Au dire de quelques auteurs, deux accidents graves, l'hémorrhagie et le renversement de la langue dans le pharynx, peuvent cependant se manifester après la section du filet. Le premier est arrivé à Roonhuysen lui-même, qui ne put arrêter le sang qu'en portant du vitriol au fond de la plaie. Maurain courut encore plus de risque. Il fallut en venir au cautère actuel. J.-L. Petit cite deux cas où l'opération ayant été mal faite, les sujets seraient évidemment morts, s'il ne leur avait à l'instant porté remède. Une circonstance qui aggrave ici le danger, c'est que, au lieu d'être craché au-dehors, le sang est avalé à mesure qu'il s'écoule, et que, si on ne le surveille, l'enfant peut succomber avant qu'on n'ait reconnu la cause de son mal. Avec l'emploi de la sonde et la précaution d'inciser plus près de la paroi inférieure de la bouche que de la langue, il est presque impossible qu'une pareille hémorrhagie se présente. Si elle avait lieu, toutefois, on l'arrêterait en portant sur le point qui donne, la tête d'un stylet chauffé à blanc, ou bien, comme le fit J.-L.-Petit, à l'aide d'une fourche de bois, longue d'un pouce, garnie de linge, prenant son point d'appui contre la face interne de la symphyse maxillaire d'une part, et embrassant de l'autre, le sommet de la plaie, pendant qu'une petite bande passée en travers dans la bouche, ramenée, puis croisée au-dessous de la mâchoire et relevée au-dessus des oreilles pour être fixée au bonnet de l'enfant, empêche la langue de se mouvoir. Deux petites tiges, réunies d'une manière quelconque par le milieu, comme pour en former

une pince, avec laquelle on saisirait la partie saignante,
et qu'on ferait agir en poussant un coin entre les deux
moitiés de son autre extrémité, arriverait au même but,
et l'atteindrait même encore plus sûrement. La mollesse
naturelle des tissus et la rétraction des artères rendrait,
en général, la ligature recommandée par Courtois tout-
à-fait inapplicable.

Quant au *renversement*, les modernes ont peine à
en admettre la possibilité. J.-L. Petit qui en a vu trois
exemples, l'explique en disant que le frein une fois
coupé, la langue devenue libre, se relève et se dirige
vers le gosier avec d'autant plus de facilité que l'enfant qui jusques-là n'avait pu téter, la suce avec une
sorte de voracité. Dans un cas, ce praticien la retira
trois fois du pharynx, mais à la quatrième, le malade
mourut faute de secours. J.-L. Petit a *vu* le renversement
dont il s'agit pendant la vie, et en a *constaté* l'existence
après la mort : c'est donc un fait irrécusable. Je ne vois
pas d'ailleurs qu'il soit si difficile à comprendre, ni pourquoi on révoquerait en doute ce que les voyageurs ont dit
de ces Orientaux, de ces Nègres qui, pour se soustraire à
de trop rudes châtiments, se font mourir en avalant leur
langue. On le prévient en ne donnant pas trop de profondeur à la section du filet. Pour y rémédier, il faut, à l'aide
du doigt, ramener la langue à sa situation naturelle, faire
presque continuellement téter l'enfant tant qu'il y a du
danger, et quand il ne tette pas, lui tenir la langue abaissée avec la bande dont il a été question tout à l'heure en
traitant de l'hémorrhagie.

§ 2.

Ankyloglosse.

Les adhérences de la langue avec la bouche ont, de tout
temps, fixé l'attention des chirurgiens. Qu'elles soient
congénitales ou acquises, le résultat d'inflammation sim-

ple ou le produit de lésions plus profondes, anciennes ou récentes, l'instrument tranchant n'en est pas moins le seul moyen à leur opposer. Aétius dit qu'il faut saisir la membrane anormale ou la cicatrice avec un crochet, pour la diviser avec les précautions nécessaires. Vers le milieu du dix-septième siècle, J. Hellwig, consulté par un individu qui ne pouvait articuler les sons, détruisit par la dissection les adhérences de sa langue, et lui rendit ainsi la parole. De nos jours, on ne se comporte pas autrement. Seulement il importe de ne pas s'en laisser imposer par une disposition qu'on a quelquefois rencontrée chez les nouveau-nés. Leur langue alors est simplement *collée*, soit contre la voûte palatine, comme l'a vu Louis, soit à la paroi inférieure de la bouche ; ce qui a fait croire a plus d'une commère que l'enfant n'avait pas de langue. Le doigt, le manche d'un scalpel ou d'une spatule, suffisent toujours pour détruire cette simple agglutination, qui n'est peut-être au fond que le principe d'une ankyloglosse véritable. La conduite à suivre serait encore la même chez l'adulte, si on était appelé avant que les adhérences, résultat d'une inflammation en nappe, eussent acquis une certaine solidité.

1° S'il n'y a que quelques *brides peu étendues* sur les côtés du frein, on les incise avec des ciseaux, comme le filet, et avec les mêmes précautions. On divise de la même manière celles qu'il n'est pas rare de voir s'établir entre les joues et les bords de la langue, à la suite de l'inflammation mercurielle de ces parties, à la suite aussi des autres phlegmasies de la bouche, et dont MM. Duval, Cullerier, Bernard, ont communiqué des exemples à l'Académie. Si elles avaient une certaine largeur, on devrait les exciser, au lieu d'en pratiquer la simple division. Après les avoir détachées de la paroi buccale, d'un coup de ciseaux, on les reprendrait près de la langue, pour les emporter d'un second trait avec le même instrument. On peut également les enlever en les embrassant l'une après l'autre avec une pince par leur milieu, pendant qu'avec des ciseaux ou le bistouri on en détache les bords.

2° Lors, au contraire, que ces *adhérences* sont *intimes*, celluleuses, comme on dit, non membraneuses ni filamenteuses, la dissection a besoin d'en être faite avec plus de ménagements et de précautions. Le chirurgien placé en arrière et à droite du malade, dont la tête est tenue renversée sur un oreiller, le bras de la nourrice ou la poitrine d'un aide, tâche d'écarter, au moyen du doigt indicateur gauche, d'une spatule, d'une plaque de sonde ou de quelque autre instrument approprié, la partie libre de la langue du point de la bouche qui la retient immobile ; divise peu à peu, avec un bistouri droit, porté en dédolant, toutes les lamelles, tous les liens contre nature qu'il a l'intention de détruire, en n'oubliant pas, à la région inférieure sur-tout, d'incliner un peu le tranchant du couteau vers la paroi de la bouche, ou de l'écarter, autant que l'état des parties le permet, du corps même de la langue, afin d'éviter plus sûrement les vaisseaux ; fait éponger le sang pendant cette dissection, à mesure qu'il s'écoule ; s'arrête de temps en temps, pour que le malade respire et se gargarise ; cautérise avec le fer chaud, s'il y a hémorrhagie ; se borne à prescrire quelques lavages styptiques ou astringents, dans les autres cas, et termine en passant son doigt sur tous les points de la plaie, pour s'assurer qu'il n'existe plus aucune adhérence nuisible. Des gargarismes adoucissants, des mouvements étendus et fréquents de la langue, le soin de glisser souvent le bout du doigt entre les surfaces divisées, pour en prévenir le recollement, sont tout ce qu'il reste à conseiller jusqu'à la guérison complète, qui s'effectue généralement du cinquième au trentième jour, mais qui a besoin de tous ces soins pour s'effectuer sûrement.

§ 3.

Excision.

Historique. La gangrène, l'induration, les tumeurs fongueuses, squirrheuses, les ulcères cancéreux, les véritables cancers sont les principales affections qui peuvent exiger l'ablation de la langue, en tout ou en partie. C'est une opération qui n'est entrée que depuis assez peu de temps dans la pratique. Arrêté par l'idée que la langue est l'organe exclusif de la parole, quoique J. Lange disc déjà l'avoir effectuée plusieurs fois pour cause de gangrène, on ne songeait qu'en tremblant à une pareille ressource, avant que Louis ne fût venu montrer que beaucoup d'individus, privés d'une grande partie de cet organe, n'en continuent pas moins de parler et d'apprécier la sapidité des corps. Le laboureur dont parle Roland de Saumur, et qui avait perdu la langue jusqu'à sa racine, par suite de gangrène, parlait, crachait, avalait sans difficulté, et percevait les saveurs. La jeune fille observée à Lisbonne par de Jussieu; cette Marguerite Cuting, dont il est fait mention dans les transactions philosophiques; Marie Gulard, que citent Bouami et Louis; la fille A.-M. Federlin, dont Auran a fait connaître l'histoire; ce jeune homme auquel des corsaires arrachèrent la langue, parce qu'il ne voulait pas se faire musulman, et que Tulpius affirme avoir vu; cet autre, qui l'avait eu coupée par des voleurs, et que Zacchias dit avoir observé, étaient dans le même cas. On sait d'ailleurs qu'en Allemagne, en Italie, en Espagne, etc., on a long-temps puni les malfaiteurs en leur coupant la langue, et que, pour la plupart, ils conservaient cependant la faculté de parler. Tout le monde, enfin, connaît les deux observations si naïves d'A. Paré : 1° d'un faucheur qui, muet depuis trois ans, pour avoir perdu une portion de la langue , chatouillé par un de ses camarades, pendant qu'il tenait un vase entre les dents , fit un effort, proféra quelques paroles à sa grande surprise , et qui , tirant parti de cette aventure, finit par apprendre à parler distinctement avec son écuelle ou une petite cupule en bois ; 2° de ce jeune garçon , à qui on avait coupé la langue, et qui recouvra la parole en faisant usage de l'instrument inventé par le faucheur précédent. Mais , s'il est bien prouvé que la perte de la langue n'entraîne pas toujours une mutité complète , il ne l'est pas moins que son amputation a plus d'une fois été pratiquée sans nécessité bien évidente. On s'en dispenserait aujourd'hui, par exemple, et on n'imiterait pas Pimpernelle , quoique l'organe fût assez gonflé pour proéminer au dehors, à moins qu'il n'y eût en même temps une véritable dégénérescence squirrheuse ou cancéreuse.

Manuel opératoire. L'opération, au reste, s'exécute de manières assez diverses, et doit effectivement varier selon que la maladie occupe tel point de l'organe plutôt que tel autre. Des pinces-érignes et des ciseaux courbes sur le plat suffisent pour l'excision des *tumeurs à pédicule* plus ou moins large, qui ne se manifestent guère à la langue que sur sa face dorsale. La ligature n'aurait pas le même avantage , et , pour peu qu'on doute d'avoir tout emporté , il est en outre utile de brûler le fond de la plaie avec un fer chaud. Si l'altération était *bornée à la couche tégumentaire*, ce qui, pour le dire en passant, est bien plus commun qu'on ne pense , il faudrait, comme l'a proposé M. Lisfranc, et comme Walens, d'après Bartholin, paraît l'avoir fait il y a déjà long-temps, n'enlever que les lames dégénérées et ménager avec prudence le tissu charnu qui reste ordinairement sain. Quand *l'ulcère chancreux* est plus profond et situé sur les bords, on ne se sert plus, pour le détruire, du bistouri courbe, comme le fit ce chirurgien dont parle Ruysch. La pointe de la langue enveloppée d'un linge sec est tirée à l'extérieur par la main d'un aide qui l'incline du côté opposé à celui du mal. L'opérateur, armé d'un bistouri droit, commence par une incision de plusieurs lignes sur la face inférieure et dans toute la longueur de l'organe ; en pratique une autre sur sa face dorsale ; cerne ainsi le cancer, en y comprenant même une certaine épaisseur de parties saines ; le soulève dès lors avec une pince ou une érigne, et en termine promptement l'excision. Le cautère actuel, sans être de rigueur, devient nécessaire à la fin, comme dans le cas précédent. Lorsque la *désorganisation* est *encore plus profonde*, lorsque, sur-tout, elle s'étend très loin en arrière, et que pourtant il paraît possible de conserver une des moitiés de la langue, il est permis de songer à *la ligature*, à ce que M. Mayor de Lausanne, appelle ligature en masse. Elle mettrait plus sûrement à l'abri de l'hémorrhagie que le bistouri, et rien n'empêche, employée d'une certaine manière, de la porter jusqu'auprès du larynx. Le procédé de ce chirurgien est des plus faciles. On transperce d'abord l'organe de bas en haut et d'avant en arrière à sa partie la plus reculée, avec un bon bistouri qui, ramené à soi, en divise la longueur en deux parties égales, sans toucher aux artères voisines. L'opérateur porte ensuite l'anse d'un fort ruban de fil, jusqu'au delà du mal, sur le tronçon affecté ; en passe les deux bouts, séparément, dans une tête métallique, taillée carrément et percée de deux ouvertures légèrement convergentes, puis ensemble, dans quatre, cinq, six, sept, huit ou neuf boulettes de même nature percées d'un seul trou comme des grains de chapelet, enfin à travers une canule destinée à soutenir, à pousser ces espèces de perles, et qui doit être soutenue elle-même par un tourniquet ou un petit treuil sur lequel on arrête l'extrémité de la ligature ; embrasse ainsi la base du lambeau qu'il veut détruire ; tourne le petit treuil, et, quand la constriction est portée assez loin, fixe la portion libre de l'appareil à la commissure labiale, soit au moyen d'un fil, soit avec une petite

bande. Chaque jour, et même plusieurs fois le jour, on
augmente la pression de la même manière. Les tissus se
charbonnent, se mortifient bientôt, et tombent ou peuvent être excisés sans danger le troisième ou le quatrième
jour. Le serre-nœud de M. Mayor, véritable perfectionnement de l'instrument à peu près semblable, imaginé par MM. Bouchet et Braun, a l'avantage, par
suite de sa flexibilité, de se mouler sans peine sur les
inégalités de la langue, de n'occasioner que très peu de
gène dans l'intérieur de la bouche et de permettre une
constriction tout à la fois lente, énergique et permanente.
A son défaut, néanmoins, le serre-nœud de Desault ou
celui de Levret pourrait être employé ici tout aussi
bien que pour la ligature des polypes en général. Si
toute la largeur de la langue était envahie, soit à sa
pointe seulement, soit jusqu'auprès de sa base, la ligature serait encore applicable. On en trouve la preuve
dans les observations de La Motte et de Godard, chacun
dans un cas différent. Ev. Home et Mirault passèrent un
double ruban par le centre, et en ramenèrent les deux
moitiés pour les nouer sur les côtés de l'organe qu'ils parvinrent à trancher ainsi et à faire tomber par suppuration.
Mais toutes les fois que *la tumeur ne s'étend pas trop en
arrière* et qu'elle laisse un peu de tissu sain sur les bords,
l'excision avec l'instrument tranchant est préférable.
Louis voulait, avec les anciens, qu'après l'avoir accro-
chée à l'aide de pinces-érignes, les pinces de Museux
entre autres, on fit l'amputation de la langue en la coupant purement et simplement en travers avec un bistouri.
Maintenant on suit un procédé beaucoup plus rationnel.
Ayant saisi la masse morbide avec une forte érigne ou des
pinces à crochet, le chirurgien la tire d'une main hors
de la bouche, la circonscrit de l'autre et l'enlève au
moyen de deux coups de ciseaux, dans un V de parties
non altérées dont la pointe regarde en arrière et doit

tomber sur la ligne médiane ; rapproche aussitôt les deux côtés de la plaie, et la réunit par trois points de suture, l'un à sa face dorsale, le second à sa pointe, et le troisième à sa face inférieure. L'agglutination en est souvent opérée dès le second jour. Les fils peuvent être retirés le troisième ou le quatrième, et la guérison est ordinairement parfaite vers le huitième ou le dixième. C'est ainsi du moins que l'ont observé M. Boyer, M. Langenbeck, etc. De cette manière, la difformité est aussi peu marquée que possible, et la coaptation exacte des surfaces saignantes arrête assez souvent l'hémorrhagie pour rendre inutile tout autre moyen hémostatique. L'amputation transversale doit donc être réservée pour les cas qui ne laissent aucunes chances à la formation de lambeaux latéraux. Au demeurant, toute tumeur, soit squirrheuse, soit carcinomateuse, qui ne pénètre pas trop profondément et qui proémine à la périphérie de la langue, sera facilement détruite par le procédé de Faure ou de Louis, c'est-à-dire avec des ciseaux courbes sur le plat, et le cautère actuel. Celles qui s'étendant jusqu'au tissu charnu, se voient à la surface ou sur l'un des bords, sans aller trop loin en arrière et qui n'ont envahi ni toute la largeur, ni toute l'épaisseur de l'organe, réclament au contraire l'emploi du bistouri, par le procédé que j'ai indiqué et qui se rapproche un peu de la méthode de P. le Memnonite. Si la maladie, quoique très étendue en surface, est restée superficielle, a laissé des tissus sains au-dessous d'elle, il faut suivre l'indication donnée par Walée, imiter M. Lisfranc, disséquer, emporter ce qui est malade, et respecter, conserver ce qui ne l'est pas. S'il faut détruire toute une moitié de la langue en y comprenant sa base, la ligature par le procédé de M. Mayor est applicable, me paraît même préférable ; tandis que s'il devient nécessaire de l'enlever tout entière, le procédé de M. Home doit avoir l'avantage, ainsi que dans tous les cas où l'excision, à la manière de M. Boyer, ne suffit pas pour ôter la tumeur, la dégénérescence centrale.

Suites. Il est extrêmement rare qu'à la suite de ces divers genres d'opérations, on ait besoin de pansements, d'appareils. Le contraire advenant, le gousset de Pibrac aurait son utilité. C'est une petite bourse destinée à loger la portion libre ou mobile de la langue et qu'on peut garnir de charpie, ou de toute autre pièce de pansement. Les deux tiges d'argent qui en soutiennent la base, et qui supportent chacune un ruban à leur extrémité libre, sont coudées de façon qu'en tirant sur ce qui en reste au dehors on force l'autre portion à pénétrer dans la bouche. En supposant qu'il survînt une hémorrhagie inquiétante, une hémorrhagie que les secours indiqués plus haut ne pussent arrêter définitivement, on serait bien forcé d'en venir à la ligature. Alors c'est à son passage au-dessus de l'os hyoïde qu'il faudrait aller chercher l'artère linguale, à moins que la carotide elle-même ne dût être embrassée par le fil. Il serait même prudent de commencer par là, si la langue devait être amputée près de sa racine avec l'instrument tranchant.

ART. 4

Isthme du gosier.

§ 1er.

Rescision ou excision des amygdales.

Historique. A la suite d'inflammations répétées, les tonsilles restent souvent assez grosses pour gêner la déglutition, l'audition et même la respiration. La dureté qu'elles acquièrent en même temps, est cause que, pendant des siècles, on a cru qu'elles passaient à l'état squirrheux. Mais depuis Claudinus, et sur-tout B. Bell, on a généralement reconnu la fausseté de cette opinion que je retrouve avec surprise dans l'ouvrage récent de MM. Roche et Sanson. Tous les chirurgiens savent aujourd'hui que l'induration des amygdales avec gonflement, n'est autre qu'une hypertrophie, et que jamais ou presque jamais, elle ne donne lieu ni au squirrhe ni au cancer. Le traitement auquel on l'a soumise a beaucoup varié. Sans compter les scarifications vantées par Asclépiade de Bithynie, Heister, Maurain, Celse, ainsi que par quelques modernes, on l'a combattue par la cautérisation, la ligature, l'extirpation et l'excision.

1° *Cautérisation.* Mesué, qui paraît avoir osé, le premier, porter des caustiques sur les amygdales, se servait du cautère actuel. Brunus suivait la même pratique, du moins quand il tenait à détruire tout le mal. Mercatus, qui vint après, avait adopté un cautère en or, modérément chauffé, et qu'il conduisait à travers une canule sur la tonsille à brûler. M. A. Severin, moins exigeant que Mercatus, se contentait d'un instrument en fer, et n'y avait d'ailleurs recours que pour les amygdales à large base, non plus qu'Aflisius, son ami. Après avoir dit que Ed. Mol cautérisait très heureusement les tonsilles, en les perçant à plusieurs reprises avec un fer chaud, Wiseman avoue cependant qu'il aime mieux l'emploi des escharotiques, que Junker, Heister, Freind, conseillent aussi sous différentes formes. La pierre infernale, employée avec succès par Morand, est encore parfois usitée de nos jours; mais elle n'est utile, non plus que les sulfates de fer, de cuivre, d'alumine, que dans les cas d'induration récente, ou peu considérable. Le fer rouge, que Louis semble adopter en partie, préférable, s'il s'agissait d'une cautérisation franche, énergique, n'est évidemment applicable qu'aux tonsilles fongeuses, chancreuses, que dans les cas où l'on craint d'avoir laissé une portion de ce qu'on voulait enlever, de voir repulluler la maladie, et le sang s'échapper en trop grande quantité après l'excision. Or, comme ces diverses circonstances, indiquées par Percy et par M. Boyer, ne sont que des exceptions rares, il en résulte, même en les acceptant comme faits, que la cautérisation ne doit presque jamais être admise.

2° *La ligature.* Imaginée pour éviter sûrement l'hémorrhagie, et moins effrayer les malades, employée depuis long-temps en France, n'avait été clairement prescrite par personne, néanmoins, avant Guillemeau, qui, pour la faire, se servait d'une sorte de pince serre-nœud, assez ingénieusement disposée. F. de Hilden est le second auteur qui la recommande. La canule, armée d'un anneau cannelé qu'il avait inventé à ce sujet pour porter et serrer le fil, n'a pas plus été adoptée que l'instrument de Guillemeau. Un de ses principaux partisans, Cheselden l'appliquait au moyen d'une simple sonde, lorsque la tumeur est comme pédiculée. Autrement il passait un double fil à travers la glande, avec une aiguille courbe, pour en étrangler ensuite séparément les deux moitiés. Sharp opérait exclusivement de cette manière, que Lecat, après Castellanus, Levret, Heuerman a modifiée en ce sens sur-tout que la couleur de ses deux brins de fil étant différente, il n'est jamais possible de les confondre. Bell prenait un fil d'argent, ou une corde à boyau; l'engageait dans une canule légèrement courbée, qu'il portait jusque dans le haut du pharynx, par la fosse nasale correspondante; en étendait l'anse avec le doigt; la plaçait autour de l'amygdale, et se servait de sa canule comme d'un serre-nœud. Un fil de Bretagne, conduit par la bouche sur une érigne double, et fixé à l'aide de son serre-nœud ordinaire, suffisait à Desault. Avant lui, Heuermann avait soutenu que les instruments à polypes de Levret sont ce qu'il y a de mieux pour cette ligature, qu'on pourrait également exécuter avec l'instrument en cha-

pelet de M. Mayor, ou bien comme C. Siébold, à l'aide
d'un fil d'argent porté sur une pince. Les inconvénients
de la ligature, déjà remarqués par V. Swiéten et Moscati,
sautent aux yeux de tout le monde, sont tellement inhé-
rents à l'opération elle-même, que personne maintenant
ne l'emploie, malgré les succès que lui attribue M. Phy-
sik, et qu'on a peine à comprendre les efforts faits récemment en Angleterre, par MM. Chevallier et C. Bell,
pour la faire prévaloir de nouveau.

3° *L'extirpation*, que Celse semble vouloir indiquer
par ces mots : *oportet digito circumradere (tonsillas)
et evellere*, a positivement été prescrite par Paul d'Égine,
*ipsam totam (tonsillam) ex fundo per scapellum re-
secamus*, qui la pratiquait avec un bistouri courbe.
Ali Abbas avait inventé à ce sujet, une sorte de crochet
qu'il appelle *senora*, et Abu'l-Kasem un petit couteau
en forme de faucille. Au lieu de *l'ancylotome* de Paul,
J. Fabrice conseille d'isoler d'abord la glande avec un
élévatoire, de la saisir ensuite avec des pinces, et de la
tirer adroitement, afin qu'elle cède sans peine, dit-il, et
comme de son bon gré. Il serait possible, à la rigueur,
d'arracher les amygdales, en les énucléant avec l'ongle
et le doigt, comme on le fesait probablement du temps de
Celse ; mais ce serait augmenter les souffrances du malade en pure perte, et chacun comprend qu'une pareille
éradication ne laisserait pas d'être dangereuse. Au surplus, l'extirpation des tonsilles est complétement inutile ; la rescision l'a depuis long-temps remplacée. Si
pourtant on voulait la tenter, rien ne serait plus simple.
Une érigne ou la pince de Museux, pour tirer et dégager
la glande d'entre les piliers du voile du palais, un bistouri étroit et boutonné, pour en couper la racine, suffiraient comme dans l'excision ordinaire. Seulement, il
faudrait se garder d'aller au-delà des limites latérales du
pharynx, car alors le plexus veineux, ou quelque vais-

xeau plus important encore, la carotide, par exemple, qui se trouve sur les côtés de cet entonnoir musculeux, pourrait être blessé, et faire naître une hémorrhagie redoutable.

4° *L'excision.* Quoique Aétius soit le premier qui ait formellement annoncé qu'il ne faut enlever des tonsilles que la partie proéminente, et n'en jamais faire l'extirpation, la rescision avait cependant été recommandée avant lui. L'opération qu'Asclépiade désigne sous le nom d'*homoïotomie*, ne peut pas être autre chose. Celse ne l'a-t-il pas également décrite dans cette phrase? *Si ne sic quidem resolvuntur, hamulo excipere, et scalpello excidere.* Ceux qui, depuis lors, l'ont admise, ont presque tous essayé d'en modifier plus ou moins l'exécution. Rhazès dit qu'il faut saisir la tumeur avec une érigne et en retrancher le quart; mais, suivant lui, c'est une opération si dangereuse, qu'il vaut mieux recourir à la bronchotomie. A la place du crochet et de l'ancylotome des anciens, du bistouri courbe et de l'érigne double de Mesué, Wiseman commençait par lier l'amygdale, et se servait ensuite du fil comme d'une érigne, pendant qu'il excisait la glande avec des ciseaux. Heister parle, comme Mesué, d'une érigne double et du bistouri. Moscati, d'abord partisan de la ligature, déjà proscrite par Cavallini, et qui, plus tard, pratiquait l'excision avec un bistouri courbe fixé sur une lame de bois, adopta ensuite un autre procédé : il commençait par inciser crucialement la tonsille avec un bistouri convexe après quoi il en excisait les quatre lambeaux séparément, en ayant soin de laisser trois ou quatre jours entre chaque opération. Maurain, qui critique avec raison la méthode de Moscati, veut, comme Levret, qu'on emporte d'un seul coup toute la protubérance avec des ciseaux courbes faits exprès. Lecat en revint à la double érigne de Heister, et conseilla un petit couteau concave, à pointe émoussée, ou des ciseaux courbes et obtus. A la même époque, Foubert recommandait d'embrasser la glande avec une pince à polype, et de la tirailler fortement, afin d'en confondre les vaisseaux, pendant qu'on l'excise d'un seul coup de bistouri. Caqué de Reims se loue beaucoup d'une érigne simple, puis d'un couteau boutonné, à tranchant presque droit, et coudé sur son manche. Louis prétend, lui, que le bistouri ordinaire suffit, et que si on coupe la glande de bas en haut, on l'empêchera sûrement de se renverser sur l'ouverture du larynx, d'exposer le malade à la suffocation, comme dans les cas qui ont tant effrayé Wiseman et Moscati. A ce sujet, un autre chirurgien de Reims, Museux, inventa les pinces qui portent son nom, et soutint qu'une fois la tonsille saisie avec cet instrument, il ne lui est plus possible d'échapper que et rien n'est plus facile alors que d'en faire l'excision, soit avec des ciseaux, soit avec le bistouri. Desault aimait mieux la double érigne ordinaire et le *kiotome*, sorte de canule plate, longue de six pouces sur un de large, profondément échancrée près de son extrémité pour loger l'amygdale, renfermant une lame mobile, tranchante vers le point qui doit traverser l'échancrure de la gaîne, et que le pouce peut mettre en jeu. L'instrument de Desault, quoique ingénieux, n'est plus employé, du moins en France. Un bistouri étroit, boutonné et droit, tel qu'on le trouve dans toutes les trousses, est infiniment plus commode, et, comme le fait remarquer M. Boyer, mérite la préférence à tous égards.

Appréciation. Les auteurs n'ont tant varié dans la manière de pratiquer une opération aussi simple, que parce que, chez les sujets indociles, les enfants par exemple, ceux encore qui ont la bouche petite, profonde, ou qui l'ouvrent difficilement, elle offre parfois d'assez grandes difficultés. Un coup d'œil jeté sur les temps qui la composent, nous permettra, j'espère, de réduire à leur juste valeur les assertions principales des opérateurs qui viennent d'être cités. La première chose dont on se soit occupé, c'est de maintenir la bouche du malade ouverte, et de maîtriser les mouvements de la langue. De là, les divers glossocatoches des anciens, et les nombreuses espèces de *speculum* qui se sont succédé depuis A. Paré jusqu'à nos jours; de là, le chevalet, dont le manche, courbé en S, donnait à Caqué le moyen de tirer la commissure labiale en arrière, et de tenir les mâchoires écartées; cette plaque d'argent qui s'applique sur la langue, pendant que son manche, un peu plus relevé, porte sur l'arcade dentaire inférieure, qu'il permet d'abaisser; cet autre instrument plus compliqué, proposé par M. Lemaistre à l'Hôtel-Dieu, puis par M. Garnier à la société médicale d'émulation, et qui, sans gêner les mouvements de l'opérateur, doit maintenir solidement la bouche ouverte et la langue abaissée; la plaque en buis ou en ébène, coudée à angle droit, assez semblable, du reste, à la corne dont on se sert pour relever le talon des souliers en se chaussant, et que MM. Roche et Sanson regardent comme fort avantageuse; de là encore, l'instrument, tout à la fois plus complet et plus compliqué, de M. Colombat. Mais une feuille de myrthe, une spatule ou le manche d'une cuillère d'argent, puis un morceau de liége, valent tout autant et embarrassent moins que ces ingénieuses inventions. La ligature préalable de Wiseman est évidemment un hors-d'œuvre plus fatigant que l'excision elle-même. Quant à l'érigne, il est à craindre, dit-on, qu'elle ne déchire les tissus, et ne s'échappe, si elle est simple; qu'elle ne soit trop difficile à dégager, au contraire, si elle est double, ou, sur-tout, quadruple, comme dans les pinces de Museux. On reproche, en outre, à ces dernières de nuire par leur volume au jeu des autres instruments, et de ne pas être aisément supportées par les malades. Enfin, l'érigne à trois pointes, imaginée par M. Marjolin, à l'occasion d'un jeune sujet difficile à contenir, serait encore plus embarrassante, s'il fallait lâcher prise avant la fin de l'opération, que l'instrument du chirurgien de Reims. Nul doute qu'il n'y ait dans ces reproches quelque chose de fondé, quoique la plupart des inconvénients signalés soient fort légers. Après tout, le choix de l'érigne n'est pas ici l'affaire importante. Pourvu que celle qui est simple soit douée d'une certaine solidité, que son arc ait une certaine étendue, et qu'elle saisisse la glande par derrière à l'union de son tiers externe avec ses deux tiers internes, elle permettra de tirer avec autant de force, ne dilacérera pas plus les tissus qu'une érigne double. Louis, M. Roux, n'ont point eu à s'en plaindre, et j'en ai, de mon côté, toujours trouvé l'emploi très commode. Du reste, l'érigne double, encore usitée par Desault, et dont, même à présent, M. Boyer, ainsi que beaucoup d'autres, font journellement usage, n'a, selon moi, que l'inconvénient d'être un peu moins facile à placer. Les pinces de Museux, quoique moins aisées à manier, préférées par M. Dupuytren, présentent un avantage qu'on ne retrouve pas dans l'érigne de M. Marjolin, c'est de ne point exposer, quand on les retire, à blesser les diverses parties de la bouche.

Pour ce qui est de l'instrument tranchant, on ne balance plus maintenant qu'entre les ciseaux et le bistouri boutonné. Avec les premiers on est plus sûr, sur-tout en choisissant des ciseaux à pointe mousse, ou boutonnés et courbes sur le plat, de ne rien diviser de ce qu'il importe de ménager. Mais la section qu'ils opèrent est moins nette, ils occupent un peu plus de place dans le pharynx et la bouche que le bistouri. Pressée entre leurs branches, la glande les fuit d'ailleurs quelquefois et force à la diviser en plusieurs coups. Relativement au bistouri, s'il n'est plus question que de ceux qui se terminent par un bouton, c'est qu'avec les autres, on blesserait presque infailliblement la paroi postérieure du pharynx, dont il serait assez facile aussi de traverser la paroi externe. Le couteau de Caqué est trop large. Le bistouri droit et le plus étroit, est sans contredit le meilleur qu'on puisse employer. Si le kiotome n'avait pas été recommandé par un homme aussi célèbre que Desault, avait été envisagé sous un jour moins avantageux par M. S. Cooper, il mériterait à peine d'être mentionné. Les instruments une fois choisis, reste à savoir comment on exécutera l'excision. En la faisant de haut en bas, comme quelques-uns l'ont conseillé, il est à craindre que le bistouri ne finisse par entamer la base de la langue, et que si, ne tenant plus que par un pédicule, la glande échappe, elle ne se renverse sur le larynx; mais il serait alors si facile, en portant le doigt dans le gosier, de la ramener par la bouche et de l'extraire définitivement, que le malheur qui fut sur le point d'arriver à Wiseman et à Moscati, n'est, au fond, guère à redouter. Louis, qui en était effrayé, dit qu'en agissant de bas en haut, on n'aurait rien de semblable à craindre, et que la langue elle-même se trouverait à l'abri de toute atteinte. En convenant de la justesse de ce principe, MM. Boyer, Marjolin, ont cru, néanmoins, ne devoir l'adopter qu'en partie. Selon eux, si on ne fait courir aucun risque à la langue, il n'en est pas de même du voile du palais, et pour éviter aussi ce dernier inconvénient, ils suivent l'avis de Richter, incisent de haut en bas d'abord, puis de bas en haut, et finissent par la partie moyenne de la tumeur. Je ne vois rien à blâmer dans cet excès de précautions, si ce n'est qu'elles sont inutiles. M. Roux opère ordinairement comme Louis, et n'a point à s'en plaindre. Je n'ai eu qu'à me louer jusqu'ici de ne pas procéder autrement. Pourvu qu'on ait soin de faire saillir suffisamment la tonsille en la tirant à soi, et d'appuyer un peu du plat de l'instrument contre les piliers de l'isthme pharyngien, comme pour en raser la courbure, on obtient une section des plus nettes et des plus promptes, sans qu'il y ait réellement rien à craindre.

Manuel opératoire. Le malade, situé sur une chaise, en face d'une fenêtre bien éclairée, de manière que la lumière tombe directement au fond du gosier, a la tête maintenue et plus ou moins renversée en arrière par un aide. Placé au-devant, le chirurgien porte, après l'avoir taillé exprès, un bouchon aussi profondément que possible et le place verticalement entre les dents molaires d'un côté, afin de tenir les mâchoires écartées; fait abaisser la langue, si elle gêne, et retirer la commissure des lèvres en dehors; accroche l'amygdale et l'embrasse solidement par sa partie postérieure avec l'érigne, de la main gauche pour le côté gauche, de la main droite pour le côté droit; la tire, la dégage d'entre les piliers; prend de l'autre main le bistouri enveloppé d'une bandelette de linge jusqu'à dix à quinze lignes de son bouton; le conduit entre l'érigne et la langue sous la base de la glande; en tourne le tranchant en haut, et coupe dès lors en plein, par des mouvements de scie, comme pour lui faire parcourir un arc de cercle qui finirait à la base de la luette, et détache ainsi toute la portion excédente de la tumeur d'un seul trait; retire ensemble le bistouri, l'érigne et la masse excisée; s'empresse de débarrasser les mâchoires du bouchon qui les fatigue; engage le malade à cracher et lui donne de l'eau froide ou de l'oxicrat pour se laver la bouche et se gargariser. L'opération est terminée, si l'une des tonsilles seulement était affectée. Quand elles le sont toutes les deux, on attend quelques minutes; le sang cesse de couler, et l'on procède, d'après les mêmes préceptes, à l'excision de l'autre. On pourrait aussi ne les enlever qu'à quelques jours de distance,

si les malades, trop fatigués, l'exigeaient absolument;
mais, en général, ils aiment mieux s'en faire débarrasser dans la même séance, que d'y revenir à deux fois
différentes; et la douleur qu'on leur fait éprouver est ordinairement assez légère pour qu'ils la supportent sans
en être par trop effrayés.

Suites. Si le sang tardait trop à s'arrêter, une solution
d'alun, de l'eau de Rabel, ou toute autre liqueur styptique,
serait immédiatement donnée en gargarisme, ou portée
à nu sur la plaie avec un pinceau, s'il était nécessaire de
la rendre énergique ou très concentrée. En cas de danger
imminent, le cautère actuel forme une dernière ressource
qu'il ne faudrait pas omettre, et qui est bien autrement
efficace que cette compression si compliquée proposée par
Jourdain. Chez un adulte que j'opérai au commencement
de 1831, à la maison de Madame Reboul, la perte de sang
était telle au bout de deux heures qu'il fallut appliquer de
l'alun en poudre immédiatement sur la plaie. Si quelque
maladroit avait ouvert la carotide, comme M. Portal,
A. Burns et Béclard disent l'avoir vu, la seule ligature du
trone primitif offrirait encore quelque chance de salut.
Pour les suites, la médication se compose de gargarismes
émollients, de boissons délayantes, et le régime, de bouillons, de potages liquides, puis d'aliments un peu plus
substantiels. Ordinairement, il survient à peine de la fièvre, et dès le quatrième ou le cinquième jour la santé est
en grande partie rétablie.

§ 2.

Abcès, incision des tonsilles.

Le chirurgien est quelquefois obligé d'ouvrir avec l'instrument les abcès qui se forment dans l'épaisseur des
amygdales à la suite de leur inflammation phlegmoneuse.
Le fer acéré d'Hippocrate et de Celse, le long bistouri et
l'aiguille usités par Léonidas, le rasoir de Lanfranc, le

petit morceau de bois poli de Plater, la sagittelle d'Arculanus, le bistouri en bec d'oiseau, imaginé par de Vigo, le pharyngotome de J.-L. Petit, celui de Jourdain, la lancette de Roger de Parme, sont tous remplacés avantageusement par le bistouri ordinaire, quand il convient de pratiquer cette petite opération. La pression avec le doigt, un coup d'ongle, un vomitif donné à propos, suffisent aussi très fréquemment. On maintient la bouche ainsi que le malade comme pour l'excision des tonsilles, et le bistouri doit être enveloppé d'une bandelette jusqu'à six lignes de sa pointe avant qu'on puisse se permettre de l'enfoncer dans l'abcès. L'ouverture des foyers qui se développent parfois dans l'épaisseur du voile du palais, de la luette, des parois du pharynx, ou même à la base de la langue, se pratique avec les mêmes précautions et ne réclame pas d'autres soins.

§ 3.

Excision de la luette.

L'alongement de la luette, soit par infiltration, soit par inflammation, soit par dégénérescense organique, est un état dont les anciens se sont beaucoup plus occupés que les modernes, et qui mérite peut-être plus d'attention qu'on ne lui en accorde généralement aujourd'hui. Par son contact avec la base de la langue, le sommet de l'uvule détermine un agacement des plus incommodes dans le gosier, produit parfois des symptômes qui semblent se rattacher à des causes beaucoup plus graves, à la gastrite, à la phthisie, par exemple, et qui pourraient faire commettre des erreurs sérieuses de diagnostic, ainsi que de thérapeutique, si le chirurgien ignorait ces particularités. En conséquence il importe de ne pas trop attendre avant de remédier aux altérations de la luette, et de ne pas oublier que son ablation est souvent, ainsi que le font d'ailleurs observer MM. Physick, Beckern et

Lisfranc, le seul moyen de guérir certains accidents rebèles capables d'en imposer pour une affection inquiétante.

1° *Cautérisation*. Son inflammation, même aiguë, cède très bien à la cautérisation avec le nitrate d'argent, lorsqu'elle est encore peu avancée. J'en ai fait usage, comme M. Toirac, sur plusieurs sujets, et n'ai eu qu'à m'en louer. Le mélange de chaux vive, de tartre, d'alun et de vermillon, vanté par Démosthènes, les caustiques en général proposés par Galien, sont tout au plus applicables aux cas d'infiltration séreuse. Les cautères d'or ou de fer employés par Montagnana et Arculanus, les acides nitrique, sulfurique, proposés par Vigier, Nuck, sont justement abandonnés. Personne ne voudrait, aujourd'hui, suivre le ridicule conseil donné par Mesué, puis reproduit par Nuck, Bass, c'est-à-dire tirer sur les cheveux au point de déchirer la peau du crâne, en les liant avec un ruban près de leur base, après les avoir réunis en toupet.

2° *Astringents*. Le sel ammoniaque, la noix de galle, selon S. Largus, le brou de noix, d'après Galien, l'alun brûlé, indiqué par Rhazès, le poivre ou le gingembre, encore recommandés par Purmann, ne sont guère usités maintenant que par les commères et les gens de la campagne, qui, quand la luette est *tombée,* croient aussi pouvoir la relever en glissant au-dessous une cuillère d'argent assez fortement chauffée.

3° *La ligature* portée sur la base de l'organe à l'aide de l'anneau cannelé de Castellanus, comme le veut Paré, du porte-ligature de F. de Hilden et de Scultet, ou de toute autre manière, sans être aussi dangereuse que le prétend Dionis, est cependant inutile, et l'excision avec l'instrument tranchant est le seul moyen que l'on oppose actuellement aux lésions chroniques qui ont fait naître l'alongement, ou ce qu'on appelle chute de la luette.

4° *Excision.* C'est une opération, au surplus, qu'on a

pratiquée de tout temps et par des méthodes assez variées. Hippocrate en traite et veut qu'on la fasse avec adresse. Celse et Galien suivaient le même procédé. Paul avait des instruments exprès, un *staphylagre* pour tenir l'organe, un *staphylotome* pour le couper et un *staphylocauste* pour cautériser la plaie. Il parle encore d'un autre instrument inventé par Serapion. Mesué, qui défend de jamais couper la luette tout entière, l'excisait avec un bistouri d'or, rougi au feu, après l'avoir engagée dans l'anneau d'une gaîne faite exprès. A la place de cette gaîne, G. de Salicet veut qu'on se serve d'un tube de sureau, dans lequel il plaçait l'uvule pour la diviser, soit avec le fer chaud, soit avec un bistouri ordinaire. Guy de Chauliac indique des pinces ou une érigne, un bistouri concave ou des ciseaux. Les ciseaux, sans pince ni érigne, suffisent à J. Fabrice, qui cautérise ensuite la plaie pour y rappeler la vie. Un paysan norwégien, Thorbern, imagina un instrument en partie semblable à celui de Mesué et d'Arnaud, c'est-à-dire une espèce de kiotome qu'on ouvre pour que la luette s'engage dans un trou circulaire, placé près de son extrémité, qu'il suffit de laisser fermer pour que l'excision s'en opère sur-le-champ. Job à Mekren, qui a vu la luette s'étendre jusqu'aux lèvres, croit qu'on ne peut rien employer de plus commode que des ciseaux à longues lames. L'instrument de Thorbern, perfectionné par Raw, bientôt reproduit par Bass sous la forme d'une spatule garnie d'une languette tranchante, n'a pas empêché Fritze de le modifier encore depuis. Levret, qui était aussi partisan de la ligature, a préconisé des ciseaux à tranchant concave, comme pour les amygdales, et des pinces à polypes. Richter trouve que des ciseaux à pointe mousse remplissent très bien le but qu'on se propose, et B. Bell avait adopté un bistouri courbe, boutonné, presque semblable à celui de Pott pour la hernie. Mais les ciseaux de Percy sont ce qui a été fait de plus ingénieux et de plus simple pour l'excision de la luette. Un prolongement de trois à quatre lignes coudé à angle droit, termine une de leurs lames et s'oppose à ce que l'organe puisse fuir au devant d'eux, une fois qu'ils l'ont saisi. Le seul tort qu'ils aient, ainsi que la plupart des inventions mentionnées plus haut, c'est de n'être pas indispensables et de ne pouvoir servir qu'à cela ; d'où il suit que les nouveaux staphylotomes imaginés récemment par MM. Rousseau et Bennatti sont encore des instruments superflus.

Manuel opératoire. Le malade est situé comme pour l'excision des tonsilles. De la main gauche, armée d'une érigne fine, de pinces à pansements, on, mieux encore, de pinces à polypes, qui, par la dentelure ou la fenêtre de leur extrémité, la retiendront plus solidement, le chirurgien accroche la luette, l'incline en avant et un peu à droite, puis, avec des ciseaux droits et mousses, la coupe d'un seul trait, à quelque distance de sa base. Ce n'est pas sous le vain prétexte de l'empêcher de tomber dans le larynx, qu'on cherche d'abord à la fixer, mais bien parce que, souple et très mobile, elle échapperait sans cela aux lames de l'instrument. Oribase, Rhazès, Avenzoar, etc., se sont trompés en disant que son ablation totale est dangereuse, qu'elle altère toujours la respiration et la voix. S. Braun est encore plus éloigné de la vérité, en disant qu'elle amène constamment la mutité. Le fait cité par Wedel, et qui tend à prouver qu'alors les aliments et les boissons remontent par le nez, n'est évidemment qu'une exception. Les observations de Scheffer, Becken, Myrrhen, M. Physick démontrent pleinement que la perte d'un pareil organe produit rarement quelque trouble dans l'organisme. Il vaut mieux en emporter plus que moins, afin de n'être pas obligé de recommencer. D'ailleurs, le dégorgement qui ne tarde pas à s'opérer fait que la luette, dont la base était plus ou moins cachée dans le voile du palais, se retrouve, à la fin, beaucoup plus longue qu'on n'aurait pu l'espérer d'abord.

§ 4.

Staphyloraphie.

Comme aux lèvres, les divisions anormales du voile du palais sont tantôt congénitales, tantôt acquises. Si les premières occupent presque toujours la ligne médiane, c'est qu'elles tiennent généralement à ce que la concavité de la voûte palatine ne s'est pas remplie en arrière, à ce que ses deux moitiés ne se sont pas réunies postérieurement au terme ordinaire. Elles se trouvent cependant parfois un peu sur le côté, mais on n'en a point encore vu de doubles. Les secondes, résultat ordinaire de lésions traumatiques, et plus particulièrement d'ulcérations syphilitiques, se rencontrent à droite et à gauche tout aussi bien qu'au milieu, et sous la forme d'échancrures dont la profondeur est habituellement limitée par le bord de la voûte, tandis que les autres s'étendent souvent vers l'arcade dentaire, au point de se continuer avec le bec-de-lièvre simple ou double, si le malade en est simultanément affecté.

A. *Historique*. Rien, dans les anciens, n'indique qu'ils eussent songé à combattre ce vice de conformation. Plus entreprenants ou plus habiles, les modernes ont essayé de combler une pareille lacune, et leurs efforts ont été couronnés du plus heureux succès. En jetant les yeux sur une fente de la luette, l'idée de la staphyloraphie a dû se présenter mille fois à l'esprit ; mais ce n'était pas tout d'y penser, il fallait procéder à l'application de cette donnée, et personne ne l'avait osé. Les tentatives que M. Colombe affirme avoir faites dès l'année 1813 sur le cadavre, et voulu répéter en 1815 sur un malade qui s'y refusa, n'ont point été connues du public ; celle dont M. Græfe a publié les détails dans le journal de Hufeland,

pour 1817, et qu'il fait remonter à la fin de 1816, n'ayant
pas réussi, était également passée inaperçue. C'est donc
à M. Roux qu'il était réservé de fixer l'attention sur ce
sujet. En 1819, un jeune médecin d'Amérique, M. Sté-
phenson, lui en donna la première occasion. L'opération réussit à souhait, et ce fut une sorte d'évènement.
Toutes les feuilles publiques prodiguèrent à cette con-
quête chirurgicale les éloges qu'elle mérite. M. Stéphen-
son fit connaître lui-même sa guérison dans une thèse
soutenue à Londres, en 1821. L'année suivante, en 1822,
M. Alcock ne fut pas moins heureux que le chirurgien
de Paris. C'est alors que les droits de M. Græfe à la priorité
furent rappelés par ses compatriotes, en même temps que de
toutes parts on venait à Paris pour voir exécuter la *staphyloraphie*, qui ne tarda pas à prendre rang parmi les opérations délicates, mais réglées, de la chirurgie. Tout porte
à croire cependant qu'on l'avait déjà mise en pratique
autrefois. Dans ses Mémoires sur différents objets de
médecine, publiés en 1764, Robert dit en effet : « Un
enfant avait le palais *fendu* depuis le voile jusqu'aux
dents incisives. M. Le Monnier, très habile dentiste,
essaya avec succès de *réunir les deux bords de la fente*,
fit d'abord *plusieurs points de suture* pour les tenir rapprochés, et *les raffraîchit* ensuite avec l'instrument tranchant. Il survint une inflammation qui se termina par
suppuration et fut suivie de la réunion des deux lèvres
de la plaie artificielle. L'enfant se trouva parfaitement
guéri. » Un enfant, une fente, la suture, l'avivement, le
rapprochement, la guérison, tout cela, malgré les expres-
sions un peu vagues de Robert, ne permet guère de douter que son dentiste n'ait véritablement eu recours à la
staphyloraphie, et non point à la suture d'une simple perforation de la voûte palatine. Cette opération est donc, à
tous égards, une découverte entièrement française. Elle est
d'ailleurs si fréquemment indiquée, qu'à la fin de 1829,

M. Roux l'avait pratiquée quarante-cinq fois à lui seul. M. Jousselin de Liége en a obtenu deux succès, et M. Beaubien un troisième. M. Caillot de Strasbourg en a fait connaître un quatrième, et, plus récemment, en 1828, M. J. Cloquet un cinquième. M. Morisseau vient d'en publier un sixième, obtenu par lui à Sablé, sur une jeune fille de vingt ans; et M. Bonfils en a communiqué un autre, vers le même temps, à la société de médecine pratique de Paris. Il semble, du reste, qu'en France, elle ait été portée du premier jet à son plus haut degré de perfection possible. M. Roux l'exécute effectivement aujourd'hui comme en 1819, et, dans les cas ordinaires, personne n'a cru devoir en modifier le procédé. Il n'en a pas été de même en Allemagne, où chaque jour encore on cherche à la perfectionner. A la place du mot *Uranoraphie*, que M. Græfe a proposé, d'autres ont voulu substituer les termes de *vélosynthèse*, *kyonoraphie*, *uraniskoraphie*, etc. MM. Doniges, Ebel, Hruby, Dieffenbach, Wernecke, Lesenberg, Schwerdt, Krimer, se sont tous efforcés d'en simplifier l'appareil instrumental, et, en Angleterre, M. Alcock lui-même n'a pas non plus adopté en tous points la méthode de M. Roux: tous les temps en ont été discutés, et méritent de l'être.

Premier temps. La *cautérisation* avec les acides muriatique et sulfurique, la potasse caustique, tentée par M. Græfe, ou bien avec la teinture de cantharides, la pierre infernale, et même le fer chaud, proposés par MM. Ebel, Wernecke et Doniges ne suffit pas plus pour *aviver* la fente du voile palatin que celle des lèvres. L'excision est indispensable dans les deux cas. Avec des *pinces à pansements*, un peu concaves et amincies, M. Roux saisit successivement les deux moitiés de la luette ou de la division, près de leur extrémité libre, en ayant soin de n'embrasser qu'une très petite épaisseur de leur bord; en détache ensuite, en allant de bas en haut, ou d'arrière en avant, une bandelette épaisse d'une ligne, qu'il prolonge jusqu'à leur angle de réunion, et même un peu au-delà, si la voûte osseuse est intacte. Pour cela, un *bistouri droit, boutonné et très étroit*, conduit à la manière d'une petite scie, lui paraît préférable aux ciseaux coudés près du talon sur leur manche, qu'il avait d'abord imaginés, et qu'il emploie même encore quelquefois pour commencer cette excision. Dans le principe, M. Græfe fit usage, pour remplir l'indication dont il s'agit, 1° d'une *longue pince*, du reste assez semblable aux pinces à disséquer, recourbée latéralement près de sa pointe, et terminée en double érigne ou par deux petites fourches, 2° d'un *uranotome*, trop compliqué pour que je le décrive ici, qui offre quelque analogie par son corps avec la seringue d'Anel et avec le staphylotome de Raw par sa partie tranchante. Maintenant M. Græfe a reconnu l'inutilité de cet instrument, et lui substitue des ciseaux. Le docteur Hruby a trouvé que des pinces courbes comme *celles de Museux*, terminées en forme de béquille, coudées en avant près de leur traverse, et dont l'un des mors, plus large que l'autre, les rapproche, en ce sens, des morailles décrites par Dionis, fixent très solidement le voile du palais pendant qu'on l'excise. Les pinces de M. Græfe, avec ou sans crochets, ont paru suffire à M. Dieffenbach, qui, pour l'avivement proprement dit, a fait construire un *petit couteau*, dont une lancette rétrécie près du talon et montée sur un long manche donnerait assez bien l'idée. Enfin M. Schwerdt ne diffère des précédents auteurs qu'en ce que ses pinces ne sont pas bifurquées à l'extrémité.

Deuxième temps. La suture entrecoupée, la seule ici qui puisse donner le moyen de maintenir en contact les deux bords avivés, s'applique cependant de différentes manières. Les *aiguilles* de M. Roux, courtes, plates, courbées en crochet profond, ne sont pas moins larges à leur talon, qui porte une large ouverture carrée, que partout ailleurs. La *ligature*, dont il les garnit, est un ruban composé de quatre ou cinq brins de fil bien cirés, et longs d'environ deux pieds. Son *porte-aiguille*, déjà connu dans les arts, est une sorte de pince, ayant une rainure à la face interne de ses mors, et qu'un anneau resserre ou relâche à volonté, selon qu'on le pousse ou qu'on le retire à l'aide du stylet qui le soutient et qui traverse toute la longueur du manche de l'instrument dont il forme en quelque sorte l'axe. Celles que M. Græfe essaya, en 1816, représentent assez bien la moitié d'un cercle elliptique, coupé d'avant en arrière. Elles sont moins larges, plus longues que celles de M. Roux, mais leur chas est beaucoup plus alongé, et les traverse par le côté comme dans les anciennes aiguilles à suture. La pince destinée à les placer, n'est traversée par aucune tige. Deux anneaux, distant de deux pouces, et que supportent deux montants latéraux, l'ouvrent ou la ferment en glissant vers son extrémité ou du côté de son manche. Actuellement les aiguilles de M. Græfe sont presque droites et terminées en fer de lance. De plus il a coudé, près du bec, son ancien porte-aiguille, afin que, fixées par leur bord, dans la racine que présente les mors de cet instrument, elles le transforment en véritable crochet. Enfin plus récemment encore, M. Græfe a fait disparaître les anneaux de ce porte-aiguille, qui n'est plus aujourd'hui qu'une pince articulée et dont la branche mobile est à bascule, comme dans le lithotome caché. Les aiguilles de M. Ebel, tout-à-fait droites, très aiguës, plus larges au milieu que près du talon ont, comme celles de M. Roux, une ouverture carrée pour recevoir le fil. Celles de M. Alcock, sont courbées en cercle alongé et presque rondes. M. Dieffenbach en a imaginé qui ressemblent à de petites lardoires. Elles n'ont point de chas, sont droites ou très légèrement concaves, creuses dans leur moitié postérieure et peuvent recevoir un fil de plomb, que leur inventeur préfère à toute autre matière, et qu'elles entraînent facilement à leur suite, quand on les fait passer du gosier dans la bouche à travers le voile du palais. Son porte-aiguille, encore plus simple que celui de M. Græfe n'est, au fond, qu'une pince à anneaux dont les branches, quatre fois moins longues que les manches, sont coudées presqu'à angle droit, en avant, près de leur bec. L'aiguille et le porte-aiguille de M. Doniges ne font qu'un. C'est une longue tige, supportée par un manche en ébène, un peu coudée en arrière, et qui se termine en avant, par un crochet-aiguille percé près de sa pointe et creusé sur sa convexité pour recevoir le fil. Celle de M. Lesenberg n'en diffère qu'en ce qu'elle est formée de deux branches parallèles, qui s'éloignent ou se rapprochent par le même mécanisme que le premier porte-aiguille de M. Græfe ; de manière qu'il suffit de l'ouvrir après avoir traversé les parties, pour que le fil qu'elle a conduit soit libre, et qu'on puisse la retirer sans réagir sur la ligature. En adoptant cette aiguille, M. Schwerdt a proposé d'y appliquer le mécanisme à bascule du dernier porte-aiguille de M. Græfe, afin d'en élaguer les anneaux coulants de M. Doniges.

Troisième temps. Les ligatures une fois placées, tout n'est pas fini. Il faut aussi les nouer et les fixer. En France, on aura peine à comprendre que, pour cette partie de l'opération, il faille, comme le veut M. Græfe, ajouter aux instruments déja mentionnés, 1° un petit cylindre creux percé sur les côtés ; 2° une pince coudée sur le dos, près de son manche, semblable, du reste, au second porte-aiguille de cet auteur, et creusée de deux rainures à la face externe et de chaque côté de son bec ; 3° une vis, espèce de bouchon, moulée sur l'anneau précédent ; 4° une seconde pince, droite et montée comme le porte-crayon ordinaire de la pierre infernale ; ou bien, 5° une longue tige d'acier montée sur un manche, renflée et taillée carrément à son extrémité libre, où se trouvent deux ouvertures pour recevoir les deux moitiés de la ligature, et former à elle seule un véritable serre-nœud, qui ne peut guère agir, du reste, que sur les fils métalliques. En le faisant glisser d'une main vers le palais, sur les deux moitiés du lien engagé dans ses ouvertures, il arrive bientôt à la suture, qu'il serre autant qu'on le veut, et qu'il suffit de tordre ensuite, en le tournant trois ou quatre fois sur son axe, pour le fixer solidement. Avec l'autre appareil, on passe d'abord les bouts de la ligature de dedans en dehors, à travers les ouvertures latérales du cylindre, qu'on embrasse aussitôt avec les pinces coudées. On le pousse ensuite sur les fils, que le chirurgien tire vers lui, en ayant soin, d'autre part, de les tenir engagés dans les rainures externes du bec de la pince, jusqu'à ce qu'il touche le voile palatin, et que la ligature soit suffisamment serrée. Dès lors, il n'y a plus qu'à le fermer, en y apportant, avec l'autre pince, la vis destinée à le remplir et à arrêter les fils, puis à le laisser en place. Cet attirail d'objets inutiles fait assez connaître ses inconvénients de lui-même, sans que je les indique. En proposant le nœud du chirurgien, et, à la place des instruments de M. Græfe, une sorte de béquille, fendue aux deux bouts de sa traverse, pour recevoir les deux côtés du fil, qu'on tire d'une main, pendant que, de l'autre, on fait glisser la béquille vers la suture, M. Douiges ne s'est pas souvenu, sans doute, que les doigts atteindraient infiniment mieux le même but. Je ne vois pas non plus quel avantage M. Krimer peut réellement trouver à l'emploi de vis en or plutôt qu'en fer, comme celles de M. Græfe, et de fils noirs plutôt que blancs, huilés plutôt que cirés. La méthode de M. Roux est incomparablement plus simple et plus naturelle. Après avoir saisi et passé l'un dans l'autre les deux bouts de chaque ligature, il fait un nœud simple, que les doigts indicateurs, portés ensemble au fond de la bouche, lui permettent de serrer aussi fortement qu'il convient. Un aide embrasse aussitôt ce nœud avec une pince à anneaux, et le tient solidement, pour qu'il ne se relâche pas, pendant que l'opérateur s'occupe à le fixer définitivement, au moyen d'un second nœud formé de la même manière, et en dehors duquel on coupe ensuite, d'un coup de ciseaux, chacune des parties superflues des rubans de fil.

B. *Manuel opératoire*. La staphyloraphie n'est pas, à proprement parler, une opération difficile ni douloureuse, mais elle est longue, délicate, fatigante, et réclame beaucoup de patience de la part du malade et même de l'opérateur. En conséquence, on ne peut la pratiquer que chez ceux qui la désirent, qui en sentent toute l'importance, et qui ont pris la ferme résolution de s'y soumettre. Il est donc rare qu'on ait à s'en occuper chez les enfants au-dessous de douze à quinze ans. Elle n'exige aucune précaution de régime; seulement, les individus doivent être sains d'ailleurs. Les maladies des voies gastro-pulmonaires en compromettraient sur-tout le succès, par la toux, l'éternuement, le besoin de cracher, qui les accompagnent si fréquemment.

L'appareil, préparé d'avance, se compose : 1° de trois ligatures bien aplaties, bien régulières et bien souples ; 2° de six aiguilles enfilées une à chaque bout des ligatures ; 3° du porte-aiguille ordinaire ou de celui de M. Dieffenbach, si on préfère les aiguilles presque droites de M. Ebel; 4° de bonnes pinces à pansement, dont les mors, un peu concaves, ne se touchent bien exactement que par leur pointe, quand elles sont fermées ; 5° d'un bistouri droit, boutonné et plus étroit que celui de la trousse commune du chirurgien ; 6° de ciseaux à excision, et de ciseaux droits pour couper les fils ; 7° de bouchons, creusés d'une gouttière à chaque extrémité, pour s'accommoder à la forme des arcades dentaires; 8° d'une cuillère, destinée à déprimer la langue en cas de besoin; 9° de plusieurs serviettes, d'une alèze, d'eau froide et d'un verre, d'une cuvette, et même aussi d'un peu de vinaigre.

Situation. Garni d'une alèze, enveloppé d'une serviette, assis, la tête soutenue par un aide, le malade doit être placé au grand jour, comme pour l'excision des tonsilles. Un second aide se tient prêt à donner, quand il en sera temps, la cuvette et de l'eau, ainsi que les instruments. Situé en face, sur une chaise convenablement élevée, l'opérateur introduit d'abord les bouchons de liége entre les arcades molaires de l'un et de l'autre côté; puis, il saisit de la main gauche avec les pinces, le bord droit de la division; conduit de la main droite, le porte-aiguille armé dans le pharynx; le ramène en avant, et tâche que la pointe de l'aiguille tombe à trois ou quatre lignes en dehors et près de la partie inférieure de la fente, pour traverser le voile; la saisit avec la pince transversalement quand elle a pénétré autant que possible dans la bouche; en lâche le talon au moment où l'aide ouvre le porte-aiguille, sans lui imprimer la moindre secousse; enlève ce dernier instrument; prend la pince de la main droite; attire complétement l'aiguille à lui, et la sort de la bouche, en entraînant la ligature après elle. Le malade fatigué, a besoin de cracher et de se reposer un instant. On débarrasse donc les mâchoires de ce qui les tient écartées, avant de faire à gauche, avec la seconde aiguille et le second bout du fil, en changeant de main, ce qu'on a fait à droite. Afin qu'elles ne se confondent pas avec celles qui vont suivre, il est bon de nouer les extrémités libres de cette première ligature, et d'en abaisser un peu l'anse dans le fond du gosier, pour qu'elle ne gène pas l'application des autres. Les deux chefs en sont retirés vers les commissures, et relevés par l'aide sur les côtés de la tête.

Le chirurgien place ensuite la seconde, puis la troisième,
s'il l'a jugée nécessaire, avec les mêmes précautions et
de la même manière, en laissant entre elles à peu près le
même intervalle. Après en avoir abaissé l'anse d'un pouce
ou deux, en la poussant en arrière, afin de n'être pas
exposé à les couper avec le bistouri ou les ciseaux coudés, il pince la lèvre gauche de la fente par le bout de la
luette ; commence avec les ciseaux l'excision de la mince
bandelette qu'il veut enlever, et que la pince ne doit
point abandonner pendant qu'il en continue la séparation
avec le bistouri jusqu'à la voûte osseuse ; exécute la
même manœuvre sur la lèvre droite avec la main gauche,
et revient à l'emploi des ciseaux pour régulariser cet
avivement, si l'action du bistouri n'a pas porté d'une
manière égale sur tous les points de la division anormale.
Le sang s'écoule, obstrue le pharynx, et s'arrête assez
souvent en caillots autour des fils. Le malade a besoin
de s'en débarrasser, de se gargariser, et de rester quelques moments tranquille. Du reste, le plus difficile de
l'opération est terminé. On *reconnaît les ligatures*, on les
met en ordre afin de les retrouver facilement et de les
nouer l'une après l'autre, en commençant par celle d'en
bas. Lorsque l'écartement est considérable, et que la
coaptation paraît en être difficile, M. Roux en sépare
chacune des lèvres du bord postérieur de l'os palatin par
une incision transversale, profonde de quatre à six lignes.
Les deux moitiés du voile n'étant plus retenues par les
parties dures, cèdent alors, et se rapprochent avec une
étonnante facilité. C'est le moyen d'éviter tout tiraillement dangereux de la part des fils, et la plaie nouvelle
qu'on a faite se referme ensuite spontanément sans qu'il
soit besoin de s'en inquiéter. Pour remédier au même
inconvénient, M. Dieffenbach suit une autre méthode.
Il trouve qu'une incision longitudinale, à quatre lignes
en dehors et de chaque côté de la fente anormale, vaut

infiniment mieux que celle de M. Roux, dont elle offre tous les avantages sans en avoir les inconvénients; qu'elle se ferme également d'elle-même, et que, sans nuire aux rapports de la voûte palatine, elle permet un alongement très marqué, et dans toute leur longueur, des lambeaux qu'on veut affronter. Ces deux modifications ne sont pas sans importance, et doivent être admises; la première, lorsque l'écartement des os complique la fente des parties molles; la seconde, qui est plus naturelle, quand il s'agit de vaincre l'unique résistance de ces dernières, de s'opposer à la rétraction des muscles du palais. L'une et l'autre prouvent, au surplus, qu'en proposant d'inciser la face postérieure des lèvres dans le bec-de-lièvre, les anciens n'avaient pas si tort que les modernes ont bien voulu le dire.

Suites. Quoi qu'il en soit, les ligatures une fois nouées, tout est fini, aucun pansement n'est utile; il suffit que le malade reste sans parler, se donne bien de garde de rien faire qui puisse l'engager à tousser, à vomir, à cracher, à éternuer, qu'il ne prenne que des bouillons, ou des potages très liquides, jusqu'à ce que la suture ait acquis quelque solidité. C'est le quatrième jour que le premier fil, c'est-à-dire celui du milieu, peut être enlevé. On ôte le second ou le plus élevé, le lendemain, pour ne supprimer le troisième que le sixième jour. Bien entendu qu'on les laisserait un ou deux jours de plus si l'agglutination semblait encore incomplète à l'époque ordinaire. Il va sans dire aussi que pour en débarrasser les tissus, on se borne à les couper sur le côté du nœud qu'on maintient et qu'on retire avec la pince. Si la réunion ne s'était opérée que du côté de la luette, comme il arrive fréquemment lorsque la fente se prolonge sur la ligne médiane de la mâchoire, il ne faudrait pas s'en effrayer. Assez souvent l'ouverture qui en résulte disparaît sans secours étrangers, au bout d'un temps plus ou moins long, disparition qu'on favorise d'ailleurs, en avivant, en enflammant les bords avec la pierre infernale, comme je l'ai vu faire à M. Roux, avec le nitrate de mercure; comme M. J. Cloquet l'a tenté avec succès; ou même avec tout autre caustique. Après tout, le malade en serait quitte pour être obligé de porter un obturateur ou un palais artificiel, s'il n'y avait d'autres ressources contre un pareil mal.

C. *Modifications.* Heureusement, il est, je crois, possible d'y remédier d'une autre manière. Pour fermer un trou de ce genre, M. Krimer a fait en dehors, à quelques lignes de ses bords, de chaque côté, et d'arrière en avant, une incision, comprenant toute l'épaisseur de la membrane palatine. Après avoir circonscrit ainsi deux lambeaux de parties molles, il les a disséqués, renversés sur eux-mêmes, ramenés vers la ligne médiane, et réunis par un nombre suffisant de points de suture, qui ont pu être enlevés le quatrième jour. L'agglutination s'en est parfaitement opérée, et la voûte palatine a fini par se trouver entièrement restaurée. Ce serait une conduite à imiter assurément, et, comme l'occasion s'en présentera souvent, j'ai la conviction que cette idée est un perfectionnement réel de la staphyloraphie. Parmi les autres modifications proposées, je n'en vois guère qui puissent être adoptées avec avantage. Si les pinces de M. Græfe, corrigées par M. Schwerdt, n'étaient pas d'ailleurs un instrument superflu, peut-être saisiraient-elles mieux et plus solidement les parties à exciser, que les pinces à anneaux. Comme le petit couteau de M. Dieffenbach, pourrait, à la rigueur, être remplacé par un cératotome, une lancette un peu longue, fixée à l'aide d'une bandelette de linge, ou même par un bistouri droit ordinaire, et qu'il n'a d'autre inconvénient que d'exposer à blesser la paroi postérieure du pharynx, je ne serais pas éloigné d'en faire usage, à la place du bistouri boutonné. Enfoncé de la bouche vers le pharynx, à travers le voile du palais, très près de la fente à rafraîchir, conduit ensuite parallèlement à cette fente, d'abord en avant ou vers les os, puis, du côté de la luette, il en séparerait facilement une bandelette, dont les extrémités, détachées seulement en dernier lieu, rendraient évidemment l'excision plus sûre et plus facile, en fournissant, ce que ne trouve pas le bistouri, un double soutien à l'instrument jusqu'à la fin. Les aiguilles presque droites, de M. Græfe ou de M. Ebel, introduites au moyen du porte-aiguille de M. Dieffenbach, semblent offrir aussi quelques avantages; d'abord d'être plus aisément lâchées qu'avec le porte-aiguille ordinaire, quand elles ont traversé les parties molles; ensuite de présenter infiniment moins de résistance que des aiguilles courbes, à la pince qui doit les entraîner et les ramener par la bouche. Quant aux fils métalliques, conduits avec les lardoires de M. Dieffenbach, jusqu'à ce que l'expérience ait suffisamment prouvé que leur forme arrondie et leur peu de volume ne favorisent pas trop la section des tissus, je n'oserai point les conseiller. Les crochets-aiguilles, simples ou à doubles branches de MM. Schwerdt, Doniges et Lesenberg, si ingénieusement imaginés au premier coup d'œil, me paraissent cependant devoir être rejetés, attendu qu'il sera toujours assez difficile d'en dégager le fil, et de les retirer sans rien déranger, après les avoir fait passer du pharynx dans la bouche, à travers le voile du palais. Encore pratiquée à New-Yorck par M. A.-H. Stevens, à Boston par M. Waren, la staphyloraphie est d'ailleurs une opération dont il doit être permis à chaque opérateur de modifier l'exécution d'après ses idées particulières et l'état des parties à rapprocher. On pourrait lui substituer la staphyloplastique, par exemple, ainsi que l'a fait M. Bonfils, lorsqu'au lieu d'une fente, il existe une véritable perte de substance. Un lambeau suffisamment large, taillé sur la

voûte palatine, disséqué, renversé d'avant en arrière,
serait facilement adapté à la forme de l'échancrure et
maintenu en place au moyen de la suture. Quoiqu'im-
complet, le succès du chirurgien de Nancy n'en laisse
pas moins entrevoir ce qu'on peut espérer de cette ressource. La tentative de M. Krimer est d'ailleurs tout-à-
fait en sa faveur. S'il n'y avait au voile du palais qu'un
trou au lieu d'une fente, le fer rouge dont M. Delpech a
obtenu une guérison parfaite chez un enfant, le nitrate
d'argent qui m'a réussi dernièrement dans un cas de perforation par suite d'ulcères syphilitiques, ou tout autre
caustique, devraient d'abord être essayés.

SECTION IV.

APPAREIL DE L'OLFACTION.

ART. 1er.

Fosses nasales.

§ 1er.

Hémorrhagie, tamponnement.

Que l'écoulement sanguin qui se fait par le nez soit le
résultat d'une lésion traumatique ou d'une congestion
vitale, dès qu'il résiste aux révulsifs, aux topiques froids,
styptiques et astringents, ou que sa durée, son abondance, le rendent inquiétant, le chirurgien doit, sans hésiter, recourir au tamponnement des fosses nasales. Aussi
simple que facile, cette opération se pratique comme il
suit : Un bourdonnet de charpie, assez gros pour fermer
l'ouverture postérieure de la narine, embrassé vers son
milieu par un double fil ciré, dont le cercle porte à son
tour un long fil simple, est d'abord préparé. D'autres
bourdonnets moins volumineux, ou tout simplement de
la charpie brute, sont également apprêtés d'avance. L'o-
pérateur porte jusque dans le pharynx, par la narine saignante, soit une sonde de gomme élastique, soit une

corde à boyau, un fil de plomb ou d'argent, soit même
une tige de bois flexible, ou, s'il peut en disposer, la
sonde, dite *de Bellocq*; fait en sorte d'amener au dehors,
par la bouche, l'extrémité de l'un de ces corps, soit en
allant la chercher au fond de la gorge avec un ou deux
doigts, soit en poussant le ressort de la sonde, si c'est
elle qu'il emploie; attache le double fil à cette extrémité;
la retire alors pour entraîner le bourdonnet dans l'arrière
bouche portant après lui le fil simple; détache l'instrument conducteur devenu inutile; tire de nouveau sur le
bourdonnet, et l'engage avec force, d'arrière en avant,
dans la narine malade, qui se trouve ainsi fermée par
derrière; écarte les deux chefs de la ligature, qui sortent
par le nez; fait glisser entre eux, de bas en haut, et d'a-
vant en arrière, les bourdonnets libres ou la charpie
brute, jusqu'à ce que le devant de la cavité nasale en soit
exactement rempli; les croise ensuite comme pour les
nouer, et les serre, avec toute la force qu'il juge nécessaire, sur ce dernier tampon, de manière à le pousser en
arrière, en même temps qu'il réagit sur l'autre avec une
égale énergie, pour le ramener en avant. Par ce moyen,
il est facile de remplir complétement la narine de charpie,
d'en boucher au moins très hermétiquement les deux
ouvertures, et d'opposer à l'hémorrhagie une digue insurmontable. On maintient relevés et collés sur la joue,
ou fixés sur le bonnet du malade, les bouts de fil qui
sortent de la bouche et du nez, jusqu'à ce que le moment d'enlever l'appareil soit arrivé. C'est à cette époque
seulement que le fil simple doit remplir un rôle, à moins
que le chirurgien n'ait été forcé de retirer et de replacer
plusieurs fois le tampon nasal postérieur, avant de le
fixer définitivement pour ôter le tout, ce qui ne devrait
jamais se faire avant la cessation complète du *molimen
hemorrhagicum*, rarement du moins avant le deuxième ou
le troisième jour. Il coupe alors ou défait le nœud anté-

rieur; retire la charpie avec des pinces ; ne laisse dans le nez que le premier bourdonnet, que des tractions exercées sur le fil buccal ont pour but de faire descendre par le pharynx et d'extraire par la bouche.

§ 2.

Polypes.

L'exsiccation, la cautérisation, le séton, l'excision, l'arrachement et la ligature, peuvent guérir les polypes du nez; mais ces différentes méthodes thérapeutiques sont loin d'être toutes également efficaces, de mériter une égale confiance.

1° La *dessiccation*, par exemple, n'est évidemment applicable qu'aux polypes muqueux pris dès leur naissance; encore est-il douteux qu'alors même elle donne des résultats bien satisfaisants. Aussi ne l'emploie-t-on aujourd'hui quelquefois, qu'à la suite, que comme auxiliaire de l'excision ou de l'arrachement. Malgré ce qu'en ont pu dire Aétius, Alex. de Tralles, Actuarius et une foule d'autres auteurs anciens, l'apparence de succès que vient d'obtenir M. Mayer avec la poudre de *Teucrium marum*, ne me paraît pas de nature à faire révoquer cette sentence.

2° La *cautérisation* est un peu plus digne d'attention, et je ne serais pas étonné que l'avenir appelât du jugement défavorable qu'en ont porté les modernes. Hippocrate, qui la vante déjà, l'exécutait tantôt avec le fer rouge, tantôt avec *les caustiques*. L'arsenic, l'acétate et le sulfate de cuivre étaient préférés, au dire de Galien, par Philoxène, tandis qu'Antipater et Masa se servaient en outre de vermillon de Sinape. La sandaraque, le piment, les grenats, le plomb brûlé, la racine de renoncule, la chaux vive et la potasse, vantés par Archigènes, S. Largus, P. de Bairo, ont été remplacés depuis par le beurre d'antimoine, dont Garengeot ne faisait usage qu'après avoir protégé les parties saines, en plaçant un emplâtre entre le polype et la paroi correspondante du nez, par le nitrate de mercure, les acides nitriques et sulfuriques, ou le nitrate d'argent. Ces divers cathérétiques étaient portés sur le mal, à l'aide de mèches, de tentes, de bourdonnets, de plaques de plomb, de tubes métalliques, etc., afin d'en toucher la partie saillante, et de la détruire par degrés. On leur substituait ensuite des injections avec l'eau de chaux, les solutions d'alun, de vitriol, les décoctions astringentes ou styptiques, enfin tout l'attirail des médicaments dessiccatifs, et l'histoire de la médecine prouve que plusieurs guérisons radicales de polype ont effectivement été obtenues de cette manière. Tout récemment encore, en 1827, M. Wagmer a fait connaître à l'Académie des observations remarquables, et bien dignes d'appeler l'attention sur ce sujet, si elles sont exactes. Il est parvenu à découvrir le secret d'un médicastre allemand, du nommé Jensch, qui s'est acquis dans sa province la réputation de triompher avec facilité des polypes les plus rebelles. Une fois maître de cet arcane, qui n'est autre chose qu'un mélange d'acide sulfurique, de beurre d'antimoine et de nitrate d'argent, M. Wagmer a voulu le mettre à l'épreuve, en suivant exactement d'ailleurs les règles établies par le charlatan. Or, à l'entendre, les effets en ont été presque miraculeux. Voici le procédé qu'il indique : une tige métallique, en forme de longue épingle, armée d'une tête aussi volumineuse qu'un gros pois, est le seul instrument dont on ait besoin. Après en avoir chargé le renflement d'une couche plus ou moins épaisse du caustique, on la conduit sur la portion saillante du polype, et l'on répète de deux à cinq fois cet attouchement. Chaque jour, on renouvelle l'opération, jusqu'à ce que la tumeur morbide tombe ou soit détruite. Une injection avec une solution alumineuse est faite une heure avant et une heure après la cautérisation. Quand la masse principale est détachée, on se contente d'en toucher les restes avec la pierre infernale. Les injections doivent être continuées pendant deux mois, et, pour rendre à l'odorat ce qu'il peut avoir perdu, on prescrit au malade la poudre de *napeta* (*Teucrium verum*), en guise de tabac. Après tout, je ne vois rien qui puisse empêcher d'essayer ce traitement, au moins chez les sujets pusillanimes, ou lorsque le polype, aussi difficile à extraire qu'à lier, est plus large que saillant. Ce ne serait pas la première fois, d'ailleurs, que l'ignorance et le grossier charlatanisme auraient donné l'idée d'une médication avantageuse à l'art de traiter méthodiquement les maladies.

Le *cautère actuel*, qui inspire naturellement un peu plus de confiance que le cautère potentiel, et qu'il suffisait d'appliquer sur le front, au dire des médecins arabes, pour s'opposer à la reproduction des polypes ; si vivement préconisé par Roland de Parme, qui le portait sur le mal, à travers une canule ; par D. Scacchi, P. de Marchetti, qui eut le courage d'en répéter vingt jours de suite l'application ; par Purmann, qui réussit trois fois avec un fil de fer rougi au feu ; par Richter, Acrel, qui avaient soin d'envelopper le tube conducteur d'un linge mouillé, afin de mieux protéger les tissus environnants, est cependant a peu près totalement abandonné de nos jours. Ce n'est guère que pour consumer quelques restes de polypes, échappés aux autres méthodes, que pour remédier à l'hémorrhagie qui suit parfois l'arrachement, que pour atteindre ces polypes *vivaces* ou malins, qu'on se permet encore d'y avoir quelquefois recours. Aucun de ces cas même ne l'exige absolument. Dans le premier, les escharotiques, moins alarmants pour les malades, lui sont justement préférés. Le tamponnement le remplace très bien dans le second. Dans le troisième, le feu, le fer, et les médicaments sont presque également dangereux.

Ce genre de polypes qui saignent au moindre attouchement, souvent même sans qu'on les touche, qui altèrent profondément la physionomie des sujets, et sont accompagnés d'élancements, ne cèdent en effet à nul remède, et forment de véritables *noli me tangere*.

Du reste, l'opération est facile, toutes les fois que le polype n'est pas trop profondément situé. Pendant quelques jours, on dilate l'orifice antérieur du nez, si le cautère doit pénétrer par là. Un *speculum nasi* permet ensuite de voir exactement où est placée la tumeur. Après ces préliminaires, le chirurgien saisit une canule, soudée à angle droit par sa base sur un manche, ou les bouts d'une espèce de pince, s'il n'aime mieux se servir d'un simple tube que fixent des pinces à pansements; la garnit de linge mouillé, et la conduit jusqu'au polype, qu'on peut dès lors brûler à l'aide du cautère en roseau, ou du cautère olivaire chauffé à blanc. Par la bouche, c'est-à-dire pour les polypes de l'arrière-gorge, il serait le plus souvent impossible d'user de ce moyen, qui même, dans les autres cas, est fréquemment suivi de céphalalgie intense et d'accidents cérébraux fort graves, ainsi que Sabatier l'a plusieurs fois observé.

3ª *Le séton* est une ressource d'un autre genre. Trois indications distinctes pourraient, à la rigueur, être remplies par lui. La *ficelle garnie de nœuds*, proposée d'abord par Paul, ou plutôt par Rhazès, puis par Avicenne, et sur-tout par Brunus, pour *scier* les polypes, est une espèce de séton, assez ingénieusement imaginé, mais qui devait agir, pour le moins, autant sur la membrane de Schneider que sur la tumeur morbide. *Le fil d'argent*, entouré d'une spirale en laiton, supporté par deux manches, l'un fixe, l'autre amovible, conseillé par Levret à la place du séton des anciens, n'est point resté non plus dans la pratique. L'idée de Le

Dran était plus naturelle. En faisant passer un crochet à travers les narines pour saisir une mèche de coton
conduite dans le pharynx par le doigt indicateur, ou bien
une corde à boyau, qu'il ramenait au-dehors, par la
bouche, afin d'y attacher cette mèche et de l'entraîner
ensuite, d'arrière en avant, dans la fosse nasale,
ce chirurgien est parvenu à détruire un polype dont
plusieurs racines lui étaient échappées. Il lui fut
dès lors facile de faire passer chaque jour dans le
nez, d'abord un bourdonnet de charpie sèche, pour
en enlever les matières hétérogènes, en second
lieu, des bourdonnets chargés de digestif, ou d'onguent cathérétique, destiné à favoriser la chute des
parcelles du polype, et à mondifier la plaie. C'est aussi
dans ce sens, et pour atteindre ce but qu'Hippocrate et
quelques anciens ont préconisé le séton. En voulant simplifier le procédé de Le Dran, Goulard n'a réellement
fait que le compliquer davantage. Le crochet contourné
comme les fosses nasales qu'il prescrit à la place de la
corde à boyau, la fourche qui lui servait à porter le séton
derrière le voile du palais, à la place du doigt, sont
évidemment moins commodes. Après tout, on s'y pren-
drait actuellement pour passer un séton à travers les
narines, comme pour en tamponner les cavités. C'est
une méthode dont les avantages se bornent à permettre
de conduire des substances médicamenteuses sur un point
quelconque des fosses nasales.

4° *L'excision* paraît remonter jusqu'à Celse, qui indique une espèce de plaque tranchante (*spatha*) pour la
pratiquer. Paul coupait le polype avec son *spatha poly-
pica*, dont l'une des extrémités était garnie d'un ciseau,
et déchirait le reste avec un *polypoxiste*. Abu'l-Kasem
commençait par abaisser la tumeur au moyen d'un crochet, afin de la couper ensuite avec l'instrument tranchant. D'autres, Scacchi, par exemple, opéraient avec

le bistouri simple, ou bien, comme Hutten, avec une espèce de syringotome, ou bien encore comme Nessi, avec un bistouri courbe et boutonné. J. Fabrice blâme ces instruments, et vante avec emphase une sorte de pince en forme de double cuillère tranchante, que M. A. Severin lui reproche d'avoir empruntée à Nicollini, sans le citer, que Glandorp, V. Horne, Solingen, ont successivement modifiée, et que Dionis, Percy, B. Bell, ont pensé ne pas devoir rejeter en entier. Le Dran, Manne, Levret, qui, dans quelques circonstances, excisaient aussi les polypes, n'employaient pas d'autres instruments que le bistouri ordinaire, ou des ciseaux courbes. Cependant, M. Wathely en est revenu, dans ces derniers temps, à l'usage du syringotome, c'est-à-dire, d'un bistouri prolongé en bec-de-sonde, concave sur son tranchant, et que renferme une gaine, dans laquelle on le fait aisément glisser, soit du côté de la pointe, soit vers son manche.

Quand le polype offre quelque solidité et qu'il est très rapproché de l'extérieur ou du pharynx, il n'est pas douteux que, par le procédé d'Abu'l-Kasem, avec un bistouri, ou mieux encore des ciseaux ordinaires ou courbes sur le plat, on ne réussisse assez souvent à l'enlever; que les pinces tranchantes de J. Fabrice ne puissent aussi l'atteindre, dans certaines circonstances, au milieu des fosses nasales. Néanmoins, l'excision est une méthode infidèle, qui a presque toujours besoin d'être aidée par l'une des méthodes précédentes, si l'on ne veut s'exposer à voir le mal repulluler, et qui, par conséquent, ne doit être préférée que pour quelques cas exceptionnels.

5° *L'arrachement* qu'on a généralement substitué depuis long-temps à l'excision, est une méthode non moins ancienne et bien autrement importante. C'est à tort et pour avoir confondu les tenettes tranchantes avec les tenettes ordinaires, que les modernes

en attribuent la première idée à Paré ou bien à F.
d'Aquapendente. On le trouve clairement exprimé dans
les livres que Sprengel rapporte à Thessalus et à Dracon,
fils d'Hippocrate. Il existait même, dès cette époque,
deux manières de l'exécuter. Dans l'une on poussait par
le nez un morceau d'éponge, fortement serré et fixé par
quatre fils ; puis, à l'aide d'une longue aiguille, on tâchait
de conduire ces liens jusque dans l'arrière-gorge, pour
tirer dessus au moyen d'un instrument fourchu et arracher le polype. L'autre consistait à lier d'abord la tumeur
avec une corde à boyau entourée d'un fil, et à l'extraire
ensuite par le pharynx. Paul et Rhazès parlent aussi de
ce dernier procédé comme d'une méthode vulgaire.
Brunus veut qu'on emporte *l'excroissance de chair* avec
un crochet, et G. de Salicet conseille déjà les pinces.
Aranzi, qui en avait imaginé de très longues, trouve
un grand avantage à faire passer la lumière, qui
doit tomber dans le nez, par le trou d'une fenêtre, ou
bien à travers une boule de verre remplie d'eau. Quoiqu'elles eussent été préconisées en outre par Job à Mec-
kren, ce n'en est pas moins à Dionis qu'on doit les premiers détails circonstanciés sur l'emploi raisonné des
tenettes. Adoptées depuis par presque tous les praticiens, elles ont été modifiées par Sharp, qui en employait
parfois de courbes ; par B. Bell, qui en fit percer ou fe-
nêtrer les mors, et par Richter qui, pour les polypes volumineux, en inventa dont les branches peuvent être placées séparément, comme celles du forceps. Les pinces
droites sont les meilleures, toutes les fois que la situation du mal en permet l'application. En les faisant tourner
sur leur axe, on agit sur le polype avec une force
qu'on ne retrouve pas dans les pinces courbes. Celles-ci
sont réservées pour les tumeurs qu'on veut atteindre
par la gorge et ramener par la bouche. Quant aux
pinces *en forceps*, elles offrent un avantage incontes-

table, lorsque la masse à extraire est trop volumineuse pour que les ténettes ordinaires puissent l'embrasser facilement au milieu des fosses nasales. Quelles qu'en soient d'ailleurs les dimensions et la forme générale, il est utile que leurs mors soient à jour ou concaves en dedans comme une cuillère, et garnis de petites pointes appelées *dents de loup*, afin qu'elles lâchent moins facilement prises. Il convient aussi de leur donner autant de solidité que possible. Autrement on courrait assez souvent risque de les fausser. Du reste, l'arrachement à la manière des anciens n'a jamais été totalement oublié. Theden, par exemple, portait d'abord une ligature sur le pédicule du polype, au moyen de pinces formant, par leur réunion, en se terminant, un anneau crénelé sur sa convexité et percé d'un œil à chacune de ses extrémités libres; après quoi il usait de ce fil pour exercer des tractions et arracher la tumeur. Bien que Vogel ait essayé les pinces de Theden avec succès, M. A. Cooper qui, quand il le peut, arrache aussi les polypes avec une ligature, a cependant cru pouvoir en rejeter l'emploi, dont personne n'oserait soutenir actuellement la nécessité. En admettant que ce genre d'arrachement ait, comme le prétend M. A. Cooper, l'avantage d'exposer moins à l'hémorrhagie, et d'enlever tout à la fois la racine entière du polype et la membrane fibro-muqueuse qui lui a donné naissance, il n'en aurait pas moins l'inconvénient grave d'exiger deux opérations au lieu d'une, de n'être applicable qu'aux polypes durs, pédiculés, et de ne pouvoir être que très difficilement mis en usage dans la profondeur des narines. Lorsque la tumeur ne dépasse pas le volume d'une noix, et qu'elle est ferme sans avoir un pédicule trop épais, Morand a dû quelques succès à la manœuvre suivante: on porte les deux doigts indicateurs dans le nez, l'un par devant, l'autre par derrière, jusqu'au polype, qu'on ébranle alors en le poussant alternativement vers le pharynx et vers la face, qu'on détache enfin et qu'on force à sortir par la voie qui lui offre le moins de résistance. C'est un procédé, d'ailleurs, qu'à l'instar de M. Dupuytren, il serait bon de combiner avec l'emploi des tenettes. Nul doute, en effet, qu'en pressant avec le doigt, par l'ouverture pharyngienne de la fosse nasale, sur la tumeur, on n'en rende l'extraction plus sûre et plus facile avec les pinces qui la tirent dans le sens opposé.

Manuel opératoire. L'arrachement n'exige aucune préparation, à moins qu'on n'ait jugé à propos d'imiter G. de Salicet, d'élargir par degrés l'ouverture antérieure des narines, avec de l'éponge ou quelque autre moyen dilatateur. De l'eau froide, de l'oxicrat, une ou plusieurs cuvettes, une alèze et des serviettes, de la charpie et tout l'appareil du tamponnement des fosses nasales, une érigne, des ciseaux, un bistouri boutonné, un bistouri ordinaire, des pinces à pansement, des pinces de Museux et plusieurs paires de pinces à polypes, pouvant devenir nécessaires, doivent être mis en ordre sur une table ou sur un large plat. Il est encore bon d'avoir des bourdonnets saupoudrés de colophane, et même un ou deux cautères en cas d'hémorrhagie rebelle. Garni d'une alèze, assis en face d'une fenêtre, dans un lieu bien éclairé, la tête maintenue par un aide, le malade aura les mains libres, si c'est un adulte, afin de pouvoir se gargariser à volonté, embrassées, cachées par l'alèze, au contraire, si c'est un enfant. Placé en avant et debout, l'opérateur introduit ses tenettes par l'orifice du nez; reconnaît avec cet instrument le siége précis du polype qu'il saisit le plus près possible du pédicule, en ayant soin aussi de l'embrasser très largement; l'attire lentement à lui; le reprend un peu plus haut, s'il s'alonge, avec une seconde pince sans abandonner la première, puis avec une troisième, s'il craint encore de le déchirer sans en enlever la racine,

8.

et tâche de l'arracher ainsi en entier du premier coup. Lorsque la tumeur, trop profondément située, n'est pas assez extensible pour qu'on puisse la faire saillir au-dehors avant de l'avoir déchirée, il vaut mieux, dès qu'on l'a saisie, tourner la pince sur elle-même, sans secousses, tout en continuant de tirer, jusqu'à ce que le polype cède et se détache. Pendant ces efforts, l'instrument est tenu par les anneaux avec la main droite, et près de son entablure avec la main gauche, afin d'en mieux diriger les mouvements, de le faire agir dans certains cas à la manière d'un levier du premier genre, d'en incliner les cuillères avec toute la force nécessaire, en haut, en dedans, ou en dehors. Si la tumeur n'est pas extirpée d'abord en totalité, ou s'il en existe plusieurs, on recommence aussitôt, et toujours de la même manière, jusqu'à ce qu'on ait la certitude qu'il ne reste plus aucun corps étranger dans la fosse nasale. Sous ce rapport, quand on veut savoir où en sont les choses, et que l'œil n'indique plus rien, il suffit d'engager le malade à renifler avec force pendant qu'on lui ferme la narine saine. Tant que l'air éprouve de la difficulté à passer, on peut être convaincu que quelques portions du polype ont échappé à l'action des tenettes. Si rien ne l'arrête, au contraire, s'il arrive librement aux voies respiratoires, il est inutile de chercher plus long-temps, l'opération est terminée.

Remarques. Les polypes muqueux sont trop mous, se moulent trop facilement sur les parties qui les entourent, pour que l'étroitesse de l'ouverture nasale puisse gêner sérieusement leur extraction. Les polypes durs ne sont pas dans le même cas. Les bosselures dont ils se couvrent pour s'accommoder à la forme des méats, les prolongements qu'ils envoient parfois, soit en arrière, soit en avant, soit dans le sinus maxillaire, soit, comme je l'ai observé une fois, dans la fosse zigomatique par les trous sphénopalatins, ainsi que M. Blandin en cite un autre exemple, font que, dans certaines circonstances , il est extrême-ment difficile de les entraîner au-dehors. Comme, dans le corps de la narine, les os ne leur offrent pas une forte résistance, ils les dépriment , poussent la cloison dans un sens, écartent les cornets et l'ethmoïde dans un autre, abaissent la voûte palatine sans trop de difficulté ; tandis qu'en arrière, l'apophyse ptérygoïde , le corps du sphé-noïde, le bord épais du vomer, leur opposent un obstacle beaucoup plus considérable , et qu'en avant l'apophyse montante de l'os maxillaire les retient aussi plus ou moins long-temps. Ils sont sur-tout arrêtés par l'an-neau, le bourrelet fibro-cartilagineux de l'ouverture fa-ciale de la narine. Par suite de sa grande élasticité, de son défaut d'extensibilité , ce cercle tend continuellement à rentrer dans ses limites naturelles, et résiste infiniment mieux que les os aux efforts exercés sur lui. Si donc il paraissait devoir rendre trop laborieuse la sortie d'un polype un peu volumineux, on devrait, plutôt que d'em-ployer la dilatation de G. de Salicet, inciser l'aile du nez depuis son bord libre jusqu'au cartilage triangulaire, ainsi que le conseille M. Dupuytren. Lorsque la tumeur déborde l'ouverture postérieure des fosses nasales , il est rarement possible de l'extraire tout entière par le nez. C'est alors que les tenettes courbes deviennent indispen-sables pour aller la saisir par le pharynx au-dessus du voile palatin. Si , dans cette position, elle avait acquis un très grand volume, ou si , par suite d'une disposition particulière , elle refoulait en bas et en avant la moitié postérieure de la voûte palatine , au point de retrécir l'isthme du gosier, la méthode de Manne ou de Nessi, qui consiste à fendre de haut en bas le voile du palais avec un bistouri courbe, ne serait point à dédaigner. Heuer-mann et Morand n'ont eu qu'à s'en louer; je l'ai moi-même mise à l'épreuve, en pareil cas ; et les reproches que lui adresse Schumacher prouvent seulement qu'elle n'était pas indispensable chez le sujet dont il parle. C'est un véritable débridement qu'on opère sans avoir à craindre de blesser aucune artère d'un certain calibre. Le polype qu'on peut dès lors embrasser et arracher, si ce n'est tout d'une pièce, du moins par portions, avec les pinces ou les doigts, pourrait être également excisé avec des ciseaux courbes ou les tenailles tranchantes de M. A. Severin. Enfin, il est des cas où ces diverses opérations ont besoin d'être réunies et habilement combinées, où, après avoir arraché une grande partie de la tumeur par le nez, puis une autre par le pharynx, comme on le voit dans un exemple qu'en a rapporté M. Chaumet, en 1821, qu'on ait ou non débridé en avant et en arrière, il en reste encore assez pour que le procédé par ébranlement de Morand trouve aussi son application. De toute manière, il doit être permis au malade de se laver, de temps en temps, la bouche et le nez en y portant de l'eau fraîche simple ou vinaigrée. Si l'hémorrhagie devenait par trop abondante, il faudrait cesser toute manœuvre et remettre les tentatives à une distance de quelques jours. Lorsque d'ailleurs elle ne s'arrête pas spontanément, on y remédie par le tamponnement, qui rend presque toujours inutile l'application des caustiques ou du fer chaud. On doit même n'en venir là qu'après avoir vainement essayé les inspirations d'eau de Rabel, d'une solution d'alun ou autre styptique.

Suites. L'arrachement des polypes est rarement suivi d'accidents graves. C'est à peine s'il survient de la fièvre, si les malades ont besoin de s'astreindre au régime pendant deux ou trois jours. C'est une méthode, néanmoins, qui est loin de réussir toujours, de pouvoir être employée sans inconvénient dans toutes les circonstances. Elle convient par excellence aux polypes muqueux et fibreux dont la racine est unique, à tous ceux dont la base n'est pas étendue sur de trop larges surfaces, qu'il est possible, en un mot, d'arracher en entier. Les polypes sarcomateux, dont la dégénérescence cancéreuse commence par la par-

tie saillante, la supporteraient encore, si, comme M. Dupuytren le prétend, on pouvait les distinguer des autres
avant de procéder à l'opération; mais elle ne ferait que
hâter la marche des accidents, dit M. Boyer, que favoriser des transformations redoutables dans les autres cas.
Ici, plus que jamais, au surplus, l'opérateur doit se
rappeler la disposition anatomique des cavités nasales,
afin de ne pas pincer et arracher, en guise de polypes, les
cornets qui sont en dehors, de ne briser ni la cloison qui
est en dedans, ni la lame criblée de l'ethmoïde qui est en
haut, et de ne pas prendre un simple boursoufflement de
la membrane muqueuse ou quelque déviation des os
pour une production anormale, de ne se fourvoyer dans
aucun temps de l'opération, de toujours diriger la pince
dans le sens convenable, afin de savoir aussi qu'il peut se
trouver dans le nez des tumeurs dont la racine est dans les
sinus frontaux, comme chez le malade opéré par M. Hoff-
mann, dans le sinus maxillaire, dans l'intérieur même du
crâne, ou dans la fosse ptérygo-maxillaire par exemple,
comme chez le sujet dont parle M. Del Greco, et qui avait
le nerf sus-maxillaire transformé en cinq énormes masses
d'apparence polypeuse.

6. *Ligature.* Comme la plupart des méthodes précédentes, la ligature remonte à la plus haute antiquité.
Toutefois, les Grecs et les Arabes ne l'ont guère proposée qu'à titre d'accessoire de l'excision ou de l'arrachement. Il faut arriver jusqu'aux seizième et dix-septième
siècles pour en trouver une description claire, une indication formelle. Fallope l'exécutait avec un fil d'archal,
dont il portait l'anse autour du polype avec une canule
d'argent. F. de Hilden n'a rien dit de son procédé. Glandorp, qui s'en est particulièrement occupé, la pratiquait
à l'aide d'une sorte d'aiguille en forme de crochet, ayant
un chas près de sa pointe et traînant un ruban de soie
après elle. C'est dans le courant du dernier siècle sur-

tout qu'elle est devenue le sujet d'une foule de recherches et de modifications.

a. Premier procédé de Levret. Ainsi, Levret propose de conduire le fil d'argent, à l'aide d'une sonde, sur la racine de la tumeur, d'en faire passer ensuite les deux chefs à travers une double canule, afin de pouvoir les tordre en la tournant sur son axe après les avoir fixés aux anneaux qu'elle présente à son extrémité libre. Au lieu de deux tubes sondés côte à côte, en forme de double sonde, Pallucci dit avoir inventé une canule simple comme celle de Fallope, mais qu'une petite traverse divise en deux près de son extrémité nasale. Levret, lui-même, faisait usage de cet instrument et l'avait fait connaître avant que Pallucci en eût parlé. Il n'est sensiblement ni plus ni moins commode que le précédent, dont on doit le considérer comme une simple nuance. Il en est de même des instruments de Nessi, de Hunter et de Klug.

b. Deuxième procédé. Ne pouvant atteindre les polypes de l'arrière narine avec sa double canule, Levret fit fabriquer à ce sujet une espèce de pince à anneaux, de pince porte-ligature, à branche longue, un peu courbe en dedans, renflée en larme à leur extrémité et creuse, que les chirurgiens n'ont point adoptée, pas plus que celle de Theden, qui en a sans doute donné l'idée.

c. Procédé de Brasdor. Le point difficile dans le premier procédé de Levret, est d'engager le polype au milieu de l'anse que lui apporte le tube métallique. Brasdor crut remédier à cet inconvénient, en entraînant un fil d'argent de Coupel, plié en double pour former une anse, comme on entraîne des bourdonnets d'arrière en avant, quand on veut tamponner les fosses nasales. Une fois que les deux extrémités du lien sont ramenées au-dehors par le nez, le chirurgien les saisit d'une main, les tire doucement à lui, pendant qu'avec deux doigts de l'autre main, portés dans le pharynx, il s'efforce d'en diriger l'anse sur la racine du polype, les introduit alors dans un serre-nœud, et procède aussitôt à l'étranglement de la tumeur. Un fil simple est, en outre, fixé sur la partie moyenne du fil d'argent, et laissé libre dans la bouche, afin de pouvoir retirer la ligature en arrière, et la replacer, si elle ne se trouvait pas d'abord convenablement située. C'est là un véritable perfectionnement, il faut en convenir; mais, comme on ne peut resserrer les ligatures métalliques qu'en les tordant sur elles-mêmes, et que, par suite, elles se brisent souvent, avant d'avoir tranché le pédicule de la tumeur, beaucoup de personnes leur ont toujours préféré l'emploi des fils de chanvre, de lin ou de soie. Le seul avantage, au surplus, qu'on ne puisse leur contester, est de former une anse, qui se tient facilement ouverte, sans se plisser, et qui est, par conséquent, plus disposée que celle des ligatures molles à glisser sur la racine du polype.

d. Procédé de Desault. Raisonnant dans cette hypothèse, Desault s'est d'abord contenté de mettre un ruban de fil à la place du lien d'argent, employé par Brasdor. Plus tard, pour obvier à la difficulté de forcer la tumeur à s'engager dans l'anse d'une ligature aussi souple, il s'y prit d'une autre manière. Son dernier procédé s'exécute au moyen de trois instruments séparés : 1° une *canule* un peu courbe, terminée en larme, et portant un anneau latéral à son autre extrémité; 2° une tige de fer ou d'acier, sorte de *porte-nœud*, qu'on renferme, qui glisse sans peine dans une seconde canule et représente une pince quand elle est ouverte, tandis que, fermée, son bec forme un véritable anneau ; 3° un *serre-nœud*, autre tige métallique dont l'une des extrémités, coudée à angle droit sur son axe, porte une ouverture arrondie, et dont l'autre forme une plaque fourchue. On fixe une des moitiés du fil sur l'anneau de la canule, qu'il a d'ailleurs traversée. L'autre est ensuite passée dans l'anneau

de la pince porte-fil, qu'on ferme aussitôt, en la retirant
dans sa gaîne. Alors, le chirurgien porte ensemble ces
deux instruments jusqu'au polype, et même un peu au-
delà, en suivant le plancher ou la cloison des fosses nasales, c'est-à-dire le point de ces cavités qui paraît le
moins embarrassé; tâche de les placer au-dessus ou au-
dessous, à droite ou à gauche du pédicule de la tumeur;
s'empare du porte-nœud, et l'arrête, dans ce point, avec
la main gauche, pendant que, de l'autre main, il fait
glisser la canule sur toute la circonférence du polype, et
la ramène sur le point diamétralement opposé, pour en
embrasser exactement le pédicule; glisse une ou deux
fois, l'un autour de l'autre, la canule et le porte-
nœud, afin de transformer l'anse du fil en véritable cercle; retire ces instruments; laisse la ligature en place; en
passe les bouts dans l'anneau du serre-nœud, qu'il
pousse avec plus ou moins de force en arrière, dans le
but d'étrangler la masse morbide; fixe l'extrémité du
fil sur la plaque fendue, et va l'attacher au bonnet
du malade, pour maintenir le tout dans les fosses nasales. On augmente ensuite la constriction par degrés,
en tirant, chaque fois, avec plus de force sur le serre-
nœud, et, dans l'espace de quelques jours, la section
du polype est opérée. Un autre procédé de Desault,
moins embarrassant que le précédent, est celui qui
consiste à porter l'anse d'un long fil jusque dans le
pharynx, au moyen d'une sonde de gomme élastique
ou d'une bougie, à travers la narine. L'opérateur va
saisir cette anse avec le doigt, dès qu'elle paraît au-
dessus du voile palatin; l'amène au dehors par la bouche; en détache la sonde conductrice, qu'il retire par le
nez; y fixe un fil ordinaire, destiné aux mêmes usages
que dans le procédé de Brasdor; la fait remonter dans
l'arrière-bouche, en la soutenant avec deux doigts, pendant qu'un aide en tire les deux extrémités, restées libres,

à l'ouverture antérieure du nez; après quoi, on les engage dans le serre-nœud, comme il a été dit plus haut. Si les doigts n'étaient pas assez longs pour suivre l'anse du lien jusqu'à l'ouverture postérieure des narines, deux fils, au lieu d'un, fixés, à un pouce d'intervalle, sur cette ligature, et passés ensuite dans chacun une canule, les remplaceraient avantageusement. Ce procédé fut encore modifié par Desault lui-même, dans le but, surtout, de l'appliquer plus aisément aux polypes du pharynx. Après avoir ramené de la bouche et du gosier, au-dehors des fosses nasales, l'extrémité d'une ligature et les deux bouts d'une anse de fil de couleur différente, il engageait dans sa *canule*, un peu courbe, l'extrémité du lien conservée dans la bouche; pénétrait avec cette canule jusqu'au fond du pharynx; s'en servait pour passer le fil autour du polype; puis faisait glisser sur elle l'anse du fil accessoire, qu'un aide est alors chargé de tirer par la narine, et qui a pour but d'entraîner, par cette voie, à la manière d'un crochet, le second chef de la ligature, qu'on passe aussitôt, ainsi que le premier, à travers le serre-nœud ordinaire.

e. Procédé de M. Boyer. M. Boyer, qui approuve ces diverses méthodes, et en a essayé le plus grand nombre avec succès, s'est cependant bien trouvé, dans plusieurs circonstances, de substituer une corde à boyau au cordonnet de fil recommandé par Desault.

f. Procédé de M. Dubois. Dans la vue d'empêcher l'anse de la ligature de s'effacer avant d'être arrivée sur la racine du polype, M. Dubois a conseillé jadis de la tenir renfermée jusques là, dans un segment de sonde élastique, long d'environ trois pouces, segment qu'on attire ensuite au-dehors par le nez, à l'aide de tractions exercées, comme si on voulait faire tourner cette ligature sur une poulie, en agissant pour un moment, sur l'une de ses extrémités seulement. La sonde une fois enlevée, on tire sur l'autre bout du fil pour les remettre de niveau, et les passer tous les deux dans le serre-nœud. Malheureusement, ce bout de sonde ne suit pas toujours la direction qu'on voudrait bien lui donner. Il glisse, s'échappe tantôt d'un côté, tantôt de l'autre, et gêne souvent plus qu'il ne sert ; en sorte qu'on a continué de chercher des moyens de tenir convenablement écartée l'anse du fil, qu'on emploie jusque dans le haut du pharynx.

g. Procédé de M. Rigaud. Au mois de janvier 1829, deux instruments nouveaux ont été proposés à ce sujet. L'un, que son inventeur, M. Rigaud, nomme *polypodome*, se compose de trois tiges d'acier, susceptibles de se mouvoir, d'avancer et de reculer, isolément ou ensemble, dans une forte canule. Courbées en arc de cercle à leur terminaison, elles forment une sorte de pince à trois branches, qu'on écarte et qu'on ferme à volonté. L'extrémité de chacune d'elles porte un œil d'oiseau, c'est-à-dire, une ouverture, continuée par une petite fente qui semble les bifurquer. On fixe la partie moyenne du fil dans ces ouvertures, et les bouts en sont aussitôt ramenés par le nez, avec la sonde de Bellocq. La pince avec ses trois branches rapprochées, est dès lors conduite jusque dans l'arrière bouche. Là on les écarte plus ou moins, selon qu'il importe de donner à l'anse une largeur plus ou moins considérable. Ensuite, on élève leur sommet, autant que possible, en l'inclinant vers les fosses nasales, et quelquefois un peu de côté, comme s'il s'agissait de pincer le polype. Pour en dégager le fil, il suffit de tirer avec une certaine force sur les bouts qui pendent hors du nez. Les deux moitiés de leur fente terminale, assez élastique pour retenir l'anse que rien ne tiraille, la laissent aussitôt échapper sur le pédicule de la tumeur. Le reste n'a plus rien de particulier.

h. Procédé de M. Félix Hatin. L'autre, celui de
M. Félix Hatin, est une plaque de métal poli, recourbée
presqu'à angle droit près de son extrémité pharyngienne;
bombée, arrondie sur sa face convexe, et principalement
à sa portion verticale, elle peut servir à deux fins, ou
remplir deux indications. En effet, sa portion horizontale déprime très bien la langue, pendant que l'autre
oblige la ligature à glisser sur elle, jusqu'à ce qu'elle
rencontre le polype. C'est un instrument fort simple,
qu'une cuillère à bouche, pliée en avant vers la racine
de son manche, pourrait, à la rigueur, remplacer. Mais
le polypodome de M. Rigaud lui est incontestablement
préférable, en ce qu'il occupe moins d'espace, masque
moins les parties, porte mieux la ligature où l'on veut,
et comme on veut; en ce qu'il pourrait même la conduire avantageusement, sans passer par la bouche, sur
certains polypes de la portion antérieure des cavités
nasales.

Remarques. Le serre-nœud a, de son côté, fixé l'attention d'un grand nombre de praticiens. Bichat veut
qu'il soit brisé, afin qu'à l'occasion, on puisse lui
donner plus ou moins de longueur, sans le déplacer.
Celui de M. Græfe est composé de deux pièces, qu'on
fait glisser l'une sur l'autre, à l'aide d'un bouton latéral, et qui permettent d'étrangler le polype avec force
sans déranger l'extrémité des fils. Mais le plus ingénieux
de tous, est celui que Roderick, riche particulier de
Cologne, parvint à fabriquer pour se guérir lui-même
d'un polype qui avait résisté à tous les efforts des chirurgiens de Bruxelles. Il consiste à passer les deux extrémités du fil ramenées par le nez, dans une série de petites
boules d'ivoire, puis à les fixer, en définitive, sur un
tourniquet ou un petit treuil. Le chapelet qui en résulte,
s'accommode parfaitement aux diverses courbures des fosses
nasales, et les fatigue incomparablement moins que tout

autre, par sa présence. Il suffit ensuite pour augmenter la constriction du polype, de raccourcir cette petite chaîne, d'en faire tourner le treuil ou le tourniquet sur lui-même. Ses boules peuvent être en bois, en os, en métal. M. Sauter les fait avec le sommet de la corne des ruminants. M. Mayor de Lausane, veut qu'elles soient en argent, en étain, etc., et les emploie pour les polypes, comme il a été dit à l'article *langue*. Enfin, au lieu d'un treuil, M. Bouchet de Lyon, fait usage d'un barillet, tandis que M. Levanier se contente d'un simple cliquet. M. Braun a cru devoir aussi modifier cet instrument déjà entrevu par Girault ou Riolan, et que le serre-nœud de Desault rend le plus souvent inutile, mais qui peut cependant devenir précieux dans certains cas.

Le procédé décrit par Dionis et qui se réduit à porter sur le pédicule de la tumeur avec des pinces à bec de corbin, un nœud coulant, dont on fait passer ensuite un des bouts à travers la narine, avec une longue aiguille de plomb ou de laiton, pour le ramener par la bouche, pendant que l'autre reste à l'extrémité du nez, n'est presque jamais applicable. Celui de Glandorp, modifié par de Gorter, renouvelé ensuite par Heister, qui, pour placer sa ligature, s'est servi avec succès, sur une femme âgée de soixante-dix ans, d'une aiguille courbe, montée sur un manche, percée d'un chas près de sa pointe, assez semblable en tout, au surplus, à l'aiguille inventée par Goulard pour lier l'artère intercostale, ne peut être raisonnablement tenté non plus que dans les cas où le polype est très rapproché de l'ouverture du nez. En admettant, pour un moment, au reste, qu'on parvînt à poser convenablement le fil sur la tumeur, ce genre de ligature offre encore un inconvénient auquel les anciens ne paraissent pas avoir songé. Comme l'ouverture nasale antérieure descend au-dessous de la paroi palatine des narines, le lien appuie nécessairement avec force, sur le bord facial de cette paroi quand on le tire par le nez, et tend continuellement à le couper, ou, du moins, à l'excorier. C'est pour remédier à ce vice, que Levret imagina d'ajouter un manche aux deux bouts du séton dont il conseillait parfois l'usage. C'est dans le même but que M. Félix Hatin a récemment proposé une petite plaque qu'on tient verticalement derrière le lobule du nez où elle doit remplir le rôle d'une poulie de renvoi, plaque qu'on peut indifféremment faire fabriquer en métal, en ivoire, en corne, etc., et qu'une tige d'acier percée d'un œil supérieurement pour le passage du fil, remplacerait parfaitement bien. Au total, la ligature ne convient point aux polypes à base large, ni aux polypes vésiculeux. De quelque manière qu'elle ait été faite, il faut la resserrer chaque jour, jusqu'à la chute du corps qu'elle embrasse. Ce n'est plus, comme jadis, dans le simple but de rendre l'excision ou l'arrachement plus facile ou moins dangereux, de se mettre en garde contre l'hémorrhagie, qu'on l'applique aujourd'hui. C'est avec l'intention avouée de produire la mortification du polype, en interceptant le cours des fluides dans son pédicule, qu'elle doit en outre finir par couper complétement. En conséquence, on doit s'attendre à voir la tumeur se gonfler aussitôt après l'opération, puis se flétrir ou se décomposer et réclamer l'emploi des pinces ou de quelques crochets, lorsque sa racine est rompue. D'un autre côté, des injections d'eau vinaigrée, d'eau alumineuse, d'une solution styptique ou antiseptique quelconque, sont, en pareil cas, un accessoire à ne pas négliger. La prudence veut aussi que le malade se tienne habituellement incliné en devant, afin que les matières putrides ne descendent pas dans les voies digestives. Si le polype devait tomber par le pharynx, il serait important, en outre, d'y passer d'avance un fil avec une aiguille. Autrement il pourrait se diriger vers l'ouverture du larynx en se détachant et faire craindre la suffocation. Après cette chute, il est bon de continuer encore les injections détersives, astringentes ou styptiques, pendant une semaine ou deux, tant que la narine enfin n'a pas entièrement cessé de suppurer. Ayant indiqué, en parlant de ces diverses méthodes, le mérite de chacune d'elles en particulier, il est, je pense, tout-à-fait inutile de les comparer ici dans leur ensemble, pour en apprécier la valeur relative. Comme il n'en est aucune qui puisse obtenir la préférence d'une manière absolue, c'est à la sagacité du chirurgien qu'il faut abandonner le choix du procédé le plus convenable à employer dans chaque cas, isolément envisagé.

ART. 2.

Sinus maxillaire.

§ 1er.

Perforation.

Le sinus maxillaire ou antre d'Hyghmore, est souvent le siège de maladies pour lesquelles on en a maintes fois pratiqué la perforation. Les vers, que Bordenave, Fortassin, Heysham, etc., disent y avoir rencontrés, l'exigeraient incontestablement, s'il était possible d'en reconnaître l'existence pendant la vie du malade. Il en est de même des pelotons d'adipocire qui, comme on l'a remarqué, s'y forment quelquefois ; mais c'est sur-tout dans le but de remédier aux abcès, à l'hydropisie, aux ulcérations, aux fongus, aux tumeurs fibreuses, carcinomateuses, aux polypes, à la nécrose, à la carie de cette cavité, qu'on y a recours. Jourdain, qui, vers le milieu du dernier siècle, a tant insisté sur les avantages des injections médicamenteuses, par l'ouverture naturelle du sinus, et sur l'inutilité de sa perforation dans presque toutes ses affections, n'est point parvenu, malgré les nombreuses raisons dont il s'autorise, à convaincre les praticiens, et sa doctrine n'est aujourd'hui défendue par personne. D'une part, on a trouvé, quoiqu'il en ait dit, que, le plus souvent, il est extrêmement difficile de découvrir, au milieu du méat moyen des fosses nasales, l'entrée du sinus avec une sonde; de l'autre, que cette ouverture, plus fréquemment oblitérée par suite de la maladie que de toute autre manière, ne remédierait à rien, quand même elle serait rétablie, et, qu'à tout prendre, la perforation artificielle, moins difficile et plus sûre, doit lui être préférée.

1° *Méthode de Meibomius.* Des diverses méthodes d'effectuer cette perforation, la plus ancienne n'est pas, comme on le croit généralement, celle qui consiste à pénétrer dans la cavité de l'os maxillaire, à travers les alvéoles des dents molaires. Molinetti, qui écrivait en 1675, dit que, chez un sujet en proie à d'horribles douleurs, on fit une incision cruciale à la joue, et qu'avec une couronne de trépan on pénétra dans l'antre d'Hyghmore, qui était le siége d'un abcès. C'est à tort, du reste, qu'on en fait honneur à Meibomius. Zwinger, long-temps avant, avait, à la suite de l'extraction de plusieurs dents nécrosées et branlantes, guéri une carie de l'os maxillaire, en dilatant l'alvéole malade avec de l'éponge préparée. Ruysch fait remarquer que Vanuessen, ne put triompher d'un polype qu'après avoir arraché plusieurs dents molaires et cautérisé leurs alvéoles avec un fer rouge, de manière à pouvoir porter le doigt dans le sinus maxillaire. Quelques années plus tard, en 1697, W. Cowper, au dire de Dracke, qui l'a formellement conseillée, préférait l'alvéole de la première molaire, et pénétrait dans le sinus avec une sorte de poinçon, afin de pouvoir y injecter des liquides. Au surplus, Meibomius, dont les recherches furent publiées en 1718, est si loin d'avoir inventé cette méthode, qu'il se bornait à l'extraction d'une dent, pour donner issue aux matières accumulées dans le sinus, dont la perforation paraît lui être tout-à-fait étrangère. C'est aussi la pratique que suivit Saint-Yves avec succès chez un malade qui portait depuis long-temps une fistule avec destruction du plancher de l'orbite ; de sorte qu'elle eut besoin d'être reproduite par Cheselden, pour appeler l'attention des praticiens. Ce chirurgien veut en outre, qu'on arrache plutôt la troisième ou même la quatrième, que la première ou la deuxième dent molaire indiquée par Junker, et que, s'il existe une fistule osseuse, on se contente de l'agrandir au lieu de percer le fond des alvéoles. Elle a, depuis cette époque, été modifiée par différents auteurs. Heuerman, qui préfère aussi l'alvéole d'une des dernières dents, recommande, si le pus ne s'échappe pas aussitôt, de perforer le sinus avec un stylet, et de placer dans l'ouverture une petite canule, pour en prévenir la trop prompte oblitération. Bordenave fait judicieusement remarquer, qu'à l'exception de la première, toutes les molaires correspondent au sinus maxillaire ; que, par conséquent, s'il en est une de carriée, ou qui soit plus douloureuse que les autres, c'est elle qu'il faut enlever de préférence, mais qu'il convient d'ôter la troisième, si elles sont toutes également saines. Il prescrit, d'un autre côté, d'extraire toutes celles qui sont altérées, attendu, dit-il, qu'elles ne peuvent plus servir à rien. Une canule de plomb lui semble plus convenable pour maintenir, pendant quelque temps, l'ouverture béante, que les sondes et les bougies, et il ne pense pas, après tout, que le procédé doive être le même dans tous les cas. Desault, qui adopta le principe de Bordenave, commençait l'opération avec un trépan perforatif monté sur un manche à pans, et la terminait avec un autre instrument du même genre, mais dont le sommet est émoussé, afin de ne pas blesser la paroi opposée du sinus. Selon B. Bell, si le choix est possible, on doit arracher une des dents postérieures, et, dans l'intervalle des pansements, tenir l'ouverture fermée avec un bouchon de bois. C'est avec un trois-quarts que Richter perfore l'alvéole. Il défend de laisser béante la canule qu'on y place, parce que des parcelles d'aliments pourraient la traverser et s'introduire dans le sinus. Deschamps veut, lui, qu'on laisse cette canule à demeure, en la fixant à l'aide d'un fil sur l'une des dents. La méthode de Meibomius, qui offre l'avantage de placer l'ouverture dans le point le plus déclive du sinus, de ne laisser aucune cicatrice visible à l'extérieur, dont l'exécution est en outre aussi simple que facile, préférable à toute autre lorsqu'il existe une dent carriée, me semble devoir être rejetée dans le cas contraire et lorsque les alvéoles, depuis long-temps dégarnies de leurs osselets, se trouvent entièrement refermées.

2° *Méthode de Lamorier.* En pareil cas, Lamorier, chirurgien de Montpellier, recommande de pénétrer dans le sinus maxillaire, immédiatement au-dessous de l'apophyse jugale, entre la pommette et la troisième dent molaire. C'est là que correspond le sommet de la cavité, que les parois offrent le moins d'épaisseur, et qu'il est le plus facile de l'atteindre. Un aide, armé d'un crochet mousse, tire l'angle labial en dehors et en haut. L'opérateur incise la membrane fibro-muqueuse qui recouvre l'os, au fond de la rainure maxillo-labiale, et sur le point désigné, avec un scalpel ou un bon bistouri; traverse ensuite la paroi osseuse avec une pointe solide; agrandit l'ouverture autant qu'il le juge nécessaire, et finit par y placer une tente de charpie.

3° *Méthode de Molinetti.* D'autres, revenant à l'opération de Molinetti, ont conseillé de diviser d'abord la joue entre la pommette et le trou sous-orbitaire, puis de pénétrer, par cette plaie, dans l'intérieur du sinus; mais, à moins d'y être forcé par les circonstances, on doit éviter cette division des parties molles extérieures.

9.

4° *Méthode de Desault.* Ici Desault prescrit d'entrer dans le sinus maxillaire par la fosse canine, en passant au-dessous de la lèvre supérieure. Au lieu des perforateurs, l'un aigu et triangulaire, l'autre mousse, inventés par Desault pour ce genre d'opération, Runge, qui l'avait pratiquée dès l'année 1740, employait tout simplement un fort scalpel, que, pour agrandir sa première ponction, il avait soin de tourner quatre ou cinq fois sur son axe. La tréphine, que Ch. Bell destine au même but, n'a ni plus ni moins d'inconvénients que le scalpel de Runge ou le trépan perforatif de Desault.

5° *Méthode de Gooch.* Chez un malade qui n'avait plus de dents molaires, il vint à l'idée de Gooch de perforer l'antre d'Hyghmore par sa face nasale, et d'y placer une canule de plomb. Ol. Acrel avait déjà suivi un procédé à peu près semblable, c'est-à-dire qu'après avoir opéré à la manière de Cowper, il plaça une seconde canule par le nez dans le sinus, qui offrait là un orifice fistuleux.

6° *Méthode de Ruffel.* Une fistule buccale du sinus maxillaire suggéra à Ruffel la pensée de faire pénétrer par là un trois-quarts, et de l'obliger à sortir en dessus de la gencive, pour établir une contre-ouverture. Un séton fut ensuite passé et maintenu dans ce trajet pendant six semaines, si bien que le succès couronna l'entreprise du chirurgien.

7° *Méthode de Callisen.* Callisen, qui adopte le séton de Ruffel, suivi en cela par Zang, pense, avec raison, que si la fluctuation se faisait sentir à la voûte palatine, on devrait y établir l'ouverture artificielle. Busch, Henkel, ont pleinement réussi, à l'aide d'une mèche introduite par une fistule du plancher de l'orbite, et ramenée dans la bouche par une ouverture des alvéoles. Bertrandi se comporta de la même manière, si ce n'est qu'il négligea l'emploi du séton, chez un malade qui ne pouvait pas ouvrir la bouche, et qui portait aussi une fistule à la paroi orbitaire du sinus.

8° *Méthode de Weinhold.* Dans le procédé que les Allemands attribuent à Weinhold, le chirurgien porte d'abord son instrument à la partie supérieure externe de la fosse canine, le dirige obliquement en bas et en dehors, évite avec soin les rameaux du nerf sous-orbitaire, perfore le sinus et fixe ensuite un bourdonnet de charpie dans la plaie. Si le sinus n'a pas d'autre issue, Weinhold veut qu'on le perfore de part en part, soit en poussant le premier instrument jusque dans la bouche, à travers la voûte palatine, soit avec une aiguille courbe, quand il tient à placer la contre-ouverture en dehors de la gencive, au-dessus des alvéoles. Un chas, que présentent l'un et l'autre instrument, permet d'entraîner en même temps, à travers le sinus, un fil, conducteur d'une mèche de charpie, destiné à remplir l'office d'un séton, et qu'on enduit de tel ou tel médicament approprié. C'est une méthode qui, comme on voit, se rapproche beaucoup de celle de Ruffel ou de celle de Henkel, et qui peut être tentée comme celle de Desault ou de Larnorier. Elle se rapproche encore de celle de Nessi, qui, après avoir largement ouvert le sinus par la bouche, le traverse avec un trois-quarts, et vient détruire, assez largement aussi, la paroi antérieure, au-dessous de la pommette ou de la fosse canine.

Remarques. Au total, la perforation du sinus maxillaire se pratique dans le lieu d'élection ou dans le lieu de nécessité. Le premier peut varier selon le goût ou les idées de l'opérateur. Les circonstances, au contraire, déterminent le second. Dans les cas d'abcès, d'hydropisie, de fistules, d'ulcérations, c'est presque toujours dans le lieu d'élection qu'on opère. Alors, pour peu que l'une des dents molaires soit malade, il faut l'extraire, ainsi que la dent voisine; inciser ensuite la gencive jusqu'à l'os, en dehors, en dedans, en arrière et en avant, comme pour en former un lambeau carré, et l'isoler en entier des tissus environnants ; puis, perforer les alvéoles avec les instruments de Desault, et faire une ouverture assez large pour permettre au doigt de pénétrer dans le sinus. M. Boyer, qui suit ce procédé, insiste, avec raison, sur la nécessité de ne jamais donner de trop petites dimensions à l'ouverture. Si toutes les dents sont parfaitement saines, ou si le malade les a depuis long-temps perdues, et que le bord alvéolaire, arrondi et plein, ait conservé toute sa solidité, la méthode de Desault ou de Lamorier mérite, à mon avis, la préférence. En supposant qu'elle ne réussisse pas, il sera toujours temps d'en venir à celle de Meibomius, qui est, on ne peut le nier, incomparablement plus douloureuse et plus effrayante pour le malade.

§ 2.

Corps étrangers, polypes.

C'est encore à travers la paroi antérieure du sinus qu'il faudrait arriver s'il s'agissait simplement d'extraire un corps étranger, une balle, des grains de plomb, quelques esquilles osseuses, par exemple. Lorsque c'est un polype, un fongus, une nécrose, au contraire, qu'on veut enlever, la raison commande de l'attaquer par le point vers lequel il semble naturellement se porter, ou qu'il a le plus profondément altéré. C'est ainsi qu'il suffit à Dubertrand, pour extirper un polype de cette espèce, de réunir deux alvéoles en brisant leur cloison, et d'enlever les fragments d'os cariés ; tandis que Caumont fut obligé, chez un malade qui avait inutilement subi une opération pareille, d'atteindre la tumeur par la fosse canine où elle se montrait, et que, d'un autre côté, il fallut, dans le cas cité par Chastenet, détruire presque la moitié de l'os maxillaire avec son apophyse palatine, pour arriver au même but. Quoi qu'il en soit, lorsqu'on ouvre l'antre d'Hygmore, dans la seule intention de frayer une issue facile, aux matières qu'il secrète ou exhale, les suites de l'opération se réduisent à de simples injections détersives, astringentes, antiseptiques ou dessicatives, jusqu'à ce que le fond de la plaie se couvre de bourgeons celluleux d'un beau rouge. S'il existe en même temps des pièces osseuses nécrosées, on doit les faire disparaître. Alors il est souvent utile de prolonger les incisions, d'agrandir les ouvertures et d'avoir recours au ciseau, à la scie, aux tenailles incisives, à la gouge et au maillet. La même chose a lieu dans les cas d'exostose et de toute autre altération du tissu osseux. Lorsque le sinus renferme un polype, on traite la tumeur comme si elle était dans le nez, avec cette différence que l'arrachement, qui lui est à peu près toujours applicable, manque rarement de suffire, et qu'on ne voit pas du moins quel avantage offrirait ici la ligature. Après en avoir isolé, dégarni la périphérie, mis à découvert le pédicule ou la base, on le saisit donc avec des pinces à polypes ou, si on le trouve plus commode, avec des pinces de Musaux, fréquemment usitées par M. Dupuytren. Puis, on l'arrache en tirant à soi, ou bien en le tordant sur lui-même. S'il n'offre pas assez de densité pour résister à l'action des pinces, on l'enlève par excision, après l'avoir fait céder autant que possible, et si quelques brides, quelques lamelles osseuses en gênent l'extraction, on les divise sans hésiter, à moins toutefois qu'il n'y ait du danger à les toucher. Lorsqu'il est plus large que saillant, lorsqu'au lieu de polype on trouve des fongosités ou quelque autre dégénérescence, on est parfois obligé de les enlever couche par couche, soit avec le bistouri ordinaire ou le bistouri boutonné, soit avec le scalpel à pointe tronquée, court, large, un peu courbe sur le plat, comme le couteau de F. de Hilden, qu'a imaginé Pelletan et que vante M. Boyer.

soit enfin à l'aide de tout autre instrument approprié, d'une espèce de cuillère tranchante comme celle de Bartisch, par exemple, et que M. Dupuytren met parfois en usage. D'un autre côté, si la tumeur était trop volumineuse pour être facilement extraite par la rainure maxillolabiale, il faudrait inciser, sans crainte, toute la hauteur de la lèvre, ou l'une de ses commissures, dans le sens le plus convenable. La suture entortillée rend l'agglutination d'une pareille plaie si facile, qu'on aurait vraiment tort de la négliger toutes les fois que l'opération paraît devoir en être simplifiée. Ce que l'arrachement et l'excision n'ont pas permis d'enlever, les caustiques peuvent le détruire. Les acides minéraux, le beurre d'antimoine, et mieux que tout cela le nitrate acide de mercure porté à l'aide d'un pinceau et soutenu de bourdonnets de charpie, ont l'avantage de ne pas transmettre au loin leur action comme le cautère actuel qui, dans ce point, en particulier, est sur-tout à craindre à cause de la proximité de l'œil. Cependant il importe de ne point oublier que Garangeot ne parvint à guérir une masse fongueuse de l'antre maxillaire, masse rebelle à l'excision plusieurs fois répétées, à l'arrachement ainsi qu'aux escharotiques chimiques, qu'en la consumant au moyen du fer rouge. Le nitrate d'argent, l'alun, le sulfate de fer ou de cuivre, et toutes les substances, plutôt styptiques que véritablement caustiques, ne conviennent guère, au fond, que pour les végétations, les petits ulcères, le boursoufflement, en un mot que pour les altérations étrangères aux os, et qui n'ont aucun caractère de malignité. Je n'ai pas besoin de dire que si quelque dent déviée était cause du mal, il faudrait procéder à sa recherche, et l'extraire aussitôt. Les fastes de l'art renferment des faits extrêmement curieux sous ce point de vue. Tel est, par exemple, celui qu'a fait connaître M. Dubois. Croyant tomber sur une tumeur fongueuse, ce praticien ne voit sortir qu'une matière liquide et filante du sinus maxillaire, qu'il vient d'ouvrir largement au-dessus de l'arcade dentaire. La plaie se referme bientôt, et la tumeur persiste. Avec l'assentiment de MM. Pelletan, Boyer, etc., M. Dubois arrache trois dents, enlève une grande partie du bord alvéolaire, met ainsi l'antre tout-à-fait à découvert, ne trouve point de fongus, mais aperçoit, en haut de la cavité, dans l'épaisseur de sa paroi antérieure, une saillie blanchâtre qui n'était autre chose qu'une dent, une dent incisive, dont la racine se trouvait comme rivée dans le sinus. Quant à l'hémorrhagie, ces diverses manœuvres la rendent parfois assez abondante pour obliger à suspendre momentanément l'opération. Si elle ne s'arrêtait pas spontanément, l'eau de Rabel, l'oxicrat, ou le tamponnement avec des boulettes de charpie saupoudrées de colophane, à la rigueur même le fer incandescent, sont à la disposition du chirurgien, et permettent toujours d'y porter un remède efficace.

Art. 3.

Sinus frontaux , perforation.

La communication immédiate des sinus frontaux avec le méat moyen des fosses nasales, fait que leur perforation est rarement indispensable. Les polypes qui s'y développent parfois, se prolongent bientôt dans le nez où ils peuvent être saisis avec des tenettes, comme s'ils naissaient de tout autre point de la narine. Heister dit en avoir arraché par cette voie. Du pus, des mucosités glaireuses, des concrétions sébacées, fibrineuses, des vers, y ont également été remarqués, mais moins souvent que dans le sinus maxillaire; encore est-il rare que ces matières s'y accumulent en grande quantité, et qu'elles ne finissent pas par se frayer une issue dans le nez. La perforation du sinus frontal n'est donc réellement indiquée que dans un très petit nombre de circonstances. Sans être difficile ni minutieuse, son exécution exigerait néanmoins quelques précautions importantes à ne pas négliger. Ainsi, afin de tomber aussi bas que possible dans la cavité frontale, il conviendrait, à mon avis, de découvrir l'os au-dessous, et non pas au-dessus du sourcil, entre l'échancrure sus-orbitaire et la racine du nez. Ensuite il faudrait diriger la petite couronne de trépan, ou les instruments de Desault pour le sinus maxillaire, obliquement en arrière, en haut et en dedans. C'est par cette ouverture plus ou moins agrandie, qu'avec des pinces, une érigne, des crochets, des ciseaux, on irait chercher la tumeur, les corps étrangers qu'on a l'intention d'extraire, qu'on porterait des mèches simples ou induites de substances médicamenteuses sur le mal, qu'on ferait des injections et qu'on introduirait les caustiques, ou même le fer chaud s'il était utile. L'air qui finit par pénétrer librement de la plaie du sinus frontal dans le nez, et réciproquement, semble, au premier aperçu, devoir être un obstacle insurmontable à la cicatrisation artificielle, et la convertir presque nécessairement en fistule. C'est aussi ce qu'on a plus d'une fois observé, ce que M. Dupuytren et quelques autres praticiens semblent regarder comme à peu près constant. Mais on possède aujourd'hui assez de preuves du contraire pour qu'il ne soit plus besoin de s'arrêter à cette opinion. Les plaies du sinus frontal se ferment tout aussi bien que celles de l'antre d'Hyghmore, et leur inconvénient principal est de laisser des cicatrices indélébiles sur l'une des parties les plus apparentes du visage.

SECTION V.

VISAGE.

ART. 1er.

Kystes osseux.

Des tumeurs remplies de sérosité filante, comme dans la grenouillette, ou de pus, de nature fibreuse, graisseuse, fongueuse, ou bien encore composées de plusieurs de ces éléments à la fois, ont été souvent observées en dehors du sinus maxillaire et dans l'épaisseur même des os de la face. Runge qui, l'un des premiers, semble en avoir parlé, dit que son père et lui en ont rencontré dans *l'une et l'autre mâchoire*, qu'elles ont souvent leur point de départ au sommet d'une racine dentaire. Il est probable aussi que ces prétendues congestions lymphatiques dont les parois étaient *minces comme du parchemin*, et que Kirckland place dans l'antre d'Hygmore, appartenaient au même genre d'affection. Callisen n'a-t-il pas commis la même erreur en parlant de ces tumeurs à compartiments séparés, qui, selon lui, exigent l'arrachement de plusieurs dents? Siebold qui a vû un ostéosarcome entre les lames du sinus, en fit la section sans causer de douleur et guérit son malade, a mieux distingué que ses prédécesseurs la position spéciale de la maladie. En effet, Runge qui la décrit d'ailleurs assez bien, et ne laisse point échapper qu'en la pressant avec le doigt elle cède pour revenir aussitôt sur elle-même *avec bruit*, la range parmi les affections du sinus. Aussi Sprengel l'accuse-t-il d'avoir mis plusieurs fois dans sa dissertation, par inadvertance, sans doute, *mâchoire inférieure* pour *mâchoire supérieure*. En cela le savant historiographe s'est évidemment trompé. C'est bien de la mâchoire inférieure que Runge veut parler quand il la nomme. Seulement il se sert à tort et improprement du terme *sinus*, pour désigner des tumeurs qui ont leur siége hors de ces cavités. Au reste, ces faits isolés n'avaient fixé l'attention de personne, et c'est à M. Dupuytren qu'on doit d'avoir donné le premier, dans ses leçons cliniques, des notions détaillées sur la maladie dont il s'agit. J'en ai observé quatre exemples. Les deux malades des environs de Tours, que cite M. Fabre dans la *Clinique*, avaient été soumis à mon examen avant d'être opérés par M. Dupuytren. Bien qu'en dehors des sinus, puisqu'on la voit plus fréquemment à la mâchoire inférieure qu'à celle d'en haut, et dans la branche montante aussi bien que dans le corps de cet os, la tumeur a cependant presque toujours quelques rapports avec l'état maladif des dents. Semblable pour la forme et les apparences extérieures, aux tumeurs carcinomateuses ou fongueuses, elle en diffère sur-tout, en ce que l'art en triomphe facilement. L'analogie porte à penser que les divers traitements préconisés contre les lésions du sinus maxillaire, leur seraient également applicables ; qu'en arrachant les dents cariées du voisinage ; qu'en les ouvrant par la face interne des lèvres ou des joues, lorsqu'elles sont situées de manière à le permettre, on en ferait disparaître un grand nombre ; en sorte qu'il n'y aurait pas grand inconvénient à les confondre avec les tumeurs polypeuses ou autres, développées dans l'antre d'Hygmore, ainsi qu'il est arrivé au père de Runge, et tout récemment à M. Dupuytren lui-même. Mais, jusqu'à présent du moins, il a toujours suffi à M. Dupuytren de les inciser largement à travers la joue, d'y faire ensuite des injections, et de placer chaque jour une mèche ou une tente de charpie dans la plaie pour en produire l'affaissement et la résolution.

ART. 2.

Section des nerfs faciaux.

Les névralgies de la face, maladies cruelles, que caractérisent d'atroces douleurs, ont souvent été combattues par la section, la cautérisation, l'excision du tronc nerveux affecté. Il était naturel de penser qu'en détruisant la continuité des cordons sensitifs, on empêcherait la douleur d'être transmise au cerveau, et qu'on parviendrait ainsi à l'éteindre entièrement. Mais comme les nerfs ne jouissent d'aucune rétractilité, il était à craindre, d'un autre côté, qu'après les avoir divisés, ils ne vinssent à se réunir immédiatement, et que leur section simple ne fût pas suivie d'un long soulagement. L'expérience n'a malheureusement que trop confirmé ces prévisions. C'est alors que l'idée d'en détruire assez pour rendre impossible le rétablissement de leur continuité, s'est présentée. Les caustiques ou le feu, proposés pour remplir cette indication, ont le grave inconvénient de produire des cicatrices trop larges, de défigurer horriblement le malade. De nos jours, l'instrument tranchant leur a généralement été substitué. A l'aide d'une incision dans le sens des rides de la peau, des fibres musculaires, ou des principaux vaisseaux, permet de les découvrir à leur sortie des os, de les couper avant qu'ils n'aient fourni aucune branche, et d'en emporter un lambeau long de deux ou trois lignes. La plaie, réunie par première intention, se perd, après la guérison, au milieu des sillons faciaux, et, la continuité du nerf étant à jamais détruite, il paraît impossible que la névralgie ne soit pas arrêtée par un moyen aussi puissant. Il s'en faut bien, néanmoins, que sur ce point, l'observation clinique n'ait jamais démenti la théorie. Souvent, trop souvent, le mal résiste à l'excision la mieux faite, tout aussi bien qu'à l'incision, et nombre de sujets n'ont pas été plus soulagés par l'une de ces opérations que par l'autre, non plus que par les cautérisations les plus profondes. Il existait à l'hôpital Saint-Antoine, en 1829, un homme âgé d'environ quarante-cinq ans, qui, depuis quinze ans, est affecté d'un tic douloureux, et qui a subi successivement la section et l'excision de tous les nerfs de la face, sans aucune espèce d'avantage. Toutefois, comme on en cite des résultats plus heureux, lorsqu'on a vainement tenté tous les autres modes de traitement, lorsque les souffrances sur-tout sont extrêmement vives, c'est une dernière ressource à proposer au malade, et dont il serait inhumain peut-être de le priver. Les cordons qu'on peut y soumettre sont au nombre de quatre : le frontal, le sous-orbitaire, le dentaire inférieur, et le facial.

Frontal. Quand on veut retirer tout le fruit possible de l'excision du nerf sous-orbitaire, il faut le saisir à l'instant où, sortant de l'échancrure sourcilière, il se renverse et s'applique sur l'os, avant la naissance des rameaux anastomotiques qui s'en séparent en dedans et en dehors, pour s'unir aux nerfs environnants. Là, il n'est recouvert que par la peau, une couche lamelleuse peu épaisse de tissus cellulaires, et quelques fibres pâles du muscle naso-palpébral. L'artère qui le côtoie n'est pas assez volumineuse pour qu'on doive en redouter la blessure, et dans le voisinage, on ne voit pas d'autre organe qui puisse être exposé aux atteintes de l'instrument. Quand on ne le distingue pas de prime-abord, à travers les téguments, il suffit, pour en déterminer le siége, de se rappeler que l'échancrure, ou le tronc qui lui donne passage se trouve à l'union du tiers interne avec les deux tiers externes de l'arcade orbitaire supérieure, ou bien à près d'un pouce en dehors de la racine du nez, et qu'en longeant le bord de l'orbite avec la pulpe du doigt, de l'apophyse nasale vers l'apophyse temporale de l'os frontal, il est à peu près constamment possible d'en apprécier la position exacte.

L'opérateur, placé derrière la tête du malade, relève le sourcil de la main gauche, fait abaisser les paupières par un aide ; s'assure de nouveau du lieu qu'occupe le cordon malade ; saisit un bistouri droit de l'autre main ; le tient comme une plume à écrire ; en porte la pointe sur l'apophyse orbitaire interne ; l'entraîne en haut, puis en dehors, et divise tous les tissus jusqu'à l'os dans l'étendue d'un pouce, un peu au-dessus, et dans la direction du bord adhérent de la paupière ; écarte doucement les bords de cette plaie en demi-lune ; achève la section du nerf, si elle n'est pas complète ; en acroche le bout antérieur avec une bonne pince à disséquer ; l'isole, et en excise une portion suffisante pour que la continuité de ses deux extrémités ne puisse plus se rétablir dans la suite. Rien ne s'oppose à ce que la réunion immédiate des téguments ne soit tentée. La perte de substance éprouvée par le nerf donne, en ce qui le concerne, toute sécurité sur ce point. Cependant, comme la moindre infiltration de fluide hétérogène au milieu de lamelles aussi souples, de tissus aussi faciles à décoller que le sont ceux des paupières, de l'orbite et du front, pourrait amener des fusées purulentes, des inflammations dangereuses, il me paraît plus prudent, en thèse générale, de laisser suppurer la plaie. On la panse donc mollement avec un plumasseau enduit de cérat ; ou bien, s'il y a hémorrhagie, et pour la première fois seulement, avec un petit linge criblé, et des boulettes de charpie. Elle n'exige pas ensuite d'autres soins que les plaies simples ordinaires, et la cicatrisation ne tarde pas à s'en opérer.

2° *Nerf sous-orbitaire.* Plus profondément situé, entouré de parties plus importantes à ménager, épanoui en éventail, à sa sortie des os, le nerf sous-orbitaire est beaucoup moins facile à exciser que le précédent. En compensation, il est aussi beaucoup moins sujet aux névralgies. Deux voies peuvent être suivies pour l'atteindre. La première est par la bouche. En prolongeant d'un pouce, supérieurement, la rainure qui unit la lèvre à la mâchoire, on traverse toute la hauteur de la fosse canine, et on arrive à la racine du nerf, qui se trouve dans la direction de la première dent molaire, à trois ou quatre lignes au-dessous de l'orbite. Le bistouri, nécessaire d'abord, devrait céder la place aux ciseaux droits pour le dernier temps de l'opération. Suivie par M. Richerand, qui va jusqu'à râcler l'os avec son instrument, cette méthode, dont le principal avantage est de ne point laisser de traces sur la figure, a l'inconvénient de ne permettre qu'une simple section du cordon qu'on voudrait exciser. Dans l'autre, l'instrument traverse, de la peau vers les os, toutes les parties molles qui composent la joue, et c'est là, on ne peut le nier, ce qu'elle a de plus redoutable, du moins chez les personnes du sexe. Heureusement qu'en suivant les sillons naturels de la face, au lieu de s'en rapporter exclusivement, comme le prescrit M. Langenbeck, à la direction des fibres charnues, il est possible d'obtenir une cicatrice très peu apparente.

Procédé opératoire. Le malade doit être assis, garni et maintenu comme pour toutes les autres opérations qui se pratiquent sur la figure. Armé d'un bistouri droit, et placé en face, le chirurgien fait au fond du sillon nazo-jugal, c'est-à-dire de la rainure ou d'une ligne qui s'étend obliquement, de l'aile du nez, vers le milieu de l'espace qui sépare la pommette de l'angle labial correspondant; fait, dis-je, dans cette direction, une incision longue d'un pouce ou d'un pouce et demi, en la commençant à la face externe de l'apophyse montante de l'os maxillaire; ne divise d'abord que la peau; rencontre bientôt ensuite la veine faciale, qu'il écarte en dehors, de la graisse, le muscle élévateur propre de la lèvre, qu'il repousse en dedans, et le muscle canin, qui cache assez souvent le nerf par son bord interne; se sert alors d'une sonde cannelée d'acier, sans cul-de-sac, pour éloigner tous ces objets; et déchire les filaments, les lamelles qui masquent encore ou peuvent masquer le nerf affecté; coupe ce nerf très près du trou sous-orbitaire; en excise un morceau, et l'opération est terminée.

3° *Nerf dentaire inférieur.* Le nerf maxillaire inférieur sort de la mâchoire par le trou mentonnier, au-dessous de la rainure osseuse qui sépare les alvéoles de la dent canine et de la première molaire. Rien n'est plus facile que de l'atteindre dans ce point. Pendant que, d'une main, il renverse la lèvre en dehors et en bas, le chirurgien incise, de l'autre, couche par couche et de haut en bas, avec un bistouri droit, les tissus qui se trouvent au fond de la rainure maxillo-labiale. Les dents indiquées tout-à-l'heure le dirigent. Bientôt, c'est-à-dire à quelques lignes de profondeur, il rencontre le nerf, l'isole dans l'étendue d'un quart de pouce, en écartant de la mâchoire la face postérieure des parties molles qui le recouvrent; l'excise, en se comportant comme il a été dit à l'occasion du frontal, et ne fait ensuite aucun pansement.

Un chirurgien d'Amérique, M. Warren, n'a pas craint d'aller chercher le tronc même du nerf maxillaire, et d'en faire l'excision au-devant des muscles ptérygoïdiens. Une incision cruciale de la peau, de la parotide et du masséter, lui permit d'appliquer une couronne de trépan sur l'apophyse coronoïde, d'accrocher le nerf avec un stylet au-dessus du canal dentaire, et d'en emporter environ trois lignes avec des ciseaux. L'artère concomitante fut blessée, et liée sans difficulté. Le malade, que d'autres excisions avaient momentanément soulagé, mais non guéri, et qui éprouvait encore des douleurs affreuses, cessa de souffrir aussitôt après l'opération, et n'a pas discontinué de se bien porter depuis. *Le vrai peut n'être pas vraisemblable.*

4° *Le facial.* Répandue sur presque tous les points du visage, la portion dure de la septième paire a d'abord paru devoir être, plus fréquemment que toute autre, le siége des névralgies faciales, et, partant, a été souvent excisée. Sa branche temporo-génale, la seule qu'on ait osé attaquer, croise le col du condyle de la mâchoire à l'endroit où le lobule de l'oreille se continue avec les téguments de la face. C'est là qu'il convient de la mettre à découvert. On fait une incision un peu oblique, d'avant en arrière, ou presque verticale, qui part de l'apophyse zygomatique, et vient se terminer sur le bord postérieur de la mâchoire, au-dessus de son angle. Il faut diviser successivement la couche cellulo-graisseuse, une lame aponévrotique, et quelques minces prolongements de la glande parotide, avant de trouver le nerf, qui n'est séparé de l'os que par du tissu cellulaire lamelleux et filamenteux. De cette manière, on évite sûrement l'artère temporale ; et si la faciale transverse était blessée, la compression en serait trop facile, pour que l'hémorrhagie dût inquiéter. L'autre, la branche cervico-faciale, comme perdue dans la parotide, présente trop d'anomalie de situation, et le tronc même du facial a paru trop profondément enfoncé, entouré de parties trop importantes, pour qu'on pût songer à en faire l'excision. On peut, je crois, sans témérité, appeler de ce jugement. Je me suis assuré maintes fois, sur le cadavre, que le nerf dont il s'agit pourrait être découvert, sans danger, à sa sortie du crâne, avant qu'il n'ait fourni d'autres branches que les filets mastoïdien, digastrique et stylo-hyoïdien. Pour cela, l'opérateur n'a qu'à pratiquer une incision verticale, longue d'un pouce et demi, entre l'apophyse mastoïde et le lobule de l'oreille ; diviser, couche par couche, en rasant la face antérieure de la saillie osseuse et le bord correspondant des muscles sterno-mastoïdiens, les téguments, le feuillet celluleux et la parotide, qu'on tire en avant, jusqu'à la profondeur de six à dix lignes. Les lèvres en étant écartées, on l'aperçoit au fond de la plaie, à peu près au milieu de l'espace qui sépare l'articulation temporo-maxillaire du sommet de l'apophyse mammoïde, où il semble se diriger vers le bord de l'os maxillaire inférieur. La section, l'excision même en est alors tout aussi simple, tout aussi facile que celle du frontal, et il saute aux yeux que seule elle offre toutes les garanties désirables en pareil cas, si tant est, du reste, que ces diverses excisions de nerfs soient le remède des névralgies faciales. J'élève à dessein, ici, quelques doutes sur leur valeur, parce que les faits n'ont point encore prononcé d'une manière assez concluante en leur faveur. Si, dans certains cas, elles ont été suivies d'une diminution marquée, ou même de la disparition complète des douleurs, on les a vues bien plus souvent ne produire aucun soulagement, ou ne calmer les souffrances que momentanément. J'ai déjà fait mention d'un homme qui les a toutes subies aux deux côtés de la face, sans en retirer d'avantage appréciable. M. Boyer m'a fait part d'une observation semblable. Le sujet auquel il excisa, l'un après l'autre, les quatre nerfs principaux de la face, d'abord légèrement soulagé, ne guérit pas plus que celui dont j'ai parlé. Bien plus, si les opinions de M. Ch. Bell sont exactes, s'il est vrai que les nerfs frontal, sous-orbitaire, mentonnier, que toutes les branches de la cinquième paire, en un mot, soient exclusivement *sensitives*, tandis que la septième paire est seule chargée de présider aux actions musculaires de la face, il est évident que la section de cette dernière n'est propre qu'à paralyser les muscles du visage, et que c'est uniquement à celle des trois autres qu'il faut s'adresser pour ce qui concerne les névralgies.

SECTION VI.

APPAREIL DE L'AUDITION.

ART. 1er.

Oreille externe.

§ 1er.

Otoraphie.

Pibrac et ceux qui, comme lui, se sont élevés, dans le dernier siècle, contre l'abus des sutures, ont eu tort de proscrire aussi celle de l'oreille. S'il est vrai que dans les plaies du pavillon de cet organe, les bandelettes agglutinatives, la position, et un bandage suffisent parfois pour amener une bonne cicatrisation, il l'est aussi que ces moyens sont le plus souvent infidèles, et que la suture leur est infiniment supérieure. Quand on la pratique, soit à point passé, soit à surjet, soit de toute autre manière, je ne vois aucune raison de ne comprendre que la peau, et d'en placer autant de points en arrière qu'en avant, afin d'éviter le cartilage, comme le voulaient les anciens. Leschevin a fort bien fait sentir, et M. H. Larrey a prouvé tout récemment encore, qu'il n'y a nul inconvénient à prendre toute l'épaisseur du pavillon dans les anses du fil. Toutes les plaies par instrument tranchant qui divisent de part en part l'oreille externe, doivent être immédiatement réunies par la suture. Après en avoir avivé les bords, il faut traiter de la même manière les divisions anciennes, en se conformant d'ailleurs aux principes indiqués à l'article bec-de-lièvre. Quelque mince que soit le pédicule du lambeau, jamais on ne doit en compléter la section avant d'avoir tenté de le remettre en place, et d'en obtenir la coaptation par la suture. S'il se mortifie, on est toujours à même, par la suite, de l'enlever et de laisser la plaie se guérir par seconde intention. Les faits observés à Heidelberg par M. Hoffaker, prouvent d'ailleurs qu'on ne doit pas même perdre tout espoir de voir reprendre, à l'oreille comme au nez, un lambeau complètement séparé des tissus vivants par la blessure.

§ 2.

Otoplastique.

L'art de raccoûtrer l'oreille est aussi ancien que celui de replâtrer le nez. Galien, Paul d'Égine, comme Celse, parlent de l'un et de l'autre. Tout porte à croire même que les Branca, et plusieurs autres chirurgiens d'Italie, lui firent faire de nouveaux progrès dans le courant du quinzième et du seizième siècle. Dans l'exemple qu'il en rapporte, Tagliacozzi dit, qu'après la cure, la ressemblance entre les deux oreilles était si exacte, qu'on s'y serait aisément mépris. Depuis lors, néanmoins, il n'avait plus été question de l'oto-plastique ; en sorte que M. Dieffenback de Berlin, qui vient de la pratiquer avec succès, peut, jusqu'à un certain point, en être considéré comme l'inventeur. Nul doute que si le pavillon de l'oreille était entièrement enlevé, il ne fallût renoncer à sa reconstruction, et se décider à le remplacer par un pavillon métallique ; mais quand il n'est détruit qu'en partie, et qu'il en reste au moins la moitié, on peut essayer de le ramener à ses dimensions naturelles. Le lobule sur-tout est très facile à reproduire. Tant que la perte de substance ne va pas au-delà de l'an-thélix, lors même qu'elle comprendrait la presque totalité de l'hélix, il ne faudrait pas encore désespérer du succès. Sans acquérir jamais la fermeté du cartilage détruit, les tissus nouveaux qu'on met à la place, deviennent assez consistants pour rendre la difformité du pavillon beau-coup moins choquante. Comme pour le nez, c'est la peau des environs qui doit fournir à ce raccommodage. On commence par exciser, régulariser, rafraîchir le bord altéré de l'oreille. On incise ensuite en haut, en bas ou bien à la partie postérieure de la conque, les téguments qui recouvrent la tempe, l'apophyse mastoïde, ou l'échan-crure sous-auriculaire du cou, un peu plus près du con-duit auditif que du niveau du bord avivé, et dans une direction parallèle à ce bord. Une autre incision plus ou moins longue, pratiquée à chaque extrémité de la pre-mière, permet de donner au lambeau la forme et l'éten-due qu'on désire, étendue qui doit être au moins de moi-tié plus considérable que ne semblerait l'indiquer la perte de substance. En disséquant ce lambeau dans une

direction excentrique, c'est-à-dire, de la première plaie
vers son bord adhérent, il importe de renverser avec lui
une couche assez épaisse du tissu cellulaire qui en double
la face postérieure, et qui lui apporte la nutrition et la
vie. Le chirurgien en adapte aussitôt le bord libre à la
plaie saignante de l'oreille externe, en opère la réunion à
l'aide d'aiguilles fines et courtes, d'un nombre suffisant
de points de suture entortillée, délicatement placés. Pour
terminer il n'a plus qu'à passer, derrière l'espèce de
pont qui résulte de cet agencement, une bandelette de
linge enduite de cérat, et dont le but est de prévenir le
recolement de la peau disséquée. Après avoir enveloppé
le tout de compresses imbibées d'eau de guimauve tiède,
on reporte ou on abandonne le malade dans son lit. Au
bout de trois, quatre ou cinq jours, si l'agglutination
s'est bien faite, on peut enlever les aiguilles, celles du
moins qui correspondent aux points les plus solides.
Dans le cas contraire, on voit s'il ne serait pas utile d'en
remettre de nouvelles à la place de quelques-unes des
premières. Quand la cicatrice est solide, c'est-à-dire,
du quinzième au trentième jour, on sépare du crâne le
lambeau tégumentaire qui, devenu libre, réclame de
nouveaux soins. Il convient d'abord d'en faire disparaître
les inégalités, d'en arrondir les angles, en un mot, de
régulariser son bord externe. Dans la crainte qu'il ne se
mortifie, on le panse de nouveau, pendant quelques jours,
avec des émollients; ensuite on le traite, ainsi que la
plaie qu'il a laissée sur la tête, comme toute autre solution de continuité. En se rétractant, il s'épaissit, se dur-
cit, prend la forme d'un bourrelet, rougit après avoir
pâli, et reste assez long-temps plus coloré que les points
environnants de l'oreille externe. C'est ainsi, du moins,
que les choses se sont passées dans le cas rapporté par
M. Dieffenbach.

§ 3.

Perforation, dilatation du conduit auditif.

Quand l'atrésie du conduit de l'oreille est complète et qu'elle a sa source dans l'os temporal lui-même, ainsi que j'en ai observé un double exemple sur le cadavre d'un enfant de quatre ans, et un second d'un seul côté, chez un autre enfant, âgé de dix à douze ans, elle est incurable, et ne comporte aucune espèce de médication. A quelque degré, au contraire, que soit porté le rétrécissement, qu'il reste à peine le passage d'une aiguille, comme l'a vu de Lamétrie, ou que la coarctation soit légère, que le resserrement n'occupe qu'un point de la longueur, ou qu'il ait envahi toute l'étendue du canal, on doit tenter d'y remédier par la dilatation. Les caustiques préférés par quelques auteurs anciens, même par Hippocrate, pourraient devenir ici dangereux et n'atteindraient que très rarement le but qu'on se propose. Les canules, les sondes ou les tentes de plus en plus grosses qu'on emploie, doivent être continuées long-temps encore après la cure, et même quelquefois toute la vie; car la paroi du canal conserve presque toujours une grande tendance à revenir sur elle-même. Dans certains cas, les parois auditives, simplement appliquées l'une contre l'autre, ne peuvent être efficacement écartées que par une canule métallique, d'un diamètre pareil à celui du conduit auditif à l'état normal. Si la surdité dépendait évidemment d'anomalie dans la courbure du prolongement cartilagineux de l'oreille, on la ferait disparaître en plaçant à demeure une canule d'or dans ce conduit, ainsi que M. Boyer en rapporte un exemple tiré de sa pratique. Plus souvent l'oreille externe est fermée par une membrane, une sorte de diaphragme. A moins qu'elle ne soit trop éloignée du pavillon, cette membrane doit être incisée crucialement avec un bistouri enveloppé d'une bandelette de linge

jusqu'à deux lignes de sa pointe. On en excise ensuite
les lambeaux avec le même instrument ou de petits ciseaux, pendant qu'on les soulève l'un après l'autre au
moyen d'un crochet. D'autres ont conseillé de la percer
avec un trois-quarts et d'en déterminer la destruction
à l'aide de corps dilatants ; mais cette méthode ne vaut
pas la première. L'incision que Paul d'Egine adopte
quand le diaphragme accidentel est profond, comme dans
le cas précédent, repoussée par F. d'Aquapendente,
sous prétexte qu'elle expose à pénétrer dans l'oreille interne, n'est rejetée aujourd'hui par les grands praticiens
que chez les sujets où elle semble toucher la membrane
du tympan. Alors on suit les préceptes de J. Fabrice,
on a recours au caustique, et le meilleur sans contredit
est la pierre infernale. Leschevin prescrit de la monter
sur un petit tuyau de plume, et de la porter au fond du
conduit, à travers une canule d'argent. Trois ou quatre
cautérisations, séparées par deux ou trois jours d'intervalle suffisent habituellement, et l'opération, à peine
douloureuse, n'est par elle-même aucunement dangereuse. Si pourtant la cloison était très épaisse, il vaudrait
mieux, à l'instar de Leschevin, la traverser, à quelque
profondeur qu'elle se trouve, avec un trois-quarts très
court et dont le poinçon dépasse très peu le bout de la
canule. C'est de la même manière qu'on devrait attaquer
toute atrésie, complète ou incomplète, qui ne se rattache
qu'au défaut de conformation des parties molles, et qui
n'est pas purement membraneuse. Dès que l'instrument
a dépassé l'obstacle, ce qu'indique le défaut subit de
résistance, on retire le trois-quarts seul, afin d'user de sa
canule pour porter une bougie, qu'on renouvelle chaque
jour en la grossissant par degrés, jusqu'au fond du conduit auditif.

§ 4.

Corps étrangers.

Mille espèces de corps étrangers peuvent s'engager dans le conduit auditif, et mille moyens divers ont été proposés pour les extraire. En obligeant le malade à sauter à cloche-pied, en lui faisant prendre des sternutatoires, Archigènes avait la même intention que Celse, qui recommande de lui appuyer la tête sur une table et de secouer avec force, soit en le soulevant par les pieds, soit en frappant l'oreille saine, soit en laissant retomber subitement, après l'avoir élevé, le corps qui le supporte. Alexandre de Tralles a donné l'idée de les aspirer avec un tube, et Mesué, qui l'a reproduite, a, comme J. Arculanus, imaginé, dans ce but, un autre instrument destiné seulement à pomper les matières liquides. La pompe aspirante, l'instrument inventé récemment par M. Deleau, et qui peut servir à soutirer l'air, la sérosité, le pus, etc., tout aussi bien qu'aux injections de l'oreille, se rattache au même principe. Leschevin, qui prétend que l'air entré dans le canal du pavillon est la cause ordinaire du bourdonnement et du tintement de l'oreille, avait été devancé par Reusner, qui, pour remédier à cet inconvénient, proposa une petite canule en argent, laissée à demeure dans le conduit auditif. Le cérumen endurci se dissout très bien dans l'huile d'amande douce, ainsi que le remarque Avicenne, et mieux encore dans l'eau de savon tiède ou même dans l'eau pure, si on s'en rapporte aux expériences d'Haygarth, qui rejette les huiles comme moins avantageuses. Une solution de sel marin, telle que l'a vantée J.-E. Trempel, le délaie également. En conséquence, lorsque la surdité est produite, comme il arrive si souvent chez les personnes d'un certain âge, par l'accumulation de cette matière, on fait pénétrer plusieurs fois chaque jour dans l'oreille un de ces liquides, soit avec une serin-

gue, soit avec du coton qu'on en imbibe, et, quand elle
est ramollie ou détachée, on l'enlève avec une curette. Si
les puces, les perce-oreilles et autres insectes qui s'introduisent parfois au fond du conduit auditif ne se prennent
pas dans le coton et la poix déjà prescrits par Hippocrate,
ou le pinceau de charpie enduit de térébenthine qu'on
leur présente pour qu'ils s'y enchevêtrent, on peut, à l'instar
de Hameck, tâcher de les tuer en versant dessus de l'huile
d'amande amère, ou, comme Rhazès, de la décoction de
feuille de pêcher. La décoction de *sedum palustre*, usitée
par Acrel, produirait le même effet. Mais il est inutile
aujourd'hui de combattre Verduc qui voulait que la
pomme de reinette eût la propriété de les attirer au-dehors, non plus que Leschevin qui vante une moitié de
pomme-de-terre comme antidote spécial du perce-oreille.
Il va sans dire aussi que, vivants ou morts, on doit d'a-
bord tâcher de les saisir et de les extraire avec des pinces.

Quant aux corps étrangers solides d'un certain volume, et que Paul d'Égine a justement rangés en deux
classes distinctes, d'un côté ceux qui absorbent l'humi-
dité et peuvent se gonfler dans les parties, de l'autre
ceux qui sont imperméables, ils méritent toute l'attention du chirurgien. Une inflammation vive, des abcès,
la carie des os, des accidents cérébraux, de violentes
douleurs de tête, peuvent être causés par leur présence.
A l'ouverture du cadavre d'un malade mort de cette manière, Sabatier trouva le rocher perforé, la dure-mère
enflammée, un abcès et la boulette de papier, cause de
tout le désordre, dans l'épaisseur même de l'os. Chez
une jeune fille en proie depuis long-temps à des accès
de convulsions, à des accidents nerveux de tout genre,
F. de Hilden obtint une guérison complète, en retirant de l'oreille un corps étranger qu'on y avait introduit sept ans auparavant. On a relaté une observation
analogue en 1829, et les recueils scientifiques fourmil-

lent d'exemples semblables. Cependant, M. Larrey fait remarquer, que chez un militaire qu'il a soigné, le corps étranger est resté en place pendant dix ans, sans produire d'accidents. Il est bon de ne pas oublier aussi que ces divers corps qui sont tantôt un haricot, un pois, un noyau de cerise, une boulette de pain, de bois, un grain de plomb, de verre, de fer, un petit caillou, etc., sortent parfois d'eux-mêmes, les premiers accidents passés, et après avoir produit une suppuration plus ou moins abondante. Un point important à noter, sur-tout dans la pratique, c'est que souvent les malades, ainsi que leurs parents, veulent à toute force que l'oreille renferme un corps étranger, quand elle est complétement libre. Une femme épouvantée amène son enfant, âgé de cinq ans, à l'une des consultations publiques de la capitale, pour qu'on veuille lui ôter un noyau de cerise, qu'il a depuis vingt-quatre heures dans l'oreille. Des tentatives de tout genre, inutilement renouvelées chaque matin pendant trois jours, font naître des douleurs inouïes, de l'inflammation, de la fièvre, et lorsque, n'osant plus rien faire, l'idée vint de se demander, si les organes du petit malade renfermaient réellement le noyau cherché, on s'aperçut qu'il n'en était rien. Des inconséquences pareilles ont maintes fois donné lieu aux accidents les plus graves. M. Boyer en indique deux exemples, et il est peu de médecins qui n'aient eu l'occasion d'en observer de semblables.

S'il ne suffit pas d'incliner l'oreille, pour en extraire les corps étrangers solides, on tâche de les atteindre avec des pinces, quand leur forme est alongée ou aplatie. Un petit crochet est quelquefois ce qu'il y a de mieux pour retirer ceux qui offrent une certaine mollesse. C'est à ces derniers aussi que se rapporte le conseil de les diviser, de les réduire en parcelles avec une feuille de myrthe étroite et alongée, afin de les entraîner ensuite par morceaux. Les corps fragiles exigent beaucoup plus de précautions. Une fausse perle, dit M. Boyer, brisée dans le conduit auditif par un chirurgien qui voulait la retirer, mit la vie du malade en danger, détermina la suppuration du tympan et la perte de l'ouïe. C'est donc avec une curette mince, quoique assez solide, qu'on doit les aller chercher, en suivant la paroi inférieure du canal, pour la conduire au-dessous du corps à enlever, et s'en servir ensuite comme d'un levier du premier genre, en abaissant son manche au moment de l'extraction. Un noyau de cerise, qui avait résisté à ces manœuvres, finit par germer dans l'oreille, au point, si on en croit M. Donatus, qu'on put dès lors l'extraire en le tirant par sa tige ; mais je n'ai pas besoin de relever l'invraisemblance d'un pareil fait. Combattre les accidents avec énergie, ou les prévenir, en tant qu'il est au pouvoir de l'art, et attendre la suppuration, seraient les seules ressources applicables ici. On a renoncé, avec raison, au procédé de F. de Hilden, adopté par C. de Solingen, et qui consiste à porter une première canule jusque sur le corps étranger, puis, à travers celle-ci, une seconde, destinée à le fixer au moyen des dents qu'elle offre à son extrémité, pendant qu'on y enfonce une espèce de tire-fond ou de foret pour retirer le tout ensemble. Ce que la curette ne ferait pas, on ne l'atteindrait pas davantage avec cet appareil, bien plus propre à pousser le corps étranger vers la caisse, qu'à le ramener au-dehors. Dans les cas difficiles, Paul faisait une incision en demi-lune derrière la conque, afin de pénétrer au fond du conduit, en ouvrant le cartilage de dehors en dedans, et de pouvoir repousser le corps étranger de dedans en dehors avec un instrument approprié. Encore proposée par Dionis, Verduc, cette opération est maintenant totalement abandonnée. Peut-être, cependant, ne serait-elle pas à rejeter en entier, lorsque le danger presse, et que tous les autres moyens ont été infructueux. Du reste, qu'on use de tel instrument ou de tel autre, il faut toujours, avant de commencer l'opération, instiller quelques gouttes d'huile dans l'oreille, pour rendre les parties plus glissantes et moins irritables. Ensuite, il n'y a rien à faire si ce n'est des injections émollientes pendant quelques jours; à moins, toutefois, que les manœuvres employées ne fassent craindre le développement futur d'accidents redoutables. Alors, la médication antiphlogistique et les hypnotiques, les calmants, si les douleurs sont vives, deviennent indispensables.

§ 5.

Polypes.

Tous les genres de traitements auxquels on a soumis le polype des fosses nasales, ont aussi été prescrits pour ceux de l'oreille. Aranzi prétend qu'on les guérit très bien avec les caustiques, notamment avec l'onguent de précipité rouge. De Vigo employait tour-à-tour contre eux le fer chaud, les caustiques, la ligature et les pinces. Paul les enlevait avec un bistouri fait exprès, ou bien avec son ptěrygotome. G. de Salicet en cautérisait la racine, après les avoir liés avec un crin de cheval ou un fil de soie. Aujourd'hui, la ligature et l'arrachement sont à peu près les deux seules méthodes usitées. La ligature, que F. de Hilden, et, après lui, Marchetti, Purmann plaçaient, à l'aide d'une plaque d'argent recourbée en forme de pince, est rendue plus facile, dit C. de Solingen, en traversant, au préalable, la base de la tumeur avec un fil en guise d'érigne. Elle n'est réellement applicable que dans un petit nombre de cas, que pour les polypes à pédicule étroit et très rapproché du pavillon de l'oreille. On l'exécute avec un fil de chanvre et la canule de Desault, ou bien par le procédé de F. de Hilden, modifié par Solingen, ou bien encore en portant avec des pinces, en faisant glisser avec un stylet, un nœud-coulant ou l'anse du lien jusqu'à la racine du polype. Lorsque, d'une manière quelconque, le fil est placé, on en passe les deux bouts dans un serre-nœud, et l'opération n'a, de ce moment, plus rien de particulier. L'*excision* est praticable dans les mêmes circonstances, et presque dans tous les cas où la ligature peut être tentée. Le polype étant accroché avec une érigne, on le tire à soi, en le renversant un peu, pour mettre sa racine à découvert et la diviser d'un coup de bistouri. De Lavauguyon, B. Bell, etc., qui la préférèrent aux autres méthodes, n'ont point en besoin, pour la pratiquer, du couteau en forme de crochet de F. de Hilden ; mais il est évident que des ciseaux étroits, mousses, un peu courbes sur le plat, pourraient être avantageusement substitués au bistouri. Quant à *l'arrachement*, seule méthode, à mon avis, qui puisse être utilement appliquée aux polypes dont la racine est profondément située, et qui, à la rigueur, suffirait aussi pour les autres, on l'effectue avec des tenettes ordinaires, à cuillères fenêtrées, bien concaves, minces et garnies de dents.

Le *speculum auris* de G. Fabrice, celui de Cleland, ainsi que tous ceux qui ont été proposés avant et depuis, sont inutiles, sinon nuisibles. Les tenettes en tiennent lieu. Le chirurgien les ouvre modérément, les engage entre la tumeur et les parois du canal, qu'il écarte avec douceur ; les fait ainsi glisser le plus profondément possible, et, quand le polype est solidement saisi, les tourne sur leur axe, puis arrache le tout, moitié en tirant, moitié en tordant. Le sang qui s'échappe à l'instant masque tellement les parties, que, le plus souvent, on est obligé de remettre au lendemain l'exploration nécessaire pour s'assurer qu'il existe ou qu'il n'existe plus rien dans le conduit auditif. Jamais, du reste, cette hémorrhagie n'est dangereuse. Une tente de charpie enduite de cérat, ou bien un bourdonnet de même nature , pour empêcher les surfaces saignantes d'être irritées par le contact de l'air, forment tout le pansement qu'elle réclame, et qu'on emploie toujours, d'ailleurs, après l'extraction des polypes de l'oreille. Pour peu qu'il reste de tissu hétérogène après l'opération, il faut, avant qu'il ne puisse s'accroître, s'efforcer de le détruire, soit avec le fer chaud, comme le prescrivent G. de Salicet, F. de Hilden, etc., soit avec les caustiques, généralement préférés de nos jours. La canule de J. de Vigo, ouverte sur le côté, d'après le conseil de Marchetti, de Verduc, etc., permet, il est vrai, de ne porter le feu que sur le point malade; mais, comme il faut agir parfois sur de larges surfaces, ou très près de la membrane du tympan, le cautère actuel n'est pas ici sans quelque danger. Rien n'est plus simple, au contraire, que d'arriver au polype, à travers la même canule, avec un pinceau chargé de beurre d'antimoine, de nitrate de mercure ou de quelque caustique, en supposant même que la pierre infernale ne puisse pas tenir lieu de ces divers moyens. Les polypes de l'oreille se développent avec tant de lenteur, et produisent si peu de trouble dans les fonctions, chez certains sujets, que beaucoup de malades les gardent des années, avant de réclamer les secours de l'art. Dans ce moment même (février 1830), je viens d'en arracher un, à l'hôpital Saint-Antoine, chez un homme adulte, qui le portait depuis quatorze ans. Leur extraction alors ne laisse pas d'exposer à certains dangers. Le tympan soustrait, pendant un temps aussi considérable, à l'action de ses stimulants naturels, s'irriterait de leur présence, si elle était ramenée sans ménagements. C'est comme un œil qu'on vient d'opérer de la cataracte : il faut d'abord le tenir dans l'obscurité, et ne l'exposer ensuite à la lumière que par degrés insensibles.

ART. 2.

Oreille interne.

§ 1ᵉʳ.

Perforation de la membrane du tympan.

Plemp est le premier, je crois, qui ait soutenu que l'audition peut se maintenir, quoique la membrane du tympan soit percée. Le fait qu'il rapporte en faveur de son assertion parut alors si extraordinaire, que Verduc refuse d'y ajouter foi, et que Vasalva, qui parle d'expériences tentées sur des animaux, en rejette aussi la possibilité, malgré l'autorité de Riolan appuyée de l'exemple d'un sourd-muet qui, s'y étant enfoncé un cure-oreille, guérit tout-à-coup par suite d'une déchirure de la membrane du tympan. Mais J. Munnicks et sur-tout Cheselden l'ayant reproduite, en l'appuyant sur de nouvelles observations, il fallut bien l'admettre comme une vérité démontrée. Cheselden fit plus : puisque, dit-il, la perte de la membrane tympanique n'entraîne pas la surdité, peut-être pourrait-on, en la perforant, lorsqu'elle est épaissie ou dégénérée, rétablir la faculté d'entendre chez quelques personnes. Par malheur, le criminel auquel il appliqua cette idée, était sourd pour une autre cause, et son opération n'eut aucun succès. Bien qu'indiquée de nouveau dans ces derniers temps, par M. Portal; bien que formellement proposée par Busson, comme moyen de vider les abcès de la caisse, la perforation du tympan n'a cependant pu être tirée de l'oubli que par M. A. Cooper, qui l'a, le premier, pratiquée avec succès pour remédier à la surdité, en 1800 et 1802. Tentée depuis avec des résultats divers, par nombre de chirurgiens, elle est encore à prendre rang parmi les opérations utiles et réglées de l'art de guérir. Un petit trois-quarts un peu courbe, est le seul instrument dont se servit M. Cooper, qui, pour éviter la rencontre du marteau et la corde du tympan, conseille avec raison de percer la membrane dans son quart antérieur et inférieur. Himly, qui prétend avoir publiquement décrit cette perforation dès l'année 1797, dit qu'avec le trois-quarts l'ouverture se referme bientôt, et qu'on doit, pour éviter cet inconvénient, l'exécuter avec un emporte-pièce, que M. Fabrizi de Modène a singulièrement compliqué, en voulant le simplifier. D'après cette remarque, l'aiguille à cataracte, préférée par Arneman, le petit couteau carré, comme l'aiguille de Hey, avec lequel Buchanan pense diviser les fibres de la membrane en travers et favoriser la rétraction des lèvres de la plaie, la soude triangulaire de Paroisse, le kystitome caché de Fusch, devraient être proscrits, aussi bien que le petit poinçon, armé d'un épaulement circulaire près de sa pointe, afin qu'il n'aille pas trop profondément, inventé par Rust, qu'une aiguille à tricoter, qui, selon Michaélis, pourrait également être adoptée, le simple stylet de M. Itard, l'aiguille que M. Saissy renferme dans une petite canule de gomme élastique, et que le kystitome de la Faye, qui me semble, à moi, plus commode qu'aucun autre instrument. Enfin, c'est aussi dans le but d'avoir une ouverture permanente, que M. Richerand pense qu'il serait mieux de perforer le tympan en cautérisant la membrane avec un crayon de pierre infernale, et que Zang a donné l'idée de laisser une corde à boyau dans la plaie. Aux trois cas de réussite d'A. Cooper, il faut en ajouter maintenant un grand nombre d'autres. Celui de Saunders, par exemple, qui a guéri une surdité de trois ans, par cette opération, un autre de Paroisse, chez un sujet sourd depuis huit ans, ceux de Michaélis, de Rust, de MM. Itard, Saissy, Maunoir, et de Henrald qui affirme avoir réussi deux fois sur trois; mais il ne faut pas se dissimuler non plus, que la plupart de ces praticiens, que Celliez, M. Itard entre autre, et M. Dubois, à quatre reprises différentes, l'ont aussi pratiquée sans en retirer le moindre avantage. Trury, Kauerz n'ont pas été, je crois, beaucoup plus heureux. Elle ne convient, au surplus, que dans un petit nombre de circonstances. On aurait tort d'en espérer quelque chose, par exemple, lorsque la surdité reconnaît pour cause une lésion du labyrinthe ou de l'oreille moyenne, des nerfs, des osselets ou de leurs muscles, en un mot, toutes les fois que la maladie ne tient pas à l'oblitération pure et simple de la trompe d'Eustache. Son but, en effet, est de permettre à l'air d'entrer dans la caisse du tympan et les cellules mastoïdiennes, et nulle autre indication ne peut être remplie par elle. Le pus, la sérosité, les mucosités et autres matières liquides dont elle pourrait aussi favoriser l'issue, trouveraient une route plus naturelle par le pharynx, si la trompe n'était pas fermée, et la perforation du tympan doit être rejetée tant qu'elle n'est pas indispensable, ou qu'il est possible d'arriver à l'oreille moyenne par une autre voie. Ce n'est pas, du reste, qu'elle soit dangereuse, qu'elle fasse naître des accidents bien graves. A peine douloureuse, rarement suivie de réaction générale, rien n'empêche de la tenter lorsqu'on n'a plus rien à attendre des autres moyens ; seulement, il ne faudrait pas s'en promettre de trop brillants résultats, ou fonder sur elle de trop grandes espérances. La simple ponction n'a d'ailleurs aucune valeur. L'ouverture est souvent refermée dès le lendemain. L'excision elle-même n'est pas à l'abri de cet inconvénient, faute d'instrument convenable. L'emporte-pièce de M. Deleau, espèce de ressort caché qui se détend au gré de l'opérateur, et qui pousse soudain, l'un contre l'autre, deux petits cercles bien tranchants, de manière à détacher net un disque du tympan, bien que l'un des plus parfaits, est loin encore cependant de réussir toujours.

§ 2.

Perforation des cellules mastoïdiennes.

Quant à la suite d'inflammations violentes ou même chroniques, des douleurs vives, sourdes ou tensives, se manifestent dans l'oreille, quand on a de fortes raisons de croire qu'il s'est formé un abcès dans cette partie, que des injections dans la caisse du tympan seraient avantageuses, qu'il existe là quelques caries, quelques esquilles à enlever, la perforation de l'apophyse mastoïde paraît être assez clairement indiquée. Le passage dans lequel Galien dit que si des ulcères du conduit auditif ont altéré les parties dures, il faut faire une incision derrière l'oreille, ruginer les os ou en enlever les esquilles, est tout ce qui, dans les anciens, semble s'y rapporter. Mais Valsalva fait déjà remarquer que des injections poussées par les cellules mastoïdiennes reviennent par la bouche. Riolan, Rolfinck l'indiquent expressément. Heuermann, qui vit un abcès de l'oreille se faire jour à travers l'apophyse mastoïde et y laisser une fistule, en conclut que ce qu'il y aurait de mieux à faire, en pareil cas, serait d'appliquer une couronne de trépan derrière la conque, sans donner au pus le temps d'altérer trop profondément le tissu spongieux de l'apophyse. Un malade qui ne put être soumis à cette opération, conseillée par J.-L. Petit, mourut, tandis que, par son moyen, le même auteur en a sauvé un certain nombre d'autres, qui étaient pour le moins aussi gravement affectés. Des observations du même genre ont été publiées par Morand, par Martin, etc. C'est principalement sur elles que Jasser a dû s'appuyer pour opérer le militaire auquel il ouvrit la mastoïde d'un côté, contenant un abcès avec carie, et celle du côté opposé, à cause d'une simple surdité. Fiedlitz l'a pratiquée avec succès des deux côtés, chez une femme qu'une fièvre quarte avait rendue sourde. Cet auteur, cité par Richter, relate deux autres cas non moins remarquables. Læfler, qui la vante beaucoup, veut qu'on se serve d'un trépan perforatif garni d'un rebord, qui l'empêche de pénétrer trop avant; qu'on incise les parties molles vingt-quatre heures avant de perforer l'os, afin de ne point avoir de sang épanché dans les celluleuses mastoïdiennes; qu'on fasse journellement, enfin, des injections par l'ouverture qu'une sonde de plomb doit maintenir béante et dilater. Hagstrœm, qui n'a cependant point eu à s'en louer, entre dans beaucoup plus de détails sur la manière de la faire que Lœffler, dont il adopte en grande partie les idées. S'il existe déjà une fistule, dit-il, il faut se borner à l'agrandir. Autrement on met l'os à nu, en évitant d'atteindre l'artère auriculaire, qui est naturellement plus rapprochée de la conque; après quoi il ne reste plus qu'à traverser l'apophyse, d'arrière en avant, avec un foret, un poinçon ou un trois-quarts, plutôt qu'avec un perforatif. Acrel la croit inutile quand les os sont sains, et Murray a très bien fait observer, qu'avant la puberté les cellules mastoïdiennes étant à peine développées, elle n'aurait réellement aucun but. L'exemple du docteur Berger, qui mourut après avoir été opéré par Callisen et Kœlpin, et chez lequel on ne trouva point de cellules, prouve qu'elles peuvent aussi manquer chez quelques adultes. Des faits semblables, rapportés par Morgagni, n'arrêtèrent néanmoins ni Prost, ni Arnemann qui assurent y avoir eu recours avec succès. L'hydropisie de la caisse, les abcès simples ne la réclament pas absolument. On les vide tout aussi bien en perforant la membrane du tympan, ce qui est infiniment moins douloureux et moins grave. Ce n'est, après tout, que dans les foyers accompagnés de nécrose ou de carie, et qui tendent à se faire jour derrière l'oreille, qu'on est en quelque sorte forcé d'y avoir recours.

Manuel opératoire. Une incision cruciale ou en T met

toute la face externe de l'apophyse mastoïde à nu. Après avoir rugiué l'os, on y applique, soit le perforatif, soit une petite couronne de trépan, soit un foret, soit un trois-quarts. On a soin d'incliner un peu l'instrument en avant et en haut à mesure qu'il pénètre. Dès qu'il est arrivé aux cellules auditives, on le retire pour agrandir, s'il le faut et sans hésiter, l'ouverture. Des injections sont ensuite poussées par là avec ménagement. Des tentes, des bourdonnets de charpie ou une sonde de plomb, doivent être placés chaque jour dans la perforation jusqu'à ce que la caisse tympanique soit revenue à son état naturel. Le ciseau, la gouge et le maillet, mis en usage par J.-L. Petit, Chopart et Desault, devraient être préférés si l'os était largement nécrosé, et s'il fallait en séparer de volumineux fragments. Si rien n'indique d'avance où l'instrument doit être appliqué, c'est à six ou huit lignes au-dessus du sommet de l'apophyse qu'on le porte. Les plus larges cellules correspondent à ce point. L'artère auriculaire qui se trouve au-devant et l'artère sous-mastoïdienne qui est en bas, peuvent facilement être évitées.

§ 3.

Cathétérisme de la trompe d'Eustache.

L'idée de pénétrer dans la cavité du tympan par le pharynx est déjà fort ancienne. Archigène, Valsalva, Munnicks, Busson, l'avaient sans doute présente à l'esprit, lorsqu'ils conseillaient d'inspirer des vapeurs d'eau, de tabac ou autres, et de se fermer le nez ainsi que la bouche avec force pour les obliger à se porter vers l'oreille pendant l'expiration. En 1724, Guyot, maître de poste à Versailles, et Cleland, en 1741, imaginèrent chacun un instrument pour injecter les trompes, l'un par la bouche, l'autre par le nez. La sonde un peu courbe d'A. Petit rendit encore l'opération plus facile. Douglas et Wathen se prononcèrent en faveur du procédé de Cleland. Heuermann et Ten Haaf adoptant celui de Guyot, introduisent par la bouche une sonde de femme dans la trompe, au-dessus du voile du palais, et vissent ensuite une petite seringue à l'autre extrémité de cette algalie. Encore recommandée par Falkenberg, Sims, Chopart et Desault, Callisen, qui les fait tantôt par le nez, tantôt par la bouche, et qui en décrit très bien le mécanisme, Buchanan, MM. Itard, Boyer, Richerand, etc. Proscrites, comme inapplicables à l'homme vivant, par B. Bell, et comme dangereuses par Trempel, ces injections viennent d'être remises en vogue et fortement préconisées par M. Deleau, qui paraît en avoir effectivement obtenu de très beaux résultats. Comme moyen mécanique, elles permettent de désobstruer les trompes ; comme médicament, elles agissent avec efficacité sur les inflammations, les engorgements de tout genre, les matières épaissies, les collections de liquides de la caisse et du conduit guttural du tympan. On conçoit donc de quelle importance elles doivent être dans la surdité, qui dépend de l'une de ces causes.

Nul doute qu'on ne puisse, et même très facilement, pénétrer dans la trompe, en portant une sonde courbe, par la bouche, au-dessus, en arrière et sur l'un des côtés du voile palatin, comme le faisait Heuermann ; mais l'opération étant encore plus facile, et sur-tout plus sûre, par les fosses nasales, c'est à cette voie qu'on s'en tient généralement aujourd'hui. L'instrument de Saissy, la sonde en *S* italique de M. Itard, ou bien une algalie, qui ne diffère d'une sonde de femme qu'en ce que, ouverte à ses deux extrémités, elle n'offre point d'yeux sur les côtés, puis une petite seringue pour pousser les liquides, sont tout ce qu'il importe de se procurer en pareil cas. Une sonde de gomme élastique, armée de son mandrin, et convenablement courbée ; un stylet boutonné, en cas qu'on voulût franchir les obstacles avec un corps solide, pourraient, à la rigueur, tenir lieu des autres cathéters. Le chirurgien, placé de côté, au-devant du malade, lui renverse la tête d'une main, saisit, de l'autre, la sonde enduite d'un corps gras, en présente le bec à l'orifice du nez et la fait glisser sur le plancher des fosses nasales par le méat inférieur, en ayant soin d'en tenir la convexité tournée du côté de la cloison, et légèrement inclinée en haut. Arrivé à la face supérieure du voile, il relève un peu l'extrémité de l'instrument, sans lui permettre d'abandonner la paroi externe de la narine, ce qui l'oblige à gagner insensiblement la partie supérieure du méat maxillaire; continue de le pousser dans cette direction, et tombe immanquablement dans le pavillon de la trompe, qui, de là, se porte obliquement en dehors, en arrière et en haut. Aussitôt que la sonde est suffisamment enfoncée on adapte la seringue à son pavillon, comme lorsqu'on veut injecter une hydrocèle, et chacun comprend ensuite ce qui reste à faire. L'opération est renouvelée chaque jour une ou deux fois, et rien n'empêche, comme on voit, de faire pénétrer ainsi dans l'oreille moyenne tel liquide médicamenteux qu'on jugera nécessaire. Si l'injection était arrêtée dans la trompe, et que, d'aucune manière, elle ne pût avancer, ce serait le cas d'ôter la seringue, et de glisser un stylet boutonné jusqu'à l'obstacle, pour le franchir ou le détruire. Bien entendu que la force, ici, ne doit être employée qu'avec de grandes précautions, et qu'avant d'y avoir recours, on se sera bien assuré qu'elle est indispensable, que des manœuvres mieux dirigées ne la rendraient pas inutile. M. Deleau, qui obtient les plus heureux résultats de ce genre de médication, trouvant que le bec de la sonde métallique ne peut manquer d'arc-bouter bientôt contre les parois de la trompe, dès qu'on veut la faire cheminer de quelques lignes, que son inflexibilité cause de la douleur, et que les injections aqueuses ne pénètrent ainsi que très difficilement dans la cavité auriculaire, a imaginé de lui substituer une sonde flexible, et de recourir à des douches d'air atmosphérique. Avec les procédés de ce chirurgien, l'opération est possible à tout âge. Il est même parvenu à sonder, en passant par la narine opposée à l'oreille malade; ce qui est extrêmement heureux, lorsqu'une altération, une déviation quelconque, empêche de pénétrer par la narine correspondante. J'ai vu chez lui deux jeunes garçons, âgés, l'un de quatre ans, l'autre de sept, se prêter de la meilleure grâce du monde aux manœuvres de sa méthode, et ne pas donner le moindre signe de douleur. A l'aide d'un mandrin en argent, long de quatre à six pouces, offrant une courbure assez forte près de son extrémité, portant un anneau dans l'autre sens, et dont le diamètre varie depuis une demi-ligne jusqu'à une ligne et demie, il conduit une sonde de gomme élastique jusqu'à la trompe. Le malade, assis sur une chaise, se tient lui-même la tête un peu renversée et appuyée soit contre le dossier du siége, soit contre un coussin *ad hoc*, supporté par une tige qui permet de l'élever ou de l'abaisser à volonté. L'opérateur s'arme de l'instrument, préalablement huilé; le présente, tenu de la main droite comme une plume, la concavité tournée en bas et en dehors, à la narine; le fait pénétrer rapidement, en suivant le plancher de cette cavité; touche bientôt le voile palatin (ce qu'annonce un mouvement involontaire de déglution, et la profondeur de deux pouces ou de deux pouces et demi à laquelle on est arrivé); en relève aussitôt le bec en dehors et en haut, par un mouvement d'arc de cercle ou de rotation, pour entrer dans la trompe; saisit en dessus, avec le pouce et l'indicateur de la main gauche, l'extrémité libre de la sonde, s'il y est engagé; tâche de la faire avancer, pendant que le mandrin est retenu immobile par la main droite;

marche ainsi jusqu'à l'obstacle, qu'il franchit, comme on franchirait une coarctation de l'urèthre, et retire la tige conductrice, dès qu'il croit être entré assez avant ; visse un pavillon en argent à l'ouverture externe de la canule, qu'il retient en place avec un fil métallique, contourné en forme de pinces, et qui embrasse en même temps l'aile du nez correspondante ; adapte à ce pavillon le bec d'une seringue, d'une bouteille ou d'un soufflet de caoutchouc ; s'en sert pour pousser de l'air au-delà de l'obstacle, en ne dépassant point un degré de pression que l'habitude seule apprend à mesurer ; voit, par le bruit qu'on entend en appliquant l'oreille sur celle du malade, si la caisse est saine ou malade, vide ou remplie, si le gaz qu'on y pousse peut ou ne peut pas en ressortir entre la sonde et les parois de la trompe ; substitue à la seringue le tuyau d'un réservoir, muni d'un manomètre, et dans lequel une pompe est chargée de comprimer l'air ; lâche le robinet de cet appareil ; établit ainsi un double courant atmosphérique dans l'oreille, l'un qui *entre* par la sonde, l'autre qui *sort* entre elle et le conduit guttural ; augmente ou diminue la force de cette douche, et la cesse au bout d'une ou de plusieurs minutes.

Remarques. Pour pénétrer par l'autre narine, l'instrument est un peu plus courbé, et son bec légèrement renversé du côté de la convexité. Tenu de la même main, la concavité tournée en bas et en dedans, on le fait cheminer le long du bord inférieur de la cloison. Une fois au voile du palais, on élève la main, en la portant en dehors, pour en incliner l'extrémité derrière le vomer, et joindre la trompe ; le reste se fait comme précédemment. Dans un cas, comme dans l'autre, si la sonde ne se place pas bien, le malade l'indique lui-même, quand il a déjà subi l'opération une fois. Sa direction, et la manière dont elle se maintient, l'annoncent d'ailleurs suffisamment au chirurgien. Pour s'en assurer positivement, au surplus, il possède un moyen facile. Le mandrin étant retiré, il n'a qu'à pousser de l'air ou un liquide par la canule. L'injection tombera dans le pharynx, si la position est fausse, et ne pénétrera point, ou entrera dans la caisse, dans le cas contraire. M. Deleau pense qu'en faisant cheminer la sonde brusquement, quoique avec douceur, on cause sensiblement moins de gêne et de fatigue que par la méthode vulgaire. L'expérience lui a démontré qu'il y a moins d'inconvénients à recommencer une ou plusieurs fois à en tourner rapidement le bec près de la trompe, qu'à tâtonner lentement pour l'y engager. Sa canule flexible offre un avantage extrême. Poussée par les doigts de la main gauche, pendant que le mandrin est arrêté au-dehors, elle entre et s'accommode on ne peut mieux à la direction, aux flexuosités du conduit à traverser. A la pression qu'elle éprouve en avançant, on sent à quelle distance est le rétrécissement, quel en est le degré, la densité même. Si le premier instrument paraît trop gros, on le remplace par un plus petit, et réciproquement. La courbure de la sonde inflexible ne permet rien de tout cela. Avec celle-ci, l'injection est projetée plus ou moins obliquement contre l'une des parois du conduit. L'autre la dirige, au contraire, dans l'axe de la trompe. Si, après avoir franchi l'obstacle, l'air produit dans la caisse un *bruit de pluie* sur la membrane du tympan, un bruit sec, on en conclut que l'oreille moyenne n'est pas altérée; s'il semble plutôt agiter un liquide, s'il est *muqueux*, on est autorisé à croire qu'il existe du pus, du sang, de la sérosité ou tout au moins un engorgement de la membrane interne de l'oreille moyenne. Dans les deux cas, si la trompe est évidemment engouée ou rétrécie, et que le sujet perçoive mieux les sons immédiatement après qu'avant le cathétérisme, la surdité tient à l'état de la trompe, et tout porte à croire qu'on la guérira. Lorsqu'il n'en résulte aucun changement, le mal est très probablement ailleurs, et on peut être à peu près certain que cette opération ne sera d'aucun avantage pour la suite. La douleur vive produite par l'injection, annonce une phlegmasie aiguë ou une irritabilité nerveuse trop grande, qu'il faut combattre au moyen des médications connues. Dans le simple engoucment ou les phlegmasies purement chroniques, la souffrance est à peu près nulle pendant comme après l'opération. M. Deleau explique l'action de l'air d'une manière toute mécanique. Il balaie, vaporise, nettoie par degrés la caisse et les cellules mastoïdiennes. En revenant entre la sonde et la trompe, il fait nécessairement effort, devient corps dilatant, résolutif, par la compression qu'il exerce sur les tissus engorgés. L'eau, les liquides, exposent beaucoup plus à blesser, à déchirer la membrane tympanique, etc., et ne produisent pas d'autres effets médicamenteux que les gaz. Tout homme instruit doit comprendre, après tout, que chaque cas doit exiger des modifications spéciales, et qu'il en est, sous le rapport du manuel opératoire, des rétrécissements de la trompe d'Eustache, comme des coarctations de l'urèthre; que, sur ce point, de l'adresse et des essais souvent répétés, joints à beaucoup de prudence, pourront seuls donner assez d'habileté à l'homme qui voudrait se livrer avec quelque fruit au cathétérisme du conduit guttural de l'audition. Ce serait en vain, par conséquent, qu'on voudrait approcher du savoir et du tact que possède M. Deleau, avant de s'y être long-temps exercé. Aussi est-il tout simple que ce praticien parvienne à soulager ou à guérir une foule de sourds-muets, qui eussent inutilement cherché ailleurs l'amélioration qu'il leur procure dans son établissement.

Il me reste un doute à émettre : l'engorgement, l'épaississement, l'état phlegmasique de la tunique muqueuse de la trompe, étant admis comme cause de surdité, ne serait-il pas permis de tenter contre ces affections ce qu'on emploie avec tant d'avantage pour les guérir radicalement dans l'urèthre, la cautérisation avec le nitrate d'argent? N'ayant aucun essai à l'appui de ce soupçon, je ne fais que le rappeler en passant, et n'oublie point la crainte que doit naturellement inspirer l'introduction des caustiques dans l'oreille par le pharynx.

TITRE II.

OPÉRATIONS QUI SE PRATIQUENT SUR LE TRONC.

CHAPITRE PREMIER.

COU.

SECTION PREMIÈRE.

RÉGIONS LATÉRALES ET SUPÉRIEURES.

ART. 1er.

Glande parotide.

Si on prenait à la lettre ce qu'en ont dit les auteurs du dernier siècle, rien ne serait si simple que l'éradication totale de la parotide. De nos jours, au contraire, rien ne paraît plus difficile; au point que plusieurs grands maîtres, M. Boyer entre autres, en nient jusqu'à la possibilité. Il est vrai que la plupart des cas qui en ont été rapportés, sont loin d'être concluants. Ainsi que le remarque déjà Richter, et que Burns l'a démontré, les assertions de Heister, qui dit avoir plusieurs fois extirpé la parotide, celles de Scultet, Verdier, Palfyn,

V. Swieten, Gooch, Berh, Roonhuysen, Gottefried,
Errhart, etc., de Garengeot, qui prétend que cette opération ne cause presque jamais d'hémorrhagie, de Kalt-
schmidt, qui avoue l'avoir pratiquée un grand nombre
de fois avec succès, entre autres, chez un sujet dont la
tumeur pesait trois livres, d'Acrel, qui put arrêter
l'hémorrhagie à l'aide du simple tamponnement, de
Burgraw, Hezel, de Alix, qui put extirper une masse
du poids de quatre livres, au-dessous de l'oreille, sans
produire la moindre effusion de sang, de K. Boerrhave,
et de quelques autres encore, se rapportent évidemment à s'ablation de tumeurs lymphatiques, développées
dans la profondeur de l'espace parotidien, et non de la
parotide elle-même. Ne pourrait-on pas en dire autant
des observations suivantes? En 1781, J.-B. Siebold crut
avoir enlevé la parotide en totalité, parce qu'après l'o-
pération, il fut facile de voir que les muscles digastrique et stylo-hyoïdien, ainsi que l'artère carotide, étaient
à découvert. Chez un étudiant dont parle Heister, il fallut aller si profondément, que la carotide donna lieu à
une hémorrhagie mortelle. Croyant emporter une loupe,
Souerampe s'aperçut qu'il extirpait la parotide, et conti-
nua son opération, en disséquant la glande avec le bistouri. « Je guidai toujours, dit-il, l'instrument avec
l'index de la main gauche, pour reconnaître la pulsation
des artères et sur-tout des carotides. » Le sang coula beaucoup moins que le chirurgien ne s'y attendait, et le malade s'est parfaitement rétabli. En 1796, Ch.-G. Siebold, qui enleva une tumeur énorme au côté du cou
d'une jeune fille, dit qu'il en résulta une excavation si
profonde, que tous les assistants furent obligés de convenir que la glande parotide en avait été extraite en entier. Chez le malade opéré par Klein en 1820, le nerf
facial fut coupé. Il fallut mettre à nu l'artère carotide et
le nerf pneumo-gastrique, écarter et disséquer le muscle

sterno-mastoïdien, diviser les artères temporale, maxillaire externe, auriculaire, faciale-transverse, et lier plusieurs de ces vaisseaux. Au bout de dix-huit jours, la guérison était complète. Dans le cas qui appartient à M. Idrac de Toulouse, il n'y eut aucune artère à lier ; mais la plaie offrait le même aspect que chez le malade de Siebold père, et la pièce pathologique, de la grosseur du poing, était ronde, bosselée, offrait en dedans une saillie, moulée sur l'espace circonscrit par l'apophyse mastoïde, le conduit auditif et le bord de la mâchoire. Elle était de même nature partout, et présentait exactement la forme de la glande parotide. Le sujet a guéri sans paralysie. L'observation de M. Lacoste ne diffère de celle de M. Idrac, qu'en ce qu'il y eut une hémorrhagie abondante, qui se renouvela deux fois, et mit la vie du malade en danger. La tumeur enlevée par M. Prieger pesait près de trois livres. Les artères maxillaire externe, temporale, auriculaire, non la carotide, furent divisées et liées. La femme a survécu. S'il faut en croire M. Kirby, on put s'assurer, après son opération, que l'intervalle des muscles ptérygoïdiens était vide, le conduit auditif à découvert, ainsi que l'articulation temporo-maxillaire et toute la longueur de l'apophyse styloïde. Toutefois, le tamponnement avec des éponges suffit pour arrêter l'hémorrhagie, et, malgré un érysipèle qui survint à la face, le malade guérit. Quant au fait relaté par M. Pamard, l'auteur convient lui-même que la parotide ne fut pas extirpée en totalité. De son côté, M. Nægèle veut qu'on puisse enlever cette glande sur le cadavre, sans léser le nerf facial, et soutient l'avoir pratiqué avec succès dans son hôpital, sans produire de paralysie. Si, dans ces diverses observations, les auteurs sont loin d'avoir donné tous les détails, toutes les preuves, capables de faire passer leur conviction dans l'esprit des lecteurs, si, dans plusieurs, le peu qu'ils en disent tend à prouver le contraire de ce qu'ils ont avancé, il n'en est pas moins très probable que quelques-unes d'entre elles se rapportent réellement à l'éradication de l'organe sécréteur principal de la salive. Au surplus, il existe actuellement des preuves irréfragables d'une pareille opération. Quoique M. Goodlad en rapporte un exemple assez bien circonstancié, c'est cependant à Béclard qu'on en doit la première démonstration. Son malade, opéré en 1823, à l'hôpital de la Pitié, eut les muscles de tout un côté de la face paralysés, et comme il mourut quelques mois plus tard d'une méningite chronique, on put constater sur le cadavre que toute la glande avait bien positivement été extirpée. Un sujet, opéré en septembre 1824, par M. Gensoul, et mort dans le courant de l'année 1825, donna aussi, en admettant sans réserve l'assertion de l'auteur, que l'ablation de la parotide avait été complète. Plus heureux encore que la première fois, M. Gensoul a répété cette opération en 1826, avec un plein succès ; mais le malade est resté paralysé d'une moitié de la face. M. Cormichaël avait eu le même bonheur quelque temps auparavant, c'est-à-dire en 1818, et mentionne la même particularité que M. Gensoul, comme suite de l'opération. En 1826 aussi, M. Lisfranc eut occasion d'enlever toute la parotide, de montrer le malade et la pièce pathologique à l'Académie, puis de faire constater, après la mort, qui arriva au bout de quelques semaines, qu'il n'était rien resté de la glande dans l'espace parotidien.

Dans l'opération pratiquée par M. Heyfelder de Trèves, au mois de juin 1825, le malade ne perdit que trois ou quatre onces de sang, on ne laissa qu'un très petit lobule de la glande en avant, et la paralysie de la face finit par se dissiper spontanément. Chez le sujet opéré par M. G.-M'Clellan en 1826, le succès fut complet, dit l'auteur, quoique la glande eût été totalement enlevée. Celui de M. Cordes d'Hirschetrg qui affirme n'avoir pas épargné

la moindre parcelle de la glande, s'est également rétabli.
M. Bernt prétend l'avoir aussi pratiquée avec succès.
Les Archives en renferment un autre exemple dans lequel
on alla couche par couche jusqu'à la carotide. Les journaux allemands de l'année dernière ont encore rapporté un
nouvel exemple de parotide enlevée avec succès. Dans
l'opération que M. A. Fonthein de Syke a pratiquée au mois
de novembre 1828 sur une femme, âgée de trente-trois ans,
la carotide n'a point été blessée, aucune hémorrhagie n'est
survenue, et la guérison était parfaite le trentième jour.
La paralysie elle-même, qui était d'abord apparue,
comme dans les cas précédents, a complétement cessé.
Le plus récent enfin que je connaisse est celui de M. A.
Magri de Soreinèse. Au mois de janvier 1829, ce chirurgien, assisté de M. Madonini, extirpa sur le côté du cou
une tumeur qui comprenait toute la parotide, et put
omettre la ligature du tronc carotidien. Le malade, paysan
âgé de trente-six ans, fut rétabli en vingt-six jours, à
l'exception toutefois de la paralysie faciale qui a persisté.
M. Dugied qui donne un extrait de la plupart de ces
faits, dont parlent aussi MM. Hourman et Pillet dans
leur dissertation, dit encore que MM. A. Cooper et
Weinhold ont extirpé plusieurs fois la parotide entière.
Mais je n'ai pu savoir où ces observations ont été
publiées, excepté celles de M. Weinhold, qui conserve
une des glandes dans son cabinet et la montre à qui
veut la voir.

Remarques anatomiques. Enveloppée de son aponévrose, se continuant en quelque sorte avec la glande
sous-maxillaire en passant sur la face interne de l'angle
de la mâchoire, séparée de la peau par une couche plus
ou moins épaisse de tissu cellulo-graisseux, la parotide,
presque pyramidale, unie d'une manière assez solide au
conduit auditif supérieurement, à l'apophyse mastoïde
et au muscle mastoïdien en arrière, se prolonge plus ou

moins loin, en avant, sur la face externe du masséter. Par sa face antérieure, elle recouvre ou renferme entre ses lobules, de haut en bas et de dehors en dedans, 1° l'artère faciale transverse et les deux branches principales du nerf facial, au moment où elles passent sur le bord de la mâchoire; 2° parallèlement à ce bord, l'artère et la veine temporale superficielles; 3° la carotide externe et l'origine de la maxillaire interne; 4° les muscles ptérygoïdiens et quelques branches des vaisseaux pharyngiens. Elle appuie inférieurement sur le ligament stylo-maxillaire, les muscles digastrique et stylo-hyoïdien; en arrière, entre l'oreille et l'apophyse mastoïde sur l'artère auriculaire; plus bas, sur une autre branche assez grosse, qui croise la protubérance mammoïde et n'est pas constante; plus profondément, sur l'artère stylo-mastoïdienne, médiatement sur l'occipitale. Par son sommet, elle se glisse jusqu'auprès de la veine jugulaire interne et des nerfs grand hypoglosse, pneumo-gastrique et grand-sympathique, entre l'apophyse transverse des premières vertèbres et le pharynx. Un de ses embranchements se prolonge presque toujours entre les deux carotides. Un autre s'avance souvent entre les muscles stylo-glosse, stylo-pharyngien, l'artère carotide interne et la veine jugulaire. Tous recouvrent l'apophyse styloïde qu'ils embrassent, et la racine du bouquet anatomique de Riolan. Enfin elle est traversée obliquement de haut en bas, de dedans en dehors et d'arrière en avant par le tronc du nerf facial, qui se bifurque dans son épaisseur, où se rencontre aussi la veine qui fait communiquer les deux jugulaires l'une avec l'autre, de très petits ganglions lymphatiques et d'autres rameaux artériels ou veineux beaucoup moins importants.

Manuel opératoire. Lorsque l'opération est décidée, une première question se présente : faut-il, ou ne faut-il pas imiter M. Goodlad, qui lia, au préalable, l'artère carotide? En commençant, on ne sait jamais si la glande aura besoin d'être enlevée en totalité, pas plus que s'il sera permis d'en laisser une partie. Si, dans le premier cas, la blessure de la carotide externe est à peu près inévitable, la carotide interne peut assez souvent être respectée. Dans le second, il est probable qu'on pourra les ménager toutes les deux. Par son action sur l'encéphale et le reste de l'organisme, cette ligature est loin d'être indifférente. Sans admettre, avec M. Tuson, que, de près ou de loin, elle soit constamment mortelle, on aurait au moins grand tort, quoi qu'en disent quelques modernes, de ne pas la regarder comme une des opérations les plus dangereuses de la chirurgie. Ici, d'ailleurs, son exécution serait extrêmement difficile à cause des changements de rapports qu'ont éprouvés les parties, du moins, si on voulait ne lier que la carotide externe. En se résignant à ne l'entourer d'un fil, comme l'ont, ou paraissent l'avoir fait Béclard, MM. Carmichaël, Gensoul et Lisfranc, que pendant le cours de l'opération, on a du moins la chance de s'en dispenser, s'il est possible, sans s'exposer pour cela à rencontrer de plus nombreux obstacles que de toute autre manière.

1° *Opération.* Les instruments dont on peut avoir besoin sont un bistouri droit, un bistouri convexe, un bistouri boutonné, des ciseaux droits et courbes, des pinces à disséquer, une sonde cannelée en acier et sans cul-de-sac, un scalpel dont le manche aplati puisse servir à décoller les parties si l'occasion le requiert, des aiguilles armées de ligatures, et tout ce qu'il serait nécessaire d'avoir s'il fallait placer un lien sur l'artère carotide. Le reste de l'appareil se compose d'éponges, de charpie en boulettes, en plumasseaux, d'agaric, de compresses longuettes et carrées, d'une ou de deux bandes, et des autres objets que réclament toutes les grandes opérations.

Premier temps. Couché sur le côté sain, maintenu

par des aides, le malade sera situé de manière à pouvoir
respirer et cracher librement. Une personne doit se tenir
prête à comprimer le tronc de la carotide primitive, en
cas d'accident. Le volume, la forme de la tumeur, l'état
des téguments, déterminent le genre d'incision qu'il
faut préférer d'abord. Si la peau est saine et libre d'adhérence, si le corps à enlever ne dépasse pas les dimensions d'un œuf de poule, l'incision cruciale ou en T, est
la meilleure. Autrement, il faut avoir recours à l'incision
elliptique afin d'emporter avec le squirrhe un lambeau
plus ou moins large de la couche cutanée. Dans ce dernier cas, si l'étendue de la tumeur l'exige, rien n'empêche
de faire, après coup, sur chaque lèvre de l'ellipse, une
autre incision qui la transforme en véritable T, et qui,
après l'opération, réduira le tout à une incision cruciale. A moins que la maladie ne se prolonge très loin
vers la bouche il est moins avantageux, on ne peut en
douter, de placer le grand diamètre de la plaie, transversalement, comme l'a fait M. Goodlad, et comme le
veut M. Fonthein, que de haut en bas. Telles sont les
seules règles générales qu'il soit permis d'établir sur ce
premier point. C'est à lui-même, à ses connaissances,
à son habileté particulière, que l'opérateur sera forcé
de s'en rapporter, pour les suivre, les modifier, ou les
enfreindre.

Deuxième temps. Une fois les téguments disséqués et
les lambeaux renversés, le chirurgien détache la masse
altérée, en commençant par sa partie supérieure, puis par
son bord postérieur, pour ne pas tomber dès le principe
sur la carotide ; lie toutes les branches artérielles à mesure
qu'il les ouvre, ou, si elles sont peu volumineuses,
suit le précepte de Zang, se borne à les faire comprimer par le doigt d'un aide ; a soin, quand il agit
vers le bord de la mâchoire ou près des muscles ptérygoïdiens, de tenir le tranchant de son bistouri plutôt

en arrière qu'en avant, dirigé contre les tissus à extirper, plutôt que du côté de ceux qu'on veut conserver. Tant que le manche du scalpel paraît pouvoir suffire, on doit le préférer. Avec cet instrument, on déchire, on isole la plupart des lobules de la glande, on les dégage d'entre les vaisseaux sans courir le risque d'ouvrir les artères, et les dangers de l'opération en sont diminués d'autant. Cependant, lorsqu'on est sûr que les adhérences à détruire ne renferment rien d'important à ménager, le bistouri doit reprendre la place du scalpel. Par déchirement, la dissection est plus sûre; par incision, elle est plus prompte, moins douloureuse et plus favorable pour les suites. Arrivé derrière la branche maxillaire, l'opérateur doit redoubler de précautions. C'est là que siége la carotide externe, complétement enveloppée de granulations glandulaires chez certains sujets, et l'origine des artères temporale et maxillaire interne. Plus profondément, au sommet de la fosse parotidienne, s'il existe quelque pédicule, quelque traînée que le manche de l'instrument ne puisse pas détacher, la prudence veut qu'on en fasse la ligature du côté des parties saines avant de les couper. En supposant que pendant toutes ces manœuvres, une grosse artère, la carotide externe, vienne à être ouverte ou qu'on s'aperçoive que sa lésion est inévitable, avant d'aller plus loin on la découvre du côté de sa racine, afin d'en opérer la ligature assez bas pour ne plus être exposé à l'atteindre. Si les muscles de l'apophyse styloïde, le digastrique sur-tout, n'étaient pas dégénérés, on devrait s'efforcer de ne pas les détruire. Dans le cas opposé, on les sacrifie sans hésiter, ainsi que le tronc du nerf facial qu'il est inutile de vouloir respecter quand la parotide entière est désorganisée. A la fin, il est possible que la glande ne résiste plus que par son sommet, et que, malgré les tractions exercées par la main gauche, d'une part, et par le manche du scalpel, de l'autre, cette pointe tienne bon dans le fond de la plaie. Alors, dans la crainte qu'elle ne renferme quelque gros tronc vasculaire, il est mieux de l'embrasser avec un ruban de fil, de l'étrangler comme s'il était question d'un polype, en se conformant au conseil d'Hezel, et de se borner, pour le moment, à n'exciser de la tumeur que ce qui est parfaitement libre.

Remarques. Les artères qui peuvent avoir été lésées sont, outre les carotides, la faciale transverse, la temporale, l'auriculaire, la mastoïdienne, la stylo-mastoïdienne, l'occipitale, la maxillaire interne, la pharyngienne inférieure, la linguale même et la faciale. Il faut donc lier successivement toutes ces branches, si leur tronc commun ne l'a pas été d'abord. Le sang qui continue de couler ensuite, ne peut venir que des veines, et n'exige d'autre secours que le tamponnement, s'il ne s'arrête pas de lui-même. Au premier aspect, l'excavation qu'on a produite a quelque chose d'effrayant; mais sa profondeur seule ne prouverait pas qu'on a réellement extirpé toute la glande. En se gonflant, les ganglions qui résident au centre ou dans les environs de cet organe, le dépriment, le poussent dans toutes les directions, en déterminent l'atrophie, et le font en quelque sorte disparaître; si bien qu'après les avoir enlevés, il est très facile de s'en laisser imposer, et de croire qu'on a extirpé la parotide elle-même. C'est une remarque sur laquelle MM. Murat, Cullerier, Richerand, Boyer, insistent avec raison, qu'il importe de ne point oublier, qui permet d'apprécier à leur juste valeur les assertions des auteurs dont j'ai noté plus haut les observations, et de comprendre comment on a pu pratiquer cette opération, sans produire d'hémorrhagie, en ne divisant que de petits vaisseaux, etc. Si la plaie n'avait que quelques pouces d'étendue, les lambeaux devraient en être rapprochés, réunis, soit à l'aide de bandelettes, soit au moyen de la suture. Mais quand elle est très large, en voulant la fermer immédiatement et en totalité, on s'expose aux fusées purulentes, à l'érysipèle simple ou phlegmoneux, et à toutes leurs suites, ainsi qu'on l'a vu dans les cas rapportés au nom de Béclard et de plusieurs autres. Après la cicatrisation, le malade peut rester infirme, on doit l'en avertir. Les mouvements du pharynx, du larynx, de la langue, de la mâchoire même, souffrent parfois beaucoup de cette opération, à cause des muscles qui ont été coupés. Plus fréquemment encore la section du nerf facial paralyse, plus ou moins complétement les paupières, l'aile du nez, l'angle labial, toute la moitié correspondante du visage. Avec le temps néanmoins, la plupart de ces inconvénients se dissipent, et il est rare qu'à la fin, la figure ne reprenne pas son ancienne expression.

2° *Ligature*. L'instrument tranchant n'est pas le seul moyen qu'on ait offert aux praticiens pour détruire la parotide squirrheuse. Effrayé par les dangers de l'hémorrhagie, Roonhuysen qui avait déjà proposé de la remplacer par la ligature, passait un double ruban profondément à travers la base de la tumeur, et en nouait ensuite séparément les deux moitiés, l'une en haut, l'autre en bas; de manière à produire la mortification des tissus malades, en les privant de toute circulation. M. Mayor veut, lui, qu'on la découvre d'abord, comme pour l'extirper, et qu'après en avoir isolé toute la portion qui fait relief à l'extérieur, on la traverse, comme Roonhuysen, ou mieux, qu'on l'attire au-dehors autant que possible avec une pince-érigne, et qu'on glisse sur sa racine une forte ligature qu'il serre par degrés avec son constricteur en chapelet. En cinq ou six jours, dit-il, la dégénérescence est entièrement coupée ou réduite en putrilage, et nulle artère n'a couru risque d'être lésée. C'est ainsi qu'il a guéri une demoiselle âgée de quatorze ans, d'une tumeur qu'elle portait depuis trois ans au-devant de l'oreille;

puis une autre personne âgée de dix-huit ans, dont
la glande s'étendait depuis l'arcade zygomatique jusqu'au-dessous de l'angle maxillaire; enfin, une troisième, dont la masse morbide, longue de huit pouces,
large de quatre, était située dans la région parotidienne.
Mais, quoi qu'en dise l'auteur, ces faits se rapportent
bien plus à l'extirpation de ganglions lymphatiques dégénérés qu'à celle de la glande parotide proprement
dite. Je vois d'ailleurs un inconvénient à cette méthode :
elle expose à n'emporter qu'une partie du mal quand
il s'étend profondément, et, s'il est superficiel,
l'emploi du bistouri cessant d'être aussi redoutable,
elle perd beaucoup de son importance. Toutefois, je
la tenterais volontiers en la combinant avec la dissection, dans le premier de ces cas. Sans se donner la peine
d'arracher tous les embranchements de la glande, les uns
après les autres, lorsqu'ils s'étendent trop loin entre les
vaisseaux, une forte ligature qui les comprendrait *en
masse* et qui permettrait de les étrangler insensiblement,
me semble offrir une ressource trop négligée jusqu'à présent, ainsi que s'en plaint avec raison M. Mayor.

3° *Caustiques.* Le conseil de Desault et de Chopart, qui
veulent qu'après avoir excisé toute la portion saillante du
squirrhe, on en détruise les restes avec le fer chaud ou
les caustiques, est assurément d'une bien moindre valeur
et ne mérite guère d'être pris en considération. Le cautère ne pourrait être utile dans cette opération que pour
fermer des bouches vasculaires échappées aux ligatures,
et consumer quelques parcelles morbides, s'il en est que
l'instrument n'ait pas enlevées, contre la volonté de l'o-
pérateur.

ART. 2.

Glande sous-maxillaire.

Aucune observation concluante ne prouve que la glande
sous-maxillaire soit jamais passée à l'état de squirrhe ou

de cancer. Les exemples qui en ont été rapportés sont re-
latifs aux glandes conglobées qui l'avoisinent, qui se trouvent entre elles, le bord de la mâchoire et le muscle peaucier. Son induration, par suite d'inflammation chronique
dans la grenouillette, par exemple, est loin d'être aussi
rare. Des abcès développés dans le tissu cellulaire des
environs, et qui restent fistuleux après leur ouverture,
la produisent également. Mais, quelque rebelle qu'elle
puisse être, cette maladie cède ordinairement à d'autres
moyens que l'extirpation, que rien ne semble rendre
tout-à-fait indispensable. Des deux observations qui
en ont été publiées en France depuis quelque temps,
l'une, celle que j'ai fait connaître et qui appartient à
M. J. Cloquet, est un exemple pur et simple d'extirpation de ganglions sus-hyoïdiens ; l'autre, celle que
M. Amussat a relatée, rentre probablement dans la
même catégorie, et de plus, il est loin d'être démontré
que, chez son malade, l'opération fût absolument nécessaire. Après tout, que le mal ait son siége dans la
glande ou dans les ganglions qui l'entourent, une fois
qu'on a résolu de l'enlever, le procédé à suivre est à peu
près le même. Comme embrassée inférieurement par la
concavité du muscle digastrique, séparée des téguments
par la veine faciale et le muscle peaucier, la glande sous-
maxillaire appuie supérieurement contre la face interne
de la mâchoire, en dedans contre le muscle hyoglosse et le
mylo-hyoïdien, sur la face externe duquel un de ses prolongements s'avance. L'artère faciale en longe le côté supérieur et interne. Le nerf lingual et l'artère du même nom
passent au-dessous. En haut tout-à-fait, elle reçoit le
plexus du nerf myloïdien.

Manuel opératoire. Tout ce que j'ai dit de la forme et
de la direction à donner aux incisions, en parlant de la
parotide, est également applicable ici. Le malade doit avoir
la bouche fermée, le menton relevé, et la tête renversée

en arrière et de côté. La glande ou la tumeur est ainsi mise entièrement à découvert. Pour l'atteindre, le chirurgien divise la peau, d'abord de haut en bas, depuis le bord de la mâchoire jusqu'à l'os hyoïde, ensuite transversalement; dissèque, écarte et renverse les lambeaux ainsi tracés; applique deux ligatures sur la veine faciale pour la diviser dans l'intervalle, si elle le gêne trop et s'il ne peut la faire éloigner avec un crochet; enfonce une érigne dans le corps de la glande, et la fait tirer en dehors et en haut, puis en arrière et en bas, pendant qu'il en détache à petits coups la partie inférieure ou la moitié antérieure; évite soigneusement l'artère linguale et le nerf concomitant; cherche en arrière le tronc de l'artère maxillaire externe et le lie; fait porter l'érigne en avant et en bas; sépare la masse morbide du côté de la langue, et l'enlève dès lors sans difficulté. Si on aimait mieux commencer par lier l'artère maxillaire, il faudrait diriger sur elle la première incision et la chercher dans le point que j'ai indiqué dans un autre chapitre. On pourrait aussi ne pas la lier du tout, en prenant la précaution de conserver intact jusqu'à la fin le point par où ses branches pénètrent dans la glande, et de l'embrasser comme un pédicule, avec une forte ligature. Pour le pansement et la suite, on se comporte comme après l'éradication de la parotide, en se souvenant toutefois qu'au-dessous de la mâchoire, la réunion immédiate offre infiniment moins de dangers, que la totalité de l'opération est incomparablement moins redoutable que dans l'échancrure sous-auriculaire.

SECTION II.

RÉGION ANTÉRIEURE.

ART. 1er.

Corps thyroïde.

Le goître ou le bronchocèle est une autre tumeur dont

la médecine moderne s'est beaucoup occupée, et qui ne
doit être attaquée par les moyens chirurgicaux qu'après
avoir été vainement combattue par l'iode, la *poudre de
Sency* et autres ressources pharmaceutiques, vantées dans
ces derniers temps ; encore faut-il qu'elle gêne assez les
malades pour en compromettre l'existence. Les *caustiques*, employés du temps de Celse et, depuis, par un petit
nombre de praticiens pour le détruire, ne sont plus d'aucun usage aujourd'hui. Le *séton*, que Monro l'ancien,
au rapport de Burns, que Gérard et sur-tout Flajani
ont tenté ou vu tenter avec succès, et que M. Quadri de
Naples a récemment préconisé comme un moyen nouveau, ne mérite pas la même proscription. Les avantages
qu'on en peut tirer ont été mis maintenant hors de doute
par une foule d'observations authentiques, et toutes les
fois qu'au lieu d'une hypertrophie, d'une dégénérescence fongueuse, cancéreuse, la tumeur est formée par
des kystes, des substances liquides ou demi-liquides,
son application n'a rien que de très rationnel. M. Quadri le place ën général de haut en bas avec un instrument analogue à l'aiguille de M. Boyer, et le porte rarement à plus d'un demi-pouce de profondeur, dans la
crainte de blesser les vaisseaux. Pour peu que la masse à
détruire soit volumineuse, il en passe deux, trois et
même quatre, sur différents points. Bientôt, le goître
commence à s'affaisser, et la résolution, qui s'en opère
par degrés, continue de se faire, dans la plupart des cas,
même après avoir supprimé la mèche, après la cicatrisation des plaies. La thyroïde est souvent le siége d'une intumescence solide. J'y ai vu des squirrhes. Burns et M. War-
drop y ont rencontré de la substance encéphaloïde et le
fungus hématode. Or, les faits invoqués par le chirurgien de Naples ne prouvent point qu'alors le séton puisse
triompher du mal. Dans ces circonstances fâcheuses, on
a proposé la ligature du bronchocèle, son extirpation ou

la ligature des principales artères qui viennent s'y rendre.

Ligature. C'est à Moreau, chirurgien de l'Hôtel-Dieu, que Valentin attribue l'idée d'attaquer le goître par la ligature. Un des malades ainsi traités en 1779, ne guérit point. L'autre se rétablit parfaitement bien. La tumeur du premier était un cancer. Celle du second était de nature graisseuse. Le chirurgien en traversa la base avec un double lien, comme pour la diviser en deux parties égales, qu'il étrangla ensuite séparément. Quelques années après, Desault y eut aussi recours, mais c'était pour terminer une extirpation dont le dernier temps devenait trop dangereux. Bruninghausen s'en est servi avec un plein succès, en 1805, pour détruire une grosseur du volume d'un œuf, qui existait au-devant du cou, entre le larynx et le sternum d'un jeune homme âgé de vingt-cinq ans. La science en était là sur ce point, lorsque, il y a quelques années, M. Mayor est venu en reculer les bornes. Un enfant âgé de douze ans, opéré par lui, en 1821, d'un goître aussi volumineux qu'une grosse pomme d'orange, est sorti en parfaite santé de son hôpital, au bout d'un mois. Chez un garçon, âgé de vingt-un ans, la tumeur occupait le devant et les deux côtés du cou, s'étendait, des angles maxillaires et de la région parotidienne, jusqu'auprès du sternum et des clavicules. Des trois lobes qui la formaient, l'un, celui du milieu, égalait en volume la tête d'un fœtus de sept à huit mois. La masse entière avait neuf pouces de hauteur et vingt-six pouces de largeur, au-dessous de la mâchoire. L'état général du sujet était mauvais, et cependant M. Mayor l'a radicalement guéri en moins de deux mois! Il n'a pas moins bien réussi sur une dame de Sackendorf, qui avait inutilement consulté les hommes les plus distingués de tous les pays, pour se faire débarrasser d'une tumeur qu'elle portait depuis environ trente ans. Cette tumeur, qui ne cessait de s'accroître, occupait tout le côté gauche du cou, avait repoussé à droite le larynx et la trachée, comprimait l'artère carotide ainsi que la veine jugulaire interne, et semblait compromettre gravement la vie de la malade. Son procédé consiste à découvrir, par une incision cruciale ou en T, toute la face antérieure du bronchocèle, à l'isoler ensuite plus ou moins des parties sous-jacentes avec les doigts ou le manche du scalpel, puis à passer une forte ligature sur la racine de chacun des lobes qu'elle présente, ou bien à en traverser la base avec un double ruban qui permette de l'étrangler par en haut et par en bas. Au lieu d'une ou de deux ligatures, il en emploie parfois jusqu'à quatre, qui doivent embrasser alors chacun un quart ou un tiers de la glande. Autant de constricteurs qu'il y a d'anses de fil lui sont, du reste, nécessaires, et c'est, comme on le pense bien, au constricteur en chapelet qu'il accorde la préférence. D'après ces détails, il est évident néanmoins que la ligature n'est ici qu'un moyen accessoire, une ressource contre l'hémorrhagie, en quelque sorte un pis-aller, bon à tenter lorsqu'on craint de blesser quelques vaisseaux d'une certaine importance; et que, si on était sûr d'éviter toutes les grosses artères avec le bistouri, l'extirpation serait encore beaucoup plus avantageuse. C'est une opération, d'ailleurs, qui ne laisse pas d'être grave : deux des malades opérés par M. Mayor lui-même, ont succombé. Elle cause des suffocations, des angoisses, de la difficulté de respirer et, souvent, une partie des symptômes de la fièvre putride. En conséquence, je ne la conseillerai qu'à la condition de détacher d'abord la tumeur avec l'instrument tranchant ou les doigts, dans la plus grande étendue possible, afin de n'avoir qu'un pédicule au lieu d'une large base à étrangler, à la condition aussi d'exciser promptement le goître en deçà du lieu, et de ne pas le laisser se putréfier dans la plaie.

Oblitération des artères. Quelques praticiens ont pensé qu'en liant les artères thyroïdiennes, on obtiendrait probablement la résolution du goître. Burns en rapporte la première idée à M. W. Blizard de Londres. Le malade opéré par ce chirurgien alla très bien pendant une semaine ; mais diverses hémorrhagies et la gangrène d'hôpital, l'épuisèrent bientôt, et finirent par amener la mort. Depuis, M. Walther, qui s'est conformé au précepte du chirurgien anglais, en 1814, l'a fait avec un plein succès. On doit à M. H. Coates un autre cas de réussite. M. Earle, M. Green n'ont pas été moins heureux ; et M. Boileau, forcé de lier la carotide pour une lésion traumatique, en 1825, eut la satisfaction, non seulement de sauver son malade, mais encore de le voir guérir d'un goître qu'il portait depuis longues années. M. S. Cooper nous apprend, du reste, qu'une ligature des vaisseaux thyroïdiens, pratiquée par M. Brodie, n'a produit aucune diminution dans le volume de la tumeur qu'il voulait atrophier. Sans être très nombreux, ces faits sont assez concluants néanmoins pour engager à soumettre un pareil secours à de nouvelles épreuves. On devrait sur-tout l'essayer dans le bronchocèle pur et simple, ou l'hypertrophie du corps thyroïde. Au lieu d'une ou de deux, il faudrait, à mon avis, lier les quatre artères thyroïdiennes. Autrement, il est à craindre que le sang qu'on arrête d'un côté ne revienne par l'autre ; d'autant mieux que l'état habituel d'irritation des parties y a produit un développement en général très prononcé du système vasculaire. L'opération, après tout, n'a rien qui doive effrayer le chirurgien instruit. Si les pulsations naturelles des vaisseaux à découvrir ne sont pas assez fortes pour servir de guide à l'instrument, on va chercher chaque thyroïdienne à sa sortie de la carotide, pour celle d'en haut, et sur le bord interne de ce tronc, pour celle d'en bas, en suivant, du reste, les règles établies ailleurs.

Extirpation. Par l'extirpation, on enlève la totalité du mal, et le sujet en est promptement débarrassé ; mais elle est accompagnée de dangers si nombreux, si redoutables, que tous les membres de l'ancienne académie de chirurgie et la grande majorité des auteurs de l'époque actuelle, s'accordent à la proscrire. Il me semble probable, toutefois, qu'on aura bientôt à en porter un autre jugement. Qu'au temps d'Albucasis, un malade qu'on y a soumis, soit mort d'hémorrhagie, cela n'a rien de bien surprenant ; que la jeune dame dont parle Palfin ait succombé par la même cause, pendant l'opération, on le conçoit encore. Bien que l'un des malades cités par Gooch se soit éteint, épuisé au bout de huit jours, et que, pour sauver l'autre, il ait fallu que des aides se succédassent pendant une semaine, afin de comprimer sans relâche avec les doigts, toutes les bouches artérielles qui avaient été ouvertes ; quoiqu'un officier dont Percy rapporte l'histoire soit également mort d'hémorrhagie, et que le malade opéré par M. Dupuytren n'ait survécu que trente-cinq heures à l'ablation de la tumeur ; quoique les exemples d'extirpation de goître invoqués par Freytag, Vogel, Theden, Desault, Giraudi de Marseille, M. Fodéré, et ce barbier qui, au dire de Paradi, la pratiqua sur sa femme avec succès, ne soient pas tous très concluants ; quoique la jeune fille traitée plus récemment par Klein, ait été prise le lendemain d'un état apoplectique dont elle a été victime, on aurait tort pourtant de blâmer les essais qui ont pour but de nous familiariser davantage avec cette opération. En la combinant avec la ligature, comme l'a fait si heureusement M. Mayor, et comme le faisait en même temps M. Hédénus de Dresde, il est indubitable qu'on en pourra retirer, à l'avenir, de nombreux succès. Les cas les plus compliqués n'ont point intimidé ce dernier chirurgien qui, en 1822, avait déjà par devers lui, six exemples de réussite. Son procédé diffère de celui de

M. Mayor, en ce qu'il dissèque soigneusement le bronchocèle avec le scalpel, jusqu'à sa face profonde, et lie les artères à mesure que l'instrument les ouvre; en ce que, pour lui, la ligature qu'il place d'ailleurs comme le praticien de Lausane, mais qu'il noue comme pour oblitérer un gros vaisseau, n'a d'autre but que d'étrangler ce qu'il n'ose pas couper, et de lui permettre d'exciser toute la masse morbide sur-le-champ avec sécurité. Pour moi, je ne me déciderai à l'extirpation d'un véritable goître qu'après m'être assuré qu'il ne coexiste avec aucune lésion du cœur, aucune tendance à l'apoplexie, que les glandes lymphatiques environnantes sont saines; qu'après avoir tenté, soit le séton à la manière de M. Quadri, soit la simple incision indiquée par M. Fodéré et mise en pratique avec succès par M. Delpech, soit, comme le recommande M. Rullier, une injection irritante dans le kyste, s'il en existe, soit la ligature préalable des artères thyroïdiennes, qu'aux instantes prières des malades, et seulement lorsqu'au lieu de se réduire à une simple difformité, le bronchocèle forme une maladie dont la marche et la nature menacent plus ou moins l'existence du sujet.

Manuel opératoire. Je suppose une goître qui occupe tous les points de la glande. Les préparatifs sont à peu près les mêmes que pour l'ablation de la parotide. Le malade est couché sur le dos, la tête modérément renversée, et maintenue par des aides. Placé à droite, l'opérateur fait sur la ligne médiane, une première incision, qui commence au-dessus et doit finir un peu au-dessous de la tumeur; transforme cette plaie en incision cruciale; détache les lambeaux et les dissèque jusqu'à leur base; divise en travers les rubans charnus qu'on ne peut écarter, les renverse vers leur attache, s'ils sont sains, ou les comprend dans les excisions subséquentes, s'ils sont malades; lie les vaisseaux qui le gênent; gagne peu à peu

les bords de la thyroïde ; les attire à lui, en déchirant
plus qu'en coupant ; trouve profondément, à leurs parties supérieure et inférieure, les quatre artères principales de l'organe ; les isole, les entoure de chacune un
fil ; ménage avec tout le soin possible le tronc des carotides, la jugulaire interne, la branche descendante du nerf
grand hypoglosse, le pneumogastrique, le grand sympathique, les nerfs cardiaques qui se remarquent un peu
plus en dehors, croisés par d'assez nombreuses veines secondaires ; détache ensuite la tumeur, par la partie supérieure, des côtés et de la face antérieure du larynx
qu'elle embrasse et déforme parfois, en déprimant les
cartilages thyroïde et cricoïde, dont elle n'est séparée que
par les muscles thyro-hyoïdiens, des lamelles celluleuses
et quelques artérioles qu'il faut lier, et que fournissent les branches linguales ou maxillaires ; retourne
vers ses bords, qu'il relève et sépare de l'œsophage, puis
de la trachée qu'avoisinent les nerfs laryngés ; enfin
quand elle ne tient plus que par son bord inférieur, si le
plexus veineux qui en sort, et l'artère thyroïdienne de
Neubauer, qui s'y rend assez souvent, en font redouter
la séparation complète, il embrasse tous ces objets avec
un lien, ou bien en traverse le pédicule avec une double
ligature ; les étrangle aussi fortement et aussi près que
possible de leur racine ; après quoi il excise sans crainte,
la totalité du goître. Une dissection aussi pénible, aussi
délicate, ne peut pas être prompte. Le malade a besoin
qu'on lui permette de se reposer de temps en temps, de
respirer. Toute pression de la trachée ou du larynx doit
être évitée avec le plus grand soin, et le chirurgien ne
doit pas perdre de vue, que si les inspirations ne sont pas
libres, on voit à l'instant le sang s'accumuler dans les
veines, et couler à flots sous le moindre coup de bistouri. Avant de procéder au pansement, il importe de
lier jusqu'aux plus petites artères. Quant aux veines,

elles cesseront de donner, dès que le sujet, libre d'angoisses, pourra dilater sa poitrine largement et sans crainte. S'il en arrivait autrement, on en ferait la ligature, qui, pour le dire en passant, est loin d'exposer autant à la phlébite que le prétendent quelques observateurs modernes. Les mouvements convulsifs, et même la mort, qui sont parfois survenus pendant l'extirpation de tumeurs accompagnées d'un grand développement du système vasculaire, étant attribués, par quelques personnes, à l'ouverture de ces veines, on a cru que des bulles d'air pénétrant par là, se précipitaient jusque dans le cœur et causaient cet affreux désordre. Des expériences sur les animaux, relatées par M. Magendie, M. Larrey, qui affirme avoir vu la piqûre de la jugulaire externe devenir subitement mortelle, ont fait naître l'idée de cette théorie. Un accident arrivé à l'Hôtel-Dieu sous le bistouri de M. Dupuytren, un autre du même genre survenu à M. Græfe, puis un troisième à M. Mott, ont semblé la confirmer. Ce n'est pas seulement au cou que des accidents de cette espèce ont été observés. M. Piedaguel rapporte l'histoire d'un homme auquel M. Beauchêne fit l'extirpation d'une énorme tumeur à l'épaule, en 1818. L'opération n'était pas terminée, que le malade s'écria, *du sang me tombe dans le cœur, je suis mort*, et mourut en effet. La même chose est arrivée à M. Clémot, après l'ablation d'une tumeur au sein, et deux malades auxquels il venait d'ouvrir une des veines axillaires, furent sur le point d'éprouver le même sort. Ces observations ne sont point de nature, selon moi, à mettre l'existence du fait hors de toute contestation. Les expériences nouvelles de M. Poiseuille, tendent à prouver que si l'absence de toute valvule dans les grosses veines du cou le rend possible, il n'en est plus de même aux membres et sur les autres parties du corps. Le malade

de Klein, et l'adolescent opéré, en 1830, par M. Dupuytren, d'un thyrocèle, sont aussi morts tout-à-coup, et cependant, on n'a pas cru devoir en accuser le passage de
l'air dans les veines. Ainsi, sans en nier la possibilité, du
moins lorsque, comme perdues au milieu de tissus fermes
auxquels leur surface externe adhère et qu'elles sillon-
nent en forme de canaux, les veines restent béantes après
leur division au fond de la plaie, je crois que ce fait a
besoin d'être confirmé par de nouvelles observations. Les
surfaces étant bien épongées, et les fils ramenés vers les
angles de la solution de continuité, il n'y a plus qu'à
rapprocher les lambeaux de la plaie et à la fermer plus ou
moins complétement. Comme au devant du cou le centre
de la division est plus élevé que les côtés, je ne vois
que des avantages à tenter la réunion immédiate, soit à
l'aide de bandelettes emplastiques, soit même au moyen
de quelques points de suture, pourvu toutefois qu'à l'exception de quelques ligatures, on ne soit forcé de laisser aucun corps étranger sous la peau. Du reste, les
diverses pièces du pansement doivent être légères et
très mollement appliquées. Toute compression en pareil
lieu, serait dangereuse, et de trop nombreuses pièces
d'appareil feraient naître une chaleur nuisible. Si la tumeur ne comprenait qu'un côté de la thyroïde, ou si, indépendante de cette glande, elle siégeait sur un autre
point de la moitié antérieure du cou, les modifications
qu'il faudrait apporter au procédé que je viens de décrire,
sont trop légères et trop faciles à deviner pour qu'il soit
utile de les indiquer plus au long.

ART. 2.

Voies aériennes.

§ 1er.

Bronchotomie.

Par le nom de *bronchotomie*, les anciens ont voulu

désigner l'ouverture artificielle et méthodique du canal aérifère dans sa région cervicale, et nullement celle des bronches, comme l'étymologie porterait à le croire. Aujourd'hui qu'on la pratique sur des points variables du conduit de la respiration, le mot *bronchotomie* devrait s'entendre de l'opération en général, tandis que dans ses applications spéciales, elle comprendrait la *trachéotomie*, la *laryngotomie* et la *laryngo-trachéotomie*. Asclépiade de Bithynie est le premier, je crois, qui ait osé la mettre en usage. Personne, avant Antyllus et Paul d'Egine, ne l'avait décrite. C. Aurelianus, Arétée et la plupart des auteurs grecs en rejettent jusqu'à la pensée, d'un côté, parce que, selon eux, la blessure des cartilages est mortelle, et que, de l'autre, la bronchotomie ne leur paraît propre qu'à augmenter l'inflammation de la trachée. Rhazès ne la conseille que dans le cas de mort imminente; et quoique Albucasis cite, pour prouver que les cartilages divisés peuvent se ressouder, une jeune fille qui s'était coupé la gorge et qui guérit très bien, qu'Avenzoar ait fait, dans le même but, quelques expériences avec succès sur des chèvres, il faut cependant arriver jusqu'en 1529 et 1543 pour la voir exécuter de nouveau par A. Benivieni et M. Brassavole. C'est depuis F. d'Aquapendente, seulement, que tous les écrivains en ont admis l'utilité, la nécessité même, dans certaines circonstances. Du reste, il s'en faut bien qu'on ait toujours été d'accord sur les cas qui la réclament.

Indications et appréciation. P. d'Abano, qui l'appelle *subscannation*, et, après lui, Gherli de Modène, G. Martine, etc., la croient indiquée dans tous les cas *d'angine* tonsillaire ou laryngée, qui menacent de suffoquer le malade; mais, quoique défendue par Mead et par Louis, leur opinion, qui remonte d'ailleurs jusqu'au temps d'Avicenne, vivement combattue par Cheyne, n'est plus guère admise actuellement que par les docteurs

Baillie et Fare. Les angines purement inflammatoires,
quelqu'intenses qu'elles soient, vont rarement jusqu'à
nécessiter un pareil secours : la médecine possède des
moyens non moins efficaces et bien moins effrayants
à leur opposer. On comprend à peine que le gonflement aigu des amygdales, pour lequel Flajani n'a pas
craint d'y avoir recours, la réclame jamais. Il en est
de même, à plus forte raison, de leur engorgement chronique, que l'excision fait toujours disparaître avec beaucoup moins de danger. Lorsque la langue se boursouffle
tout-à-coup de manière à remplir la bouche et fermer
l'isthme du gosier, Richter et B. Bel, qui la recommandent, avaient sans doute oublié qu'alors deux ou trois
incisions profondes sur le dos de l'organe malade en opèrent l'affaissement, et ne connaissaient très probablement
pas les observations de Délamalle sur ce sujet. J'ai peine
à croire aussi qu'il n'eût pas été possible de s'en dispenser
dans le cas où M. Burgess l'a récemment pratiquée, puisqu'il ne s'agissait que d'une intumescence inflammatoire
produite par une brûlure au fond de la cavité buccale.
D'un autre côté, il est à peu près universellement admis
depuis Desault, qu'elle ne convient point aux suites de la
submersion, et qu'en la prescrivant pour remédier à
l'asphyxie des noyés, Detharding s'est complétement
trompé sur la manière dont la mort arrive en semblable
circonstance. Néanmoins, M. S. Cooper, qui la croit plus
prompte et même plus facile que l'introduction d'une
sonde de gomme élastique par le nez ou par la bouche,
me paraît avoir raison de soutenir qu'il ne faudrait pas la
proscrire alors sans restriction. Si la bouche était solidement fermée, si la sonde ne rencontrait pas l'entrée du
larynx, mieux la bronchotomie que rien, lorsqu'il importe d'agir vite et de faire pénétrer l'air dans les poumons. Quand on songe à la difficulté de fermer entièrement la glotte avec le tube qu'on y engage, et d'empêcher

l'air insufflé de s'échapper par les voies digestives, dans tous les cas où le chirurgien croit devoir tenter la respiration artificielle, on ne laisse pas d'avoir quelque tendance à lui accorder la préférence sur le simple cathétérisme.

L'angine œdémateuse, c'est-à-dire le boursoufflement séreux des lèvres de la glotte, est encore une maladie dont la bronchotomie semble former le remède par excellence. En maintenant la respiration, elle donne au médecin le temps d'attaquer le mal par les ressources appropriées, et à l'organisme les moyens de l'éteindre, ou au moins de lui résister davantage. Les antagonistes de Bayle, qui, le premier, en a parlé à cette occasion, la repoussent sous un prétexte qui ne me paraît pas valable. Leur sonde à demeure par les voies naturelles, ne resterait certainement pas sans danger dans la trachée pendant huit à quinze jours ; tandis qu'une canule, une fois placée par une ouverture artificielle dans le canal aérien, incommode fort peu les sujets. Je pense donc, avec M. Lawrence, que dans ce genre de maladie, d'ailleurs presque constamment mortelle, elle mérite quelque attention, et qu'elle offrirait infiniment plus de chance de succès que les scarifications des parties infiltrées, proposées par quelques praticiens. Le malade dont M. Roullois de Mayenne donne l'observation dans sa thèse, et qui fut opéré à l'hôpital Saint-Antoine par M. Käpeler, en 1828, est mort, à la vérité, au bout de trente-six heures, mais après avoir été rappelé, comme par miracle, de la mort à la vie, et, très probablement, parce qu'on ne put pas obliger l'air à passer en assez grande quantité et sans interruption dans les poumons. Celui dont il est parlé dans le journal complémentaire eut moins de malheur, puisqu'il a survécu. Un polype, une tumeur quelconque des fosses nasales ou du pharynx, la thyroïde, quelques ganglions lymphatiques, gonflés, assez durs et assez volumineux pour empêcher l'air de traverser la trachée, ne rendent l'opération indispensable qu'autant qu'il y a péril imminent de suffocation, ou qu'il serait impossible ou trop dangereux d'essayer l'ablation de ces masses morbides. C'est en quelque sorte pour ces seuls cas que Sharp la réservait; car elle ne lui paraissait pas de rigueur dans l'extraction des corps étrangers.

Corps étrangers. Aujourd'hui, c'est principalement pour atteindre les substances hétérogènes de quelque consistance, qui s'introduisent souvent dans le larynx ou la trachée, qu'on la pratique volontiers. On s'en est servi, dans ce sens, pour extraire des caillots de sang venus de la bouche, ou même d'une plaie du larynx, des vers lombrics, des mouches, des portions d'aliments, telles que des osselets de poisson, de volaille, des fragments de champignons, de pommes, de châtaignes, de gland de chêne, de polype du pharynx, un noyau de cerise, de prune, d'abricot, une fève de haricot, un grain de raisin, une pilule, une aveline, une pièce d'or, une pièce d'argent, des flocons de laine, d'étoupe, une balle, un moule de bouton, un caillou, une épingle, une aiguille, des tumeurs fibreuses, probablement syphilitiques, comme celles que M. Senn a récemment fait connaître, développées dans l'intérieur du larynx, un morceau de cartilage, de tendon, de bois, de fer, de concrétion membraniforme, en un mot, de tous les corps, qui, d'une manière ou d'une autre, peuvent s'engager dans la glotte ou la trachée. Dès que la présence d'un de ces objets dans les voies de la respiration est dûment constatée, à moins qu'on ne puisse mieux le saisir par la bouche avec les doigts ou une pince, il n'est plus permis de révoquer en doute les avantages de la bronchotomie. Dans le fait publié par M. d'Arcy, quoique l'accident ne datât que de quelques heures, le haricot était déjà triplé de volume. Quand même les accidents primitifs qu'ils font naître viendraient à se calmer en partie, elle n'en continuerait pas moins d'être positivement indiquée. En effet, ce moine, dont parlent les *Eph. des cur. de la nat.* et qui n'osa pas se plaindre d'abord, ne mourut phthisique qu'au bout de deux ans. Un des malades cités par Louis, était si bien, qu'on le regardait presque comme guéri, lorsqu'il succomba vers la fin de la troisième semaine. Un autre qui vécut plusieurs années avec un louis d'or dans les bronches, finit cependant par s'éteindre. Tulpius, V. D. Wiel, Bartholin, Pelletan, M. Dupuytren, ont aussi vu, dans certains cas, le corps étranger permettre à la respiration de reprendre son type en quelque sorte naturel, et n'amener la mort qu'après un ou plusieurs mois, et même des années. Il en est même qui, au bout de ce laps de temps, ont fini par être expulsés spontanément ; témoin le croupion de volaille que mentionne Sue. Mais ces efforts heureux de l'organisme ont si rarement lieu, qu'il serait imprudent d'y compter, et qu'on ne doit jamais se dispenser de la bronchotomie sous d'aussi vains prétextes. Des corps étrangers arrêtés dans l'œsophage, le gonflement inflammatoire que déterminent parfois les plaies, les blessures du cou, ont aussi porté quelques médecins à pratiquer la bronchotomie pour prévenir la suffocation et donner le temps de combattre la maladie principale. Habicot y soumit sur-le-champ un garçon, qui, revenant de la foire, ne trouva rien de mieux, pour échapper aux voleurs, que d'avaler, réunies en un paquet, les pièces d'or dont il était possesseur. Il se comporta de même, avec succès, chez un malade qui, couvert de plaies, était sur le point de périr faute de pouvoir respirer. C'est ainsi qu'il faudrait évidemment agir, si la vie était sérieusement menacée par la présence de masses hétérogènes dans l'œsophage, ou d'une intumescence des lèvres d'une blessure du larynx, quand il n'est pas possible d'enlever d'une autre manière et immédiatement la cause de la suffocation.

Le *croup* ou la *diphthérite* laryngienne et trachéale, cette affreuse maladie, dont les belles recherches de M. Bretonneau n'ont pas moins éclairé la nature que le traitement, est une des affections auxquelles la bronchotomie semble, au premier abord, pouvoir être opposée avec le plus d'avantage. Cependant, malgré les assertions de M. A. Severin, Bartholin, et de quelques autres praticiens du dix-septième et du dix-huitième siècle, qui disent y avoir eu recours plusieurs fois avec bonheur, les médecins de notre époque doutaient encore, en 1825, qu'en présence d'un pareil mal, elle fût d'une grande importance, et qu'il y eût dans la science un seul exemple concluant et bien authentique de guérison qu'on pût raisonnablement lui attribuer. Ceux que cite M. S. Cooper, soit en son propre nom, soit au nom de M. Lawrence ou de M. Chevallier, ne prouvent point du tout, en effet, que ces médecins aient observé le véritable croup. Le fait rapporté au nom du docteur Andrée, par Bursieri, Locatelli, Michaëlis et White, est le seul qui soit accompagné de détails assez circonstanciés pour satisfaire en partie l'esprit. La manière dont on a envisagé jusqu'à présent la bronchotomie, ne permettrait pas d'en tirer un grand parti dans le croup. On ne comprend pas, en effet, qu'elle puisse remédier à l'inflammation ou au spasme du larynx, qui, selon Royer-Colard, etc., finissent par amener la mort dans cette maladie; ni à l'engouement pulmonaire, non plus qu'à la reproduction du produit morbide, qu'elle permet d'enlever de la trachée sans avoir la moindre influence sur son extension vers les bronches. Dans ce sens, le docteur Carron en a certainement exagéré l'importance, tandis que MM. Desruelles, Blaud, etc., ont raison d'en contester l'utilité. Mais ce n'est pas ainsi qu'elle doit être considérée. Les sujets atteints de diphtérite meurent, faute de pouvoir respirer convenablement, dans un état d'asphyxie. Cette asphyxie, constamment causée

par la présence d'une fausse membrane ou le boursoufflement de la membrane laryngienne, ne dépend jamais
de lésions spasmodiques, que la texture cartilagineuse
rend impossibles ou insignifiantes dans les grosses bronches, la trachée et le larynx. C'est moins pour extraire
les concrétions membraniformes qu'on doit recourir à la
bronchotomie, que pour gagner du temps et mettre le
malade en état de respirer pendant qu'on avise aux moyens
de le guérir. M. Bretonneau a prouvé, en outre, qu'une
fois la trachée ouverte, on peut y pousser avec avantage
une solution de calomel, ou même y porter, avec une
petite éponge fixée au bout d'une tige de baleine, une solution de nitrate d'argent, et poursuivre la fausse membrane jusque dans les bronches, traiter enfin la diphtérite de la trachée comme il traite avec tant de succès celle
de l'arrière-gorge. A ce titre, la bronchotomie est une
ressource précieuse qu'on devrait employer toutes les fois
que la maladie, arrivée dans le larynx ou au-dessous, ne
peut plus être atteinte par la bouche au moyen des topiques, et que, néanmoins, elle n'a pas encore dépassé
les premières divisions bronchiques. Quatre succès ines-
pérés viennent à l'appui de cette doctrine. Au mois de
juillet 1825, M. Bretonneau, appelé près de mademoiselle de Puységur, âgée de quatre ans, dont trois frères
étaient déjà morts du croup, et qui en était elle-même
affectée au dernier degré, ouvre largement la trachée;
place une canule dans la plaie; voit de fausses membranes
s'en échapper en grand nombre pendant plusieurs jours;
y insuffle du calomel en poudre, qui est mal supporté,
puis, plus tard, de la même substance délayée dans de
l'eau, et parvient ainsi à sauver cette malheureuse enfant.
Chez un jeune garçon, âgé de sept à huit ans, que j'ai été
à même d'examiner à Tours, en 1827, un mois après sa
guérison, et qui, dans le degré le plus avancé de la maladie, venait d'être abandonné, comme mort, par ses pa-

rents, M. Bretonneau fendit la trachée, comme précédemment ; vit, au bout de quelques minutes, la vie se ranimer ; fit l'extraction de nombreuses concrétions membraniformes ; se crut obligé, un peu plus tard, de porter, à travers la canule qu'il tint à demeure dans la plaie, une solution de pierre infernale jusque dans les bronches, à l'aide d'une baguette de baleine armée d'un très petit morceau d'éponge, et, après divers obstacles, détruits aussitôt qu'aperçus, l'enfant s'est entièrement rétabli. Tout récemment, en octobre 1831, le même praticien n'a pas été moins heureux chez un troisième malade. L'enfant, âgé de onze ans, était regardé comme mort lorsque M. Bretonneau fut appelé près de lui. Il ouvrit à l'instant la trachée, et, après divers incidents, combattus par les soins les mieux compris, ce jeune sujet a fini par guérir complétement.

Un succès pareil vient enfin d'être obtenu à Paris même, par M. Trousseau. Un jeune garçon de six ans et demi ressentit, le 21 novembre 1831 un mal de gorge assez violent, accompagné de toux, d'enrouement, et d'un peu de fièvre. Le 23, à neuf heures du soir, on réunit trois médecins en consultation. Tous jugèrent que l'enfant était atteint du croup, et que la mort arriverait infailliblement avant deux heures. M. Trousseau proposa la trachéotomie et l'exécuta sur-le-champ. La trachée fut ouverte à partir du cartilage cricoïde dans l'étendue de sept lignes. L'hémorrhagie veineuse cessa presque aussitôt. Cependant il en tomba dans les bronches une assez grande quantité de sang que l'enfant rendit immédiatement par la plaie avec des débris de fausses membranes. A l'instant, la respiration devint parfaitement calme. On introduisit alors une canule méplate, semblable à celle qui a été décrite par M. Bretonneau dans son Traité de la diphtérite, puis on instilla dans les bronches vingt gouttes de solution de nitrate d'argent (1 gros pour 1 gros d'eau). Cette instillation fut répétée de six en six heures pendant trois jours et demi. Toutes les heures on instillait également vingt gouttes d'eau de guimauve tiède. L'enfant ne cessa de rendre des concrétions diphtéritiques que le quatrième jour de l'opération. La canule fut retirée et nettoyée trois fois par jour. Pendant qu'elle était appliquée, on la déblayait plusieurs fois par heure, à l'aide d'un petit écouvillon de crin. L'air commença, le dixième jour, à passer assez librement par le larynx, et le vingt-cinquième jour la plaie des téguments était tout-à-fait cicatrisée. L'enfant jouit aujourd'hui (janvier 1832) de la plus belle santé.

D'autres maladies encore me paraissent susceptibles d'être avantageusement modifiées par la bronchotomie. *La phthysie laryngée*, par exemple, et les phlegmasies chroniques, qui, à la longue, font naître un certain *rétrécissement de la glotte*. L'air trouvant au-dessous du mal une libre issue, laisserait le larynx en repos, ne gênerait plus les efforts médicateurs de l'organisme. De plus, on aurait, par là, une voie nouvelle pour mettre, s'il le fallait, des topiques immédiatement en contact avec le lieu malade. Les chevaux affectés du *cornage* ont ainsi la glotte rétrécie, et offrent à l'observateur des expériences toutes faites en faveur de ce que je viens d'avancer. Deux de ces animaux, servant dans une fabrique de minium à Tours, ont recouvré leur état de santé ordinaire depuis qu'une large canule leur a été fixée dans la trachée. M. Barthélemy et d'autres médecins vétérinaires ont cité des exemples à peu près pareils. Appliquées à l'homme, ces données n'ont point trompé l'attente des praticiens. M. Clouet de Verdun a fait porter une canule semblable, pendant douze ans, à une femme qu'une fistule au larynx et d'autres blessures avaient exposée à la suffocation. Price de Plimouth a dû dix années d'une santé florissante au même genre de secours. En 1824, M. Bulliard rappela à l'existence un jeune militaire qu'une laryngite chronique, et non pas le croup, comme il le croit, avait conduit aux portes de la mort après plusieurs accès de suffocation, en lui plaçant dans le larynx une canule que le malade a portée pendant quinze mois. M. Godève ne fut pas moins heureux, en 1825, chez un sujet affecté, dit-il, d'ulcère au larynx, mais bien plutôt, je pense, d'un boursoufflement des cordes vocales, et qui put supprimer sa canule, sans inconvénient, au bout de six mois. La malade de M. White l'a portée deux ans. M. Senn de Genève a mentionné le fait d'un enfant de dix à douze ans, qui, menacé à chaque instant de la plus imminente suffocation, par suite d'inflammations fréquemment répétées, s'est trouvée guérie, comme par miracle, au moyen de la laryngotomie et d'une canule dont elle ne s'est débarrassée qu'au bout de onze mois. Il en fut à peu près de même chez les deux sujets opérés par M. Regnoli, et qui avaient une véritable coarctation du larynx.

En somme, la bronchotomie est une opération à tenter toutes les fois, ou presque toutes les fois qu'un obstacle mécanique, de quelque part qu'il vienne, tend à produire l'asphyxie en diminuant plus ou moins le calibre du tube aérifère. Elle est réellement peu dangereuse de sa nature. Si, jusqu'à présent, elle n'a pas été plus souvent pratiquée, c'est faute d'avoir exactement envisagé sa manière d'agir hors les cas de corps étrangers, de s'être imaginé que, pour rétablir la respiration, il suffit d'ouvrir à l'air un passage quelconque, de ne s'être pas aperçu que, si l'ouverture artificielle est sensiblement moins grande que les voies naturelles, les poumons restent incapables de remplir complétement leurs fonctions, et qu'alors le but de l'opération est en grande partie manqué. C'est là une vérité mise hors de doute par M. Bretonneau, et qui doit avoir les plus heureuses conséquences pratiques. Chez un des chevaux mentionnés tout-à-l'heure, a canule trachéale n'avait que six lignes de diamètre. Dès que l'animal se fatiguait un peu, il était haletant, essoufflé. Une canule large d'un pouce remplace la première, et aussitôt ce cheval respire librement, peut supporter les exercices les plus violents. Chez les petits malades que le praticien de Tours a guéris par la bronchotomie, la canule est-elle trop petite naturellement, ou parce que des concrétions, des mucosités en ont rétréci le diamètre? si les symptômes de l'asphyxie disparaissent un moment, on les voit promptement revenir. Elle n'est pas plutôt débouchée au contraire, ou rendue plus large, que l'enfant semble renaître. Les mêmes particularités se retrouvent dans les observations de MM. Bulliard, Senn et Trousseau. M. W. Cullen, qui omet de rapporter cette idée à M. Bretonneau, a rassemblé d'autres faits non moins concluants pour l'appuyer en 1827, et la faire prévaloir en Angleterre. Après tout, chacun peut, sur ce point, se prendre pour sujet d'expérience. Qu'on diminue par exemple, le volume de la colonne atmosphérique qui se porte naturellement au poumon, qu'on ôte aux ouvertures du nez, la moitié, les deux tiers de leurs dimensions, en les fermant sur un tuyau de plume ou de gomme élastique, et qu'on se tienne la bouche close, la respiration ne sera point arrêtée, mais elle ne tardera pas à devenir pénible, et d'autant plus, que le passage de l'air sera plus étroit. Il importe donc, quand on ose recourir à la bronchotomie, dans le but d'entretenir une respiration artificielle au-delà de quelques minutes, d'ouvrir largement le conduit aérien, et de laisser dans la plaie une canule, aussi d'un très grand diamètre. Ceci nous conduit à examiner lequel vaut le mieux, de la trachéotomie, de la laryngotomie, ou de la laryngo-trachéotomie. Les anciens n'avaient point à discuter cette question. Ils ne se sont occupés que de l'ouverture de la trachée. Celle de la membrane crico-thyroïdienne n'a été mise en usage que depuis Vicq d'Azyr, qui l'a proposée avant la fin du dernier siècle. Desault est le premier qui ait songé à diviser en outre le cartilage thyroïde sur la ligne médiane, et c'est à M. Boyer qu'appartient l'idée d'inciser à la fois, de haut en bas, le cartilage cricoïde et les premiers anneaux de la trachée.

A. *Remarques anatomiques et chirurgicales.* 1° *Larynx.* Formé de cartilages solides, de muscles tendus comme des cordes, et d'une membrane souple autant que vasculaire, le larynx est à l'abri de toute contraction spasmodique, capable d'en rétrécir les dimensions avec quelque fixité. L'accumulation des fluides dans sa membrane interne, la moindre turgescence, au contraire, en diminuent bientôt tous les diamètres, au point de compromettre la vie des sujets. Libre en arrière, où il fait partie de la paroi antérieure du pharynx ; recouvert en avant par la peau seulement et l'aponévrose ; sur les côtés, par les muscles sterno-hyoïdiens et thyro-hyoïdiens ; longé par le tronc des carotides ; séparé de l'os hyoïde par une échancrure, au fond de laquelle se trouve la membrane thyro-hyoïdienne, que vient percer latéralement le nerf laryngé supérieur, ainsi qu'une branche artérielle ; offrant sur la ligne médiane, la saillie du cartilage principal, infiniment plus prononcée chez l'homme que chez la femme, et dans l'âge adulte que chez l'enfant ; plus bas, une légère dépression, qui correspond à la membrane crico-thyroïdienne, que croise l'artère du même nom, tantôt un peu plus tantôt un peu moins haut, un autre petit relief dû à la présence du cartilage cricoïde, au-dessous duquel se rencontre la glande thyroïde et dont la face antérieure est souvent recouverte par une artériolle, simple ou double, qui descend verticalement de l'arcade cricoïdienne vers le corps thyroïde, le larynx qui, toutes proportions gardées, est beaucoup plus large chez l'homme adulte

que chez les individus de sexe ou d'âges différents (d'où
les dangers qu'entraînent ses inflammations avant l'âge
de la puberté), reçoit encore en arrière et sur les côtés,
la terminaison du nerf récurrent.

La laryngotomie à la manière de Vicq d'Azyr, adoptée
maintenant par un grand nombre de chirurgiens, offre l'a-
vantage incontestable d'être la plus facile à pratiquer, de ne
porter que sur une membrane à peine organisée et très superficiellement placée, de n'exposer à la blessure d'aucun
vaisseau, d'aucun organe important, et de laisser la glotte
intacte ; mais, d'une part, elle ne procure pas une ouverture assez large pour livrer passage aux instruments que
réclame l'extraction des corps étrangers, et de l'autre, la
canule qu'elle permettrait d'employer serait rarement
assez grosse pour admettre une suffisante quantité d'air.
En imitant Desault, au contraire, comme on l'a fait en
Amérique et en Angleterre, comme l'a fait aussi M. Whi-
thley en incisant de haut en bas, et M. Blandin en 1829,
on ouvre le larynx aussi largement que possible, et aucune veine ni artère un peu volumineuse, ne court risque
d'être divisée. C'est le seul moyen de mettre en quelque
sorte à nu les corps étrangers, qui, le plus souvent, se
nichent ou s'arrêtent entre les lèvres de la glotte, les
polypes ou autre végétation qui ne siégent guère non plus
que vers cette partie de l'organe. Cependant, quoique
la lésion des rubans vocaux, tant redoutée par ceux qui
ont combattu Desault, soit facile à éviter et du reste
peu grave, quoique la voix des sujets traités par cette
méthode n'ait pas souffert plus d'atteinte que par toute
autre, elle ne mérite pourtant la préférence que dans
les cas qui viennent d'être indiqués ; encore faut-il que
le malade ne soit point en âge d'avoir le cartilage thyroïde
trop chargé de phosphate calcaire. Si la crainte de blesser
les cordes vocales pouvait arrêter, le chirurgien n'aurait
qu'à suivre le conseil de M. Fouilhoux, diviser le cartilage

thyroïde sur le côté, puis ouvrir les parties molles de la glotte en travers, pour l'éviter. Lorsque le corps étranger existe au-dessous du larynx, ou qu'il s'agit de placer un tube dans la plaie, il est clair que ce procédé ne convient plus, peut-être même serait-il possible, à la rigueur, de le remplacer toujours par une autre opération nouvellement proposée par M. Vidal (de Cassis) dans le but d'ouvrir les abcès de la glotte, et par M. Malgaine, opération dont on a sans doute trouvé l'idée dans les expériences de Bichat sur la voix, et qui consiste, pour ne point toucher aux cartilages, à pénétrer dans le larynx à travers la membrane thyroïdienne, et même l'épiglotte, s'il est trop difficile de la renverser en avant au travers de la plaie. Toutefois, une pareille opération a quelque chose qui répugne, du moins au premier abord, et qui m'engage à n'en pas parler plus long-temps, quoiqu'elle m'ait fort bien réussi dans les épreuves auxquelles je l'ai soumise sur le cadavre.

La laryngo-trachéotomie, qui laisse ordinairement la glande thyroïde entière, et qui n'expose à couper que l'artère crico-thyroïdienne, ne permet point, comme la méthode de Desault, de voir au fond du larynx, et agit sur un point trop éloigné des bronches pour que les corps étrangers peu mobiles se portent aisément à l'ouverture qu'on vient de faire, et trop rapproché de la glotte pour ne pas rendre l'emploi d'une canule à demeure fort dangereuse; en sorte que, malgré ses inconvénients, la trachéotomie me paraît encore réunir le plus d'avantages dans toutes les circonstances où la méthode de Desault n'est pas positivement réclamée.

2° *Trachée.* Sorte de canal cylindrique, qui descend jusqu'au niveau de la deuxième ou troisième vertèbre dorsale, constitué par une vingtaine d'anneaux cartilagineux complétés dans leur cinquième postérieur, par une membrane fibro-musculeuse, la trachée-artère appuyée sur l'œsophage , un peu plus à droite qu'à gauche, est recouverte 1° par les téguments communs; 2° par l'aponévrose cervicale, simple en haut, bifoliée en bas où des pelotons graisseux et du tissu vasculaire, puis le sternum, en séparent les deux lames; 3° par la bride de réunion des lobes thyroïdiens, tout près du cartilage cricoïde; plus bas, par le plexus veineux sus-sternal, des ganglions lymphatiques , des tissus communs et l'artère thyroïdienne moyenne, quand elle existe ; 4° par une dernière lame fibro-cellulaire, qui manque parfois , et 5° par les muscles sterno-hyoïdien et sterno-thyroïdien , un peu sur le côté. Longée en arrière par le nerf laryngé inférieur, et, d'assez loin, par les carotides primitives , elle est quelquefois croisée par une des artères thyroïdiennes, qui se porte alors d'un côté du cou à l'autre ; chez les enfants sur-tout, le tronc innominé en cache presque toujours la face antérieure jusqu'au-dehors du thorax ; de manière que la carotide droite ne l'abandonne non plus que très haut pour se placer tout-à-fait de côté, et qu'il serait facile de blesser l'un ou l'autre , si on oubliait cette disposition en pratiquant la trachéotomie. J'ai vu aussi la carotide gauche naître à droite et passer au-devant de la trachée pour se rendre à sa destination habituelle, et réciproquement pour celle du côté droit. D'autres anomalies vasculaires ont encore été rencontrées dans cette région , et ne méritent pas moins d'attention que les précédentes. De tous ces rapports , il résulte que la trachée, assez superficielle en haut , où la glande thyroïde qui en protége d'ailleurs les parties latérales la sépare presque seule des téguments , devient de plus en plus profonde à mesure qu'elle descend ou s'incline vers la poitrine pour suivre la concavité thoracique du rachis, et qu'à la partie inférieure du cou, on est obligé d'aller la chercher à plus d'un pouce au-dessous de la peau. Les anneaux cartilagineux qui la composent auraient dû suffire seuls pour éloigner l'idée des contractions spasmodiques dont on l'a si légèrement gratifiée dans le croup. La structure membraneuse et presque charnue de son tiers postérieur, qui repose sur l'œsophage et l'embrasse en partie, explique d'ailleurs comment des corps étrangers, arrêtés dans le canal de la déglutition, ont pu causer la suffocation ou passer dans son intérieur et rendre la bronchotomie nécessaire. Enfin, la grande mobilité dont elle jouit fait que si on n'y prenait garde, il serait très facile en cherchant à l'ouvrir, de la repousser assez de côté pour que l'instrument vînt tomber sur la carotide primitive, ainsi qu'il est arrivé dans un cas dont parle Desault, et où l'on voit qu'un élève en médecine asphyxié fut ainsi tué par un de ses camarades, qui croyait le sauver.

Examen des méthodes. Les auteurs qui, dans l'antiquité, ont conseillé la bronchotomie, se bornèrent, comme Antyllus, à diviser transversalement, au milieu du cou, les téguments et l'intervalle des troisième et quatrième anneaux de la trachée. J. Fabrice est le premier qui ait proposé de faire l'opération en deux temps, d'inciser d'abord les parties molles de haut en bas sur la ligne médiane, et d'ouvrir ensuite le conduit aérien, comme le pratiquaient les anciens. Il veut, de plus, qu'on laisse une petite canule, droite et garnie d'ailes, dans la plaie; canule que Casserius a fait courber légèrement, qui, selon C. Solingen, doit être aplatie, dont Moreau faisait couvrir l'ouverture externe d'un sindon, et Garengeot avec un morceau de mousseline, pour empêcher les corps étrangers d'entrer dans la trachée. Pour en prévenir l'oblitération et ne pas être obligé de la retirer, quand il s'agit de la nettoyer, G. Martine s'est très bien trouvé d'en mettre deux l'une dans l'autre. Ficker, qui adopte l'idée de Martine, exige que l'externe soit en argent, l'interne en gomme élastique, et que toutes les deux offrent un certain degré de courbure; enfin, quelques modernes ont soutenu, avec Ferrein, qu'un tuyau de plume peut avantageusement la remplacer. La manière de conduire cette canule et de la fixer n'a pas moins varié que sa forme. Sanctorius la plaçait avec un trois-quarts, et Dekkers la portait dans la trachée en divisant aussi la peau avec le même instrument. Moreau lui frayait un chemin entre deux anneaux avec une simple lancette, et Dionis imagina de la conduire sur un stylet jusque dans le tube trachéal. Celle de Bauchot est très courte, plate, et son inventeur, qui se servait en outre d'une sorte de croissant monté sur un manche pour fixer le larynx, avait, comme Dekkers et Sanctorius, un mandrin de même forme, tranchant à son extrémité, pour traverser la peau et pénétrer en un seul temps jusque dans la trachée. Richter a fait courber l'instrument de Bauchot en arc de cercle, dans le but de le rendre plus supportable, et soutient que, par la ponction, la plaie de la trachée étant aussitôt remplie par la canule, l'hémorrhagie devient infiniment moins facile que par l'incision des tissus. Mais c'est là une erreur, et, quoi qu'en aient dit Bergier, B. Bell, toutes ces manières d'arriver d'un seul trait dans le canal qu'on veut ouvrir, sont aujourd'hui généralement et justement proscrites.

La crainte de blesser les arceaux cartilagineux, encore rappelée par Purmann, n'occupe également plus personne. Heister a très bien démontré qu'on peut les diviser sans le moindre risque. Obligé de les fendre jusqu'au sixième chez un militaire, pour le soustraire aux dangers d'une suffocation que l'incision ordinaire venait de produire en déterminant un épanchement de sang dans la trachée, Virgili de Cadix, qui, à la place d'une canule, maintint dans la plaie une plaque de plomb recourbée sur les bords, et criblée de trous, n'eut point à s'en repentir. Dans le but d'extraire une moitié de gland, Wendt ne craignit pas d'inciser trois de ces cartilages, et Percy donne le conseil, à ce sujet, de se servir de ciseaux au lieu

14.

du bistouri, qui est cependant beaucoup plus commode, et préféré, avec raison, par presque tous les praticiens. On prévoit déjà, sans doute, quelle est ma pensée sur l'importance de ces nombreuses nuances de procédés. D'abord je voudrais qu'on renonçât à toute incision transversale. S'il s'agit d'un corps étranger, la division d'un *entre-deux* de cartilage ne peut pas suffire, et si l'opération a pour but de faire respirer le malade, une pareille plaie ne sera jamais assez large. S'il en fallait une nouvelle preuve, un sujet récemment opéré dans un grand hôpital me la fournirait. L'ouverture de la trachée avait été bien faite, la canule était convenablement placée, mais c'était un bout de sonde de gomme élastique, et le malade, obligé de prendre l'air par un aussi petit conduit, ne se trouvait délivré qu'à moitié de la suffocation à laquelle on avait tenté de le soustraire par la bronchotomie. Dans le premier cas, les canules, les plaques criblées, sont inutiles. Dès que la trachée est libre, il faut réunir ou laisser fermer la plaie. Si le corps étranger est mobile, l'air des poumons peut le chasser au-dehors. S'il ne se présente pas spontanément à la plaie, on va le chercher avec des pinces courbes et déliées, ou quelque autre instrument approprié, du côté des bronches. Quand il n'est pas possible de l'atteindre ou de le rencontrer, on doit l'abandonner, laisser la plaie ouverte et panser le malade. Le lendemain ou le surlendemain, on le trouve ordinairement à la surface profonde de l'appareil. Desault, Pelletan, M. Dupuytren, ont vu s'échapper ainsi une fève, un noyau de fruit, une pièce de monnaie, etc., et l'aiguille que M. Blandin ne put parvenir à saisir après avoir tranché le cartilage thyroïde, est également sortie de cette manière. Dans le second, la canule est indispensable, mais comme nul auteur n'avait signalé l'importance d'une ouverture large et permanente à la trachée, aucun des tubes qu'ils ont proposés ne convient. Celui de M. Bulliard

est cylindrique, long et fortement recourbé. M. Bretonneau en a successivement fait fabriquer de plusieurs fa-
çons. La canule dont il a fait usage chez mademoiselle de
Puységur est double comme celle de Martine, méplate,
un peu concave sur son bord inférieur et large de quatre
lignes dans son plus grand diamètre. Celle qui lui a servi
chez le malade que j'ai vu, est formée de deux moitiés,
une supérieure, l'autre inférieure, qu'on place séparément
dans la plaie, et qui, une fois réunies, ne représentent
plus qu'un instrument pareil au précédent. Deux languet-
tes, en forme d'ongle, qui s'échappent, haut et bas, à angle presque droit, de chacune de ses extrémités, la fixent
très solidement dans la trachée et permettent de placer
entre son bout extérieur et les téguments du cou, une
plaque circulaire de liége, percée au centre, et qu'on peut
ouvrir ou fermer à volonté, par le moyen d'une espèce de
charnière. Cette plaque remplit deux indications précieu-
ses : en la fermant avec plus ou moins de force, on l'o-
blige à comprimer, plus ou moins aussi, le dos des deux
gouttières qui, par leur réunion, constituent la canule,
les force à s'enfoncer l'une dans l'autre, et, de cette manière, peut réduire à tel degré qu'on désire, le diamètre
du tube artificiel. Selon qu'on lui donne plus ou moins
d'épaisseur, elle alonge ou raccourcit la canule, en tient
toujours l'extrémité profonde exactement appliquée contre la face interne de l'organe, l'empêche de pouvoir blesser l'intérieur de ce conduit, et fait que le même tube peut
servir à des sujets, dont l'épaisseur des parois du cou serait fort différente. Une fois qu'elle est en place, si on
veut l'élargir, il suffit de glisser dans son intérieur une
autre canule, plus grande, mais non brisée, qu'on enlève
et qu'on réintroduit, sans rien déranger du reste, dès que
quelque corps étranger tend à l'oblitérer.

Soit qu'on veuille, soit qu'on ne veuille pas faire usage
d'une canule, quelques personnes ont proposé de ne pas

se borner à la simple section des cartilages de la trachée, d'enlever, d'exciser un lambeau de la paroi antérieure de ce canal. Il paraît que les vétérinaires se comportent assez souvent ainsi. Le docteur Andrée semble également avoir suivi ce procédé, que recommandent formellement M. Lawrence, M. Porter, etc. Mais c'est une précaution tout à la fois inutile et dangereuse : inutile en ce que l'incision pure et simple permet toujours d'introduire le tube artificiel ; dangereuse, parce que s'il devient avantageux un jour de la laisser fermée, il en résultera, comme suite nécessaire, un rétrécissement incurable du conduit respiratoire. En conséquence, le procédé de M. Colineau, pour effectuer cette déperdition de substance, et rendre, en même temps, toute espèce d'hémorrhagie impossible, procédé qui consiste à percer la trachée au moyen d'une plaque tranchante faisant relief sur la circonférence d'un disque méplat de cuivre chauffé à blanc, et que supporte un long manche, ne me semble avoir aucun but utile, et devoir rester sans application, de même que le conseil de MM. Cormichaël et White, qui tend au même but.

Manuel opératoire. L'appareil se compose d'un bistouri droit ou convexe ; d'un bistouri boutonné ; d'une ou de plusieurs canules, armées de rubans et de tout ce qui convient pour les fixer ; de pinces à anneaux et de pinces à polypes, très déliées ; de plusieurs ligatures simples et de quelques aiguilles ; d'érignes ou de sondes recourbées en crochets, et des diverses pièces du pansement. Couché sur le dos, le malade ne doit avoir la tête que modérément renversée. Verduc a très bien fait voir qu'en l'inclinant davantage en arrière, on rend la respiration plus difficile ; remarque qui s'applique, au reste, à toutes les nuances de la bronchotomie. Placé à droite, afin d'inciser de haut en bas et non de bas en haut, comme le prescrivent quelques personnes, le chirurgien embrasse et fixe le larynx de la main gauche, pendant que, de la main droite armée du bistouri convexe ou droit, il divise les tissus.

1° *Trachéotomie.* Pour que la trachéotomie soit bien faite, il faut que la plaie des parties molles s'étende depuis la bride transversale du corps thyroïde, c'est-à-dire depuis les environs du cartilage cricoïde jusque tout auprès du sternum. Après les téguments et l'aponévrose, viennent les vaisseaux, qu'on lie à mesure qu'on les ouvre; les veines du plexus thyroïdien, qu'on devrait lier aussi, lorsqu'il ne paraît pas possible de les éviter; l'artère thyroïdienne inférieure moyenne, quand elle existe, et qu'il serait dangereux de blesser. Arrivé sur le devant de la trachée, si le sang veineux coule en abondance, et que rien ne presse, on peut, à l'instar de M. Récamier et de quelques autres, suspendre l'opération pour douze ou vingt-quatre heures, ou du moins attendre quelques minutes, afin que la respiration puisse faire cesser l'hémorrhagie; mais, s'il est instant de finir, on s'empresse de passer des fils autour des branches vasculaires qui donnent, ou, ce qui est encore mieux, on procède aussitôt à l'ouverture du canal aérien lui-même. Quoique le bistouri droit, tenu comme une plume à écrire, suffise pour effectuer cette ouverture, qui doit comprendre au moins les quatrième, cinquième et sixième, sinon le troisième ou le septième anneaux cartilagineux, il est pourtant des praticiens qui préfèrent le bistouri boutonné, pour la continuer après la ponction. Je ne vois à cela ni inconvénient ni avantage : quand même la pointe de l'instrument toucherait un peu la paroi postérieure du tube respiratoire, comme on paraît tant le redouter, il n'en résulterait probablement pas beaucoup de danger. Cette partie de l'opération étant terminée, on se comporte différemment, selon qu'il s'agit d'extraire un corps étranger, ou de mettre un terme à la suffocation que détermine une lésion du larynx. Dans le

premier cas, si le corps à enlever n'est pas expulsé sur-
le-champ par les efforts du malade, mais qu'il vienne se
présenter aux lèvres de la plaie, que l'opérateur écarte
doucement avec la pince à anneaux ou des crochets, on
tâche de l'atteindre avec un instrument convenable, et de
l'entraîner au-dehors. Lorsqu'il reste immobile du côté
des bronches, ce qui, ainsi que l'a démontré Favier, est
assez rare, on porte, avec toutes les précautions possî-
bles, dans ce sens, une pince appropriée ou bien une
petite curette, afin de le décrocher ou le saisir. Si de
pareilles recherches étaient infructueuses, on ne devrait
pas trop les multiplier. On cite une foule d'exemples où
des corps étrangers, que rien n'avait pu faire découvrir,
se sont échappés après coup et d'eux-mêmes, de manière
à se retrouver le lendemain parmi les pièces du pansement. Si le but du chirurgien n'est autre que d'établir
une respiration artificielle, il s'occupe de placer immédiatement la canule; en saisit la moitié inférieure, s'il
emploie celle de M. Bretonneau, et la porte dans la trachée, pendant qu'avec des pinces particulières, sorte de
pinces à anneaux, dont les mors, fortement aplatis, sont
courbés en Z sur leur bord inférieur, il ouvre largement
la plaie; en place ensuite l'autre moitié; applique la ron-
delle de liége entre le pavillon de l'instrument et le cou; en
double l'intérieur avec la seconde canule préparée à cet
effet; conduit les deux rubans que porte son extrémité
libre, à la nuque; les ramène au-dessus d'elle, pour faire
un second tour et venir les arrêter au-dessous par une
rosette. Si, pendant l'opération, l'hémorrhagie veineuse
était trop abondante, et résistait aux moyens ordinaires,
il ne faudrait pas s'en effrayer et se sauver en abandonnant le malade, comme le fit Ferand dans un cas pareil.
Si le sujet jouit de sa raison, on le calme, on l'engage à
respirer aussi largement qu'il peut, et bientôt le sang
s'arrête de lui-même. S'il s'en échappait dans la trachée,

et qu'il fît naître des accidents, ce serait un motif de plus pour imiter Virgili, ouvrir largement et sans hésiter, le tube aérifère. On pourrait aussi, à l'instar de M. Roux, le danger pressant, placer la bouche sur la plaie, afin d'aspirer les fluides épanchés qui font craindre la suffocation.

2° *Laryngotomie thyroïdienne.* Quand on vent ouvrir le larynx, l'incision doit commencer à l'angle saillant du cartilage thyroïde, et descendre un peu au-dessous du cricoïde, sans avoir besoin cependant d'être aussi longue que pour la trachéotomie. Le chirurgien coupe successivement la peau, la couche sous-cutanée, l'aponévrose; sépare les muscles thyroïdiens; porte la pulpe de l'indicateur sur la membrane crico-thyroïdienne; tâche de sentir l'artère du même nom; la relève ou l'abaisse avec l'ongle, selon qu'il veut inciser au-dessus ou au-dessous; plonge son bistouri droit perpendiculairement dans la membrane, en le dirigeant sur l'ongle d'un doigt; en tourne le tranchant en haut ou en bas, suivant que l'arcade artérielle a pu être repoussée d'un côté ou de l'autre, et pratique là une ouverture de dimension convenable.

3° *Laryngo-trachéotomie.* Pour transformer l'opération précédente en laryngo-trachéotomie, on n'a besoin que de porter un bistouri boutonné à la place du bistouri droit, et d'agrandir la plaie de haut en bas, en divisant le cartilage cricoïde et les premiers anneaux de la trachée sur la ligne médiane. Le même instrument porté de bas en haut exactement sur la ligne mitoyenne, pourrait tout aussi bien servir à séparer les deux moitiés du cartilage thyroïde, d'après l'idée de Desault. En supposant que, malgré toutes les précautions possibles, l'artère crico-thyroïdienne ait été tranchée, et qu'elle puisse être cause, ce qui paraît difficile, d'une hémorrhagie inquiétante, on en ferait aisément la ligature à droite et à gauche, et je m'étonne qu'on se soit tant occupé d'un vaisseau de si peu d'importance. Le petit doigt porté au fond de la plaie, va d'abord à la recherche du corps étranger, et sert ensuite de conducteur aux pinces ou autres instruments qu'il peut être utile de mettre en usage. Une fois qu'il est enlevé, on réunit immédiatement la solution de continuité, et la guérison s'en opère en général très vite. Lorsqu'on n'a pas pu le trouver, au contraire, on la laisse entr'ouverte pour se comporter ensuite comme dans la trachéotomie. Du reste, je ne pense pas que la suture conseillée par quelques auteurs, et mise en pratique par Herold, doive jamais être tentée, quoiqu'en puissent dire MM. Delpech et Serre. Le malade dont parle Wilmer, et qu'on y avait soumis, mourut subitement le cinquième jour de l'opération. Elle n'est propre, en pareil cas, qu'à solliciter les fluides sanguins ou autres à s'épancher, soit entre le canal aérifère et les tissus qui l'entourent, soit dans l'intérieur de ce canal lui-même, et les autres moyens contentifs suffisent toujours pour la réunion d'une semblable plaie.

4° *Laryngotomie thyro-hyoïdienne.* Après avoir mis la membrane thyro-hyoïdienne à nu sur la ligne médiane par une incision d'environ deux pouces d'étendue, il est moins difficile qu'on ne pourrait le penser, d'arriver aux cordes vocales supérieures, en la divisant en travers, au-dessus et un peu en arrière du cartilage qui lui donne attache. Un bistouri plongé dans ce point, de haut en bas et d'avant en arrière, traverse la racine de l'épiglotte, tombe aussitôt dans le larynx, en frayant au doigt ou aux pinces une voie qu'on élargit à volonté, et qui permet de parcourir toute la glotte, sans altérer en rien ni les rubans vocaux ni les cartilages. Aucune artère un peu volumineuse, aucun nerf important, ne peuvent être blessés. L'artère laryngée de la thyroïdienne supérieure et le nerf correspondant, sont assez éloignés de la ligne médiane pour qu'il soit facile de les éviter, et nul plexus veineux ne se rencontre dans ce point. La plaie qui en résulte aurait bien quelque tendance, je crois, à rester béante ; mais il est probable que, sur l'homme vivant, l'inflammation en rapprocherait bientôt les bords, et que la cicatrisation s'en opérerait sans peine. Ajouterai-je que si la bronchotomie manque souvent de succès, c'est qu'on tarde trop à la faire, qu'on s'y décide rarement avant que l'engouement pulmonaire n'ait rendu le maintien de la vie presque impossible, et qu'elle est, en réalité, peu dangereuse par elle-même. Quand on la pratique pour remédier au croup et permettre d'instiller des médicaments dans la trachée, les soins consécutifs en forment le point capital. Sous ce point de vue je ne puis que renvoyer au Traité de M. Bretonneau et à l'observation de M. Trousseau.

§ 2.
Bronchoplastique.

S'il arrivait qu'après avoir long-temps porté une canule au cou, ou qu'à la suite d'une blessure quelconque, un malade conservât une ouverture fistuleuse aux voies aérifères, on la soumettrait au traitement des fistules en général, et si rien ne réussissait, il serait permis, comme M. Dupuytren l'a fait une fois, de lui appliquer le procédé de la chéiloplastique, notamment celui de M. Roux. Un lambeau cutané, renversé de bas en haut, roulé en bouchon et fixé dans la fistule par deux points de suture, chez un malade que je viens d'opérer, est une autre ressource qui semble ne pas devoir être dédaignée non plus.

§ 3.
Cathétérisme.

Soit chez les nouveaux-nés, soit à toute autre époque de la vie, le cathétérisme du larynx est une opération trop simple pour avoir besoin d'être plus longuement décrite. Pendant que l'une des mains conduit l'instrument par le nez, ou mieux par la bouche, quelques doigts de l'autre, portés au fond du gosier, en accrochent l'extrémité, la ramènent dans la glotte, et l'empêchent de se diriger vers l'œsophage.

ART. 3.

Voies alimentaires.

§ 1er.

Cathétérisme.

Diverses sortes d'affections peuvent rendre nécessaire l'introduction d'une sonde ou d'un cathéter dans l'œsophage. On s'en sert à titre de moyen explorateur, extracteur ou répulseur, ainsi qu'il sera dit plus bas à l'occasion des corps étrangers : c'est une opération indispensable, losqu'il s'agit de pénétrer dans l'estomac, ou d'y faire pénétrer artificiellement soit des aliments, soit des matières médicamenteuses ; enfin, elle peut être de quelque secours dans le traitement de certaines maladies du canal œsophagien lui-même. Le manuel en est facile et à la portée de tout le monde. On peut l'effectuer par le nez, comme par la bouche, avec des instruments métalliques convenablement courbés, et sur-tout avec des tiges flexibles, telles que canules en gomme élastique, bougies, tiges de baleine, etc.

Par le nez. La première méthode, celle qui consiste à passer par les fosses nasales, adoptée long-temps comme préférable, est aujourd'hui presque généralement abandonnée. Souvent difficile, toujours fatigante pour le malade, elle ne doit être conservée qu'à titre de méthode exceptionnelle. Si le cathéter est fixe, sa courbure ne lui permet guère d'aller au-delà du sommet de la cavité pharyngienne, et, par conséquent, de pénétrer dans l'œsophage ; s'il est souple et droit, il arc-boute contre la paroi rachidienne de l'arrière-bouche, au point de n'être pas toujours aisé à en dégager. Mieux cette voie que rien cependant, si l'autre n'était pas praticable. La sonde, tenue de la main droite, comme une plume, est portée à travers la narine, de la même manière et avec les mêmes précautions que pour le cathétérisme de la trompe d'Eustache, si ce n'est qu'au lieu d'être tournée en dehors ou en dedans, la concavité de son bec doit plutôt regarder en bas. A l'aide de l'indicateur ou d'un crochet mousse, glissé par la bouche, l'opérateur tâche d'en atteindre l'extrémité dès qu'elle arrive dans le haut du pharynx; l'abaisse un peu de la main gauche, pendant que, de la droite, il continue de la pousser; en dirige ainsi le sommet dans l'axe de l'œsophage, en évitant avec soin l'entrée du larynx, et de frotter trop durement les parois de l'organe; pénètre, avance par degrés; s'arrête à la moindre difficulté; change un peu la direction de ses efforts, retire un peu l'instrument, pour le repousser dans un autre sens, s'il éprouve quelque résistance, et descend plus ou moins profondément, selon l'indication qu'il se propose de remplir. En supposant qu'une sonde élastique droite dût causer quelque embarras, rien ne serait facile comme de remédier à cet inconvénient : on la conduirait jusqu'au niveau de la glotte, à l'aide d'un mandrin courbe qu'on retirerait ensuite, en laissant la sonde, et de manière à procéder du reste comme précédemment.

Par la bouche. Quel que soit le mode qu'on adopte, le malade, assis sur une chaise à dossier, doit être maintenu comme pour toutes les opérations qui se pratiquent sur la face. Quand on pénètre par la bouche, le chirurgien déprime modérément la langue avec l'indicateur gauche, qu'il porte, s'il peut, jusqu'à l'épiglotte, afin de se tenir en garde contre les déviations de l'instrument du côté des voies respiratoires, fait glisser le long du bord radial de ce doigt, en suivant la face dorsale de l'organe gustateur,

la sonde ou le cathéter; entre sans difficulté dans l'œsophage, s'il offre la moindre courbure; en accroche l'extrémité avec le doigt directeur, pour l'obliger à suivre
l'axe de ce canal dans le cas contraire, et le fait enfin
marcher autant qu'il le juge convenable. Lorsque les circonstances exigent qu'on le maintienne en place après
l'opération, on l'incline de côté entre quelques dents s'il
y en a eu d'extraites pour l'arrêter à l'une des commissures labiales au moyen d'un ruban fixé d'ailleurs autour
de la tête. Quoique porté par la bouche, si sa présence
menaçait de trop fatiguer cette cavité, rien n'empêcherait,
ainsi que le remarque judicieusement M. Boyer, d'en ramener la portion externe par le nez, et de la changer ainsi
d'organe. Il suffirait pour cela, une fois placé, de venir
le chercher avec la sonde de Bellocq ou une algalie flexible quelconque, introduite par la narine, et de l'entraîner, à l'aide d'un fil préalablement fixé à son extrémité, comme s'il s'agissait de tamponner les fosses
nasales. A moins que l'œsophage ne soit dévié, rétréci
ou déformé, l'opération est ordinairement fort simple.
On ne courrait risque d'en labourer les parois, de faire
fausse route, de se fourvoyer, en un mot, ou de le percer, comme il arriva au chirurgien dont parle Ch. Bell,
que si on allait avec une extrême imprudence ou une
force qu'un homme instruit ne tentera point d'employer.
Le doigt étant chargé de suivre la sonde jusqu'au-delà de
l'épiglotte, il ne peut pas être bien difficile de savoir si elle
ne serait point par hasard descendue dans le larynx, ainsi que
la chose parut exister chez le malade dont parle M. Worbe.
Une lumière présentée à l'orifice de l'instrument, la
presque impossibilité de pénétrer plus bas que le niveau
des bronches, ou mieux encore, l'injection de quelques
gouttes de liquide, qui ne manquerait pas alors de causer de
la toux, etc., en donneraient d'ailleurs bientôt la certitude.

La présence d'une tige étrangère dans l'œsophage n'est

pas supportée avec indifférence par tous les sujets. Chez quelques-uns elle produit des envies de vomir, une irritation assez vive et parfois même de la fièvre. Quand il en résulte des accidents plus graves encore, quelle qu'en puisse être l'utilité, on doit la retirer pour y revenir plus tard s'il y a lieu. Un de ses inconvénients les plus redoutables, bien que les auteurs l'aient à peine signalé, tient, selon moi, à ce que, soit par son bec, soit par la convexité qu'on l'a forcée de prendre, elle exerce nécessairement une pression plus grande sur quelques points de la paroi postérieure du tube organique, que sur tous les autres. Cette pression, toute légère qu'elle puisse paraître, étant sans interruption, est de nature à causer d'abord un suintement purulent, ensuite une ulcération ou une eschare, et enfin une perforation. La possibilité de pareils dangers est difficile à révoquer en doute, quand on sait que le sommet d'une simple sonde en gomme élastique les a plus d'une fois déterminés sur la paroi rectale de la poche urinaire : je crains bien d'ailleurs que ce malade, dont l'œsophage se trouva « détruit dans l'étendue de deux pouces au moins, à un pouce et demi au-dessus de son passage à travers le diaphragme, » malade qui avait été traité au moyen de sondes dilatantes, avec une apparence de succès par M. Carrier, n'en ait réellement été victime.

Rétrécissement. Depuis que Mauchart a fait ressortir l'analogie qui existe entre les coarctations de l'urèthre et celles de presque tous les canaux muqueux, les chirurgiens ont essayé, à diverses reprises, d'appliquer aux resserrements de l'œsophage la plupart des médications utiles contre ceux du conduit excréteur de l'urine. La dilatation mécanique est une des premières qu'on ait osé tenter. Conseillée par MM. Richerand et Dupuytren, mise à l'épreuve une fois, par MM. Carrier et Jallon, chez un négociant d'Orléans, qui s'en trouva bien pendant plus d'un mois, mais qui finit par succomber avec une destruction ulcéreuse du conduit de la déglutition; appliquée par M. Boyer dès l'année 1797, chez une femme qui n'en retira que de faibles avantages, et par M. Sanson sur un malade qui, après en avoir obtenu beaucoup de soulagement, voulut sortir de l'Hôtel-Dieu et crut pouvoir cesser tout traitement, elle paraît avoir procuré un succès complet à Migliavacca, cité par Paletta, un autre, à M. Home, un troisième, à M. Earle, un quatrième, à M. Macilwain. Le cathétérisme en est le moyen. Les bougies, soit emplastiques, soit élastiques, coniques plutôt que cylindriques, ou mieux encore les sondes creuses, dites *œsophagiennes*, conduites de manière à pouvoir en augmenter graduellement le volume, seraient ici maniées avec la même réserve, la même prudence que s'il s'agissait de l'urèthre; mais le canal étant plus large, ou devant être amené à de plus grandes dimensions, le volume qu'on est promptement forcé de donner à ces instruments a fait sentir le besoin de leur substituer d'autres appareils. Celui de M. Fletcher, courbe, grêle, en métal, est constitué par trois branches qu'une tige centrale armée d'une tête permet de rapprocher ou d'écarter à volonté. Après l'avoir introduit comme une algalie, au-delà de la coarctation, il suffit d'en faire remonter l'axe mobile pour que les branches s'écartent insensiblement au degré que le chirurgien juge convenable. Tout ingénieux qu'il paraisse, cet instrument doit être rejeté. C'est par une compression égale et non pas de trois points seulement du cercle rétréci, que la dilatation offrirait quelques chances de succès. Il faut avant tout qu'une pareille indication puisse être exactement remplie, et M. Fletcher semble l'avoir entièrement oubliée. Le dilatateur à air, de M. Arnott, le porte-mèche flexible et à chemise, récemment imaginé par M. Costalat, pour atteindre les coarctations profondes du rectum et de l'urèthre sur-tout, auraient sur lui des avantages incontestables. J'y reviendrai aux articles *urèthre* et *rectum*. Plusieurs chirurgiens ont aussi tourné leurs regards vers la cautérisation. Si, parmi nous, ce mode de traitement n'a point encore été mis à l'épreuve, si M. Boyer a cru devoir le proscrire formellement en restant convaincu qu'aucun médecin instruit et prudent n'oserait le tenter, il n'en a pas été de même à l'étranger. Dans l'excellent travail qu'il vient de publier sur les affections chroniques de l'œsophage, M. Mondière prouve en effet que l'Italie, l'Angleterre et l'Amérique y ont eu plusieurs fois recours. Une tige flexible, armée d'un morceau de linge imbibé de caustique liquide, fut conduite par Paletta jusqu'au rétrécissement, et le malade, qui mourut quelques semaines après, s'en trouva d'abord soulagé. Rejetant avec raison toute substance fluide, M. E. Home a préféré le nitrate d'argent, et s'en est servi sept fois. Quatre de ses malades sont guéris, et les trois autres ont succombé aux progrès naturels de leur affection. Des trois tentatives annoncées par M. Andrews de Madère, une seule a réussi, les deux autres ne purent pas être continuées. Enfin MM. Ch. Bell et Macilwain s'en sont aussi déclarés partisans, comme l'avait fait Darwin, et ne paraissent avoir fait usage que du nitrate d'argent. Une difficulté qui arrête d'abord est de connaître la nature du resserrement à combattre. Ceux-là seuls qui dépendent d'une phlegmasie chronique, d'une induration, d'une transformation lardacée de la tunique muqueuse, ou de la couche sous-jacente, permettent l'essai de la cautérisation ; mais comment les distinguer des lésions que peuvent amener des tumeurs, des dégénérescences cancéreuses, fongueuses, les ulcères de toutes sortes, les anévrysmes, les polypes, etc. ? L'urèthre n'étant, pour ainsi dire, sujet qu'aux premiers, n'expose point aux embarras de ce genre. Son petit diamètre, sa position superficielle et l'arrangement de ses parois en rendent d'ailleurs la dilatation mécanique facile, et presque sans danger. Entouré de tissus souples, déjà fort dilatable par lui-même, l'œsophage est loin de se trouver dans des conditions aussi avantageuses sous ce point de vue. En écartant le point coarcté, les bougies ne font guère que refouler en dehors la saillie qui tendait à se porter en dedans, et le mal revient presque aussitôt qu'on suspend le traitement, qui n'est ainsi qu'un traitement palliatif. Quant au nitrate d'argent, c'est infiniment moins comme caustique qu'à titre de modificateur de l'état morbide que je voudrais en faire usage. De cette façon, l'exactitude avec laquelle on touche tel ou tel point plutôt que tel autre, est moins importante qu'on ne pense. C'est d'ailleurs une question qui devra être traitée à l'occasion de l'urèthre.

§ 2.

Corps étrangers.

L'incision de l'œsophage, d'abord indiquée par Verduc, formellement proposée par Guattani, pratiquée pour la première fois par Goursault, en 1730, puis par Roland, est une opération qui ne convient qu'à deux cas particuliers : 1° lorsqu'il s'agit d'extraire un corps étranger qui, par sa présence dans le canal de la déglutition, compromet plus ou moins la vie du sujet ; 2° pour porter artificiellement des matières nutritives dans les voies digestives, et prolonger plus ou moins l'existence des personnes qu'une coarctation de la partie inférieure du pharynx empêche d'avaler.

Dans le premier cas, avant d'en venir à l'œsophagotomie, il faut tout tenter pour obliger le corps étranger à revenir par les voies naturelles, à moins que sa nature ne permette de le pousser vers l'estomac, sans aucun danger. Une croûte de pain, un morceau de tripe, de grosses bouchées de viandes dures et coriaces, du cuir, une tranche de fruit, une dragée, une éclanche de mouton, un peu de gâteau, une couenne de jambon, un œuf entier, une châtaigne, une poire, une figue, et toutes les substances un peu solides qui entrent dans la composition des aliments, ou qu'on porte quelquefois à la bouche, peuvent s'arrêter dans l'œsophage, et faire naître des accidents graves. Cependant, comme ces divers corps sont plus ou moins solubles dans le suc des voies digestives, il est assez rare qu'ils ne finissent pas par descendre dans le ventricule. Les cailloux, les morceaux de verre, une arrête de poisson, un osselet, une pièce de monnaie, une lame de couteau, une fourchette, et mille nuances différentes de corps étrangers, dont les mémoires de Hévin et de Sue renferment tant d'exemples, sont infiniment plus dangereux, quoique l'organisme en ait triomphé plus d'une fois sans secours. Ils déchirent les parties ou les contondent, produisent des inflammations et des abcès, des douleurs affreuses, qui souvent n'ont de terme qu'à la mort. Aux faits nombreux qu'en offrent déjà les auteurs, il ne serait que trop facile d'en ajouter une foule d'autres. MM. Gibert, Murat, Bard, etc., sont encore venus tout récemment en grossir la liste, et chaque jour, les praticiens en rencontrent de nouveaux. C'est ainsi que Dumortier a vu la présence d'une pièce de monnaie arrêtée dans l'œsophage, amener la perforation de l'artère carotide primitive; que M. Bégin a cité, en 1828, le fait d'un militaire, dont le tronc de l'aorte pectorale fut ouvert de la même manière, par une pièce de cinq francs. Lorsque leur présence est évidemment capable de nuire, et que l'organisme est impuissant pour s'en débarrasser seul, trois genres de moyens peuvent leur être opposés avant d'en venir à la section de l'œsophage. On les pousse dans le ventricule, on les oblige à ressortir par les voies naturelles, ou bien on se borne à prévenir, à combattre même avec énergie, s'ils existent déjà, les accidents qu'ils peuvent faire naître.

1° *Propulsion.* On ne doit pousser vers l'estomac que

les corps qui, trop difficiles à ramener par la bouche, une fois hors de l'œsophage, font courir un peu moins de danger au malade. L'eau avalée en abondance, de grosses bouchées de mie de pain, de bœuf, de biscuit, des figues retournées, des prunes débarrassées de leur noyau, des morceaux d'éponge soutenus par des fils, de longues bougies trempées dans l'huile, un poireau, de légers coups de poing portés dans le dos, comme le recommande de la Motte, comme les gens du monde manquent d'ailleurs rarement de le faire, et je ne sais combien d'autres moyens encore, ont été proposés et mis successivement en pratique, avec des avantages plus ou moins marqués, souvent aussi sans aucune espèce de succès. En pareil cas, la tige de plomb d'Albucasis et de Rhazès ; la boule du même métal fondu et fixée au bout d'un fil-de-fer, d'argent ou de laiton, tant vantés par Mesnier ; la verge d'argent terminée en olive de Verduc ; la sonde courbe, etc., sont loin aussi de réussir toujours. Je ne vois guère dans tout cela, que la tige de poireau, assez généralement employée depuis A. Paré, et la boule de plomb, qui soient réellement dignes de quelque confiance ; encore faudrait-il que ces deux genres de moyens fussent soutenus par des verges flexibles, capables de suivre sans peine la forme tortueuse de la bouche, du pharynx et de l'œsophage, tout en conservant assez de solidité, pour ne pas se briser pendant l'opération.

2° *Extraction.* Quand les doigts ne suffisent pas pour atteindre les corps étrangers engagés dans le pharynx ou l'œsophage, on doit avoir recours à de longues pinces, un peu courbes, à la pince uréthrale de Hunter, par exemple. L'espèce de crochet ou de hameçon en fil-de-fer de Rivière ou de Perrotin, expose à déchirer les tissus pendant qu'on le retire, ainsi que l'a éprouvé Petit de Nevers. En le terminant par un bouton, Stedman l'a véritablement perfectionné, et M. Dupuytren, qui le remplace par une longue tige d'argent, terminée en boule, d'un côté, et par un anneau, de l'autre, qui en fait un instrument explorateur, une espèce de cathéter en le redressant, et s'en sert comme d'un crochet en le recourbant, l'a rendu plus facile encore à manier. Le crochet en forme de grattoir de F. de Hilden serait beaucoup plus dangereux. Celui que Petit faisait fabriquer avec un double fil d'argent flexible, tourné en spirale et recourbé vers son anse à la manière de l'élévateur palpébral de Pellier, n'a, contre lui, que son peu de solidité. Le stylet ou la tige de baleine portant un bouquet de petits anneaux mobiles, que préconise le même praticien, et que de La Faye modifia en se bornant à fixer des brins de filasse au petit anneau d'un stylet d'algalie ordinaire, n'est pas non plus à dédaigner, lorsque le corps à extraire est inégal et peu volumineux. L'anse d'une ficelle ou d'un fouet dont Mauchart eut à se louer; l'éponge fortement serrée au moyen d'un fil, portée au-dessous du corps étranger, à l'aide d'une grosse sonde de plomb au bout de laquelle on la tient, en tirant sur les deux chefs du lien, ramenés, l'un à travers le canal, l'autre, tout le long de la face externe de l'instrument, comme le fait Brouillard; la même substance attachée à l'extrémité d'une verge de baleine, comme le veut Willis, d'un cathéter ordinaire, ou de cette sonde de plomb ou de cuivre, criblée de trous, empruntée à Arculanus ou bien à Ryff, et modifiée par de Hilden, qui, pour la rendre plus forte, y a fait ajouter un stylet plombé; l'éponge, dis-je, qu'Hévin veut qu'on tienne coiffée d'une bourse de cannepin ou de soie pour l'empêcher de se gonfler avant d'être descendue assez bas, que Petit fixe à l'extrémité d'une baguette de baleine renfermée jusqu'à son manche dans une sonde flexible, faite d'un fil d'argent roulé en spirale, et que Quesnay couvrait d'un boyau de mouton, qu'Ollenrotz pendait au bout d'une chaîne, d'un chapelet composé de soixante-une boules d'étain, auraient aussi leur application spéciale ; de même que l'espèce de balai , de vergette ou de brosse, d'*excutia ventriculi*, dont parlent déjà Wedel , Teichmeyer, Heister, et que les Anglais, qui le nomment *provendor*, forment en attachant de petits morceaux de linge ébarbé, ou bien un faisceau de soie de cochon , au bout d'une tige de baleine , de fil d'archal ou de laiton. La manière d'employer ces divers instruments, soit pour chasser vers l'estomac, soit pour retirer les corps dont il s'agit, est d'ailleurs trop facile à saisir pour que je l'indique ici plus longuement. Il en est de même de leur valeur relative dans les différents cas où plusieurs d'entre eux peuvent convenir. C'est au chirurgien instruit à choisir ce qu'il y a de mieux, de plus simple, de plus sûr et de plus inoffensif parmi ceux qu'il rencontre sous sa main. L'espèce de pince à branches multiples, qui s'ouvre et se ferme par un mécanisme particulier, avant et après avoir saisi le corps étranger, et que M. Missoux a décrite, en 1825, dans sa thèse, sous le nom de *géranorhynque*, est trop compliquée, quoique ingénieuse , pour être adoptée. Celle que M. Blondeau vient de proposer et qui est fondée sur le principe des pinces litholabes , renfermée dans une gaîne flexible, conviendrait un peu mieux si elle n'était déjà trop complexe elle-même. Il faudrait en dire autant de l'appareil ingénieux imaginé plus récemment encore par M. Parent.

3° Les efforts d'*expulsion*, de *vomissements* que beaucoup d'auteurs ont conseillé de provoquer, malgré les objections de B. Bell, soit en titillant la luette ou le fond du gosier, soit en gorgeant le malade d'eau chaude, soit de toute autre manière , forment un pis-aller auquel on ne doit s'en remettre que pour les corps dépourvus d'aspérités ou de saillies, qu'après avoir vainement essayé les deux genres de ressources indiquées plus haut, et seulement pour n'avoir point à se reprocher d'être arrivé trop vite ou sans nécessité à l'œsophagotomie.

4° *OEsophagotomie*. Bien que cette opération n'ait été formellement proposée par personne avant Verduc et Guattani, il est impossible cependant de ne pas admettre que l'idée ne s'en retrouve dans différents auteurs plus anciens. L'incision d'abcès contenant un osselet qui s'était échappé de l'œsophage et rapproché des téguments du cou, déjà pratiquée par Arculanus et Plater; les arrêtes de poisson, extraites de la même manière par Houlier, Glandorp; l'ouverture de tumeurs plus ou moins denses, plus ou moins volumineuses, développée sur la même région par Kerkring, Rivals, etc., y conduisaient naturellement. Mais les plaies de l'œsophage avaient été considérées comme si dangereuses jusque là, que les praticiens ont eu besoin de faits nombreux et d'expériences directes pour dissiper leurs craintes et leurs scrupules. Depuis que l'œsophagotomie a pris rang parmi les opérations réglées de la chirurgie, elle a reçu, comme presque toutes les autres, divers degrés de perfectionnement. Guattani, qui n'ignorait pas que l'œsophage est situé un peu plus à gauche qu'à droite de la trachée, conseille de faire un repli transversal de la peau, et de l'inciser depuis le niveau du cartilage cricoïde jusqu'au sternum sur le côté gauche du cou; d'écarter les lèvres de la plaie avec des crochets; d'arriver par degrés à l'œsophage, et de le diviser parallèlement à ses fibres. Selon B. Bell, le lieu de l'incision n'a rien de fixe, car c'est toujours sur la saillie que fait le corps étranger qu'il convient de la pratiquer. Il savait d'ailleurs, qu'avec des précautions, on évite aisément le nerf récurrent. Pour être plus sûr de n'ouvrir aucun vaisseau d'un certain calibre, Richter prescrit de séparer les muscles avec un couteau d'ivoire. La méthode d'Echoldt, vantée, je ne sais pourquoi, par Sprengel, et qui consiste à faire tomber l'incision extérieure sur l'espace triangulaire qui sépare les deux racines du muscle sterno-mastoïdien, me paraît mériter l'oubli dans lequel elle est tombée. M. Ch. Bell dit que, si on place le pouce sur le trajet de la veine jugulaire interne, pour la faire gonfler pendant qu'on incise la peau, le muscle peaucier, les filets nerveux du plexus cervical, et qu'on écarte les autres muscles avec le manche du scalpel, l'œsophage ne tarde pas à se présenter en quelque sorte de lui-même, et que de cette manière l'œsophagotomie n'est pas dangereuse ; mais cet auteur s'abuse évidemment sur la valeur d'une semblable précaution. M. Richerand, qui n'admet l'œsophagotomie que dans les cas où le volume du corps étranger est assez considérable pour faire proéminer au-dehors les parties environnantes, et qui soutient avec raison que c'est presque toujours à l'entrée du canal de la déglutition que ces corps s'arrêtent, adopte tout simplement le procédé de Guattani ou de B. Bell. Dans cette hypothèse, en effet, la saillie extérieure est un guide qui conduit sûrement à l'œsophage, et qui favorise l'écartement de tous les organes importants à ménager. Un instrument, imaginé par Vacca, permet d'arriver au même but dans tous les cas. C'est une longue tige métallique terminée par une lentille et fendue en forme de pince à l'une de ses extrémités. Cette tige glisse dans une canule qui offre latéralement une large ouverture à quelques pouces au-dessus de sa terminaison. L'instrument complet est introduit fermé jusqu'au-dessous du corps étranger. Alors le chirurgien tire doucement à lui la pince, dont une des branches, entraînée par sa propre élasticité, ne manque pas de s'engager dans le trou latéral de la sonde qui lui servait de gaine, et vient soulever sur le côté du cou les diverses couches qu'il faut diviser. Mais la sonde à flèche, inventée par F. Come pour la taille sus-pubienne, est sans aucun doute infiniment plus commode encore que l'instrument de Vacca, si tant est qu'on ait besoin d'un conducteur lorsqu'on exécute l'œsophagotomie. En soulevant toutes les parties molles à gauche et en avant avec le bec d'une algalie ordinaire, préalablement conduit jusqu'auprès du corps à extraire, comme l'a proposé M. Roux, l'artère carotide, la veine jugulaire, le nerf pneumo-gastrique, restent nécessairement en arrière, les vaisseaux thyroïdiens eux-mêmes et la trachée s'en éloignent également assez pour qu'il n'y ait aucun danger à pousser son dard de dedans en dehors et s'en servir ensuite comme d'une sonde cannelée, ainsi que cela se fait dans la lithotomie. Toutefois il est inutile de marcher ainsi en aveugle. Rien n'empêche de couper d'abord, couche par couche, les divers tissus qui séparent l'œsophage des téguments, et de ne mettre la sonde en jeu que dans le dernier temps de l'opération. De cette manière l'œsophagotomie n'a plus rien d'effrayant ni de difficile et pourra être pratiquée par tous les chirurgiens. A la rigueur même, rien n'empêcherait de substituer une algalie ordinaire à la sonde de F. Côme.

Manuel opératoire. Le malade est placé comme pour la trachéotomie, si ce n'est qu'on lui fait incliner un peu la face à droite. Debout et à gauche, armé d'un bistouri droit, le chirurgien divise les téguments et le peaucier dans l'étendue de deux ou trois pouces sur le bord antérieur du muscle sterno-mastoïdien, entre le sternum et le larynx, et, autant que possible, vis-à-vis du corps étranger dont il a reconnu le siége au préalable, soit avec la tige boutonnée de M. Dupuytren, soit avec la sonde à dard, ou quelque autre instrument ; écarte ensuite ce muscle en dehors; met à découvert l'omoplat-hyoïdien et le sterno-hyoïdien; les écarte à leur tour; déchire avec le bec d'une sonde cannelée, ou divise prudemment avec le bistouri les couches fibro-celluleuses qui se trouvent un peu plus profondément, comme s'il s'agissait de lier l'artère carotide primitive; soulève, repousse en dedans et en avant le corps thyroïde ; poursuit avec les mêmes précautions jusqu'à la rainure qui existe latéralement entre l'œsophage et la trachée ; rencontre là le nerf laryngé inférieur ; introduit dès lors la sonde à dard par la bouche, s'il veut s'en servir ; en fait saillir le bec à travers le tube œsophagien au fond de la plaie ; le saisit pour le fixer avec le pouce et l'indicateur gauche ; prie un aide d'en pousser la flèche ; porte la pointe de son bistouri sur la concavité crénelée de cette tige, et fait aussitôt à l'œsophage une incision proportionnée au volume du corps à extraire. Quand on n'emploie pas de conducteur, il faut d'abord ouvrir le canal sur le côté par une petite ponction, qui permet de porter immédiatement une sonde cannelée dans son intérieur, et d'en agrandir ensuite la plaie avec un bistouri ou des ciseaux mousses. Si la substance à enlever ne se présente pas à l'ouverture qu'on vient de faire, on va la chercher avec des pinces ou quelque autre instrument approprié. La plaie peut être réunie par première intention. Si quelque artériole un peu volumineuse a été lésée, on l'oblitère avec un fil. Une sonde œsophagienne en gomme élastique doit être conduite par les narines ou la bouche, jusque dans l'estomac, et n'en être pas retirée avant le troisième ou le quatrième jour, afin que les aliments et les boissons donnés au malade pendant ce laps de temps ne gênent en aucune manière l'agglutination de la plaie œsophagienne, et n'aillent pas s'épancher dans les tissus de la région sous-hyoïdienne. Je tiens de M. H. Larrey, qu'un malade, récemment opéré d'après ces principes, au Val-de-Grâce, s'est parfaitement rétabli. L'anomalie, signalée par MM. Steademan, Kirby, Hart, Godeman, Robert, d'une carotide ou d'une sous-clavière contournant l'œsophage à la manière d'une spirale, ou se glissant sous sa face rachidienne pour gagner le côté du cou, n'exposerait à des dangers que si l'opération était pratiquée très bas.

CHAPITRE II.

POITRINE.

—

SECTION PREMIÈRE.

TUMEURS.

ART. 1er.

Extirpation du sein.

La compression, mise en usage, depuis 1809 jusqu'en 1816, par Yonge, rejetée comme dangereuse, en 1817, par les médecins de Midlesex, sur le rapport de Ch. Bell, reproduite un peu plus tard par Pearson, a donné plus récemment à M. Récamier, des résultats dignes de fixer l'attention dans le traitement des tumeurs du sein. Au mois de septembre 1829, ce praticien en avait obtenu dix succès complets, quatre guérisons très avancées, et quatre autres qui l'étaient moins, sur trente malades qu'il y avait soumis. Dans la plupart des autres cas, elle avait rendu l'ablation beaucoup plus facile et plus sûre, en réduisant la tumeur au plus petit volume possible, en l'isolant en quelque sorte des parties environnantes. Ce n'est pas une raison toutefois pour rejeter l'opération proprement dite, ou n'y recourir au moins qu'en désespoir de cause, comme semblent le penser quelques personnes. Beaucoup de femmes ne peuvent pas supporter la compression, quelque bien faite qu'elle soit. Une foule de cas lui résistent invinciblement. Dans les circonstances les plus heureuses, les soins assidus qu'elle exige pendant plusieurs mois, sont assez fatigants par eux-mêmes pour qu'on ait à se demander si l'extirpation ne devrait pas leur être préférée. Ce n'est pas, en effet, comme opération que l'extirpation du sein est dangereuse, mais bien parce qu'elle est fréquemment suivie de récidive. La somme des douleurs qu'elle fait éprouver est assurément au-dessous de celle qui résulte d'une médication dont la durée ne peut être moindre de deux à trois mois. En un instant, la malade se trouve débarrassée. Quinze jours ou un mois suffisent ordinairement pour compléter entièrement la cure. D'un autre côté, il n'y a aucune raison de penser que la récidive doive être moins fréquente après l'emploi du bandage que par l'ablation du squirrhe. L'observation a déjà prouvé que s'il devient nécessaire de cesser la compression sans avoir tout-à-fait dissipé la masse morbide, la marche du cancer redouble bientôt de rapidité, de manière que ses progrès, un moment ralentis, ne tardent pas à devenir plus effrayants que jamais.

Quant à la question de savoir si l'extirpation est un moyen que la raison permette de tenter, je ne balance pas à répondre par l'affirmative. A Celse qui défend de toucher au cancer, parce qu'il revient toujours; à Avicennes, qui n'a jamais vu l'opération être suivie d'un succès complet; à Monro, qui prouve que quatre femmes seulement, sur plus de soixante qu'il connaissait, n'avaient point eu de rechute au bout de deux ans; à M. Boyer, qui, sur plus de cent cas, ne pourrait citer non plus qu'un très petit nombre de cures radicales; à Rouzet, qui prétend n'avoir trouvé dans les Annales de la science que des preuves assez équivoques de réussites durables, on peut opposer le témoignage de Hill, qui n'a observé que douze insuccès sur quatre-vingt-huit extirpations de cancers, ulcérés pour la plupart, quoique tous ses malades fussent opérés depuis trente, douze et deux ans; celui de B. Bell qui confirme l'exactitude du docteur Hill; celui du docteur North, cité par Dorsey, et qui, sur cent exemples, n'a remarqué qu'une très petite proportion de récidives. MM. Richerand, Roux, Dupuytren, et, avant eux, Sabatier, ont eu, de leur côté, la preuve que le cancer est loin de repulluler toujours, lorsque l'extirpation en a été faite à temps. Il est aussi à ma connaissance, que plusieurs malades, opérés à Tours par M. Gouraud, à l'hôpital Saint-Louis par M. J. Cloquet, à l'hôpital de l'École-de-Médecine par MM. Bougon et Roux, ou par moi-même, depuis douze, huit, six, quatre et deux ans, continuent à se bien porter. Le cancer du sein n'est le signe externe d'une maladie générale, comme le soutient M. Delpech, du moins le plus souvent, que dans une période assez avancée de son développement. Dans la majorité des cas, ce n'est d'abord qu'une affection locale, mais une affection qui tend continuellement à dénaturer les liquides et les solides, au point de se reproduire bientôt sur une partie ou sur une autre, quoiqu'on l'ait entièrement détruite où elle semblait s'être fixée. En conséquence, rien ne doit être plus dangereux que d'en reculer l'ablation sous de vains prétextes, et la compression, nécessairement moins efficace, n'est utile à proposer qu'aux sujets pusillanimes, ou qui, par une raison quelconque, ne veulent pas se soumettre à l'action du bistouri. Si les médications générales ou locales ont quelque valeur, l'opération, qui ne s'oppose nullement à leur emploi, ne peut qu'en aider le succès. On aurait même tort de s'en laisser imposer par la présence de quelques glandes vers le creux de l'aisselle ou dans la région sus-claviculaire. Ces glandes peuvent avoir précédé le squirrhe ou en être l'effet, sans participer de sa nature. Bartholin, Borrich, Assalini, Desault, les ont vues disparaître spontanément après l'amputation du sein cancéreux. La même remarque a été faite plusieurs fois dans ces derniers temps. C'est ainsi que les choses se sont passées, en 1825, chez une femme opérée par M. Roux à l'hospice de Perfectionnement et qui portait un chapelet de glandes endurcies, étendu depuis le côté du cou jusque dans le creux de l'aisselle. Une légère teinte jaunâtre, un commencement de ce qu'on appelle cachexie cancéreuse, ne forme pas non plus toujours une contre-indication absolue. Ayant à traiter une malade dans cet état, Morgagni osa l'opérer malgré l'avis formel de Valsalva. Le cancer revint au bout de cinq ans. Morgagni opéra de nouveau, et le mal ne s'est pas reproduit. Les adhérences de la tumeur aux côtes diminuent considérablement les chances de succès, mais ne le rendent pas absolument impossible. L'opération doit donc être pratiquée toutes les fois que les dernières racines de la maladie peuvent être extirpées sans occasioner une perte de substance trop considérable, et que rien n'en démontre l'existence dans les autres organes.

Historique. C'est aux procédés barbares, mis en usage à diverses époques par quelques chirurgiens, qu'il faut s'en prendre si, de nos jours encore, l'ablation du sein cause tant de frayeur aux gens du monde. La cautérisation de la plaie avec un fer médiocrement rougi, déjà mentionnée dans les écrits de Galien; le précepte de Léonidas, de brûler, à chaque coup de bistouri, le fond de la division pour empêcher l'hémorrhagie; l'excision avec un couteau chauffé à blanc, ou bien, quand le cancer est adhérent, avec une lame de corne trempée dans l'eau forte, comme le prescrit J. Fabrice, devaient, en effet, être accompagnés de douleurs horribles. Le procédé de Scultet, qui consiste à passer deux fils en croix à travers la tumeur pour la soulever, à l'exciser d'un seul trait avec un large bistouri concave, et à cautériser ensuite toute la surface saignante avec une plaque de fer rouge; celui de Purmann, qui ajoutait à ces fils une ligature fortement serrée sur la racine du mal, dans le but d'engourdir les parties; ceux de Nuck, qui se servait d'un double crochet et d'un couteau falciforme; de Dionis, qui commençait par enfoncer dans la masse cancéreuse ces fameuses pinces helvétiennes dont on a tant parlé au commencement du siècle dernier; de Hartmann et de Vyl-

corne, qui, après avoir étranglé le squirrhe à sa base, le
fixaient encore avec une sorte de moraille, puis avec le
vident d'Helvétius, pendant qu'un instrument mécanique
de leur invention en opérait l'excision; de Schmucker,
qui, après avoir fendu la peau, pressait la tumeur
pour la faire saillir, la traversait avec une espèce d'a-
lène un peu courbe, et la séparait ensuite des parties
environnantes, étaient bien propres aussi à causer de
pareilles craintes. Ceux qui faisaient tomber la tumeur
en l'entourant d'une ligature trempée dans l'eau forte,
ou qui, après l'avoir complétement ou incomplétement
excisée d'une manière ou d'une autre, appliquaient, à
plusieurs reprises, de l'arsenic, de l'orpiment, de la potasse, du beurre d'antimoine, etc.; ceux qui disséquaient
minutieusement tous les vaisseaux environnants, afin de
placer une double ligature sur chacun d'eux, et de les
couper sans crainte dans l'intervalle des deux fils avant
d'enlever le cancer, ou qui, après l'incision des téguments, ne se servaient plus que de leurs doigts, et termi-
naient l'opération par arrachement, ne devaient point
engager le public à changer d'opinion sur ce sujet.
Aujourd'hui que l'ablation du sein est réduite à sa plus
grande simplicité, elle n'a plus rien d'effrayant ni de véritablement cruel. Quand la peau n'est aucunement malade, et la tumeur ni volumineuse ni adhérente, le chirurgien se borne à diviser les téguments communs, en ayant
soin de donner à l'incision toute l'étendue convenable et
d'en faire écarter les lèvres, pendant qu'avec une érigne,
ou même le bout des doigts, il tire le squirrhe au dehors,
et que, de l'autre main, armée d'un bistouri, il en
détruit tous les liens celluleux ou vasculaires. Lorsque la malade est douée d'un certain embonpoint, ou
que les mamelles sont naturellement très développées,
quoique le carcinôme soit bien circonscrit et qu'il conserve
toute sa mobilité, il y a quelque avantage à ne pas tant

ménager la peau, à en exciser même une ellipse plus ou moins large. L'opération est ainsi rendue plus facile et plus prompte. Son succès en devient aussi plus probable, car les lèvres de la plaie, qui sont d'ailleurs taillées presqu'à pic, se trouvent dans de meilleures conditions pour être exactement affrontées, que si tous les téguments avaient été conservés. Si la peau est elle-même comprise dans la désorganisation, rouge ou trop amincie pour reprendre jamais ses caractères primitifs; si elle adhère par sa face profonde à la masse morbide, on est forcé de se conduire encore d'après le même précepte, d'en remfermer toute la portion malade entre deux incisions qui doivent toujours comprendre une certaine étendue des parties saines. Au total, il vaut mieux en enlever plus que moins, pourvu qu'on en laisse assez pour permettre de réunir immédiatement la plaie. L'incision circulaire, adoptée par la plupart des anciens, et par Dionis en particulier, est essentiellement vicieuse. Elle donne une plaie extrêmement difficile à cicatriser, et la perte de substance qu'elle produit, est beaucoup plus considérable que de toute autre manière. L'incision elliptique, déja mise en usage par Paul d'Egine, puis par Cheselden, etc., est la plus convenable de toutes. L'incision cruciale préférée par Palfyn, Heister; l'incision en T, usitée par Acrel et même par Chopart, offrent évidemment moins d'avantages, ne conviennent que dans certains cas particuliers. Les uns, avec Gahrliep et M. Ch. Bell, placent le grand diamètre de cette incision de haut en bas; d'autres, avec Desault, aiment mieux qu'il soit en travers; tandis que le précepte de Pimpernelle, indiqué par Verduc, et qui consiste à le diriger obliquement de haut en bas, et de dehors en dedans, c'est-à-dire dans le sens des fibres charnues du muscle grand pectoral, est presque généralement suivi par les modernes.

L'avantage de pouvoir placer plus facilement les moyens

unissants dans le premier cas, est plus que compensé par
le risque de couper perpendiculairement les fibres musculaires et de ne ramener qu'avec beaucoup de peine en dehors la portion sternale des téguments. Le second procédé exposerait aux mêmes inconvénients sans offrir les
mêmes avantages. En conséquence, l'incision oblique, qui
permet, aussi bien que toute autre, l'emploi des bandelettes, et qui laisse intacts les faisceaux du grand pectoral, ou ne les divise au moins que dans le sens de leur
longueur, mérite la préférence qu'on lui accorde actuellement. A la rigueur, tous les instruments tranchants
sont bons pour cette opération. Un rasoir, un couteau à
amputation suffiraient au besoin. Le bistouri, à pointe
large et taillée carrément, imaginé par M. Dubois, dans
le but de ménager plus sûrement la poitrine, ne vaut ni
plus ni moins qu'un autre. Le bistouri droit ordinaire,
ou, mieux, le bistouri convexe, est celui dont on se sert
habituellement. Afin que le sang de la première incision
ne gêne pas l'exécution de la seconde, on commence,
d'après l'indication qu'en a donnée Palfyn, puis Desault,
par la plus déclive. Cependant il y a quelque avantage,
une fois la section des téguments opérée, à disséquer la
tumeur de haut en bas. Dans le sens inverse, le bord inférieur ou externe du grand pectoral serait beaucoup plus
exposé à l'action du bistouri. Du reste, personne maintenant ne conseille avec de Horne, Lapeyronie, Le Dran,
de commencer par une incision en demi-lune, pour ne
compléter l'ellipse qui doit représenter la plaie, qu'après
avoir détaché le cancer, toujours dans le même sens, et
de terminer en coupant la peau des parties profondes vers
l'extérieur. Cette manière de faire n'a toutefois d'autre
défaut que de rendre la fin de l'opération un peu moins
régulière, et d'exposer à détruire trop ou trop peu de la
couche cutanée. Lorsque la perte de substance est considérable, au point de rendre la coaptation des bords de la

division impossible ou du moins très difficile , M. Lisfranc a proposé d'isoler chaque bord de la plaie des
parties sous-jacentes, dans l'étendue d'un ou de plusieurs
pouces, espérant par là lever tous les obstacles qui s'opposent à leur rapprochement. C'est une modification dont
on n'a pas , je crois, senti tout le prix jusqu'à présent. A
son aide, on trouve toujours assez de peau pour réunir
immédiatement la solution de continuité. Les téguments
alors sont empruntés aux parties environnantes comme
dans la chéiloplastique , et ce doit être une ressource
précieuse toutes les fois qu'il a fallu détruire une grande
portion de l'enveloppe tégumentaire. Les artérioles qu'on
divise, appartiennent à la mammaire externe, aux thoraciques supérieures , à la mammaire interne , ou bien aux
intercostales. C'est toujours en dehors qu'on rencontre les
plus volumineuses, celles dont il faut d'abord s'occuper. En
plaçant sur elles une ligature à mesure qu'on les ouvre,
on ne craint pas qu'elles se rétractent et se perdent au
milieu des tissus , ni que l'action de l'air empêche de les
retrouver plus tard; mais l'opération en devient aussi beaucoup plus minutieuse et plus longue. A moins qu'elles
ne soient trop nombreuses ou très grosses , j'aime mieux
me servir des doigts d'un aide pour en fermer l'orifice
à l'instant où le bistouri les divise. S'il en reste quelques-
unes qu'on ne puisse pas découvrir après avoir nétoyé
la plaie , elles sont ordinairement trop petites pour donner la moindre inquiétude. Au surplus , dans le cas contraire , il serait si facile d'établir sur elles un point de
compression médiate ou immédiate, que de ce côté on a
réellement peu de chose à craindre. Il s'en faut même ,
quand on réunit par première intention , que les ligatures
soient toujours indispensables. Theden n'en appliquait
jamais. Petit et Le Dran s'en dispensaient ordinairement.
D'Arce et Vanhorne , qui les omettaient aussi, arra-
chaient la tumeur avec les doigts, et ne se servaient du

bistouri que pour diviser les téguments. Je m'en suis dis-
pensé chez une jeune femme, forte et sanguine, à laquelle
je venais d'enlever une masse squirrheuse aussi grosse
que le poing. La prudence exige cependant qu'on lie
ou qu'on torde toutes celles qui peuvent être reconnues,
et que s'il en est qui échappent aux recherches du chirurgien, on surveille avec attention l'appareil pendant un
jour ou deux. La précaution de ne panser définitivement la plaie qu'au bout de quelques heures, afin de
donner le temps à l'action excentrique du système vasculaire de se rétablir et de mettre en évidence les bouches
artérielles qu'il convient de fermer, aurait le grave inconvénient de contrarier, de tourmenter beaucoup les malades, et d'être pour le moins inutile. Maintenant, il serait
ridicule et cruel de disséquer, comme on l'a conseillé, et
d'exciser, après coup, toutes les veines qui se rendent au
sein, ou seulement de les comprimer, de les *masser* avec
les doigts pour en extraire ou en chasser cette humeur
noire ou atrabilaire tant redoutée des anciens. La réunion
immédiate, indiquée par Paul et Gahrliep, déjà vantée
par Nannoni, qui se bornait à rapprocher les lèvres de
la plaie, par Cheselden et Garengeot qui emploient la
suture, et que presque tous les modernes ont adoptée,
trouve encore néanmoins quelques opposants. On lui
reproche, avec raison, de gêner l'écoulement des matières, s'il s'en forme au fond de la plaie, d'être fréquemment suivie d'érysipèle phlegmoneux, et, partant, de
compromettre au plus haut point le succès de l'opération.
Ces accidents redoutables, sur-tout chez les femmes
grosses ou cacochymes, seront le plus souvent évités, s'il
ne reste aucun vide au fond de la solution de continuité,
si la coaptation est plus exacte près des muscles que vers
la peau, si les moyens contentifs agissent principalement
sur les parties profondes et non pas seulement sur la couche cutanée, si, en un mot, on a soin de réserver une issue

16.

dans un point déclive pour l'écoulement des fluide. Du reste, comme il est à peu près impossible d'obtenir une réunion complétement immédiate (j'y suis parvenu une seule fois ; c'était chez un homme : je n'eus qu'une artère à tordre, et le squirrhe ne dépassait pas le volume d'un petit œuf), peut-être serait-il plus sage de traiter la plaie par ce qu'on pourrait appeler réunion immédiate secondaire. La cure n'en serait pas sensiblement retardée, et le malade n'aurait aucun de ces dangers à craindre. Quant à la suture, bien que recommandée de nouveau avec instance par M. Serre, je n'oserais pas en conseiller ici l'usage, avant d'en avoir vu des résultats plus heureux ou plus concluants que ceux qu'elle m'a fournis jusqu'à présent. Elle rend évidemment l'opération plus douloureuse ; si ce n'est dans quelques cas où la peau, mince, disséquée, tend à se rouler sur elle-même : les bandelettes ou le simple bandage en tiennent parfaitement lieu. Puisque sans elle on peut en définitive guérir dans l'espace de dix à vingt jours, je ne vois pas quels en pourraient être les avantages.

Manuel opératoire. Quoiqu'on puisse, ainsi que le font beaucoup de praticiens, tenir la malade assise sur une chaise pendant qu'on l'opère, il y a cependant des avantages incontestables à ce qu'elle reste couchée, soit sur son lit, soit sur une table à opération. Les syncopes alors sont beaucoup moins à craindre, et le chirurgien est, au fond, beaucoup plus à l'aise. On lui tient la tête et la poitrine assez élevées pour rendre le sein aussi saillant que possible. La pelotte que Bidloo faisait placer dans l'aisselle, pour repousser la glande en avant, pendant qu'on porte le bras en arrière, ne mériterait pas d'être rappelée, si M. S. Cooper ne conseillait pas une précaution qui s'en rapproche un peu, et qui n'est pas moins singulière : il veut que, pour tenir le bras écarté du tronc, maîtriser les mouvements de la malade, et forcer le grand pectoral à se tendre, on fixe un bâton de chaque côté dans le creux axillaire, entre la poitrine et le membre! Un second aide soulève la tumeur d'une main, et, de l'autre, absterge avec une éponge le sang à mesure qu'il s'écoule. Le chirurgien tire la peau en sens contraire; commence par l'incision semi-lunaire inférieure; abaisse ensuite lui-même la masse à enlever; fait tendre les téguments par en haut; porte le bistouri dans l'angle externe de la première plaie; pratique l'incision supérieure, en la conduisant à l'autre extrémité de la division inférieure, et complète ainsi son ellipse; saisit alors, ou fait saisir le squirrhe, le dissèque largement, d'abord de bas en haut, ensuite de haut en bas; s'y prend de manière à ce que la glande malade reste entourée d'une couche de tissus sains, et ne soit pas enlevée seule; va, ou ne doit pas craindre d'aller jusqu'aux fibres charnues, et même jusqu'aux arcs osseux de la poitrine, si la profondeur du mal l'exige. Si, comme je le préfère, à moins qu'il n'y en ait de très volumineuses, on ne lie pas les artères, il ordonne de les fermer avec le doigt à mesure que le bistouri les divise, et peut terminer ainsi, en quelques secondes, l'ablation du sein le plus volumineux. En supposant que quelques couches, quelques pelotons morbides, aient échappé d'abord à l'instrument, on y revient après coup, sans hésiter. On les excise avec le bistouri ou des ciseaux, quand elles appartiennent aux parties molles. Si les os étaient affectés, la rugine pourrait devenir nécessaire. Arrivé là, on devrait même ne pas reculer devant la résection d'un ou de plusieurs segments de côtes, si leur excision semblait permettre de détruire tout ce qui est altéré; mais si, avant de commencer, cette nécessité avait été indiquée par quelque signe, il vaudrait mieux, à mon avis, ne pas tenter l'opération. S'il existe des glandes dans l'aisselle, qui inspirent quelque crainte, on les découvre, quand elles ne sont pas trop éloignées, en prolongeant jusque sur elles l'angle externe de la plaie. Dans le cas contraire, il est mieux de les mettre à nu à l'aide d'incisions indépendantes de la première. Leur siége, capable d'effrayer au premier coup d'œil, permet cependant de les extirper dans presque tous les cas, sans le moindre danger. C'est à peu près constamment, en effet, sur la face externe du grand dentelé qu'on les trouve, de sorte que, pour en éloigner le plexus brachial, il suffit de soulever le bras, et de l'écarter modérément du tronc. Rien n'est plus facile, au surplus, lorsqu'on redoute la blessure de quelques vaisseaux un peu volumineux, que d'en embrasser le pédicule avec une ligature, après les avoir convenablement isolés, et de les exciser ensuite en dehors du fil. Cette pratique, déjà conseillée par J.-L. Petit, Desault, et que Zang, MM. Dupuytren, Lisfranc, adoptent, mérite d'être conservée. Quant à l'ouverture des veines, elle est rarement inquiétante, sous le rapport de l'hémorrhagie. J'ai vu M. Roux blesser la veine axillaire elle-même pendant une pareille opération, et le tamponnement suffire pour arrêter sans retour l'effusion du sang. Après avoir nétoyé la plaie et les parties environnantes, s'il veut tenter la réunion immédiate, l'opérateur rapproche doucement les bords de la section, et les maintient soigneusement en contact avec le pouce et l'indicateur de chaque main, pendant que l'aide applique les bandelettes agglutinatives. En général, plus les bandelettes sont longues, mieux elles valent. Répandues sur une grande étendue de surface, leur action se fait beaucoup moins sentir du côté de la division cutanée et se maintient infiniment mieux que si elles étaient courtes et plus multipliées. Quelques personnes d'un grand mérite, prétendent cependant le contraire, et le professeur A.-H. Stevens de New-Yorck, entre autres, veut qu'elles soient aussi courtes que possible. Il faut qu'elles croisent la blessure à angle droit.

Quand la perte de substance est considérable, ou que les téguments se prêtent difficilement à la coaptation, il y a de l'avantage à les fixer derrière l'épaule saine, pour les ramener au-dessus de la clavicule, et les conduire jusqu'au-dessous de l'aisselle ou vers le flanc du côté malade. On commence par celles du milieu, afin de finir par celles des côtés. Leur nombre doit nécessairement varier, selon l'étendue de la plaie, au-devant de laquelle il convient qu'elles forment un grillage assez serré, toutes les fois qu'on veut obtenir une agglutination véritablement primitive; autrement, il est bon de laisser entre elles des intervalles assez larges, afin que le pus ou autres liquides, s'il s'en produit, ne soient pas retenus derrière. Un plumasseau, enduit de cérat, un ou deux gâteaux de charpie sèche, des compresses longuettes, soutenues par un bandage de corps, ou les circulaires d'une longue bande, passées en outre une ou deux fois en *quadrige* autour des épaules, complètent l'appareil, et la malade est aussitôt replacée dans son lit. Lorsqu'on ne peut ou ne veut pas essayer la réunion immédiate, les bandelettes emplastiques sont ordinairement inutiles. On entoure la plaie de rubans de linge, enduits de cérat, ou bien on la couvre d'une toile fine, également graissée et criblée de trous, afin que la charpie qu'on doit mettre par-dessus, puisse en être facilement enlevée lors du premier pansement. Si, dans la suite, il se manifeste la moindre végétation, le moindre tubercule de nature douteuse, la destruction doit en être effectuée sans hésiter, et le plus promptement possible, soit avec l'instrument tranchant, soit avec le feu, soit avec la pâte arsénicale, ou quelque autre caustique, tels que les ont conseillés de la Poterie, F. Côme, MM. Dubois, Patrix, etc. Les cancers qui laissent le moins d'espoir à ce sujet, appartiennent surtout aux tissus cérébriformes, mélaniques et squirrheux. Ceux qui semblent se prolonger et se prolongent en effet dans le tissu cellulaire ambiant, par une foule de rayons divergents ou de racines, sont les plus redoutables de tous, et manquent rarement de se reproduire, tandis que l'extirpation des cancers colloïdes, hydatiformes, enkystés, tuberculeux, sont, au contraire, assez souvent suivis d'une guérison radicale.

ART. 2.

Extirpation des tumeurs du creux axillaire.

Des masses, cancéreuses ou non, peuvent se développer dans l'aisselle sans que le sein soit malade, aussi bien chez l'homme que chez la femme, y acquérir un volume énorme, et de manière à ne pouvoir être détruites que par l'extirpation. J'en ai publié plusieurs exemples assez remarquables, et M. Goyraux vient d'en relater un autre qui ne l'est pas moins. Toutes les fois qu'il sera possible de les découvrir en entier par la base de l'espace axillaire, on devra se comporter comme pour l'extirpation des loupes en général. Si la clavicule avait été soulevée, et les muscles pectoraux amincis par une de ces tumeurs, il faudrait l'attaquer par sa face antérieure, ainsi que je l'ai fait chez une jeune femme âgée de vingt-quatre ans, à l'hôpital de Perfectionnement, en 1828. L'une des branches de l'incision cruciale, dirigée du tiers interne de la clavicule au bord postérieur de l'aisselle, divisa toute l'épaisseur du grand et du petit pectoral. Je fus obligé de disséquer tout le plexus brachial, et de mettre l'artère principale à nu dans l'étendue de plus de deux pouces, de poursuivre jusque dans le creux sus-claviculaire, et d'isoler, autant avec les doigts qu'avec le bistouri, la production morbide qui égalait au moins le volume de la tête d'un enfant nouveau-né. Pour celles qui ont acquis moins de développement et conservent de la mobilité, on se comporterait comme il a été dit tout-à-l'heure à l'occasion du squirrhe de la mamelle et

des ganglions de l'aisselle. Ce que j'ai avancé, eu égard
aux dangers de l'introduction de l'air dans les voies circulatoires et de la blessure des veines, en parlant de l'extirpation du goître, étant également applicable ici, me
dispense d'y revenir.

Section II.

ÉPANCHEMENTS.

Art. 1er.

Empyème.

Pratiquée dès la plus haute antiquité, l'opération de
l'empyème doit son origine, dit la Fable, au désespoir d'un
certain Phalès ou Jason qui, cherchant la mort au milieu
des combats, reçut un coup de lance dans la poitrine, et
fut ainsi délivré d'un empyème dont personne ne voulait
entreprendre la cure. Galien prétend qu'en Grèce, on la
pratiquait en enfonçant un fer rouge à travers le thorax.
Après s'être assuré de l'existence de la collection, on
ouvrait un des derniers espaces intercostaux, du temps
d'Hippocrate, avec le bistouri ou une large lancette
garnie de linge, jusqu'à quelque distance de la pointe.
Dans la crainte d'évacuer trop vite toute la matière morbide, d'autres perforaient la quatrième côte au moyen du
trépan, et fermaient ensuite le trou avec un bouchon ou
une tente. Les Arabes paraissent s'être comportés de la
même manière, à ce sujet, que les Grecs et les Romains.
Chez les uns et les autres, on voit que l'opération de
l'empyème, recommandée d'abord et mise en usage
sans répugnance par la plupart des praticiens, finit par
n'être plus conseillée par personne. Paul d'Égine, parmi
les premiers, veut qu'on la remplace par la cautérisation
du thorax, et, parmi les seconds, Haly Abbas la rejette
formellement. G. de Salicet, et Guy de Chauliac en parlent
avec une extrême timidité. A. Benedetti, J. de Vigo et

Paré, ne parvinrent à la retirer qu'un moment du discrédit où elle était tombée, et il ne fallut rien moins que tous les efforts de J. Fabrice pour la remettre en honneur ; en sorte que ce n'est réellement que dans les deux derniers siècles qu'on en a discuté les avantages et les inconvénients, qu'elle a fixé de nouveau l'attention des chirurgiens. Aujourd'hui on y a rarement recours, trop rarement peut-être ; et il est encore à démontrer, selon moi, que l'espèce d'anathème dont les modernes l'ont frappée soit légitime et juste en tous points.

Épanchements sanguins. Que le sang qui s'accumule dans les plèvres, soit donné par les artères intercostales, ou par les vaisseaux profonds, qu'il vienne d'une lésion traumatique, d'une plaie pénétrante de poitrine, ou d'une déchirure spontanée, qu'il soit artériel ou veineux, les dangers qui en résultent, et les secours à tenter n'en sont pas moins à peu près les mêmes. Le conseil des anciens, qui voulaient qu'on fît sur-le-champ l'extraction du liquide épanché, soit en plaçant le malade sur le côté blessé, soit en agrandissant la plaie, soit en se servant de la bouche, d'une ventouse, d'une seringue, pour le soutirer comme avec une pompe, conseil généralement suivi jusqu'à ces derniers temps, loin d'être avantageux, paraît, au contraire, extrêmement redoutable. Les vaisseaux lésés ne peuvent s'oblitérer, se fermer que sous l'influence de caillots plus ou moins solides, et d'une compression plus ou moins forte. Si, au lieu d'être retenu dans la poitrine, le sang s'échappe au-dehors, cette compression, les caillots ne s'établiront pas, et l'hémorrhagie n'aura d'autre terme que la mort. La raison indique donc de fermer immédiatement les plaies de poitrine, au lieu de les dilater, d'emprisonner à l'intérieur le fluide épanché, au lieu de lui procurer une issue. Si l'épanchement est peu considérable, l'absorption en triomphera le plus ordinairement ; dans le cas contraire, la source n'en peut être tarie que par lui-même, par la réaction mécanique qu'il exerce bientôt contre les organes blessés ; en sorte que l'opération de l'empyème, ne convient en aucune manière aux hémorrhagies traumatiques récentes du thorax. Quelques faits recueillis du temps de Vigo et de Paré, un passage de François d'Arce, un autre de G. Horst, les paroles de Sharp, de Valentin sur-tout, auraient dû mettre sur la voie de cette vérité ; mais c'est à A. Petit et à M. Larrey, qu'il était réservé d'en donner la démonstration, et de faire admettre en principe par tous les chirurgiens modernes, que la première indication, dans les plaies pénétrantes de poitrine, avec ou sans épanchement, est de les fermer immédiatement. Si, par la suite, l'organisme, aidé d'un traitement général bien entendu, reste impuissant pour faire disparaître la collection morbide, si, lorsque les vaisseaux blessés ont eu le temps de s'oblitérer, cette collection menace de causer par elle-même des accidents graves, il est permis alors, mais seulement alors, de recourir à l'opération, de pratiquer ce qu'on appelle une contre-ouverture.

Épanchements de pus. Comme les foyers purulents de la poitrine sont loin d'être toujours la maladie principale, l'opération de l'empyème est loin, à son tour, d'être constamment d'un grand secours en pareil cas. S'ils reconnaissent pour cause une vomique tuberculeuse, ou quelque autre lésion incurable de l'organe pulmonaire ; s'ils sont le produit d'une altération profonde, encore existante, du cœur ou des plèvres, on ne ferait, en leur donnant issue, que hâter la perte du malade. Sont-ils, au contraire, la suite d'une phlegmasie simple, d'une pleurésie, par exemple, d'un abcès dans le poumon, qui s'est fait jour dans la plèvre ; en un mot, si, le pus étant enlevé, on peut espérer d'en tarir la source, l'opération offre quelques chances de succès, il faut la tenter. Si rien dans l'état général du sujet ne la contre-indique d'ailleurs. Un paysan des environs de Tours, opéré dans de telles conjonctures, en 1814, par M. Gouraud, s'est parfaitement rétabli. Dans les cas dont il s'agit, l'épanchement se rapproche de la nature des abcès externes. L'organisme a, le plus souvent, pris soin de l'environner d'adhérences qui en circonscrivent plus ou moins exactement les limites, et font qu'après son ouverture, le reste de la plèvre n'a rien à redouter du contact de l'air. A mesure qu'il se vide, ses parois peuvent revenir sur elles-mêmes par degrés, et le fermer bientôt en entier. Au surplus, la même remarque est également applicable aux épanchements sanguins qui, presque toujours, finissent aussi par être refoulés dans un espace plus ou moins resserré, sous l'influence de l'inflammation adhésive des surfaces environnantes.

Épanchements de sérosité. La sérosité ne laisse pas les mêmes chances de réussite. Les surfaces qui la fournissent ne sont pas assez irritées, du moins en général, pour contracter des adhérences entre elles. Le poumon, lentement refoulé vers sa racine, bientôt dépourvu de toute perméabilité, est alors incapable de reprendre ses dimensions naturelles, et la poitrine, une fois ouverte, met subitement toute l'étendue de la plèvre en rapport avec l'atmosphère; en sorte que beaucoup de chirurgiens instruits rejettent, en pareil cas, jusqu'à l'idée même de l'opération. Cependant, si tous les moyens que la raison ou l'expérience indiquent ont été vainement tentés, s'il n'est pas certain qu'une lésion organique incurable soit la cause de l'épanchement, et que des symptômes alarmans, la suffocation, menacent la vie du sujet, l'opération de l'empyème est une dernière ressource qu'il serait inhumain de ne pas essayer. M. Gouraud, qui défend habilement cette hypothèse, en a obtenu un succès remarquable en 1808, et les recueils scientifiques en renferment çà et là quelques autres exemples. La sous-traction artificielle d'une partie du liquide épanché active tellement l'absorption dans la cavité pectorale, que nombre de praticiens ont cru devoir faire un précepte de l'opération de l'empyème à la suite des pleurésies dont on ne peut plus espérer la résolution. Il faut avouer cependant qu'alors elle réussit rarement. Le malade dont parle M. Martin-Solon, qui s'en est déclaré le partisan, a succombé. Il en a été de même du sujet opéré, en 1830, à la Charité, et de celui dont le thorax fut ouvert à l'hôpital Saint-Antoine, pendant que j'en faisais le service.

Épanchements de gaz. La présence de l'air ou de gaz dans l'intérieur des plèvres, que tant de médecins y ont rencontré depuis que M. Itard en a fait l'objet d'un travail intéressant, qu'elle soit due à la déchirure de quelque cellule pulmonaire, à la décomposition de certains liquides, ou bien à une exhalation pure et simple, est encore une des circonstances qui pourraient, à la rigueur, exiger la perforation du thorax. Riolan, H. Bass, en ont eu la preuve chez des malades dont la poitrine, au lieu de pus qu'on s'attendait à y trouver, ne contenait réellement que de l'air. Les recherches de A. Monro, de Gooch, de Hewson sur-tout, ne laissent pas le moindre doute à ce sujet. Toutefois, il ne faut pas oublier que ce n'est qu'un symptôme assez peu grave par lui-même, susceptible de disparaître spontanément, et que s'il coïncide avec une altération organique profonde, l'opération de l'empyème n'en triomphera que momentanément. Moyen simplement palliatif dans la majeure partie des cas, la perforation du thorax suffit cependant quelquefois pour amener une guérison complète. Si jadis on la pratiquait fréquemment sans nécessité, il me semble qu'aujourd'hui, on est tombé dans le défaut opposé, qu'on en proscrit trop généralement l'usage.

Opération. Les dangers qu'elle entraîne sont, au reste, faciles à concevoir. Si le poumon, depuis long-temps comprimé, n'a pas perdu sa perméabilité naturelle, l'air s'y précipite avec force, et peut devenir ainsi cause d'une irritation, d'une inflammation violente, aussitôt après la soustraction du liquide épanché. En supposant que cet organe soit assez affaissé pour ne céder ensuite qu'avec lenteur à l'action mécanique de l'atmosphère, l'espèce de vide qui s'opère à l'instant autour de parties exactement soutenues jusque là, trouble nécessairement la circulation pectorale et la respiration. Sans être irritant ni malfaisant par lui-même, comme l'admettent encore beaucoup d'auteurs, l'air n'en exerce pas moins, le plus souvent, une fâcheuse influence sur les suites de la maladie. Introduit dans la poitrine par une ouverture ordinairement très petite, il s'échauffe, se mêle à la couche morbide qui enduit ou baigne les plèvres, se combine en se décomposant, avec les restes de la matière épanchée, qui revêt promptement des caractères d'âcreté, de putridité, qui lui étaient étrangers, et dont l'organisme ne supporte point l'action sans inconvénient. C'est cette nouvelle matière, non l'air proprement dit, qui enflamme le foyer pathologique et produit une réaction générale, quelquefois fort intense, et trop souvent funeste; c'est elle aussi qui, pénétrant, en plus ou moins forte proportion, dans la masse des fluides circulatoires, les infecte, et donne lieu à ces phénomènes adynamiques, auxquels succombent un grand nombre des malheureux ainsi traités. Le danger sera donc en raison de l'étendue des parois de la collection, du degré d'épuisement, d'irritabilité, de force, de résistance vitale du sujet, en raison aussi de la nature des matières épanchées, et de l'état des organes contenus dans la poitrine. Trois points méritent sur-tout de fixer l'attention du chirurgien dans l'opération de l'empyème : 1° l'endroit de la poitrine où elle doit être pratiquée;

2° l'instrument le plus convenable pour l'exécuter ; 3° le pansement qu'elle exige.

Lieu d'élection. Lorsque l'épanchement n'est circonscrit par aucune adhérence, que les plèvres sont entièrement libres, on conseille d'ouvrir la cavité pectorale dans sa partie la plus déclive, la plus favorable à l'issue des liquides, et ce point s'appelle le *lieu d'élection*. Quand la collection n'occupe au contraire, qu'une région de la poitrine, et qu'elle est assez exactement limitée pour que ni la position, ni les mouvements du malade ne puissent la faire changer de place, l'ouverture doit en être faite dans un endroit déterminé, et c'est là ce qu'on nomme le *lieu de nécessité*. Celui-ci n'a jamais varié et ne peut pas varier au gré des praticiens. L'autre, étant au contraire une affaire de choix, a dû ne pas être, et n'a pas été en effet le même pour tous les chirurgiens. Les uns avec F. Walther, par exemple, l'ont placé dans le quatrième espace intercostal, en comptant de haut en bas; d'autres dans le cinquième, avec Léonidas et F. d'Aquapendente; d'autres dans le sixième, avec Sharp, B. Bell, etc. Heers veut que ce soit dans le septième. Il en est qui, comme G. de Salicet et Lanfranc, préfèrent le huitième, d'autres le neuvième avec A. Paré. Solingen pense que le dixième, indiqué par A. Lusitanus, pour le côté gauche, et le neuvième pour le côté droit, convient le mieux; enfin, Vesale et Werner disent que c'est le onzième qui offre le plus d'avantages.

De nos jours, on préfère généralement, du moins en France, le troisième à gauche et le quatrième à droite. Plus bas le diaphragme et le foie pourraient être blessés, on s'exposerait à porter l'instrument jusque dans le péritoine, à tomber au-dessous de la collection; plus haut on manquerait le point le plus déclive, et le liquide ne s'écoulerait pas avec toute la facilité désirable. On pourrait objecter à ces raisons, il est vrai, 1° que dans les collections abondantes, le diaphragme et le foie avec lui, est trop fortement refoulé en bas pour être lésé, même quand on pénètre entre la deuxième et la troisième côte ; 2° qu'on transporte à volonté le point déclive du thorax, en donnant au malade telle ou telle attitude, et que, sous ce point de vue, le sixième ou le neuvième espace intercostal est à peu près aussi avantageux que le troisième ; mais comme il n'y a d'ailleurs aucun inconvénient à suivre le précepte établi parmi nous, il vaut autant s'y conformer que d'en chercher un autre ; d'autant mieux que le sentiment de suffocation qui tourmente habituellement les malades affectés d'épanchement dans la poitrine, rend difficile pour eux toute autre position que la position assise plus ou moins rapprochée de la verticale. Seulement, je ne vois pas qu'il faille s'astreindre trop rigoureusement à tomber plutôt au-dessus de la troisième côte que de la quatrième, lorsqu'on éprouve quelques difficultés à les distinguer. L'espace intercostal une fois arrêté, il reste à établir sur quel point de sa longueur l'opération doit être faite. Tout près du sternum, l'artère mammaire interne pourrait être blessée ; plus en dehors se trouve la branche descendante et les rameaux anastomotiques de ce vaisseau. Du côté du rachis, existe la masse des sacro-lombaire et long dorsal ; un peu plus sur le côté, le tronc de l'artère n'étant pas encore caché, protégé par le bord inférieur de la côte, serait facile à ouvrir. C'est donc avec raison qu'on a choisi l'union du tiers postérieur avec les deux tiers antérieurs du contour pectoral. Là, l'ouverture tombe au-devant du muscle grand dorsal, entre les faisceaux ou les digitations du grand dentelé et du grand oblique abdominal. Il n'y a que les téguments, les muscles intercostaux et la plèvre à diviser. L'artère, déjà logée dans la rainure sous-costale, n'est point encore bifurquée, et l'espace est assez large pour admettre l'extrémité du doigt. Toutefois, si ce lieu n'offrait pas en outre le très grand avantage d'être le plus déclive, quand le malade est légèrement incliné sur le côté, assis ou couché, il y aurait peu d'inconvénient à se porter plus en arrière ou en avant, ainsi que David et divers autres praticiens en ont donné le conseil. Plusieurs moyens ont été proposés pour déterminer, d'une manière exacte, la position du troisième espace intercostal. Si le sujet est maigre, n'est point infiltré, il suffit de compter les côtes de bas en haut; mais quand l'œdème, une couche épaisse de tissu cellulaire ou de graisse, masquent le grillage du thorax, on est obligé de se comporter autrement. Au dire des uns, lorsque la main du malade est appliquée sur le devant du sternum et le bras pendant sur le côté du tronc, le coude, un peu repoussé en arrière, correspond justement à l'espace cherché. Ce mode d'exploration, fort inexact d'ailleurs, est bien plus propre à conduire entre les deux dernières côtes qu'entre la neuvième et la dixième, et celui qui consiste à descendre six travers de doigt au-dessous de l'angle inférieur du scapulum pour percer la poitrine, serait infiniment plus sûr et plus rationnel, si une pareille détermination avait réellement la valeur qu'on lui accordait jadis.

C'était autrefois une grande affaire que de marquer le lieu de nécessité dans l'opération de l'empyème. S'il ne se manifestait aucune tumeur, aucun empâtement à l'extérieur, si l'emploi d'un cataplasme qui devait se dessécher plus vite, selon les uns, rester plus long-temps humide au contraire selon d'autres, vis-à-vis de l'épanchement, n'indiquaient rien, il fallait s'en rapporter aux sensations exprimées par le malade, à la succussion, ou bien à d'autres moyens plus fallacieux encore. Mais les travaux d'Avenbrugger, de Corvisart, de Laennec et de M. Piorry, ont heureusement fait disparaître ce vague; en sorte que, maintenant, il est presque aussi facile de reconnaître le siége précis et les limites des foyers de l'intérieur de la poitrine, que s'ils étaient à la surface du corps.

Instruments. Soit pour se mettre en garde contre l'hémorrhagie, soit pour obtenir une plaie avec perte de substance, soit parce qu'ils accordaient aux escharotiques des vertus particulières, les anciens et plusieurs auteurs du moyen âge, ont eu fréquemment recours aux caustiques, soit chimiques, soit métalliques, pour ouvrir la poitrine. Les contemporains de Léonide employaient un cautère en forme de noyau de fruit. C'est aussi avec un fer incandescent que ce Cinésias dont parle Galien fut opéré. Celui de Rhazès était mince et pointu. Albucasis en avait un de forme triangulaire. A. Paré voulait qu'il fût garni d'une plaque concave à quelque distance de sa pointe. Mais cette méthode, depuis long-temps abandonnée des modernes, mériterait à peine une simple mention, si elle n'était encore préconisée par M. Gouraud, qui l'applique sur-tout aux épanchements de pus, et qui accorde au fer chaud l'avantage de permettre au foyer de se vider de lui-même à la chute de l'eschare, et à la plaie de s'opposer à l'entrée de l'air par le gonflement de ses bords. Le *scolopomachairion* de Paul d'Egine, le *phlebotome* des Arabes, la *sagitelle* d'Arculanus, dont on se servait autrefois, ont également disparu de la pratique. Le bistouri ordinaire et le trois-quarts tiennent actuellement lieu de toutes les autres espèces d'instruments, lorsqu'il s'agit d'ouvrir la poitrine. Quoique Paré eût déjà proposé le poinçon à paracenthèse, afin de traverser une côte plutôt qu'un espace intercostal, ce n'est cependant que depuis Drouin et Nuck, que l'attention s'est véritablement tournée vers ce point. Dionis, Heister, Morand sur-tout, ont plaidé la cause du trois-quarts, qui compte encore beaucoup de partisans aujourd'hui, et qui a pour avantage de rendre l'opération facile, prompte, peu douloureuse, l'entrée de l'air dans

le foyer presque impossible; de ne point obliger la collection à se vider en entier du premier coup; de permettre
enfin l'essai d'un grand nombre de ponctions succes-
sives, en cas qu'elles soient jugées nécessaires. Mais,
comme, d'un autre côté, sa canule a l'inconvénient de
ne pas toujours offrir une assez libre issue aux matières
un peu épaisses, au pus grumeleux, au sang en partie
coagulé par exemple, il est loin de convenir dans tous
les cas indistinctement. Aussi ne le préfère-t-on généralement que dans l'hydrothorax et les vastes épanchements
pleurétiques. Rien ne s'opposerait, après tout, à ce qu'une
simple ponction fût aussitôt transformée en large plaie,
si le liquide ne s'écoulait pas d'abord assez facilement; et
je ne vois pas comment le poumon ou le diaphragme
courraient plus de risques d'être blessés avec un pareil
instrument qu'avec tout autre. La paracenthèse pectorale est d'ailleurs soumise, pour tout le reste, aux mêmes
règles que la parencenthèse abdominale, dont il sera
question plus bas.

Si l'opération a pour but de remédier à un épanchement
d'air, la plaie n'exige d'ordinaire aucun pansement. Dans
les autres cas, la conduite à suivre n'est pas aussi nettement
tranchée. A la vérité, le *pyulcon* de Galien, les ventouses,
les seringues, la succion, tant vantées dans le seizième et
le dix-septième siècle, pour enlever jusqu'à la dernière
parcelle du liquide épanché; les diverses espèces de canules employées pendant long-temps et deux fois encore
par Hey, afin d'empêcher la plèvre de se refermer trop
tôt et de ne vider la poitrine que par degrés, ont dès
long-temps perdu presque toute leur importance, quoique les praticiens se demandent encore s'il faut ou non
évacuer tout d'une fois le foyer morbide, y maintenir un
corps étranger à titre de filtre, y faire des injections médicamenteuses plutôt que d'en cicatriser immédiatement
l'ouverture. A moins que le poumon ne jouisse de toute

son expansibilité, ce qui est fort rare dans l'hydrothorax, il y a sans aucun doute de l'avantage à ne laisser sortir la sérosité que peu à peu, à porter l'extrémité d'un ruban de linge ou d'une mèche de charpie jusque dans le fond de la plèvre, afin qu'à chaque pansement il puisse s'en faire un nouvel écoulement. Quand il s'agit d'un empyème proprement dit, ou d'un épanchement de sang, je ne vois pas non plus que l'emploi de cette mèche doive être négligée, dès qu'on attache de l'importance à ce que l'air ne pénètre pas dans le foyer. On n'a d'ailleurs qu'à s'en tenir à la paracenthèse avec le trois-quarts. L'emploi des injections mérite toute la sollicitude du chirurgien. C'est l'abus qu'en ont fait les anciens qui a porté les modernes à les proscrire presque généralement. Elles ne conviennent ni dans l'hydrothorax, ni dans les épanchements que ne limite aucune adhérence. Dans les autres cas, au contraire, leurs avantages sont difficiles à contester. Aussitôt que la suppuration tend à se dénaturer, elles seules semblent capables de prévenir l'adynamie, la décomposition des fluides, en modifiant, en nétoyant la surface morbide, en entraînant au-dehors les matières altérées à mesure qu'elles se forment. On voit donc que la précaution de relever fortement la peau pendant qu'on traverse l'espace intercostal, afin de détruire le parallélisme qui existerait sans cela entre l'ouverture de la plèvre et celle des téguments, est peu nécessaire, et qu'elle est loin de mériter l'importance qu'on lui accorde généralement depuis que Bass l'a érigée en précepte.

Manuel opératoire. Un bistouri convexe, un bistouri droit, ou un trois-quarts, un vase pour recevoir le liquide, une bandelette de linge ébarbée, longue d'une aune et large d'un travers de doigt, quelques gâteaux de charpie, des compresses et un bandage de corps, forment, en y joignant une canule de gomme élastique et une seringue, tous les objets dont on peut avoir besoin.

Assis sur son lit plutôt que sur un fauteuil ou une chaise, et plus ou moins incliné sur le côté sain, le malade est maintenu dans cette position par des aides, de manière que l'espace intercostal qu'on veut ouvrir, soit autant écarté que possible et tout-à-fait libre. Placé à droite et en avant, le chirurgien tend la peau avec la main gauche, la divise parallèlement au bord supérieur de la côte qui est au-dessous, de gauche à droite pour le côté droit, contre soi si c'est à gauche, avec la main droite armée du bistouri; coupe successivement, dans la même direction et couche par couche, le coussinet graisseux, une lame mince de tissu cellulaire, les muscles externes de la poitrine, s'il en existe dans le point qu'on a choisi, le muscle intercostal externe, le muscle intercostal interne; arrive à la plèvre, et, pour la percer sans crainte de blesser d'autres organes, ne se sert plus dès lors du bistouri que la pointe appuyée par son dos sur la pulpe de l'indicateur gauche qui lui sert de conducteur; donne à l'ouverture interne une étendue de six lignes à un pouce, et pénètre ainsi dans l'intérieur du foyer, d'où on voit à l'instant s'échapper le liquide. Si, comme on l'observe fréquemment, des couches de nouvelle formation s'étaient adossées à la surface interne de la plèvre, il devrait d'autant moins se laisser arrêter par cette difficulté, qu'à la rigueur, on peut aller jusque dans le tissu même du poumon, lorsque l'abcès y a fixé son siége. Le tout est de ne pas tomber à côté de la collection morbide. Dans le cas néanmoins où il y aurait eu méprise sur ce point, à moins que la matière ne fût à une assez petite distance, pour qu'on pût en apprécier la fluctuation avec le doigt, il vaudrait mieux pratiquer une seconde ouverture dans le lieu convenable, que de s'obstiner à rompre les adhérences circonvoisines, soit avec le doigt, soit avec le manche d'un scalpel, soit avec une sonde, soit, à plus forte raison, avec une vessie portée vide par la plaie, puis remplie d'air ou de liquide dans le thorax, comme le recommandent quelques anciens.

Procédé de l'auteur. Les motifs sur lesquels on se fonde, pour traverser les parois thoraciques avec tant d'apprêts, me semblent peu dignes de la sanction qu'ils ont reçue. Que peut-on craindre en pénétrant d'un seul trait dans la plèvre? d'atteindre le poumon. Mais cet accident n'est possible qu'autant que l'instrument n'est pas dirigé sur le foyer. D'ailleurs, le poumon est libre et sain derrière la plaie, et alors la plèvre n'est pas plutôt percée, que la pression de l'atmosphère le repousse vers le rachis, ou bien, des adhérences intimes l'unissent aux parois thoraciques, et, dans ce cas, quel danger pourrait faire naître une faible piqûre de son parenchyme? Je pense donc que l'opération de l'empyème serait infiniment plus simple et tout aussi sûre, si, pour l'exécuter, on traversait subitement, et sans hésiter, l'espace intercostal par ponction avec le bistouri tenu en deuxième ou en troisième position, c'est-à-dire comme dans les abcès externes qu'on ouvre de dedans en dehors. On réunirait en quelque sorte ainsi les avantages de la paracentèse avec ceux de l'incision, et l'ouverture de la poitrine, qui paraît si redoutable au premier aperçu, mériterait à peine, en réalité, le titre d'opération.

Remarques. J'omets à dessein le précepte de ceux qui veulent qu'avant d'inciser les téguments, on en fasse un large repli perpendiculaire aux côtes, au lieu de les tendre avec la main, et de quelques autres qui ont pensé que l'incision de la peau devrait être verticale et non pas horizontale. Il suffit de mentionner de pareils conseils pour que chacun puisse les apprécier à leur juste valeur. Je parlerai encore moins de la méthode de Mercati, qui consistait à ne pénétrer que jusqu'à la plèvre sans l'entamer, afin que le liquide en opérât lui-même la perforation. Il serait également puéril de finir l'opération

avec une lancette, après s'être servi d'un bistouri pour
la commencer. Le but est d'arriver sûrement et sans
danger dans le clapier pathologique. Rien n'offre moins
de difficultés, et ce n'est certainement pas par là que
l'opération de l'empyème doit paraître redoutable. Un
épanchement assez considérable pour réclamer les ressources chirurgicales, ferait mourir le sujet, s'il existait
à la fois des deux côtés, avant qu'on ne pût songer à l'opération. Dans la supposition contraire, il faudrait suivre
le précepte donné autrefois par A. Benedetti, n'ouvrir les
deux plèvres qu'à quelques jours d'intervalle et prendre
toutes les précautions nécessaires pour empêcher le refoulement, l'affaissement des deux poumons. Si l'opérateur veut que la plaie ne reste pas ouverte, il en rapproche les lèvres dès qu'il n'a plus rien à extraire du
foyer pectoral, les maintient en contact au moyen d'une
bandelette de diachylon, les couvre ensuite d'un gâteau
de charpie, puis d'une compresse, et fixe le tout avec un
bandage de corps modérément serré. S'il n'a pas enlevé
la totalité de la matière, un pansement à plat avec de la
charpie enduite de cérat, suffit ordinairement pour obvier
à l'adhésion trop prompte des bords de la perforation. Pour
être plus tranquille à ce sujet cependant, rien ne s'oppose
à ce qu'il pousse, jusque dans la solution de continuité
avec le porte-mèche, un petit cône de charpie ou l'une
des extrémités de la bandelette de linge préparée à cet
effet : il se comporte, du reste, comme précédemment.
Les tentes qu'on employait autrefois dans le même
but, et qu'on fixait au-dehors à l'aide d'un fil,
outre l'inconvénient de former bouchon, avaient encore,
ainsi que Guy en rapporte un exemple, celui de pouvoir
s'échapper dans la cavité morbide et de s'y perdre. Tant
que les fluides qui s'écoulent à chaque pansement conservent leur caractère primitif, qu'ils ne se détériorent
pas, les injections ne pourraient que nuire. On doit y
avoir recours, au contraire, au moindre changement qui

se manifeste. Sous ce point de vue, l'eau tiède d'abord, l'eau d'orge miellée, l'eau de chaux légère, puis l'eau de saturne, ou la décoction peu chargée de kina, seront successivement ou alternativement tentées, ainsi que d'autres liquides détersifs, astringents ou antiseptiques, que le praticien saura choisir selon les indications. M. Bache affirme que cette méthode, depuis long-temps adoptée à l'hôpital de Grenoble par M. Billerey, qui a, de plus, pour habitude de fermer la plaie avec un bouchon de gentiane dans l'intervalle des pansements, a plusieurs fois été suivie d'un succès complet dans cet établissement. L'appareil dernièrement imaginé par M. G. Pelletan, et qui, à l'aide de canules et de soupapes, permet d'établir un double courant de liquide, tout en s'opposant à l'introduction de l'air dans le thorax, appareil d'ailleurs fondé sur la même idée que celui de M. Héroldt, est trop compliqué et trop peu nécessaire pour que les praticiens consentent à s'en servir.

ART. 2.

Blessure de l'artère intercostale.

En supposant que la blessure du diaphragme, dont Solingen dit avoir été témoin, vînt à se reproduire pendant l'opération de l'empyème, on n'aurait d'autres ressources que celles de la médecine à invoquer contre elle, et l'ouverture de l'artère intercostale est, en définitive, le seul accident qui puisse réclamer ici des secours chirurgicaux. Quoique rare, cette blessure a cependant beaucoup occupé les écrivains, à tel point qu'on a peut-être proposé plus de moyens pour en maîtriser les effets, qu'elle n'a été observée de fois, si tant est, pourtant, qu'elle n'ait pas été fréquemment méconnue, ou qu'on n'ait pas négligé d'y porter remède, même dans les cas où l'épanchement qui en résulte a pu devenir mortel, comme M. Thierry en a publié un exemple en 1828. C'est à la suite des plaies pénétrantes de poitrine qu'on l'a sur-tout rencontrée. On la reconnaît à l'hémorrhagie qu'elle cause, aux symptômes d'épanchements qui en résultent, à la pâleur, aux menaces de syncope, etc. Une moitié de carte, portée au fond de la plaie et recourbée en gouttière, permet de voir de quel côté le sang s'échappe. Le doigt, glissé sous la côte, distingue souvent un jet chaud ou saccadé, difficile à méconnaître, et forme un des moyens de diagnostic les plus certains quand on peut l'employer. A l'aide d'un fil porté par la blessure, et ramené de dedans en dehors avec une aiguille courbe par l'espace intercostal qui est au-dessus, Gérard conduisait une tente au-dessous de l'artère qu'il espérait ainsi comprimer en étranglant tout le contour de la côte. Voulant éviter de retirer en entier l'instrument conducteur par la nouvelle plaie, Goulard imagina une aiguille à manche courbe, comme celle de Gérard, percée d'un chas près de sa pointe et creusée sur sa convexité d'une rainure destinée à loger le lien. Heuermann prétend, lui, qu'avec une aiguille fortement courbée et fixée à angle sur son manche, il est possible de contourner l'os de manière à ramener les deux extrémités du fil par la même plaie. Après avoir pratiqué une seconde ouverture au-dessus de la côte, Leber s'en servait pour conduire un ruban qu'il faisait ressortir par la blessure, et dont il nouait ensuite les deux bouts sur une compresse, comme Gérard. A ce sujet, il employait une sonde plate et flexible que Steidèle a remplacée par une sonde d'argent courbée en S, à laquelle Bœstcher préfère à son tour, dit Sprengel, une sonde d'acier mousse et boutonnée. Enfin, au lieu de fixer le fil par un nœud, Reich conseille d'en passer les extrémités dans une canule de gomme élastique qu'on arrête en dehors de la poitrine ; mais tous ces procédés sont inutiles, ainsi que la double plaque de Lottery, le jeton de Quesnay et la machine de Bellocq. La tente, étranglée dans son milieu par un fil très fort, portée en travers jusque dans la plèvre et placée ensuite verticale-

ment pour qu'en tirant sur elle il ne soit plus possible de
l'entraîner, et qu'elle comprime l'artère en même temps
que le bord des deux côtes voisines, ne mérite pas non plus
les éloges que lui ont donnés Bilguer, Richter, Desault
et Sabatier. Theden soutient que pour arrêter l'hémorrhagie, il suffit de compléter la division de l'artère, d'en
renverser le bout postérieur en arrière et de tamponner
la plaie. J'ajoute qu'on obtiendrait souvent la même
chose sans le rebroussement du vaisseau, ainsi que l'a
très bien observé Hebeinstreit. On s'explique à peine comment Læffler a pu proposer d'ouvrir l'espace intercostal
un peu plus en arrière, en laissant la plèvre intacte, afin
de couper l'artère en ce point, et d'y appliquer le tamponnement sans gêner en rien l'écoulement des matières épanchées par l'ouverture première. Rejetant tous ces moyens,
Bell trouve plus commode de saisir avec un crochet le
bout de l'organe blessé, et d'en faire immédiatement la ligature. Il en est qui ont eu le courage d'établir un point
de compression sur la plaie du vaisseau pendant plusieurs jours, avec le doigt d'aides qui se relevaient alternativement. En un mot, il n'y a sorte de ressources inutiles ou inapplicables qu'on n'ait imaginées à cette occasion.
Aucune, cependant, n'est restée dans la pratique. En supposant qu'il fallût agir, on arrêterait facilement l'hémorrhagie, en poussant, à l'instar de Desault et de Zang,
jusques dans la poitrine, le milieu d'une compresse fine.
Après avoir rempli de charpie ou d'étoupes le fond de
cette sorte de sac, pour en transformer en pelote la portion interne, il n'y aurait qu'à en fermer la portion externe
et tirer dessus, de manière à comprimer de dedans en dehors jusqu'à ce que le sang eût cessé de couler. On fixe-
rait d'ailleurs le petit appareil sans la moindre difficulté,
en liant la portion libre du linge sur une seconde
pelote de charpie, par exemple. Ce moyen, le seul auquel
M. Larrey voulut donner son assentiment, si, par une

raison quelconque, on ne jugeait pas convenable de s'en tenir à la réunion immédiate de la plaie, applicable à tous les cas, offrant l'avantage de se trouver partout, d'être à la portée de tout le monde, doit l'emporter sur tous les autres, et mérite incontestablement de leur être substitué.

Art. 3.

Paracenthèse du péricarde.

L'idée d'ouvrir le péricarde rempli de sérosité, de pus ou de sang, a d'abord paru si hardie, que beaucoup de personnes la regardent encore comme téméraire et inapplicable. Les chirurgiens timides en ont été éloignés par la crainte de blesser le cœur. D'autres la rejettent, parce qu'elle provoquerait une inflammation, qui, à cause du lieu, entraînerait promptement la mort. La difficulté de reconnaître le mal avec certitude pendant la vie, et le danger de ne remédier qu'à un symptôme, est l'argument que les plus raisonnables ont invoqué contre elle. Aucun de ces divers motifs n'est cependant de nature à la faire proscrire d'une manière absolue. Avec les moyens explorateurs que la science possède aujourd'hui, le praticien instruit manquera rarement d'établir avec toute la précision désirable le diagnostic des épanchements du péricarde. Le cœur peut toujours être respecté. En vidant une membrane séreuse du liquide morbide qui s'y est accumulé, on la débarrasse d'un corps étranger, et la ponction est, en ce sens, plus propre à diminuer qu'à faire naître l'inflammation. Avec l'opération, le malade court de grands risques, il est vrai, mais sans elle, il est voué à une mort prompte et certaine. Si la paracenthèse ne guérit pas, elle peut, du moins, soulager momentanément. Seulement il est fâcheux que l'expérience ne fournisse presque aucune lumière, et d'en être encore réduit à des notions purement théoriques sur un sujet aussi grave. Senac, qu'on regarde à tort comme ayant proposé le premier la ponction du péricarde, n'en cite aucun exemple, et l'observation que lui attribue Sprengel, concerne un véritable hydrothorax. Van-Swiéten et H. Welse, auxquels renvoie M. Rayer, s'exprime plus vaguement encore. Riolan, qui en parle comme d'une proposition vulgaire, ne dit pas non plus qu'on l'eût pratiquée de son temps. On sait que le prétendu péricarde que Desault crut ouvrir, n'était autre qu'un hyste accidentel. On ne voit pas que M. Skielderup ait rien donné de bien concluant à l'appui de ses conseils. Il est évident aussi que la collection ouverte par M. Larrey avait son siége en dehors de l'enveloppe du cœur. Les trois observations rapportées par M. Romero, et dont M. Mérat a fait connaître la substance, sont trop incomplètes pour ne laisser aucun doute dans l'esprit. Celle que M. Jowet de Londres a publiée, comme un premier exemple de succès, en 1827, est également incapable de lever toutes les difficultés à ce sujet; mais, s'il reste encore à démontrer que la paracenthèse du péricarde ait jamais été pratiquée sur l'homme vivant, on ne manque pas de faits qui prouvent, sans réplique, que la perforation de cette membrane n'entraîne pas nécessairement la mort. La thèse de M. Sanson jeune en renferme plusieurs. M. Larrey en cite aussi quelques-uns, et j'en ai moi-même recueilli un des plus remarquables : Un charbonnier, qui vint mourir d'une pneumonie à l'hôpital de Perfectionnement en 1824, avait reçu, quelques années auparavant, un coup de couteau dans le côté gauche du thorax. A l'ouverture de son cadavre, nous trouvâmes une bride celluleuse très ancienne, qui se portait obliquement de la paroi thoracique au médiastin, et se continuait avec le bord antérieur du poumon, qui adhérait, comme elle, à la face externe du péricarde. Le point de ce dernier organe, autour duquel s'étaient épanouies les brides précédentes, était percé d'une ouverture ronde, à bords minces, et

susceptible d'admettre le doigt. La région correspondante du cœur offrait une cicatrice facile à reconnaître,
mais que nous ne pûmes pas suivre jusque dans le ventricule. La pièce fut montrée le lendemain à l'Académie par
M. Bougon, et chacun put constater l'exactitude de ce
que je viens d'avancer.

Manuel opératoire. Dans l'état naturel le péricarde est
accessible par une infinité de points aux tentatives chirurgicales. En le distendant outre mesure, les épanchements
le rendraient encore plus facile à atteindre.

Trépanation du sternum. Riolan avance, et d'autres avaient pensé avant lui, qu'on pourrait trépaner le
sternum, à un pouce au-dessus du cartilage xyphoïde,
pour opérer la ponction du kyste cardiaque. Ce conseil,
reproduit comme une nouveauté, avec tous les détails
nécessaires, par M. Skielderup, a trouvé quelques partisans parmi les modernes. Laennec, entre autres, l'adopte
et cherche à en faire ressortir les avantages, qui sont d'éviter sûrement l'artère mammaire interne, de conduire forcément sur la poche distendue, et de ne point ouvrir la
plèvre. *Senac* veut qu'on ouvre le cinquième ou le sixième
espace intercostal, un peu à gauche du sternum, et que,
porté par là, le trois-quarts soit enfoncé très obliquement
en bas et à droite jusque dans la collection à évacuer.
Afin de ne pas blesser l'artère mammaire, *Desault* fit son
incision plus en dehors, et ne pénétra dans le foyer morbide
qu'après en avoir senti la fluctuation avec le doigt. C'est
aussi la conduite que vante M. *Romero* qui, au lieu d'un
trois-quarts, comme Senac, ou du bistouri mousse de Desault, a préféré se servir de ciseaux pour diviser l'enveloppe
du cœur, après en avoir soulevé un repli au moyen d'une
pince. Enfin *M. Larrey* dit qu'il vaut mieux traverser, de
bas en haut, l'espace qui sépare le bord gauche de l'appendice xyphoïde du cartilage de la dernière vraie côte;
qu'on épargne ainsi la plèvre, sans faire courir aucun

risque au péritoine, ni au diaphragme, ni à l'artère mammaire interne, et qu'on arrive sur le point le plus déclive du péricarde.

La trépanation du sternum est, sans contredit, le procédé le plus simple qu'on ait imaginé. L'os qu'elle divise est mou, superficiel, dépourvu de vaisseaux à ses deux surfaces. Elle permet de voir et de toucher le péricarde avant de l'ouvrir, d'abandonner le dernier temps de l'opération, le seul dont on puisse s'effrayer, si le chirurgien s'est mépris sur le siége de l'hydropisie. Le liquide ne peut pas s'épancher dans la plèvre. Je ne lui vois d'autre inconvénient que celui d'occasioner une perte de substance qui rend difficile la réunion immédiate de la plaie, et qui met inévitablement l'intérieur du foyer en contact avec l'air atmosphérique. Mais ne vaut-il pas mieux laisser l'ouverture du péricarde béante, que de la fermer avant d'avoir tari la source du mal ? L'action de l'air, en pareil cas, n'est-elle pas plutôt à désirer qu'à craindre ? Le danger que court la plèvre, quelque précaution que l'on prenne pour l'éviter, et l'artère mammaire interne, dans la méthode de Senac légèrement modifiée par Desault, MM. Romero et Jowet, ne permet certainement pas de la mettre en parallèle avec la méthode précédente. Le procédé de M. Larrey, qui pourrait, à la rigueur, conduire au même but que la trépanation sternale, n'est pas d'une application aussi facile que paraît le croire son inventeur, chez les sujets dont l'œdème, l'infiltration ou l'embonpoint naturel est assez prononcé pour que la peau ne touche pas immédiatement la face externe des os ou des cartilages de la poitrine. En outre, le rameau de l'artère mammaire qui vient croiser la face antérieure du prolongement ensiforme est parfois assez volumineux, pour que sa blessure, à peu près inévitable, fasse naître une hémorrhagie inquiétante. C'est donc à l'avis de Riolan, avis que partage aussi M. Boyer, qu'en définitive il me semble prudent de se ranger. La couronne de trépan devrait être appliquée sur la moitié gauche du sternum, immédiatement au-dessus de l'appendice xyphoïde, afin de tomber sur le point le plus large de l'écartement antérieur du médiastin. L'indicateur gauche porté au fond de la plaie, s'assurerait ensuite de la fluctuation, et servirait de conducteur au bistouri. Le péricarde une fois incisé, il conviendrait de tourner le malade sur le côté gauche, et, plus que jamais, de lui tenir la poitrine dans une position presque verticale, pour donner issue au liquide, qu'on laisserait écouler lentement. Le pansement se composerait d'une mèche de charpie conduite jusqu'à l'orifice du sac séreux, d'un plumasseau enduit de cérat, de quelques compresses, et d'un bandage de corps, pour maintenir le tout absolument comme dans l'opération de l'empyème.

Injections. L'idée de traiter l'hydropéricarde comme un hydrocèle, d'injecter un liquide irritant dans la membrane malade, pour en déterminer l'inflammation adhésive, n'a rien qui répugne à la saine raison, et c'est à tort que quelques personnes ont fait un crime à M. Richerand de l'avoir émise. Si, outre l'évacuation du liquide, la ponction ne produit pas par elle-même cette adhésion, il est inutile de compter sur son succès, autrement que comme simple palliatif. La cure radicale de l'hydropéricarde sans oblitération du sac altéré, n'est pas plus possible que celle de l'hydrocèle. Si jamais on l'a obtenue, c'est que, sans le vouloir, le praticien a rempli le but proposé d'abord par M. Richerand, et depuis, par Laennec. Le contact de l'air suffirait peut-être pour amener le degré d'inflammation nécessaire. Quand il n'y a pas de lésion organique, de l'eau tiède, ou quelque autre liquide peu irritant serait d'abord tenté. S'il s'agissait d'un épanchement de pus, les injections devraient être variées suivant les indications, comme à la suite de l'empyème. De toute manière, je voudrais que l'ouverture du péricarde fût large, et qu'on la maintînt béante jusqu'à la fin. On aurait alors un traitement analogue à celui de l'hydrocèle par incision ou par excision, et l'épanchement qui suit naturellement l'injection de la tunique vaginale après la ponction, ne viendrait pas en compromettre le résultat. Toutefois, ce ne sont là que des suppositions. Avant de leur accorder quelque prix, d'en faire l'application à l'homme malade, on devrait, par des expériences sur les animaux vivants, déterminer jusqu'à quel point elles sont fondées. C'est un point de pratique, qui ne laisserait pas d'offrir de l'intérêt. La rareté des occasions qui permettraient d'en tirer parti, est la seule raison plausible qui me paraisse en diminuer l'importance.

CHAPITRE III.

ABDOMEN.

SECTION PREMIÈRE.

ÉPANCHEMENTS, KYSTES.

ART. 1er.

Paracenthèse.

La ponction du bas-ventre dans le cas d'hydropisie, est une des opérations les plus anciennes de la chirurgie. Des accidents, dont l'histoire offre une infinité d'exemples, ont dû en donner la première idée. Rien n'est plus fréquent, en effet, dans les annales de la science, que les observations d'ascite, guérie à la suite d'une blessure de l'abdomen. Un enfant, qui s'amusait à jouer armé d'un couteau, dans la cour d'un paysan ascitique, dit Guyon de la Nauche, fut précipité par ses petits camarades sur le malheureux hydropique, et lui ouvrit le ventre. Une grande quantité d'eau s'écoula par la plaie, si bien qu'au bout de quelques semaines, le malade se trouva radicalement guéri. Un autre ascitique, ne trouvant aucun chirurgien qui voulût lui faire la ponction, résolut de se la pratiquer lui-même. Défense ayant été faite de ne rien laisser à sa disposition qui pût lui permettre d'accomplir son projet, il imagina de briser le verre dont il se servait pour boire, d'en régulariser un morceau et de se l'enfoncer au-dessous du nombril. Une guérison complète fut le prix de sa témérité. Nul doute que les mêmes remarques n'aient fait naître les mêmes idées dès la plus haute antiquité, et que la paracenthèse abdominale ne soit aussi ancienne que la médecine.

Indications. Lorsque l'ascite est l'effet d'une affection incurable de quelque organe contenu dans le ventre, il est évident que la ponction n'en triomphera pas, qu'alors on ne doit y recourir que pour soulager momentanément le malade. Mais si l'hydropisie est, comme on dit, *essentielle*, idiopathique, l'extraction du liquide épanché ne peut que favoriser l'action du traitement général, et concourir puissamment à rétablir la santé. Dans le premier cas, on ne doit opérer que le plus tard possible, que pour prévenir la suffocation. Dans le second, il y aurait probablement de l'avantage à suivre le conseil de Duverney et de Bertrand, reproduit par M. Broussais, à livrer de bonne heure une issue au liquide épanché. Il est si rare de voir l'ascite se terminer heureusement, qu'après avoir inutilement essayé les moyens que l'expérience semble avoir le plus accrédités, la compression, par exemple, que j'ai vu réussir une fois sur un garçon âgé de quatorze ans, à l'hôpital de Tours en 1818, dont M. Godèle de Soissons vante aussi les avantages, dont on a reconnu les bons effets à l'Hôtel-Dieu l'année dernière, et dont l'efficacité vient d'être mise hors de doute par M. Bricheteau, il est bien permis d'en appeler à

l'opération quelque faibles qu'en soient les chances heureuses.

Examen des procédés. Le *fer rouge* usité jadis, les
caustiques avec lesquels on déterminait d'abord une eschare qu'il fallait fendre ensuite pour arriver dans le
péritoine, le *séton* imaginé par d'autres, ont depuis
long-temps fait place à des procédés plus rationnels. La
méthode de Paul d'Égine et de Guy de Chauliac, méthode
que vante encore Pigray, et qui consiste à diviser les
téguments avec *le bistouri* entre le pubis et l'ombilic,
puis à traverser l'aponévrose ou les muscles un peu plus
haut, pour qu'il soit possible de fermer à volonté l'ouverture profonde en laissant glisser au-devant d'elle la peau
préalablement relevée, est également abandonnée, ainsi
que toutes celles qu'on exécutait avec l'instrument tranchant. L'*aiguille* de Thouvenot ou de Barbette, évidemment indiquée par Rhazès, l'instrument de Block ou de
Girault, la canule trois-quarts de Sanctorius, dont Camper veut faire remonter l'invention jusqu'à Hippocrate,
modifiée diversement par d'autres auteurs encore, par
J.-L. Petit sur-tout, qui en fit l'instrument très parfait
que nous connaissons aujourd'hui sous le nom de *trocart*
ou de *trois-quarts*, rendent la ponction abdominale si
simple et si facile, que depuis un siècle, il n'est guère
plus question du bistouri ou de la lancette que du
cautère, quand il s'agit de pénétrer dans le péritoine
d'un ascitique. Quelques chirurgiens modernes semblent
cependant vouloir revenir à l'usage de l'incision. M. Physick, entre autres, prétend que l'opération est beaucoup
moins douloureuse avec la lancette qu'avec le trois-quarts,
et Dorsey dit qu'en Amérique, ce dernier instrument
ne tardera pas à tomber en désuétude. Plus récemment,
un chirurgien de Londres, M. Galaway, s'est efforcé de
prouver que c'est à la lancette qu'il faut réellement accorder la préférence, dans la ponction du bas-ventre. Dirigée

par l'indicateur gauche qui lui sert de point d'appui, on l'enfonce de la main droite sur la ligne blanche, au-dessus du pubis : on introduit aussitôt, par la plaie, une sonde de femme dans le péritoine, et l'opération n'a dès lors plus rien de particulier. Ce procédé déjà proposé par Petit-Radel, dans l'Encyclopédie méthodique, le même, au reste, que celui de Cœlius Aurelianus, pourrait être imité sans inconvénient; mais il est douteux qu'au fond il ait des avantages réels sur la méthode adoptée parmi nous. Si l'instrument tranchant rencontre quelques branches vasculaires, il les divise immanquablement, et tous les organes qui se trouvent à sa portée subiront le même sort; tandis que le trois-quarts écarte, déplace plutôt qu'il ne tranche les organes mobiles qui se présentent au-devant de lui. La plaie qui résulte de son passage se referme aussitôt qu'on l'a retiré. Celle que fait la lancette reste libre au contraire, et n'oppose aucun obstacle à la sérosité qui tend à s'y engager. Le trois-quarts plat de Wilson, ou méplat d'André, que, sur l'avis de B. Bell, plusieurs praticiens de la grande Bretagne préfèrent à l'instrument de Petit, parce que, disent-ils, il diffère à peine d'un instrument tranchant, est tout-à-fait indigne d'une semblable prédilection. Le trois-quarts brisé, ceux dont la pointe est conique, en langue de serpent, ou plus ou moins aplatie au lieu d'être triangulaire, et les cinquante autres formes qui ont été vantées, ne valent pas la peine d'être mentionnés. Celui qui a reçu l'assentiment des chirurgiens français ne laisse rien à désirer, et les modifications dont il a été l'objet depuis J.-L. Petit ne seraient propres qu'à le gâter.

Lieu d'élection. Tous les points du ventre ne sont pas également propres à la paracenthèse. Le *flanc gauche* serait le plus favorable, quand la rate est saine, si l'épiploon, plus étendu de ce côté, n'apportait aucune difficulté à l'écoulement du liquide. *A droite*, on peut redouter la présence du foie. Trop *près du ligament de Poupart*, se trouve l'S iliaque du colon ou le cœcum. *En arrière*, est la dernière fausse-côte ou la crête de l'os innominé, et il serait facile d'atteindre le colon lombaire. La *zone sus-ombilicale* correspond à la portion transverse du gros intestin. Tout-à-fait *en bas*, sur la ligne médiane, on rencontre la vessie. Cependant il faut agir sur une partie déclive. La *ligne blanche*, préférée par les anciens, et même encore par la plupart des chirurgiens anglais, n'a pas d'avantage sous ce rapport : elle est loin de mettre aussi sûrement qu'on l'imagine à l'abri de toute hémorrhagie. Une grosse veine rampe parfois à sa face postérieure. M. S. Cooper mentionne un cas où plus d'une pinte de sang sortit par la plaie qu'il venait de faire dans ce lieu avec le bistouri. Chez la femme il existe entre la matrice et le rectum, dans le fond du bassin, un cul-de-sac où on arriverait très facilement à travers la partie postérieure et supérieure du *vagin*. Ce point, le plus déclive de tous, serait aussi le plus convenable, peut-être, si le péritoine était toujours libre dans toute son étendue, si un changement de rapports quelconques de la vessie, de l'utérus ou des intestins n'exposait pas à perforer malgré soi quelques-uns de ces organes. On devrait donc ne le choisir et se conformer au précepte de Henckel, de Watson, de Bishop, de Nœthig, qu'après s'être assuré par le toucher que la sérosité descend jusque dans l'excavation pelvienne, et qu'elle tend à déprimer le haut du vagin. En pénétrant par le *rectum*, au-dessus des vésicules séminales, comme le veulent quelques autres praticiens, il y aurait encore plus de danger de blesser la vessie. La crainte de voir ensuite les humidités stercorales passer dans le péritoine, suffira toujours pour faire rejeter cette voie, quoique par exception on puisse l'adopter chez certains sujets. Il n'est pas jusqu'à *la vessie* qu'on n'ait traversée de manière à vider le péritoine des asci-

tiques. M. Bérard en rapporte un exemple dans sa thèse,
On crut à une ischurie. La sonde fut portée avec force par
l'urèthre. Plusieurs pintes de sérosité s'en échappèrent.
Le malade mourut. L'ouverture de son corps prouva qu'il
était ascitique, et que l'instrument était entré dans le
ventre. Un chirurgien de Londres, M. Watson a sérieusement proposé de pénétrer à dessein par cette voie, et, ce
qui n'est pas moins surprenant, l'un de ses compatriotes,
M. Buchanan dit l'avoir fait trois fois avec succès; mais je
ne pense pas que, parmi nous, un pareil précepte ait jamais
besoin d'être gravement refuté. Le *scrotum* qui convient
le mieux, ainsi que le prouvent les observations de Le-
dran et de Morand, quand, en même temps que l'ascite,
il existe une hydrocèle congénitale, ne peut servir que
dans cette circonstance. S'il se rencontre une région
des parois abdominales plus amincies que les autres,
au point de n'être plus formée que par la peau, et
d'avoir acquis une sorte de transparence, c'est à elle
qu'on s'adresse, quelque peu favorable qu'elle soit d'ailleurs. Le *nombril*, qui offre souvent cette particularité,
et que recommandent Lanfranc et les deux Fabrice, est
le point que M. Ollivier, fondé sur une observation qui
lui est propre, et sur une autre qui appartient à M. Bigot
d'Angers, propose de perforer chez les *femmes enceintes*.
M. Scarpa et, après lui, M. Cruch, veulent, au contraire,
que pendant la grossesse, la ponction soit pratiquée
dans l'hypocondre gauche, c'est-à-dire un peu au-dessous
de la troisième fausse-côte. J'ai eu recours plusieurs fois à
la paracenthèse sur des femmes en état de gestation, trois
fois, entre autres, dans le cours d'une même grossesse;
et toute l'étendue du flanc gauche, tous les points de ce
côté où le trois-quart est ordinairement porté, m'ont paru
séparés de la matrice par un intervalle assez considérable
pour ne pas laisser une grande importance aux préceptes
de MM. Ollivier et Scarpa. Un peu en dehors de la

ligne blanche, comme on le faisait autrefois d'après l'avis de Celse, l'artère épigastrique court quelques risques. Le milieu de l'espace qui sépare le bord des côtes de la crête iliaque, indiqué par Sabatier, aurait l'inconvénient d'être trop rapproché de la poitrine, lorsque la rate et le foie sont le siége de quelque engorgement; de sorte que, règle générale, le milieu de la ligne qui s'étend de l'ombilic à l'épine iliaque antérieure, est encore ce qu'il y a de mieux. Là l'instrument ne peut toucher ni à la vessie, ni à la matrice, à moins qu'elle ne fût très développée, ni à l'artère épigastrique qui reste en dedans, ni à l'artère iliaque antérieure qui est en dehors, ni au colon qui se trouve en arrière et en bas. Cet endroit, que la majeure partie des opérateurs ont prescrit de choisir depuis que Palfin en a donné l'idée, est donc le véritable lieu d'élection, et chacun des autres, le lieu de nécessité. Dans l'ascite ordinaire, la blessure des intestins ou de leurs artères est à peu près impossible. La sérosité les refoule naturellement vers le diaphragme ou sur le côté du rachis. Quand même ils resteraient libres et flottants, le mésentère n'est pas assez long pour que le trois-quarts puisse les atteindre. Mais si des adhérences en fixaient une anse aux parois de l'abdomen, nul doute que l'instrument ne pût les ouvrir et donner issue aux matières fécales, comme on en rapporte des exemples. L'*hydropisie enkystée*, qu'elle ait son siége dans un ovaire, dans la cavité des épiploons, dans une portion du péritoine limitée par des adhérences, ou dans un sac accidentel particulier, exposerait encore au même accident. Entourée de parois plus épaisses, elle force le plus souvent à pénétrer davantage avant d'arriver dans le foyer, et exige par conséquent qu'on la distingue, s'il est possible, avant de commencer l'opération.

Position du malade. Personne ne conseille actuellement de faire tenir le malade debout pendant qu'on l'opère. La position assise ne lui convient non plus que dans quelques circonstances particulières. C'est sur le côté, très près du bord de son lit, qu'il doit se placer. Pendant que le liquide s'écoule, un aide, situé du côté opposé, comprime modérément, avec ses deux mains largement étalées, les parois du ventre. Sans cette précaution, que négligeaient les anciens, les viscères et les gros troncs vasculaires, soustraits tout-à-coup à la pression dont ils ont contracté l'habitude, occasioneraient des syncopes, des lipothymies, des convulsions, qu'il importe d'éviter. L'espèce de bandage ou de corset, imaginé par Monro pour remplacer les mains de l'aide et servir d'appareil après l'opération, fort ingénieux du reste, ne remplissant qu'imparfaitement le but, ne mérite pas la préférence que certaines personnes lui accordent. L'appliquer d'avance, le resserrer par degrés à mesure que le ventre se vide, maintenir vis à vis du lieu convenable le trou qu'il offre sur le côté pour le passage du trois-quarts, garnir ensuite les excavations qu'il pourrait laisser vers les fosses iliaques, etc., sont choses trop minutieuses pour que les chirurgiens s'y astreignent sans nécessité. Le drap, passé autour du ventre et dont les deux extrémités sont tirées graduellement par deux aides, pendant que l'eau s'écoule, comme le recommande M. S. Cooper, serait encore bien plus impropre. Si l'épanchement a son siége dans le péritoine, il est possible que l'épiploon, une anse intestinale, un floeon d'albumine, une hydatide, viennent se présenter à l'extrémité de la canule et la fermer avant l'extraction complète de la sérosité. Un stylet, une tige mousse quelconque portée au travers de l'instrument, suffit toujours pour éloigner ces obstacles et redonner à la voie que parcourt le liquide toute sa liberté primitive. Les kystes séreux ne contenant presque jamais que de la sérosité limpide, sont généralement à l'abri de ce genre d'inconvénient ; mais l'hydropisie de l'ovaire, que forme à peu près constamment une matière huileuse ou gélatineuse, plus ou moins épaisse, rarement très fluide, le présente quelquefois, réclame du moins l'emploi d'une canule un peu large.

Extraction du liquide. Beaucoup d'auteurs ont pensé qu'il ne fallait pas enlever en une seule fois tout l'épanchement, qu'il valait mieux ne le tarir que par degrés. C'est dans cette intention que Paul d'Égine, Guy de Chauliac, etc., évitaient de percer la peau et le péritoine au même niveau; que du temps d'Hippocrate on mettait déjà dans la plaie une petite canule, mille fois modifiée depuis, et dont on se servait en quelque sorte comme d'un robinet, en la bouchant ou la débouchant à volonté; que d'autres ne tirent d'abord qu'une certaine quantité du fluide morbide, pour revenir ensuite successivement à la même opération un plus ou moins grand nombre de fois; et qu'après avoir ouvert le ventre avec une lancette, on a proposé de laisser la matière sortir d'elle-même avec lenteur et insensiblement. Mais l'expérience n'ayant rien appris de bien positif sur la valeur d'une pareille conduite, il semble plus raisonnable de n'abandonner dans le ventre que ce qui ne peut pas en être extrait. L'épuisement et les syncopes, que les anciens espéraient prévenir en se comportant ainsi, sont encore plus sûrement empêchés par un bandage convenablement appliqué, et les malades ne seraient qu'à demi satisfaits, si leur ventre n'était vidé qu'en partie lorsqu'ils se sont soumis à la ponction.

Pansement. Le bandage compressif après la ponction n'a pas seulement pour avantage de soutenir les viscères, c'est encore un moyen puissant de déterminer la guérison définitive. Les faits authentiques qui viennent à l'appui de cette assertion, sont maintenant en assez grand nombre pour engager à les multiplier de plus en plus. Au printemps dernier, je fus prié par M. le docteur Rousseau, médecin aux Batignolles, de faire la ponction chez un enfant âgé de cinq ans, et affecté d'ascite depuis huit mois. Nous lui retirâmes six livres d'eau limpide de l'abdomen. Nulle altération des viscères ne put être reconnue à travers les parois du ventre. Une compression exacte et modérée fut immédiatement établie. L'épanchement ne s'est pas reproduit, et le petit malade n'a pas tardé à retrouver son ancienne santé. La manière d'effectuer la compression, en pareil cas, doit être abandonnée au génie de l'opérateur. Qu'on la fasse avec une bande de flanelle, comme le veut M. S. Cooper, d'après Bell; avec le bandage de Monro; avec une sorte de losange terminé en scapulaire supérieurement, par des sous-cuisses inférieurement, et de manière à pouvoir être serré convenablement en travers; ou bien, tout simplement avec un bandage de corps et des compresses ou d'autres serviettes diversement repliées sur l'hypogastre et les flancs; pourvu qu'elle soit exacte et régulière, peu importe le reste.

Injections. Quelques personnes pensent que la cure radicale de l'ascite pourrait être obtenue par une autre méthode, après la ponction. Partant de ce qui arrive dans l'hydrocèle, elles ont imaginé de pousser dans le péritoine des liquides irritants pour en produire l'inflammation adhésive. Brenner, qui paraît en avoir eu le premier l'idée, et qui ne voulait que fortifier les viscères, proposait un mélange d'*eau-de-vie* camphrée, d'aloès et de myrrhe. Warrick en fit l'essai avec les *eaux de Bristol*, et guérit son malade. Répétées avec du *vin rouge* et de l'*eau de goudron*, elles n'eurent pas le même succès. Les deux femmes moururent. Après avoir mis à l'épreuve le procédé de Hales qui voulait qu'une canule fût placée de chaque côté du ventre, afin que le liquide pût s'écouler par l'une à mesure qu'on le fait pénétrer par l'autre, Warrick finit par donner la prééminence aux eaux de Bristol et à la ponction simple. Bien que conseillées de-

puis par Heuermann, Bossu et quelques autres, les injections dans l'ascite étaient entièrement proscrites, lorsque, il y a quelques années, les Annales de M. Broussais
invoquèrent en leur faveur deux cas de réussite obtenue
à l'aide de la vapeur du vin. Enhardi par ces exemples, M. Lhomme osa tenter le même moyen sur un
adulte qui avait déjà subi plusieurs fois la ponction.
Le résultat dépassa ses espérances. Son malade, comme
celui de M. Gobert, continue de se bien porter. Une question aussi grave réclame des faits plus concluants avant
de pouvoir être résolue. Rien ne prouve que M. Lhomme
ait véritablement fait passer de la *vapeur de vin* dans
le ventre. Il en a, dit-il, rempli une seringue ; mais
les linges mouillés d'eau froide, dont il a cru devoir
envelopper la canule qu'elle était obligée de traverser, ont nécessairement dû la condenser aussitôt ; en
sorte que c'est très probablement de l'air, non du vin,
qu'il a poussé dans la cavité abdominale. Les observations de Heuermann, de Litre, de Garengeot, de Bossu,
ne paraissent concerner que des hydropisies enkystées,
et celles de Warrick ou Warren, sont trop incomplètes
pour mériter une grande confiance. Cependant il n'est
pas invraisemblable qu'on parvienne à tirer un jour de
ces essais, une donnée pratique importante. Des raisons
fondées sur plusieurs faits me portent à penser que la
guérison de l'ascite n'a lieu que par suite d'adhérence du
péritoine pariétal avec les viscères abdominaux. Les coliques que ressentent habituellement ceux qui ont échappé
à cette maladie, la gêne qu'ils éprouvent dans leurs fonctions digestives, en seraient la preuve. Un homme âgé
d'environ cinquante ans, guéri d'une ascite quatorze ans
auparavant, mort d'une pneumonie à l'hôpital de Tours,
en 1817 ; une jeune fille, âgée de dix-neuf ans, traitée avec
succès à quatorze ans d'une hydropisie semblable, à l'hôpital des Enfants de Paris, et qui succomba aux suites

d'une lésion cérébrale en 1824, à l'hôpital de Perfectionnement, avaient tous les intestins collés ensemble et aux parois du ventre par des lamelles et des filaments celluleux innombrables. Cela étant, reste à savoir si la prudence et l'humanité permettent de tenter ici les procédés de la nature. Dans le but d'éclaircir ce fait, M. Bretonneau fit quelques expériences, en 1819, sur des chiens. Nous leur injectâmes de l'eau pure, d'abord, de l'eau avec de l'eau-de-vie, puis de l'eau fortement chargée de muriate de soude, dans le péritoine; mais nulle inflammation ne put être produite chez ces animaux, et toutes les matières d'injection furent absorbées au bout de quelques jours. Un malade, dont l'état ne laissait aucun espoir de succès à l'emploi des moyens connus, et qui était menacé d'une mort prochaine, fut soumis à la même épreuve. Il succomba, mais aux progrès de son hydropysie, et parce qu'une partie du liquide qui s'était épanchée dans l'épaisseur des parois du ventre, y fit naître un érysipèle gangreneux. M. J. Cloquet m'a parlé plusieurs fois d'un sujet chez lequel l'injection vineuse ou alcoolique d'une hydrocèle congéniale était passée contre son gré dans l'abdomen, et qui, après quelques symptômes inquiétants, n'en a pas moins fini par se rétablir. Sans vouloir tirer de ces divers essais des conséquences qu'ils ne comportent pas, je les crois pourtant dignes de fixer l'attention. Ils tendent à prouver, du moins, que les injections du péritoine ne sont peut-être pas aussi redoutables qu'on se l'imagine généralement, et qu'avant de les rejeter d'une manière absolue, il serait bon d'en faire l'objet d'expériences variées, d'un examen impartial et approfondi. La question vient d'ailleurs d'être présentée sous un nouveau point de vue par M. J.-V. Roosbroeck de Louvain, qui, ayant été frappé de la propriété éminemment diurétique et sudorifique du *gaz oxidule d'azote*, s'est avisé de l'injecter dans le ventre des hydropiques après la ponction. Trois malades, un homme et deux femmes, soumis par lui à ce traitement, en ont retiré de tels avantages, que M. Broussais n'a pas craint de l'essayer à son tour, mais sur un sujet dont l'état était tellement désespéré, qu'on a dû être surpris de le voir survivre encore huit jours. L'auteur met deux gros de nitrate d'ammoniaque dans une fiole de verre, à laquelle il adapte une vessie à robinet; lute l'appareil, et le place sur la flamme d'une lampe à alcool; laisse la vessie se remplir de gaz par la décomposition du sel; délute, et attend que le tout soit refroidi; place l'extrémité du robinet dans l'ouverture de la canule du trois-quarts, et procède aussitôt à l'injection. S'il ne s'est glissé aucune erreur dans la relation de M. V. Roosbroeck, nul doute que les praticiens ne doivent s'empresser de répéter ses tentatives.

Sac de baudruche. Une vessie de baudruche, comme il en applique à la cure radicale des hernies, proposée par M. Belmas, portée vide puis soufflée ou remplie d'un liquide approprié dans le péritoine ou la cavité du kyste, et maintenue au-dehors par son extrémité, aurait-elle, comme le présume cet auteur, l'avantage de graduer l'irritation à volonté et de la faire cesser même, s'il le fallait, en permettant de retirer le corps étranger qui l'aurait produite? Je n'ose l'espérer.

En supposant que rien de tout cela ne soit fait, et que l'épanchement reparaisse, on pratique de nouveau la ponction, autant de fois qu'elle devient nécessaire, en se conformant d'ailleurs aux règles établies plus haut. Il est des sujets dont on prolonge ainsi la vie de plusieurs années, et chez lesquels on est forcé d'y avoir recours tous les deux ou trois mois. L'hydropisie de l'ovaire, maladie purement locale dans le plus grand nombre des cas, est celle qui supporte le mieux ces opérations multipliées. L'hydropisie partielle ou enkystée

« pu s'en accommoder aussi, sans doute, dans certaines circonstances, mais il est douteux que l'ascite générale puisse être rangée dans la même catégorie, puisse rester aussi long-temps sans devenir funeste, après avoir été soumise à la paracenthèse. Ainsi, quand on affirme que la ponction a été pratiquée neuf fois sur la même femme par Saviard, onze fois par Litre, vingt-neuf fois par Grew, cinquante-sept fois par Cheselden, quarante-sept fois par Laub, quatre-vingt-six fois, dans l'espace de vingt-six ans, par Martineau, cinquante-deux fois par Schmucker, soixante-cinq fois par Méad, cent fois par Callisen, et même six cent cinquante-cinq fois par Bezard, et que le terme fatal de cette maladie en a été reculé, il est presque certain qu'il s'agissait d'hydropisie de l'ovaire, et non d'ascite proprement dite.

Manuel opératoire. L'*appareil* se compose d'un trois-quarts, de volume convenable, armé de sa canule et graissé de cérat; d'un baquet ou d'un grand vase quelconque, propre à recevoir le liquide; d'un vase plus petit et peu profond, qu'on puisse tenir tout près du ventre, si la sérosité ne coule pas avec assez de force pour le rendre inutile; d'un morceau de sparadrap; de diverses compresses, pliées en plusieurs doubles; d'une serviette en écusson; d'une autre serviette, pliée en trois, garnie de sous-cuisses et de son scapulaire. *Un aide* reste près de la tête, un autre vers les pieds et du côté sur lequel on a couché le malade, afin de lui soutenir la poitrine et la racine des cuisses. Un troisième, situé du côté opposé, et même sur le corps du lit, s'il craint de trop se fatiguer autrement, se tient prêt à placer ses mains à plat sur toute la surface du ventre, pour le comprimer doucement, à mesure que le liquide s'en échappe. Le chirurgien saisit le trois-quarts, l'enfonce avec la main droite, à travers la paroi abdominale, dont la main gauche a dû tendre les téguments. Poussé d'une manière brusque et subite, l'instrument fait à peine souffrir le malade. Plusieurs auteurs, craignant qu'il n'aille trop profondément, et n'atteigne quelques viscères, aiment cependant mieux le faire pénétrer avec lenteur, en le roulant sur son axe, et prétendent mettre ainsi les artères encore plus sûrement à l'abri de toute blessure. De telles raisons n'ont aucun fondement. Les organes du bas-ventre sont, comme je l'ai dit déjà, trop éloignés de ses parois dans l'ascite, pour que le trois-quarts puisse les toucher, fût-il enfoncé jusqu'au manche. Prendre un point d'appui, avec les deux derniers doigts, sur la peau, pendant qu'on la perce, n'est pas beaucoup plus nécessaire. Tant de précautions d'ailleurs, ne sont propres qu'à rendre l'opération plus méticuleuse et plus longue. L'indicateur, alongé sur la tige du trois-quarts, pendant que la paume de la main en renferme solidement le manche, n'en laisse à découvert que ce qu'on veut, que ce qu'il en faut pour arriver au foyer du liquide, et suffit à la sûreté des viscères. Si les parois du ventre ou du kyste offraient, un, deux, trois pouces, assez d'épaisseur enfin pour embarrasser, comme Saviard dit en avoir observé un exemple; si elles étaient assez flasques pour fléchir sous la pression, on emploierait un autre instrument, et c'est alors que le bistouri ou la lancette pourrait être préféré avec quelque avantage. Le défaut de résistance annonce qu'on est entré dans le péritoine. La canule qui doit rester en place, le pavillon dirigé en bas, est retenue par le pouce et l'indicateur gauches, pendant qu'on en retire le trois-quarts. Le liquide s'échappe aussitôt avec plus ou moins de force et par un jet dès lors facile à conduire, dans le seau destiné à cet usage. Le stylet boutonné, la sonde de poitrine, etc., ne servent que dans le cas où quelque corps étranger viendrait à boucher la canule. Toute l'eau extraite, l'opérateur retire le tube conducteur, en lui faisant exécuter un mouvement de rotation, et soutient en même temps, avec les deux premiers doigts de l'autre main, le pourtour du trou qu'il a pratiqué, afin d'empêcher la peau d'être tiraillée ; applique sur ce point l'emplâtre, les compresses ; garnit ainsi tout le devant de l'abdomen et les flancs ; place le bandage de corps, et remet immédiatement le malade au milieu de son lit, dans la position qui lui est le moins fatigante.

Accidents. L'hémorrhagie produite par la ponction, quoique rare, est néanmoins l'inconvénient qui a le plus occupé les praticiens. M. C. Smith en a rassemblé dix exemples. On y remédie facilement, quand elle dépend d'une blessure de l'artère épigastrique ou de quelque autre vaisseau des parois du ventre. Il existe pour cela divers moyens. L'un d'eux, usité dans le dernier siècle, conseillé par Petit-Radel, et que M. Cruveilher a récemment employé avec succès, consiste à comprendre tout le trajet du trois-quarts dans un large repli des parties molles, à le comprimer, en le froissant même un peu avec le pouce et l'indicateur, jusqu'à ce que le sang cesse de couler. Une petite cheville de cire, une extrémité de bougie *rat de cave*, taillée en fausset, comme Bellocq l'a imaginé, ou mieux encore un morceau de bougie en gomme élastique ou emplastique, telle qu'on s'en sert pour l'urèthre, poussé dans la plaie de manière à la remplir exactement, est une ressource qui paraît ne rien laisser à désirer sous ce rapport. Je ne sais pourtant si un morceau d'éponge préparée ne serait pas encore meilleure. En l'imbibant de liquide au fond de la blessure, cette substance exercerait évidemment une compression excentrique des plus avantageuses ; mais elle aurait aussi l'inconvénient de pouvoir être brisée, lorsqu'il devient utile de la retirer. Si, au lieu de s'échapper au-dehors, le sang s'accumulait à l'intérieur, il serait difficile de s'en apercevoir avant la mort. D'ailleurs, en supposant le contraire, le chirurgien n'en serait guère plus avancé. Que faire en pareil cas? où aller chercher le vaisseau profond qui fournit l'hémorrhagie? Il ne faudrait pas, du reste, s'en laisser imposer par les apparences. On observe parfois, à la surface des membranes séreuses, une exhalation sanguine assez abondante pour donner à l'eau d'un hydropique la couleur noire du sang veineux; de façon qu'au premier coup d'œil, on pourrait croire que c'est du sang, au lieu de sérosité, qui s'écoule par la plaie qu'on a faite. Un bel exemple s'en est offert chez un adulte affecté d'hydrothorax, à l'hôpital Saint-Antoine, dans le service de M. Rayer, pendant que je faisais le service chirurgical de cet établissement, et nul doute que les mêmes phénomènes ne puissent s'observer dans le péritoine. L'hémorrhagie à la suite d'une ponction sur la ligne médiane mentionnée par M. S. Cooper, pourrait bien appartenir à ce genre. En supposant que celle qui fut observée à la Charité, en 1824, ne se rapporte pas à la blessure pure et simple de l'artère épigastrique, elle s'expliquerait également ainsi, bien mieux que par la lésion prétendue d'un vaisseau mésentérique. M. Piedagnel rapporte cependant l'exemple d'un épanchement abondant, produit par la piqûre d'une artère épiploïque.

ART. 2.

Tumeurs humorales du foie.

Les abcès, les kystes hydatifères, l'hydropisie enkystée du foie, ont été long-temps, et sont encore regardés par beaucoup de personnes, comme au-dessus de toutes ressources chirurgicales. La difficulté de les reconnaître avec certitude pendant la vie. La crainte de produire un épanchement dans le péritoine, et de l'action de l'air sur les parois du foyer en ont généralement fait rejeter l'ouverture artificielle. On cite cependant des exemples de guérison obtenue au moyen de la ponction, avec le trois-quarts, ou bien avec la potasse caustique. D'un autre côté, l'incision ayant été l'objet de recherches spéciales dans ces derniers temps, et M. Récamier étant parvenu à des résultats fort heureux, en combinant ces divers moyens, j'ai pensé devoir en traiter ici dans un article à part. La ponction seule serait insuffisante lorsque le kyste renferme autre chose que de la sérosité limpide. De plus, elle donnerait lieu à l'épanchement d'une certaine quantité du liquide dans le ventre, si des adhérences protectrices avaient manqué de s'établir autour du point qu'elle traverse. L'emploi du bistouri rendrait ce dernier accident bien plus à craindre encore : il ne peut convenir que dans les cas où le diagnostic ne laisse aucun doute sur la nature et les rapports anatomiques du kyste. Les caustiques, agissant avec trop de lenteur, exposent, dit-on, à la péritonite générale, par suite de l'inflammation locale qui résulte de leur application. Dans le *Procédé de M. Récamier*, de la potasse est d'abord appliquée sur plusieurs points très rapprochés de la saillie morbide, afin que, par leur réunion, ils fassent naître une large eschare, qu'on fend au bout de quelques jours avec l'instrument tranchant. On porte alors au fond de la plaie une nouvelle dose de caustique qui doit agir bien plus en profondeur qu'en largeur. Répétée ainsi successivement, la cautérisation détermine sûrement l'adhésion du péritoine hépatique avec le péritoine des parois abdominales, et met à même d'enfoncer soit le trocart, soit le bistouri dans le kyste, dès que le doigt en sent distinctement la fluctuation au-dessous de l'eschare divisée. Après avoir extrait tout le liquide, M. Récamier le remplace par des injections médicamenteuses qu'il renouvelle chaque jour, et qu'il retient dans la cavité morbide d'un pansement à l'autre, en fermant la plaie avec un bourdonnet de charpie ou d'éponge. Par ce moyen, l'action de l'air est prévenue, le pus, délayé en même temps que produit, ne peut stagner ni passer à l'état putride dans l'intérieur du foyer, et le sac, revenant peu à peu sur lui-même, finit par transformer le tout en une simple fistule qui ne tarde pas, en général, à se cicatriser à son tour. Est-il besoin d'ajouter que le même traitement est applicable aux tumeurs de la vésicule biliaire, aussitôt qu'elles se trouvent dans les conditions établies et si bien décrites par J.-L. Petit? Pour éclairer le diagnostic dans toutes les affections dont il vient d'être question, on est souvent obligé de faire une ponction explorative avec un très petit trocart ou une aiguille à cataracte, comme quand il s'agit de distinguer sûrement un anévrysme d'un abcès, par exemple. M. Récamier fait remarquer avec raison, que, dans ce cas, l'instrument doit être très fin et retiré brusquement des tissus. Sans cela, il ferait une plaie que le liquide pourrait traverser de manière à s'épancher dans l'abdomen ou dans les couches organiques environnantes. C'est à l'aide de ces précautions réunies que des succès assez nombreux, et au-dessus de toute attente, ont eu lieu à l'Hôtel-Dieu de Paris, depuis un certain nombre d'années.

Une autre manière d'ouvrir les foyers morbides du foie ou de l'abdomen, proposée en 1827 par M. Graves de Dublin, mérite de trouver place à côté de la précédente. Ce chirurgien n'emploie que le bistouri. Après avoir incisé largement tous les tissus jusqu'à une ou deux lignes de la collection, il s'arrête, remplit la plaie de charpie, et attend que, dans un accès de toux, etc., la tumeur vienne s'ouvrir d'elle-même au fond de la solution. M. Bégin a proposé depuis, pour toutes les collections purulentes abdominales, d'aller ainsi couche par couche jusqu'au péritoine, de s'en tenir là s'il n'y a pas d'adhérence, et de pénétrer jusqu'au kyste dans le cas contraire. Si la tumeur était encore libre, la plaie du péritoine, qu'elle tend aussitôt à remplir, s'agglutine promp-

tement avec sa face antérieure, et trois ou quatre jours
après, il est permis d'y enfoncer l'instrument sans avoir
à redouter aucun épanchement dans le ventre. Des faits
assez concluants ont été rapportés en Angleterre et en
France en faveur de cette méthode ingénieuse.

Art. 3.

Kystes et tumeurs de l'intérieur du bas-ventre.

L'ovaire est souvent le siége d'une dégénérescence
que les auteurs de tous les temps ont signalée, mais
dont on n'a guère songé à débarrasser les malades avec
l'instrument tranchant que depuis un siècle. Le Dran,
Housson, Garengeot, avaient déjà remarqué que la ponction n'en triomphe presque jamais, tandis qu'on les guérit quelquefois en incisant largement le kyste. Morand
avance même que l'extirpation de l'organe malade devrait
être pratiquée dès le principe pour en arrêter le développement. Des observations communiquées par Delaporte,
Lieutaud, furent invoquées à l'appui de cette opération,
dont Thumin donne déjà le procédé, et que deux médecins anglais, Power et Darwin, ne tardèrent pas à
défendre avec chaleur ; mais, malgré les efforts de
M. d'Ischier, le succès obtenu par Laumonier, la guérison de madame de Choiseul, et les trois exemples qu'en
rapporte Kapser, l'idée de Morand n'en était pas moins
restée sans application pratique, lorsque M. Lizars entreprit d'appeler sur elle l'attention, en 1825, pendant que
de leur côté, MM. Mac-Dowell, Nathan et Alban,
Smith, la mettaient à l'épreuve en Amérique, et que MM.
Dieffenbach, Chrysmer et Martini cherchaient à la faire
adopter en Allemagne. Aujourd'hui, il en existe d'assez nombreux essais pour qu'on puisse apprécier l'extirpation des ovaires à sa juste valeur. Laissant de
côté l'opération autrefois pratiquée par Lemman, celle
qu'a publiée M. Lafflize de Nantes, une autre qui appar-

tient à M. Delpech de Montpellier, je me bornerai à l'énumération des plus importantes, de celles qui ont été relatées depuis dix à vingt ans dans les recueils scientifiques. La tumeur, enlevée par M. Mac-Dowell sur la dame Crawford en 1809, pesait quinze livres ; la guérison eut lieu le trente-cinquième jour. Chez une autre malade, M. Mac-Dowell trouvant les deux ovaires affectés, en fit l'incision ; beaucoup de sang s'épancha dans le ventre, et l'opération n'en eut pas moins un plein succès. Une Négresse fut débarrassée par lui, en 1816, d'un ovaire qui pesait six livres, et guérit également bien. Deux autres femmes qu'il traita de la même manière n'ont pas été aussi heureuses ; l'une est restée mal portante, l'autre a succombé. M. Dzondi de Halle a réussi une fois au moyen de l'incision, de l'usage des tentes, puis de l'extirpation du kyste mortifié. L'extirpation pure et simple, pratiquée en 1821 par M. Smith, ne fut suivie d'aucun accident. La tumeur enlevée par M. Lizars, le 27 février 1825, était aussi volumineuse qu'un utérus à terme. Il fallut prolonger la plaie du ventre depuis l'appendice xiphoïde jusqu'au pubis. L'autre ovaire était également affecté, et cependant la malade, âgée de trente-six ans, finit par se rétablir. Le docteur Chrysmer, appelé près d'une femme âgée de trente-huit ans, n'eut qu'à se louer d'avoir pris le parti de l'opération : au bout de six semaines, la malade fut en état de retourner chez elle. Le 6 mai 1822, M. A. Smith opérant une jeune dame, fit l'extraction du kyste après en avoir ôté six pintes de liquide, et l'avoir étranglé à sa base au moyen d'une forte ligature qui tomba un mois et demi plus tard. En 1824, cette dame jouissait encore de la plus parfaite santé. A ces faits d'extirpation réelle suivie de succès, on doit en ajouter d'autres où la tumeur n'a pas été enlevée en totalité, où l'opération n'a pas été terminée comme on se l'était proposé avant de commencer. C'est ainsi, par exemple, que le docteur Lizars trouvant une simple masse adhérente au-devant de la symphyse sacro-iliaque, au lieu d'un énorme kyste, comme il l'avait d'abord supposé, crut devoir s'en tenir au premier temps de l'opération, à l'incision des parois abdominales : refermant sur-le-champ la plaie, il eut assez de bonheur pour sauver sa malade. M. Grenville voyant, dans un autre cas, que le kyste ne serait que difficilement séparé des parties environnantes, se contenta de l'inciser largement et de le vider avec soin. Cette conduite lui valut un succès complet. Effrayé par le volume de la base de la tumeur et des vaisseaux qu'elle contenait, voyant en outre qu'il ne sortait que du sang par une ponction faite dans son centre, M. Dieffenbach n'osa pas l'enlever, réunit immédiatement la plaie, et la malade s'est également rétablie. M. Galenzowski de Wilna, reconnaissant aussi que la tumeur était trop adhérente pour être enlevée, la vida par une large ouverture, en déchira les diverses cellules, traversa d'un fil sa paroi profonde, l'attira vers la plaie du ventre pour prévenir tout épanchement dans le péritoine, referma le mieux qu'il put la division des parois abdominales, et obtint par cette conduite une guérison entière dans l'espace de quelques semaines. D'autres essais ont été moins heureux.

Une femme âgée de quarante ans, opérée le 20 septembre 1822, par M. Dowell, mourut le 24 au matin. M. A. Smith, arrêté par les adhérences intimes et très étendues d'une tumeur de l'ovaire, chez une malade qui s'était fait elle-même la ponction plus de quatre-vingts fois, s'en tint à l'incision des parois du ventre, et n'osa pas terminer son opération. Il eut cependant la douleur de voir cette dame succomber le quarante-deuxième jour. La malade opérée par M. Lizars, le 22 mars 1825, mourut le surlendemain. Celle qu'opérèrent MM. Hopfer et Chrysmer, n'a survécu que trente-six heures. Une autre opérée par M. Chrysmer seul, ne fut pas plus heureuse.

Enfin, la jeune fille dont M. Martini a donné l'observation, mourut aussi au bout de trente-six heures. Quoique dangereuse, l'extirpation de l'ovaire n'en constitue donc pas moins une ressource à examiner. L'ovaire n'est pas tellement indispensable au maintien de la vie, que la femme ne puisse en être privée sans trop de danger. Les châtreurs de bestiaux, qui parcourent les campagnes en exerçant leur profession, les enlèvent sans la moindre crainte, dès les premières semaines, à toutes les femelles des cochons de lait, et je puis affirmer qu'entre leurs mains, cette opération n'est presque jamais suivie d'accidents. Diémerbroeck rapporte, d'après Athénée, qu'Adramètes, et, d'après Suidas, que Gygès roi de Lydie, traitaient ainsi les femmes de leur royaume. Alexander ab-Alexandro en dit autant des Créophages et des Égyptiens. Wierus raconte qu'un châtreur soupçonnant la vertu de sa fille, lui ouvrit le ventre, attira la matrice au-dehors, pour faire l'excision de ses deux ovaires, et que cette opération barbare eut un plein succès. Franckenau, Pott, Lassus, M. Deneux, citent chacun un exemple d'extirpation de l'ovaire, qui n'a point empêché les femmes de se bien porter ensuite. Au demeurant, l'opération n'est par elle-même ni délicate ni difficile. Les occasions de la pratiquer ne sont que trop fréquentes. Les maladies qui la réclament, abandonnées aux ressources de l'organisme, entraînent presque constamment la mort. Mais aussi, pour qu'elle offre des chances de succès, il faut que la tumeur soit mobile, n'adhère pas aux intestins, puisse être facilement séparée de tous les organes abdominaux, ait une racine ou un pédicule peu volumineux, et n'expose pas à la blessure de trop gros vaisseaux. Il faut en outre qu'elle puisse être reconnue et distinguée de toute autre maladie ; ce qui est loin d'être toujours facile. Dans le principe, comment ne pas la confondre avec quelque tumeur que ce soit, attenante à la matrice, aux fosses iliaques, etc.? D'ailleurs, qui oserait alors en proposer l'extirpation? Plus tard, lorsqu'elle occupe une grande partie de l'abdomen, les nouveaux rapports contractés par les organes qui l'entourent, et les adhérences presqu'inévitables de sa périphérie, en rendraient la dissection et l'ablation, sinon impossible, du moins excessivement dangereuse. Enfin, quoique incurable de nature, elle n'amène ordinairement la mort qu'avec une extrême lenteur. Terme moyen, elle accorde, non pas douze ans, comme le pense M. Corbin, mais bien cinq ou six ans d'existence aux femmes qui en sont affectées. Toutefois si, comme il arrive habituellement en pareil cas, la santé générale s'est maintenue de manière à contraster avec l'état maladif de l'abdomen; si l'issue d'un liquide onctueux ou gélatineux, obtenu par une ponction explorative, démontre que le mal est dans l'ovaire; si la tumeur ne dépasse pas le volume de la tête d'un adulte, et si la malade le désire avec ardeur, je pense qu'on doit tenter l'opération. Seulement, il reste à déterminer, si l'incision simple, d'après les principes établis dans l'article précédent, et dont M. Portal, Denman, MM. Rey, Ransden ont aussi, dit-on, retiré chacun un succès, ne devrait pas être préférée à l'extirpation proprement dite.

Manuel opératoire. Couchée sur le dos, les membres pelviens modérément étendus et fixés par des aides, la femme doit être située de telle sorte que la partie la plus saillante du kyste se présente naturellement à l'opérateur. Celui-ci fait d'abord, parallèlement à l'axe du corps, une incision longue de quatre, six ou huit pouces sur le point le plus convenable de l'abdomen, se sert du doigt indicateur de la main gauche pour diriger le bistouri dès que le péritoine est ouvert, et s'occupe ensuite de la tumeur. Est-elle libre, mobile, peut-on l'isoler aisément, son pédicule est-il étroit? le chirurgien n'a qu'à en lier solidement la racine et l'exciser en deçà du fil avec le bistouri ou des ciseaux. Les adhérences qui l'unissent aux tissus ambiants sont-elles légères, faciles à détruire? il les fait disparaître à l'aide d'une dissection soignée, et se comporte, du reste, comme dans l'autre cas. Si elle était fongueuse, pourvue d'une large base, de vaisseaux sanguins volumineux, mieux vaudrait ne pas y toucher et refermer aussitôt la plaie. Si ses adhérences aux parois du ventre ne permettaient pas de l'enlever, on devrait y enfoncer le bistouri et l'ouvrir largement, de manière à la vider en entier, et faire en sorte que le kyste pût être entraîné graduellement ensuite par la plaie du ventre. La position, les bandelettes emplastiques ou la suture seront employées, selon les cas, pour réunir la division qui doit être d'ailleurs pansée le plus simplement possible. Lorsque la solution de continuité est très étendue, les intestins ont une telle tendance à s'échapper au-dehors, que la suture devient alors presque indispensable. Il en est à peu près de même toutes les fois que, pour enlever la tumeur, il n'a pas été nécessaire de l'ouvrir, ni d'occasioner un grand dégât à l'intérieur du ventre. C'est tout le contraire, lorsqu'on n'a fait que vider le kyste, ou qu'il n'a pas été possible d'extraire tout ce qu'on aurait voulu détruire. En supposant qu'on voulût s'en tenir à l'incision, il faudrait d'abord se mettre en garde contre l'épanchement, faire naître, au préalable, des adhérences protectrices, si elles n'existaient déjà, entre la masse morbide et les parois du ventre ; se comporter enfin comme s'il s'agissait d'un abcès abdominal ou d'une collection hépatique.

SECTION II.

HERNIES.

A. HERNIES EN GÉNÉRAL.

ART. 1er.

Cure radicale.

Quel que soit le siége de la hernie, elle forme toujours une infirmité, si ce n'est une maladie, assez inquiétante, pour que, de tout temps, on se soit efforcé, non-seulement de la pallier, mais aussi de la guérir sans retour.

L'idée bizarre qui portait les anciens à la ranger parmi les maladies honteuses, idée encore assez répandue pour que l'habitant des campagnes résiste souvent en secret aux accidents qu'elle peut amener avant d'oser s'en plaindre au médecin, était un appât que le charlatanisme ne pouvait manquer d'exploiter. Aussi la hernie a-t-elle trouvé du temps d'Hippocrate, de Galien et de Celse, comme elle en trouve encore aujourdhui, de prétendus guérisseurs, des médecins *herniaires*, uniquement occupés de son traitement. Il serait injuste, au reste, de blâmer, sans exception, les nombreuses tentatives qui ont été faites pour en obtenir la cure permanente, même depuis que l'art possède d'excellents moyens de la contenir. Les hommes de peine, les ouvriers, qui en sont le plus généralement atteints, tirent peu de profit des moyens palliatifs. Les bandages les plus parfaits sont loin de produire chez eux le succès qu'en obtiennent les hommes de la classe élevée. La pelotte abandonne presque toujours l'anneau abdominal au bout de quelques jours ou de quelques semaines, et, souvent, la totalité du brayer n'est bientôt plus qu'une cause nouvelle de dangers.

§ 1er.

Topiques, compression, position.

L'*emplastrum contrà rupturam* des anciens, le cérat

de brique de J. Fabrice, les sachets au vinaigre de Verduc, le bois de Santal, la tormentille, la térébenthine, les topiques de Babynet, de Mlle. Devaux ; le fameux remède du prieur de Cabrière, remède qui consistait en du vin rouge appliqué sur la hernie, et de l'acide muriatique donné à l'intérieur ; le cataplasme de limaille de fer, pendant qu'on fait prendre de l'aimant à l'intérieur conseillé par A. Paré ; la décoction de chiendent et de garou usitée par Arnaud ; le carbonate d'ammoniaque, dont parle M. Belmas, et mille autres moyens du même genre, ne trouvent plus guère de défenseurs aujourd'hui que parmi les médicastres et les commères. Il n'en est pas tout-à-fait de même de la compression successivement vantée par Celse, Norsia, Blegny, Trecourt, J.-L. Petit, Juville, etc. Maintenue avec persévérance, appliquée convenablement, elle a fréquemment amené la guérison définitive sans qu'il soit besoin pour cela de l'élever au point de déterminer la gangrène comme on l'a conseillé en Allemagne, il y a plus d'un demi-siècle. Tout récemment encore, M. Beaumont, dans un traité particulier, et M. Duplat de Lyon, dans un mémoire adressé à l'Académie, ont essayé de la réhabiliter dans l'opinion des praticiens, en soutenant que, combinée avec les astringents, elle peut guérir presque toutes les hernies. Un chirurgien de Province, M. Ravin, donne aussi comme certain que les topiques astringents et la compression peuvent guérir radicalement les hernies à tout âge. Seulement, ces moyens ne sont pour lui que secondaires, le fond de sa méthode étant la position horizontale du malade pendant des mois entiers. Les observations de Rivière, de F. de Hilden, de Reneaume, d'Arnaud, de Hey, la thèse de Rieck, montrent tout le parti qu'on pourrait tirer du traitement proposé par M. Ravin, traitement qui était, dit-on, généralement usité en Danemarck, du temps de Winslow ; mais, outre l'incertitude du succès, quel malade consentirait à rester au lit six mois ou un an, pour une tumeur qu'il est si facile de contenir à l'aide d'un simple bandage? L'examen de ces diverses ressources, au surplus, appartenant à la pathologie proprement dite, je ne puis les mentionner ici qu'en passant, sans avoir la prétention d'en fixer la valeur ou les inconvénients.

§ 2.

Opérations diverses.

Les principales opérations qui ont été mises en pratique dans le but d'obtenir la cure radicale des descentes, sont la cautérisation, la ligature, la suture, l'incision, l'excision, les scarifications, la dilatation, la fermeture de l'anneau.

1° *Cautérisation.* S'il suffisait, pour faire proscrire une opération, d'en signaler les dangers, la cruauté, d'en démontrer l'inutilité, la cautérisation, si fréquemment employée du temps d'Albucasis, de Roger et de G. de Chauliac, n'eût pas été préconisée par tant de praticiens, à diverses époques. Mais, en niant les succès qu'elle a réellement procurés, en ne tenant aucun compte de ce qu'elle peut offrir d'avantageux, ses antagonistes ont plus d'une fois donné gain de cause à ceux qui tentaient d'en répandre la pratique. Avicenne parle de chirurgiens qui découvraient la hernie, en soulevaient l'enveloppe interne sans l'ouvrir, et cautérisaient profondément l'anneau avec un fer rouge. D'autres, Franco, par exemple, ouvraient le sac, et se bornaient à en toucher le collet avec un bouton de feu. Nombre de caustiques chimiques ont été employés au même usage. L'huile escharotique, que mentionne G. Fabrice, l'acide sulfurique du charlatan Littleton, et qu'un autre charlatan trouva moyen de répandre à Paris du temps d'Arnaud, le muriate d'antimoine, la potasse, l'essence d'euphorbe, de renoncules, etc., ont été tour à tour essayés. C'est avec l'huile de vitriol que Maget, soutenu par Gauthier, puis bientôt démasqué par Bordenave, au sein de l'Académie, obtint, en 1773, les prétendues guérisons qui le portèrent à solliciter les faveurs du gouvernement, et qu'il causa la mort du célèbre La Condamine. Le cautère potentiel était appliqué sur la peau, en forme de traînée ou sur un point circonscrit vers le collet de la hernie, dans le but d'y produire une eschare et de faire suppurer le sac, après l'avoir perforé. Il paraît cependant que Monro, et le chirurgien de marine dont parle Sabatier, appliquaient aussi leur escharotique à l'intérieur du sac. Ainsi considérée, la cautérisation renferme deux méthodes assez distinctes, l'une, qui ne s'adresse qu'aux toniques herniaires, l'autre, qui attaque, au contraire, l'orifice par lequel les organes se sont déplacés. La première a pour inconvénient d'exposer à ne pas pénétrer d'abord assez profondément, ou, dans le cas opposé, à léser l'intestin lui-même ; l'inflammation qu'elle détermine peut ne pas se borner au sac, gagner le péritoine, et amener ainsi la mort du malade. La seconde, qui ne met pas non plus entièrement à l'abri de ce dernier danger, offre au moins la ressource de ménager plus sûrement les viscères, puisque l'opérateur commence par les découvrir et les repousser dans l'abdomen. Il faut ajouter que celle-ci seule promet réellement quelque chance de succès. Voici comment : que l'eschare formée à l'ouverture d'une hernie ait été causée par le cautère actuel ou par une substance chimique quelconque, elle n'en laisse pas moins à sa suite une ulcération, qui ne peut se cicatriser que par seconde intention. Or, comme toute cicatrice qui n'est pas l'effet d'un adossement immédiat des tissus, se convertit bientôt en une couche élastique, très résistante, on comprend à l'instant l'espèce de digue que, dans certains cas, elle peut opposer à la reproduction de la hernie ; au lieu que la méthode qu'on pourrait appeler *médiate*, en admettant même la réussite la plus complète, n'aura d'autre effet que le resserrement ou l'oblitération du sac.

2° *Ligature*. La manière de placer une ligature autour des hernies qu'on voudrait guérir radicalement, est loin d'avoir été la même pour tous les auteurs. Les uns l'appliquent sur le sac immédiatement, d'autres sur la peau, sans incision préalable. Paré en a vu qui se bornaient à une incision circulaire, au fond de laquelle on serrait le fil. Dès le temps de Paul, plusieurs praticiens avaient aussi recours au sillon; mais plusieurs d'entre eux ouvraient ensuite toute la poche, pour s'assurer qu'aucun organe n'était pris dans la ligature. Guy de Chauliac dit qu'il faut d'abord mettre le sac à nu, afin de le saisir et de l'étrangler plus sûrement vers sa racine. Parmi ceux qui se contentent d'une ligature médiate, il en est qui, comme Thevenin, traversent toute la poche avec un double fil, et en étranglent après les deux moitiés séparément. J.-L. Petit, qui a légèrement modifié ce procédé, prétend en avoir retiré de grands avantages. D'autres, mentionnés par Celse, plaçaient les téguments entre deux plaques de bois, et les comprimaient, comme avec des morailles, jusqu'à ce qu'ils fussent gangrénés. Enfin, le procédé le plus ancien, celui qu'ont adopté Saviard et Desault, consiste à lier circulairement le collet de toutes les enveloppes herniaires, de manière à en produire plus ou moins promptement la mortification. Cette méthode, moins barbare et moins redoutable que la cautérisation, compte évidemment un certain nombre de succès. Si Lassus en avait mieux compris le mécanisme, il n'eût pas révoqué en doute ceux que Bichat rapporte à la pratique de Desault. Tout porte à croire que les Sociétés médicales de Lyon et de Paris ne l'eussent pas non plus aussi formellement proscrite en 1812, quand M. Martin

leur adressa son travail, pour la faire prévaloir de nouveau, si elles avaient fixé leur attention sur la nature du
tissu inodulaire que l'ulcération produite par le fil laisse
à sa suite. Nul doute, en effet, qu'après la chute des téguments, il ne se forme au-devant de l'anneau une cicatrice assez ferme, pour rendre la sortie des viscères fort
difficile, et donner ainsi quelque chance de guérison
complète. Toutefois, comme elle ne laisse pas d'être parfois fort douloureuse, d'exposer à la péritonite, à pincer
même quelques portions de viscères, si on n'y fait bien
attention; comme, d'un autre côté, les hernies ombilicales de l'enfance, auxquelles elle est sur-tout applicable,
guérissent souvent sans secours ou sous l'influence d'un
simple bandage, cette opération ne mérite guère d'être
rappelée de l'oubli où elle est tombée, et le succès récemment obtenu, à son aide, par M. Bal, n'en rehausse
pas plus la valeur, que la réussite constante qu'elle a, dit-
on, chez les poulains.

3° *Suture.* La suture dans laquelle on se bornait à coudre le sac préalablement incisé, ou simplement vidé, est
d'abord infiniment plus dangereuse que la ligature telle
que Desault la pratiquait, puisqu'elle exige une dissection
parfois fort longue avant de pouvoir être effectuée; ensuite, n'amenant pas nécessairement la formation d'une
cicatrice élastique, puisqu'elle n'est point accompagnée
de perte de substance et qu'elle n'a d'autre but que
d'oblitérer le sac, il est évident qu'elle doit avoir encore
moins d'efficacité que la première contre le retour de la
maladie. D'ailleurs, ce n'est point une méthode générale;
elle appartient spécialement à la hernie inguinale chez
l'homme, ainsi que la castration. En conséquence il est
inutile que je m'y arrête en ce moment.

4° *Incision.* L'incision a long-temps été regardée
comme un excellent moyen de guérir radicalement les
descentes. Ce n'est guère qu'à partir du dernier siècle,

que les chirurgiens l'ont abandonnée. Toutes les tuniques et le sac lui-même étaient successivement divisés, d'après les mêmes règles que pour la hernie
étranglée. Les viscères une fois réduits, on procédait
au pansement, et la plaie était conduite à cicatrisation
comme dans ce dernier cas. L'oblitération du sac devait être le résultat d'une pareille manœuvre, et l'opérateur espérait, par là, mettre le malade à l'abri de
toute nouvelle chute des intestins hors de l'abdomen.
Les praticiens reconnurent bientôt que la question n'avait pas été présentée sous son véritable point de vue.
J.-L. Petit, cédant aux conseils d'Arnaud, luttant contre
sa propre conviction, s'en repentit vivement. Un de
ses malades mourut le cinquième jour. Il fut témoin
d'un autre fait semblable, et ce ne fut qu'après avoir
couru les plus grands risques qu'un troisième opéré
revint à la santé. Acrel, Sharp, Richter, Abernetty, etc.,
en signalant les mêmes dangers, ont aussi fait voir que
l'incision des hernies est, par elle-même, beaucoup plus
redoutable que Lieutaud et le Blanc ne semblent le penser. Heuermann et une infinité d'autres praticiens après
lui, ayant fait remarquer, d'un autre côté, qu'elle ne
réussit pas même à prévenir le retour de la maladie, que
les personnes opérées de la hernie étranglée, n'en sont
pas moins obligées de porter un bandage, il n'est point
étonnant qu'on ait repoussé de la pratique cette ressource
chirurgicale.

5° *Excision.* Si l'incision n'a pu rester dans la pratique, à plus forte raison a-t-on dû proscrire l'excision. On
ne peut, en effet, disséquer, isoler, enlever le sac, après
l'avoir ouvert, comme le recommande Bertrandi, sans
augmenter encore les difficultés de la herniotomie. En
se bornant à exciser, vis-à-vis de l'anneau, un disque
comprenant toute l'épaisseur des enveloppes de la tumeur
préalablement réduite, ainsi que le veut Lanfranc, on

peut également faire naître la péritonite, et, de plus, blesser les viscères, pour peu qu'ils adhèrent à l'intérieur du sac. L'excision de toute la poche herniaire exposerait, on le sent, à de bien plus grands risques encore. Il est vraiment pénible de retrouver le détail d'opérations de ce genre dans les œuvres d'Arnaud, de Schmucker et de quelques autres chirurgiens plus modernes.

6° *Dilatation.*—*Scarifications.* Au lieu d'exciser le sac, après l'avoir largement incisé, Leblanc imagina d'appliquer à la cure radicale des hernies, la dilatation de l'anneau, déjà vantée par les anciens, mais sur-tout par Arnaud, pour lever l'étranglement. Un pareil conseil se réfuterait de lui-même s'il avait jamais été donné sérieusement. L'idée de scarifier l'anneau, idée qu'on rapporte à Léonidas, est moins étrange, et Richter n'a peut-être pas senti toute la valeur de son assertion, quand il a dit que ces *petites incisions* augmentent alors beaucoup les adhérences qui doivent suivre l'opération. L'épanchement de lymphe qui en résulte presque nécessairement, procure effectivement la chance de voir tous les tissus se confondre à l'ouverture du sac, et l'anneau se fermer définitivement. Si J.-L. Petit et Heister avaient été à même de faire cette remarque, ils n'eussent sans doute pas soutenu que les scarifications sont plus propres à relâcher qu'à fortifier le canal ou l'ouverture herniaire. C'est évidemment à la même omission qu'il faut attribuer le dédain de Lassus pour ce procédé et le silence que gardent sur lui la plupart des auteurs modernes. Le principal reproche qu'on puisse lui adresser est d'offrir les mêmes dangers que l'incision, dont il n'est, après tout, qu'une simple modification. Quant aux chances de succès, il est assurément un de ceux qui en présentent le plus. Sous ce rapport, il est donc aussi digne, plus digne même de fixer l'attention que tout autre.

7° *Méthode de M. Jameson.* La guérison radicale des

hernies a toujours été si avidement recherchée par les malades, que le besoin de l'obtenir n'a jamais cessé de tourmenter les chirurgiens, et que, de nos jours, plusieurs moyens ont encore été proposés dans ce but. L'un, celui de M. Jameson de Baltimore, mérite une mention particulière, à cause de son originalité autant que de son importance réelle. Une dame, opérée d'une hernie étranglée avec succès par ce chirurgien, très attristée de voir sa maladie reparaître au bout de quelques mois, vint s'en plaindre à lui et voulut en être débarrassée à tout prix. C'était une hernie crurale. Après avoir mis l'anneau à découvert, M. Jameson tailla, aux dépens des téguments voisins, un lambeau en forme de lancette, long de deux pouces, large de dix lignes, et ayant sa racine du côté de la première plaie, le disséqua soigneusement pour le renverser et en introduire la portion flottante dans l'ouverture herniaire, le fixa dans ce lieu en réunissant la solution de continuité qu'il venait d'opérer par le moyen de quelques points de suture et maintint le tout à l'aide d'un bandage approprié. La malade guérit complétement, et tout porte à croire que le *bouchon*, engagé dans le canal crural, s'y est greffé, comme on l'observe dans la rhinoplastique, la génoplastique, etc. Au premier abord, on ne voit rien que d'ingénieux dans cette méthode, et la raison en comprend tous les éléments. Si, d'une part, elle est plus compliquée, plus douloureuse et pour le moins aussi dangereuse que l'incision et les scarifications; de l'autre, elle semble de nature à donner des résultats beaucoup plus certains, puisqu'à son aide on est sûr de fermer en entier le passage des viscères. Toutefois, pour en apprécier la valeur en connaissance de cause, il faudrait des faits, et la science n'en possède encore qu'un seul. J'ajouterai même que ce fait n'a pas toute l'authenticité désirable, qu'on a peine à comprendre que, par respect pour les désirs de sa malade, M. Jameson ait pu consentir à n'avoir qu'une femme de chambre pour aide et pour témoin d'une semblable opération. Tant de mystère serait de nature, en effet, à faire naître des doutes dans l'esprit du lecteur le moins soupçonneux.

8° *Méthode de M. Belmas.* Plus récemment, en 1829, et par un enchaînement d'idées dont je n'ai point à m'occuper ici, M. Belmas est arrivé à la création d'une méthode nouvelle, qui lui semble à la fois plus facile, plus sûre et moins dangereuse que toutes les autres. Il veut qu'on porte et qu'on fixe une petite poche de baudruche, remplie d'air, à la partie supérieure du sac herniaire. La matière plastique qui ne tarde pas à s'épancher, pénètre les parois de ce corps étranger, et se combine en quelque sorte avec lui. Le tout s'organise, contracte des adhérences avec l'anneau ou le collet du sac, se transforme par degrés en noyau solide, et finit par opposer aux viscères, une barrière presque insurmontable. De nombreuses expériences sur des chiens, viennent à l'appui des assertions de M. Belmas. Restait à en faire l'application à l'homme, ce qui eut lieu pour la première fois, sur le sieur Plessys, homme âgé de cinquante-quatre ans, et qui portait une entéro-épiplocèle inguinale très volumineuse, depuis environ trente-quatre ans. L'opération, pratiquée par M. Belmas, ne fut suivie d'aucun accident et eut un succès parfait. Encouragé par un aussi beau résultat, l'auteur fit part de son procédé à M. Dupuytren, en le priant de l'essayer sur un garçon âgé de quatorze ans, qui était alors à l'Hôtel-Dieu pour une hernie congénitale compliquée d'hydrocèle. Divers incidents rendirent l'opération longue et fatigante. Des symptômes alarmants en furent la suite, et donnèrent beaucoup d'inquiétude pendant une dixaine de jours; au point d'engager M. Belmas à faire transporter, dans sa propre maison, le petit malade, afin de le mieux surveiller. Cependant la santé s'est graduellement rétablie, et vers la fin du deuxième mois, la hernie ainsi que l'hydrocèle, se sont trouvés radicalement guéris. Une troisième tentative, faite par M. Belmas, aidé de M. Jaquemin, aux Madelonettes, sur une fille publique affectée de syphilis et de hernie ombilicale, n'a pas été assez régulière, pour qu'il soit permis d'en tirer une conclusion rigoureuse. Une guérison solide et permanente a néanmoins été la suite de cet essai d'ailleurs si incomplet. Chez un quatrième sujet, âgé de cinquante-sept ans, porteur d'un hydro-sarcocèle, M. Belmas a voulu voir si sa méthode réussirait au moins à fermer l'anneau et à guérir l'hydrocèle. La baudruche s'est solidifiée vers le sommet de la tunique vaginale qui s'est enflammée, elle, et qu'il a fallu vider de la matière séro-purulente, dont l'inflammation l'avait remplie. Enfin, une cinquième tentative a été faite par moi, aidé de M. Belmas, à la Pitié, au mois de novembre 1830, sur un homme d'environ soixante ans, portant deux hernies inguinales depuis longues années, qui, lors de son entrée à l'hôpital, avait offert quelques symptômes d'étranglement, et qui a succombé aux suites d'un érysipèle gangréneux. Mais diverses circonstances, inutiles à rappeler en ce moment, font que cet essai doit être considéré comme non avenu. Le premier de ces faits semble confirmer toutes les espérances de M. Belmas. Le quatrième, celui de l'hydro-sarcocèle, n'a, je crois, qu'une très faible valeur, eu égard à la question principale, et mérite à peine qu'on en tienne compte. Les trois autres seuls compliquent véritablement ce problème; encore faut-il avouer que l'un d'eux, celui de la fille publique, ne prouve rien par lui-même, ni pour, ni contre la méthode. L'enfant opéré par M. Dupuytren, paraît avoir été pris d'une inflammation des voies gastro-intestinales, et nullement de péritonite. Dans le cas que j'ai observé, des symptômes fort étranges se sont manifestés, et la mort n'a eu pour cause matérielle éloignée, que la plegmasie gangréneuse du scrotum. On ne voit pas, en définitive, que les symptômes éprouvés par ces deux malades, aient plus de rapport avec l'opération dont il s'agit, qu'avec toute autre. La plus légère piqûre les a quelquefois produits, et il n'est pas rare de les voir naître spontanément. L'accident que le procédé de M. Belmas porterait à redouter, est la péritonite; or cette phlegmasie ne s'est point montrée sur le sujet qui a succombé dans mon service, et je ne vois pas non plus qu'elle ait existé chez le petit malade de M. Dupuytren. La conclusion naturelle à tirer de tout ceci, est que, dans des conditions pareilles, une ponction, une incision quelconque, eut probablement produit les mêmes résultats fâcheux, et qu'au fond, ces faits ne sont en aucune façon de nature à faire rejeter l'idée de M. Belmas, si elle est d'ailleurs suffisamment fondée. Cette dernière question nous ramène naturellement à peser la valeur absolue et la valeur relative des diverses méthodes dont nous nous sommes occupés jusqu'à présent.

§ 3.

Est-il possible d'obtenir la guérison permanente des hernies, et doit-on la tenter ?

Après avoir cru long-temps à l'efficacité des mille moyens successivement vantés pour la produire, on a fini par soutenir que la cure radicale des hernies est à peu près impossible. Les ouvertures par où s'échappent les viscères, entourées d'os ou de rubans fibreux, n'ont, dit-on, aucune tendance par elles-mêmes à se refermer, et l'esprit ne voit pas d'abord comment les opérations proposées en détermineraient l'oblitération. D'ailleurs, ce que la théorie indique a maintes fois été confirmé par l'expérience; car tout le monde convient que l'opération de la hernie étranglée ne soustrait point les malades à la nécessité de porter un bandage, s'ils veulent prévenir la récidive de leur descente. Reste à savoir si, sous ce double point de vue, on ne s'en est pas laissé imposer par quelques préventions. S'il est vrai que la herniotomie ne mette pas toujours à l'abri du retour de la maladie, on ne peut nier cependant que cela n'arrive quelquefois, assez souvent même. J'en pourrais citer plusieurs exemples ; celui, entre autres, d'un jeune étudiant en médecine que j'opérai, en 1827 ; un second plus remarquable, en ce qu'il concerne un homme d'une trentaine d'années, affecté d'une hernie congénitale, et que j'opérai en 1824, à l'hospice de Perfectionnement ; enfin un troisième, celui d'un adulte portant une entéro-épiplocèle depuis plusieurs années, et que M. le docteur Payen opéra, en ma présence, vers le commencement de 1831. L'opération de la hernie laisse une plaie qui suppure presque nécessairement et dont toute l'étendue doit se couvrir de bourgeons celluleux jusque dans l'anneau. De là un tissu nouveau, base de la cicatrice, qui, par sa grande élasticité et les adhérences qu'il contracte avec les couches environnantes, est certainement de nature à fermer solidement le trajet herniaire. Pour comprendre toute l'action des cicatrices dans ce cas, il suffit de penser aux déplacements causés par celles que produisent ordinairement les brûlures un peu profondes, la variole, etc. Mais pour arriver à ce résultat, il faut que la plaie ait suppuré, que sa réunion n'ait pas été immédiate, en un mot, que toute la surface du sac et l'intérieur même de son collet, aient eu le temps de se transformer en bourgeons cellulo-vasculaires. Si l'art a la puissance de guérir radicalement certaines hernies, le moyen d'y parvenir est donc d'obturer leur passage en y faisant naître une cicatrice inodulaire. La cautérisation est évidemment de nature à la produire, par exemple, quand elle porte sur toute l'épaisseur des tuniques scrotales, et arrive jusqu'à la face interne du collet du sac. La ligature médiate ou immédiate offre moins de certitude, parce qu'elle n'agit que de dehors en dedans, et que, sous son influence, l'intérieur de l'anneau peut rester libre de tout travail morbide. La perte de substance, amenée par l'excision, est une garantie de succès qu'on ne peut pas méconnaître. La simple incision elle-même réussirait fréquemment aussi sans doute, si on consentait à ne fermer la plaie que par seconde intention. Les scarifications doivent l'emporter encore sur tous ces procédés ; d'abord, en ce qu'elles n'exposent point à blesser le cordon, comme la cautérisation, ni les vaisseaux, comme l'excision ; ensuite, parce qu'elles entraînent à leur suite une cicatrice beaucoup plus solide que l'incision proprement dite, qu'elles rendent d'ailleurs à peine plus difficile et plus compliquée. Quant à la méthode de M. Jameson, si de nouveaux faits venaient à confirmer ce qu'en dit son inventeur, je la croirais préférable à toute autre. Le *bouchon* tégumentaire qu'on place dans l'anneau remplacerait à merveille la plus forte masse inodulaire, tout en permettant de réunir immédiatement la plaie. Celle de M. Belmas agirait probablement de la même manière, si l'inflammation et la suppuration de toute la surface du sac ne devaient la compliquer souvent et la rendre parfois dangereuse. Jusqu'à ce que l'expérience ait plus amplement parlé sur la valeur des deux dernières méthodes, c'est donc aux scarifications que j'accorderais la préférence si je voulais tenter la cure radicale des hernies.

Maintenant, comme résultat possible, je ne crois pas que cette cure puisse être dorénavant contestée. Il s'agit seulement de voir à quel prix on est obligé de l'acheter. Par elle-même, l'opération n'est, en réalité, ni difficile, ni très délicate. La lésion du testicule, du cordon, des vaisseaux, les divers accidents locaux qu'elle peut amener, ne sont pas inévitables. Les symptômes généraux, la péritonite, qui en ont plus d'une fois été la suite, en forment donc les principaux dangers ; mais les quelques faits rapportés par J.-L. Petit, Richter, Abernetty, etc., suffisent-ils pour décider à jamais une question pareille ? L'enlévement d'une loupe, l'opération de l'hydrocèle congénitale, ont aussi causé la mort ; et personne n'en a conclu cependant qu'il faille proscrire ces opérations, quoiqu'on les applique à des maladies moins graves que la hernie. Qui oserait dire que les accidents, parfois si graves, produits par la phlébotomie, doivent faire rejeter la saignée ? Est-il une seule opération, ne fût-ce qu'une simple piqûre, qui ne soit devenue funeste dans plus d'une circonstance ? Si de semblables *possibilités* arrêtaient toujours le chirurgien, aurait-il jamais l'occasion d'ouvrir un bistouri et de vider un abcès ? Pour moi, je ne vois pas, quant à présent, que l'observation ait prononcé sans appel sur ce sujet. Je suis, au contraire, disposé à penser que, justement effrayés d'ailleurs par de fâcheuses exceptions ou des coïncidences inexplicables, les chirurgiens modernes se sont trop empressés de porter leur jugement dans l'examen d'une médication aussi importante, et qu'elle mérite d'être soumise à de nouveaux essais, avant qu'il soit permis d'y renoncer définitivement. En admettant qu'on veuille la mettre en usage, il ne faudrait pas croire toutefois que la cure radicale de la hernie soit applicable à tous les cas indistinctement. C'est dans le jeune âge qu'elle présente le moins de dangers et le plus de chances de succès. Les deux extrêmes de la vie lui sont le moins favorables, à cause de l'indocilité des enfants, et de la rigidité des tissus chez les vieillards. Les hernies anciennes, volumineuses, irréductibles, compliquées d'adhérences étendues, la repoussent généralement. On y aurait recours avec avantage néaumoins, si l'entérocèle ou l'épiplocèle ne tenait au fond du sac que par une bride susceptible d'être facilement divisée par l'instrument tranchant. Elle est clairement indiquée, par exemple, lorsque, dans une hernie congénitale, quelques adhérences filamenteuses exposent le testicule à des tiraillements douloureux, à se trouver entraîné vers l'anneau toutes les fois que les viscères rentrent ou qu'on cherche à les réduire. Les risques que courut Zimmermann, après une opération semblable, furent probablement dus aux difficultés éprouvées par le chirurgien, bien plus qu'à l'opération proprement dite, et ne témoignent réellement pas contre elle. Enfin, la herniotomie ne réussirait jamais mieux que chez les adultes ou les adolescents, dans les entérocèles libres d'adhérences, peu volumineuses, et dont l'origine n'est pas très ancienne. Dès que l'opération est décidée, il faut traiter et placer le malade, comme s'il s'agissait de lever un étranglement, quelle que soit, au reste, la méthode qu'on ait adoptée.

§ 4.

Hernies inguinales.

Outre les méthodes précédentes, qui lui sont applicables comme à toute espèce de hernie, la hernie inguinale en a fait imaginer un grand nombre d'autres, dont on ne peut parler qu'à son occasion ; telles sont, en particulier, la castration, le point doré, la suture royale.

1° *Castration.* Quelques partisans de l'excision, de la ligature ou du refoulement du sac, trouvant la dissection du prolongement péritonéal trop difficile, tranchèrent le nœud en comprenant le cordon testiculaire et le sac dans le même fil. C'est de là que la castration nous est venue. Pour la pratiquer, Paul veut qu'on fasse une incision en T sur la face antérieure du scrotum. La plaie transversale sert au placement de la ligature, l'autre permet d'extirper le testicule. Il en est qui, comme Franco, découvraient la glande génitale par sa partie inférieure, disséquaient le cordon et le sac de bas en haut, liaient le tout près de

l'anneau, puis l'excisaient au-dessous du fil. On en a vu,
dans le dernier siècle, qui étranglaient séparément le cordon et le sac avant de les exciser. Quelques-uns sont allés
jusqu'à comprendre le cordon, le sac et le scrotum dans
le même lien. Cette opération criminelle, pratiquée avec
une sorte de fureur par les anciens, est actuellement proscrite par nos lois. Pour en réprimer l'usage dans ses
états, Constantin fut obligé de décréter la peine de mort
contre ceux qui oseraient y recourir. Dionis parle d'un
charlatan qui nourrissait son chien de testicules enlevés
de cette manière. On envoya Housse aux galères pour le
même fait en 1710. Ce n'est pas seulement pour guérir,
mais bien encore pour prévenir la hernie, que la castration était mise en pratique. Des milliers d'enfants ont
été mutilés d'après cette idée. Les femmes elles-mêmes
ont eu la témérité de s'en mêler. M. A. Prosse dut subir
la fustigation, en 1735, à Rheims, pour de semblables
méfaits. On a vu, depuis cette époque, dans le même dio-
cèse, une malheureuse qui se vantait d'avoir opéré ainsi
plus de cinq cents sujets. Quelques-unes de nos provinces
ont été le théâtre de pareils scandales, il n'y a que peu
d'années encore. Dire comment il se fait que, de nos jours
même, certains êtres se décident à braver la morale et
les lois en pratiquant cette opération, ne serait pas chose
facile sans doute. Je ne sais trop, cependant, si la
faute n'en est pas autant aux chirurgiens qu'au public
lui-même. Pour la repousser, les hommes de l'art
ont présenté la castration, en pareil cas, comme excessivement dangereuse et capable de produire fréquemment
la mort. A les entendre, d'un autre côté, elle n'amènerait jamais de guérison solide, serait constamment inutile; or il y a dans ces assertions une exagération extrême
et qui dépasse le but. La lecture attentive des anciens
prouve que l'immense majorité des malades qui la subis-
sent, en guérissent très bien, et que nombre d'entre eux

ont été par là débarrassés de leur hernie. Les masses ne renoncent à leurs erreurs, à leurs préjugés, que si on met à la place des vérités claires et nettes, et non point quand on se borne à les combattre par d'autres erreurs. Ce n'est point en soutenant que la castration est mortelle, qu'elle ne réussit presque jamais, mais bien en disant vrai, en montrant au peuple qu'elle est fréquemment dangereuse, qu'elle ne réussit pas toujours, qu'elle prive l'homme d'un organe important et qu'elle peut être avantageusement remplacée par une opération qui n'entraîne pas ces inconvénients, qu'on peut espérer d'en obtenir l'abandon définitif. Les seuls cas qui en permettent l'application, sont ceux d'un sarcocèle, d'une dégénérescence incurable du testicule coïncidant avec un bubonocèle. Quoiqu'en dise Sharp, je ne vois pas que les adhérences, soit épiploïques, soit intestinales, puissent la nécessiter, quand, lors d'une kélotomie quelconque, elles s'opposent à la réduction des viscères déplacés. Au moment de terminer une opération de hernie étranglée, il ne suffit pas que le testicule offre un peu plus ou un peu moins de volume qu'à l'ordinaire, qu'il *paraisse* un peu malade, il faut encore qu'il soit profondément altéré, pour qu'un chirurgien, digne de ce nom, se décide à l'enlever, et ce n'est pas sans une extrême surprise que j'ai rencontré, dans l'ouvrage le plus récent d'un de nos grands maîtres, deux exemples d'une conduite tout opposée.

2° *Point doré*. Un procédé, qu'on fait remonter jusqu'à Oribase, qui fut imaginé dans l'intention d'éviter la perte du testicule et de produire cependant les mêmes effets que la castration, est le point doré. Il consiste à passer un fil d'or autour du cordon et du sac, à comprimer ensuite, de manière que ce dernier soit seul étranglé, enfin à réunir la plaie sans s'occuper de la présence du corps étranger que le malade doit garder le reste de sa vie. Usitée en Dannemarck par Buchwall, par Ber-

rault en France , cette méthode n'est pas présentée tout-
à-fait de la même manière par A. Paré, qui veut un fil de
plomb au lieu d'un fil d'or, et qu'on retire ce fil au bout
d'un certain temps. Le ridicule d'une aussi sotte pratique ressort assez de lui-même, sans qu'il soit besoin de
le relever. Chacun voit au premier abord qu'un lien ainsi
placé ne peut pas plus ménager le cordon que le sac, et
qu'il canserait plus souvent l'atrophie du testicule que
la guérison du bubonocèle.

3° *Suture royale*. La suture, dite *royale*, parce que,
selon J. Fabrice, elle a pour but de conserver aux rois des
sujets utiles , est loin de mériter le même reproche que
le point doré. Pour l'exécuter , les anciens disséquaient
d'abord le sac , l'isolaient des tissus environnants , et le
cousaient ensuite dans toute sa longueur sans toucher au
cordon. Il ne paraît pas que les Turcs se conduisissent
autrement encore à l'époque où de Cantemer écrivait
son Histoire de l'Empire Ottoman. Mais Sharp a cru la
perfectionner en proposant de coudre à la fois et le sac
et les téguments près de l'anneau. D'une façon comme de
l'autre , on voit qu'elle n'oblige point à sacrifier le testicule, et qu'elle doit offrir quelques chances de plus que
le point doré. Toutefois, comme ce n'est , en définitive, que la suture appliquée aux hernies scrotales, et
que les scarifications ont ici les mêmes avantages que
partout ailleurs , je ne pense pas devoir m'arrêter plus
longuement sur l'importance de la suture royale.

ART. 2.

Hernie étranglée.

Les hernies se compliquent parfois d'accidents qui en
font une des maladies les plus graves, et dont la médecine opératoire possède seule le remède. L'engouement
et l'étranglement, les plus redoutables de ces accidents , méritent par cela même toute l'attention du

chirurgien. On dit qu'une hernie est engouée, lorsque des matières destinées à s'échapper par l'anus s'accumulent, s'arrêtent dans l'anse intestinale qui la forme au point d'interrompre, dans ce lieu, le passage des substances qui parcourent, de haut en bas, le tube digestif. L'étranglement est constitué, au contraire, par la constriction mécanique qu'exercent de dehors en dedans sur une portion du conduit alimentaire, les tissus environnants, de manière à en effacer plus ou moins complétement le calibre, à en troubler fortement les fonctions principales. On conçoit, d'après cette définition, qu'il peut, à la rigueur, y avoir engouement sans étranglement, *et vice versâ*. Néanmoins, comme l'engouement ne devient guère dangereux que par l'étranglement qui s'y ajoute bientôt, je ne vois nul inconvénient à suivre la marche adoptée par beaucoup d'auteurs qui ne considèrent ces deux accidents que comme cause ou effet l'un de l'autre, et ne traitent en définitive que de l'étranglement. L'étranglement, en effet, peut être amené par des causes diverses, sans que cela le fasse changer de nature. Il s'effectue tantôt avec lenteur, tantôt tout à coup, se présente à divers degrés, est compliqué ou non d'inflammation, mais n'en est pas moins toujours l'étranglement. Le terme d'*incarcération* que Scarpa emploie pour les cas où l'intestin n'est que distendu dans la hernie, sans être matériellement lésé, ne me paraît d'aucun avantage. Peu importe les mots, au surplus, pourvu qu'on se fasse une idée nette de la chose. Son mécanisme est de deux sortes : une ouverture fibreuse des parois abdominales peut céder, se dilater momentanément sous l'influence d'un effort, se laisser franchir par une portion de viscères, et, en vertu de son élasticité, revenir ensuite sur elle-même au point d'exercer une violente constriction sur l'organe qui vient de la traverser. Alors il y a étranglement par *réaction des voies herniaires*. Dans d'autres cas, les parties contenues se gonflent, se distendent avec plus ou moins de promptitude, et, par ce mouvement excentrique, ne tardent pas à produire aussi l'étranglement, qui a lieu, ici, par *réaction* des organes *incarcérés*. Le premier, apparaissant en général subitement, quelquefois en même temps que la hernie, ou par l'addition d'une nouvelle portion de viscère dans le sac qui la renferme, étant rapidement suivi d'inflammation, a reçu le nom d'étranglement *aigu* ou *inflammatoire*. Le second ne se développant guère que par degrés, que dans les hernies qui ne sont pas habituellement réduites, ne faisant naître l'inflammation qu'au bout d'un temps assez long, constitue l'étranglement *lent* ou par *engouement*; ce qui ne l'empêche pas absolument néanmoins de se manifester parfois avec une grande promptitude. Il a suffi de remarquer que les ouvertures par où se font les hernies sont entièrement fibreuses et dépourvues, par conséquent, de toute propriété contractile, pour voir que l'étranglement spasmodique imaginé par Richter et quelques autres, est vraiment impossible. Fages de Montpellier, qui, au dire de M. Delmas, continuait de l'admettre, avait essayé, pour justifier son opinion, de transporter ce prétendu spasme dans les muscles larges du ventre qui réagiraient alors sur la hernie, en donnant plus de raideur, plus de tension aux bandelettes aponévrotiques. Mais aux yeux de quiconque connaît l'anatomie de l'abdomen, une pareille idée se réfute d'elle-même et n'a pas besoin d'être combattue. Quoi qu'il en soit, l'étranglement peut porter sur divers organes, et avoir son siège dans des lieux fort différents; circonstance qu'on ne comprend bien, dont on ne tire parti pour le traitement, qu'en se rappelant avec exactitude la composition des hernies.

§ 1er.

Remarques anatomiques.

Une hernie, quelle qu'elle soit, offre deux choses à considérer, ses enveloppes et les viscères qui la forment.

1° *Viscères*. Il n'est aucun organe dans le ventre qui ne puisse, à la rigueur, former hernie. Tous, néanmoins, ne sont pas également favorables à l'étranglement. Ainsi, la vessie, les ovaires, la matrice, la rate, le foie, ont été vus ensemble ou séparément dans une tumeur herniaire. Or, à l'exception du réservoir de l'urine, on comprend à peine que ces divers organes soient de nature à subir l'étranglement. L'intestin, canal large, continuellement parcouru par d'abondantes matières, doit au contraire, dès que son calibre s'efface, qu'il devient imperméable dans un point quelconque de son étendue, troubler toute l'économie, et faire naître de nombreux symptômes fâcheux. La constriction de l'épiploon n'explique pas aussi bien, il est vrai, ces sortes de phénomènes ; mais , soit que cela dépende de tiraillements exercés sur l'estomac et le gros intestin , ou bien d'une réaction sympathique transmise par les filets du nerf trisplanchnique, l'expérience a prouvé qu'ils peuvent se manifester alors, et qu'il faut les admettre. Afin de ne pas confondre ces parties l'une avec l'autre, il importe de n'en jamais oublier les principaux caractères. La rate, plus noire, plus molle, plus facile à déchirer si sa membrane est rompue, que le foie, s'en distinguera, en outre, par la teinte jaunâtre et l'aspect granulé de celui-ci. L'intestin grêle diffère du gros intestin par son peu de volume et la régularité de sa face externe. L'ampleur et l'absence de bosselure ou de bandelettes charnues de l'estomac ne permettraient de le confondre ni avec l'un ni avec l'autre. Les appendices graisseuses du colon sont trop éloignées de la forme étalée des épiploons, pour exposer à des méprises. Pour ce qui est de l'épiploon lui-même, comme il peut perdre son état membraniforme, de toile poreuse, après être resté quelque temps hors du ventre, les flocons adipeux qui se voient assez souvent sur la face externe du péritoine, et acquièrent parfois assez de volume pour simuler une hernie, pourraient, si on n'était sur ses gardes, induire en erreur à son sujet. Toutefois, à moins d'adhérences morbides, l'embarras du praticien ne sera point de longue durée, s'il se rappelle que le feuillet omental se prolonge jusque dans le ventre, tandis que les pelotons purement graisseux ont leur racine en dehors de cette cavité. Les vaisseaux de chaque organe offrent ici quelque intérêt. A l'intestin, ils forment des anses, des arborisations, des feuilles de fougère; à la vessie, et même aussi dans le cœcum, de simples *arborisations divergentes sans arcades* bien évidentes. Ceux du péritoine pariétal et de sa doublure cellulaire, s'épanouissent en étoiles, par plaques, et d'une manière inégale. Dans l'épiploon, leur volume est énorme, eu égard à l'épaisseur des lamelles qu'ils parcourent, et ce n'est qu'à une certaine distance les uns des autres, qu'on les observe suivant une direction parallèle entre eux. Dans le mésentère, certaines branches veineuses augmentent parfois assez de volume pour faire naître une hémorrhagie grave, si, par hasard, elles venaient à s'ouvrir, ainsi que Scarpa en rapporte un exemple remarquable; mais nous aurons à revenir plus tard sur ce sujet.

2° *Enveloppes.* Les enveloppes de toute hernie comprennent, comme éléments essentiels, les téguments, le sac péritonéal et les couches intermédiaires. La peau n'offre rien de notable, excepté sous le rapport de ses variétés d'épaisseur, de densité et d'adhérences. Il en est tout autrement du sac.

a. Sac. On donne le nom de sac à la portion de péritoine

entraînée par les viscères hors du ventre, et qui forme
l'enveloppe la plus immédiate des hernies. Les anciens
n'ont eu que des idées confuses à ce sujet. Ils s'étaient
imaginé que les *descentes* ou *hargnes* (hernies), qu'ils
appelaient aussi, pour cette raison, *ruptures* ou *rompures*,
se faisaient à travers une déchirure du péritoine. Du
temps de Dionis on n'en était plus là, il est vrai, et déjà,
le sac herniaire était admis dans la majeure partie des cas,
n'était rejeté du moins que pour certaines hernies spéciales, la hernie ombilicale, par exemple ; mais ce n'est
qu'à partir de Mauchart, Arnaud, du milieu du dernier
siècle, de l'Académie de chirurgie enfin, qu'on l'a regardé comme partie intégrante de toute espèce de hernies, au point qu'aujourd'hui, on n'en reconnaît l'absence nulle part. Je me trompe, les modernes conviennent que les hernies, suite de plaies pénétrantes de
l'abdomen, de l'opération Césarienne, de la ligature des
artères iliaques, de la gastrotomie, en sont ordinairement
dépourvues. Lorsque la vessie se déplace par sa face antérieure, ou le cœcum par sa face adhérente, il n'y a point
non plus de sac herniaire. C'est un fait que M. Colson a très
bien démontré, tout récemment encore, en opposition à
Scarpa, qui s'est longuement étendu pour prouver le
contraire. Remarquons toutefois que, sous ce dernier
point de vue, il y a plutôt dispute de mots que dissenti-
ment réel d'opinion. En soutenant que les hernies cœcales et vésicales ont un sac, Scarpa veut seulement dire,
en effet, qu'une portion plus ou moins étendue de l'organe déplacé est libre dans la tumeur, et que là se trouve
un prolongement du péritoine comme dans les hernies ordinaires. Or, M. Colson ne pense point à nier cette disposition ; il prétend seulement que, la hernie étant adhérente par la plus grande partie de sa surface, on ne peut
pas donner le nom de sac à la portion du péritoine qui
en enveloppe le reste. Quelques personnes croient, d'un

autre côté, que les hernies, suite de lésions traumatiques à l'abdomen, ont un sac comme les autres, à moins qu'elles ne s'effectuent avant la cicatrisation complète de la blessure du péritoine. C'est une question, au reste, qui ne semble pas avoir été envisagée sous son véritable point de vue. Lorsqu'une plaie pénétrante se ferme et se guérit, il en résulte ordinairement une cicatrice moins épaisse, moins résistante que les parois naturelles de l'abdomen. Cela s'explique, non parce que les deux lèvres du péritoine ne se sont pas réunies, mais bien parce qu'au lieu de muscles et d'aponévroses, il n'y a dans cet endroit qu'un tissu fibro-celluleux de nouvelle formation. Si donc une hernie vient à se former par là, soit qu'elle entraîne la cicatrice au-devant d'elle, soit qu'elle se borne à la déplacer pour passer en dehors, on ne voit pas qu'elle puisse manquer d'être entourée de tous côtés par le péritoine, d'avoir un véritable sac. Mais cette cicatrice peut, en quelque sorte, rester indépendante de la couche séreuse abdominale, comme il est possible que le péritoine soit tellement adhérent aux bords de l'ouverture qui va livrer passage aux viscères, que la hernie n'en reçoive point de sac. Ce qui a lieu dans ce cas s'observe également à l'ombilic. Je me suis effectivement assuré, par la dissection, qu'en général les exomphales n'ont point de tunique interne qui puisse être séparée de leurs autres enveloppes. La couche lisse qu'on a pris pour telle, est unie d'une manière intime avec les tissus extérieurs, s'est développée par dilatation, comme il s'en forme dans les kystes habituellement remplis de liquide diaphane ou synovial, et non point par déplacement, par entraînement du péritoine. Ces remarques me portent à admettre, 1° un sac *vrai* ou *par transport* du péritoine ; 2° un sac *faux*, par simple *distension* de cette membrane ou de toute autre forme du tissu cellulaire ; 3° un sac *incomplet* pour les hernies vésicales, cœcales, etc. ;

c'est-à-dire que la poche herniaire est tapissée en entier d'une véritable *membrane* séreuse dans l'immense majorité des cas, en partie seulement dans quelques autres, et que, pour un très petit nombre, c'est une simple *surface* au lieu d'une *membrane,* qu'on voit à son intérieur; de même que la cavité utérine, par exemple, n'offre qu'une *surface* muqueuse, tandis qu'il existe une véritable *membrane* de ce nom dans les intestins.

La forme et *le volume* du sac varient presque à l'infini. Hémisphérique, globuleux, pyriforme, à bosselures, conique, cylindrique, en bissac, à double, triple, quadruple collet, etc., il peut dépasser à peine le volume d'une noisette ou bien égaler celui d'une tête d'adulte. Sa face interne, lisse, humide, ne diffère point de celles des membranes séreuses en général. Sa face externe exige un peu plus d'attention. Dans le sac vrai, elle est doublée d'une couche celluleuse, qui ne laisse pas de jouer un rôle important dans l'histoire des hernies. Portion de ce que j'appellerais volontiers *fascia superficialis* interne ou *fascia* propre du péritoine, cette couche existe par-tout, mais avec une laxité, une épaisseur et des adhérences extrêmement diverses sur les différents points de la cavité abdominale. C'est elle que parcourent les vaisseaux généralement attribués au péritoine, qui, par son endurcissement, son épaississement graduel, produit ce qu'on appelle l'épaississement du sac, qui, après avoir subi une transformation filamenteuse ou à demi-fibreuse donne naissance, en se laissant érailler, à l'aspect bosselé, aux inégalités de la surface externe de certaines hernies, qui peut être aussi le siége d'inflammation et de suppuration, d'altérations morbides de tout genre. C'est d'elle, enfin, que partent la plupart des vaisseaux qui viennent se terminer au-dessous de la peau après avoir traversé les muscles et les aponévroses, que naissent ces petites masses adipeuses qui, franchissant peu à peu les orifices vasculaires des couches fibreuses et charnues des parois de l'abdomen, finissent, dans certains cas, par faire saillie sous les téguments et par en imposer pour des hernies proprement dites. Autour du sac faux, cette couche, intimement confondue avec les lamelles environnantes, le distingue du précédent, et fait qu'au lieu d'une toile *isolable*, on n'a qu'une surface incapable d'aucun glissement; en sorte que point de pelotons graisseux, de dépôts morbides, d'épanchements de liquides, possibles entre elle alors et le reste des enveloppes herniaires.

Le nom de *collet* qu'on donne à la portion du sac qui s'arrête dans l'ouverture herniaire, serait avantageusement remplacé par celui de *racine*; car le premier entraîne avec lui l'idée d'un *étranglement* qui est loin d'exister toujours, tandis que le second, qui équivaut au mot *origine*, exprimerait exactement la chose dans tous les cas. Néanmoins comme, en médecine opératoire sur-tout, un pareil usage ne peut faire aucun mal, je continuerai de m'y soumettre. Le collet du sac donc, et j'entends du sac vrai, ordinairement plus étroit que le corps et que le fond de cette poche, se plisse assez souvent, comme une bourse froncée, dans l'anneau qui le renferme. Si la hernie est ancienne, s'ils restent long-temps en contact, on conçoit que ces plis pourront se souder et donner au collet en question une épaisseur, une force de résistance considérable; ce qui s'observe en effet très fréquemment. La présence de plusieurs collets dans une seule hernie, assez bien expliquée déjà par Arnaud, puis par Pelletan et Scarpa, n'a plus rien d'obscur ni de surprenant pour personne depuis les travaux de M. J. Cloquet. Qu'après avoir été long-temps réduite, une hernie reparaisse tout-à-coup, le collet du premier sac, trop étroit pour donner passage aux viscères, sera poussé par eux en même temps qu'ils entraîneront une nouvelle portion

de péritoine et la formation d'un nouveau collet. Si la
même chose arrive une seconde, une troisième, une quatrième fois, on aura un sac en chapelet ou à collets multiples. Lorsque le premier adhère fortement par une
partie de son corps aux tissus voisins, il est possible que
l'autre se borne à le faire basculer au lieu de le faire descendre au-devant de lui. Dans ce *bissac*, les deux poches
sont au-devant ou à côté, et non pas au-dessous l'une de
l'autre. La production de collets pareils est encore possible sans que la hernie ait cessé d'exister. Alors c'est une
nouvelle descente qui se forme au-dessus de l'ancienne.
L'adhérence d'un cordon ou d'une masse épiploïque,
au fond du sac primitif, est on ne peut plus favorable
à cette formation d'un second collet. Pelletan cite un cas
où l'épiploon traversait ainsi trois rétrécissements pour
aller se fixer au bas du sac inférieur. J'en ai rencontré
un en tout semblable, un autre dans lequel le sac supérieur renfermait en outre une anse intestinale, et hier
encore un à la Pitié, qui différait à peine du premier.
Quant aux collets nombreux des sacs à bosselures, ils se
forment d'une toute autre manière. Ce sont de simples
hernies du sac à travers des éraillures du *fascia propria*,
ou de quelque couche fibreuse qui en aurait pris la place.
Au lieu de collets, le sac peut être divisé par de véritables cloisons et former un ou plusieurs kystes indé-
pendants au-dessous de la portion qui continue de renfermer les viscères. Le malade opéré par la méthode de
M. Belmas, m'en a offert un bel exemple.

b. Aponévroses. Les tissus qui séparent le sac de la couche cutanée varient nécessairement en raison du siége de la
hernie, et ne pourraient être utilement étudiés qu'à l'occasion de chaque hernie en particulier. Je n'ai par conséquent à m'occuper, pour le moment, que du tissu cellulaire commun, du *fascia* superficiel. Quand il n'y a ni
aponévroses, ni muscles interposés, le *fascia propria* et

le *fascia* superficiel finissent par se confondre dans l'épaisseur de la poche herniaire ; c'est-à-dire qu'on ne distingue plus de séparation entre la doublure celluleuse de la peau et celle du péritoine. Néanmoins, comme dans sa partie profonde il est lamelleux , et non filamenteux, ni graisseux, comme en approchant du derme , il revêt parfois les apparences d'une aponévrose qui empêche cette confusion, siége ordinaire des veines sous-cutanées, des ganglions , des infiltrations, des suppurations et des indurations, qu'amène à sa suite l'inflammation aiguë ou chronique, le *fascia superficialis* peut arriver à une épaisseur surprenante, abstraction faite même de la graisse qui s'y trouve naturellement, et éloigner ainsi considerablement la hernie de l'extérieur du corps.

c. Ouvertures herniaires. Les ouvertures qui permettènt la formation des hernies abdominales , sont de plusieurs sortes. Les unes , éraillures accidentelles, comme il en survient aux individus dont le ventre a été violemment distendu par la grossesse, une ascite, une tumeur quelconque, etc., ne donnent que très rarement lieu à l'étranglement. La même remarque s'applique en grande partie à celles qui résultent de plaies pénétrantes de l'abdomen. Quelques autres ne méritent pas non plus qu'on s'y arrête longuement. Les orifices que présentent çà et là les diverses lames fibreuses des muscles obliques ou transverses pour le passage des vaisseaux de troisième ordre, sont dans ce cas, et offrent encore ceci de remarquable, que les masses, les tumeurs graisseuses, dont elles renferment le pédicule, qui grossissent sous la peau et tiennent d'autre part au péritoine, peuvent les dilater, y entraîner par degrés une portion de cette membrane en forme de sac ou de doigt de gant où l'intestin pourrait, à son tour, venir se loger, s'étrangler même, et constituer un genre de hernie fort embarrassant pour le praticien qui n'en serait pas prévenu. Celles dont il nous reste à dire un mot, se rapportent à deux ordres : ce sont de simples ouvertures, *des anneaux*, ou bien des trajets plus ou moins longs, plus ou moins obliques, assez généralement connus aujourd'hui sous le titre de *canaux*. A l'ombilic, par exemple, l'ouverture est toujours annulaire, tandis qu'au pli de l'aine elle est ordinairement canaliculée.

Anneaux. La première espèce ne se rencontre que sur les points du ventre où les aponévroses et les muscles ne forment pas de couches distinctes, comme à la ligne blanche, dans le flanc, le vagin, le rectum, etc. Ces parties, en effet, ne pouvant pas se dédoubler, mais seulement s'entr'ouvrir pour laisser passer les viscères, la hernie arrive sous la peau aussitôt après les avoir traversées et ne franchit en réalité qu'un simple cercle pour se constituer.

Canaux. La seconde est plus compliquée. Son entrée et sa sortie représentent deux cercles distincts, deux anneaux séparés par une distance quelquefois assez grande. On n'en conçoit l'existence que sur les points où les diverses couches des parois abdominales restent habituellement *séparables*. Des cordons vasculaires, nerveux ou de toute autre nature, la remplissent dans l'état normal. Son trajet, auquel on peut accorder des parois, tient à ce que des muscles ou d'autres tissus tiennent ses deux orifices plus ou moins écartés, et à ce que ses deux anneaux appartiennent à deux aponévroses différentes. Si l'entrée et la sortie sont exactement vis-à-vis l'une de l'autre, le canal est droit ou perpendiculaire. Il est oblique, au contraire, quand elles siègent à une distance inégale de la ligne médiane, comme on l'observe le plus fréquemment. Ajoutons, toutefois, que, pour peu qu'elles soient anciennes, les hernies tendent à effacer l'obliquité et la forme canaliculée des ouvertures dont il s'agit, à les transformer toutes en de simples anneaux, et cela, par un mécanisme

extrêmement facile à expliquer. Pressées en sens inverse par
la portion d'organes sortis, et par celle qui tend à s'échapper encore, l'aponévrose profonde et l'aponévrose superficielle font disparaître par degrés l'intervalle qui les sépare
naturellement, et finissent à la longue par se trouver en
contact. Pris dans son ensemble, un canal herniaire oblique représente assez bien la direction d'un Z alongé. Or,
il est évident que, par leur propre pesanteur, les viscères
qui occupent un pareil canal tendent continuellement à le
redresser, à en mettre les deux ouvertures en face l'une
de l'autre, et qu'ensuite, ils peuvent, comme dans le cas
précédent, le ramener à l'état d'un anneau presque perpendiculaire. Que ce soit, au surplus, un cercle ou un
canal, l'ouverture herniaire est à peu près constamment
évasée en entonnoir du côté de l'abdomen, plus chez certains sujets, moins chez d'autres. Comme, d'autre part,
les vaisseaux qui avoisinent parfois le collet des hernies
sont ordinairement placés dans l'épaisseur du *fascia propria*, c'est-à-dire entre le péritoine et l'aponévrose profonde, il en résulte qu'ils se trouvent en général repoussés à deux ou trois lignes au moins du bord fibreux qui
cause l'étranglement, ou sur lequel on est obligé d'agir
avec le bistouri pour opérer le débridement.

§ 2.

Siége de l'étranglement.

Bien que ce soit ordinairement à leur collet que les hernies
s'étranglent, cet accident s'observe aussi néanmoins dans
leur corps. Alors il est produit, soit par une déchirure
du sac, qui a permis aux organes de faire irruption dans
les tissus environnants, par une cloison incomplète, un
rétrécissement quelconque ou l'orifice d'une cellule laté-
rale de cette enveloppe, soit par une disposition anormale des viscères déplacés, ou de quelques brides, de
quelques tumeurs morbides. La torsion de l'anse intesti-

nale sur elle-même, par exemple, peut le produire. Il
en est de même d'un ruban épiploïque qui passerait au-
devant de l'intestin, comme pour le diviser en deux
portions, avant de venir se fixer au fond de la descente;
d'une ouverture opérée par déchirure dans cette membrane
au milieu du sac, et que partie de l'intestin aurait traversée. Roulé en corde, l'épiploon peut encore se fixer
d'abord d'un côté, puis sur l'autre, de manière à former
une sorte de pont, en produire un second même en allant
s'attacher de nouveau sur la première paroi de la cavité
herniaire. Deux de ses prolongements se rapprochent
parfois après avoir contracté des adhérences latéralement,
et se réunissent un peu plus bas en laissant entre elles
un écartement apte à causer aussi l'étranglement. Ce que
fait l'épiploon, toutes sortes de brides peuvent également
le faire. Hey en a figuré une qui, fixée par ses extrémités
aux deux côtés du sac, formait dans son milieu un cercle complet qu'avait traversé l'intestin. Une masse épiploïque dure, du volume d'un gros œuf de poule, avait
produit l'étranglement chez un malade, dont j'ai pu examiner le cadavre. Une tumeur énorme du mésentère,
avait amené le même accident chez un homme opéré
par Pelletan. L'appendice du cœcum en ferait autant, si
elle se trouvait dans la hernie et adhérait par sa pointe.
Il en est de même des mille altérations pathologiques
capables de comprimer l'anse digestive et d'y interrompre le cours des matières. Il n'est pas jusqu'à l'inflammation du sac causée par une violence externe, qui
ne puisse amener l'étranglement, ainsi que le prouve
l'observation d'un malade, dont on parle dans la collection des thèses de Strasbourg (1803), et qui avait reçu
une balle morte sur le scrotum. A sa racine, la hernie
peut être étranglée de la même manière que précédemment d'abord, et, ensuite, par l'ouverture qu'elle a nécessairement franchie. Mais cette ouverture, nous le

savons maintenant, comprend plusieurs objets, la partie resserrée du prolongement péritonéal, et le cercle ou le canal fibreux qui la renferme. Au premier coup d'œil, il semble difficile que, par lui-même, le collet du sac produise l'étranglement. Rien n'est plus commun cependant. Dans les hernies anciennes, la soudure de ses plis fait que son épaisseur est déjà fort augmentée. Des lamelles celluleuses s'appliquent en outre successivement à sa face externe. La lymphe plastique qui s'y dépose en même temps, unit le tout, et donne insensiblement à cette partie une densité très grande, une épaisseur qui peut devenir considérable, puisque Arnaud dit qu'elle était de plus d'un demi-pouce chez un de ses malades, et que M. Græfe a fait la même observation. Un aspect lardacé et même demi-cartilagineux, dans certains cas, s'y est aussi manifesté ; de sorte qu'arrêté en dehors par la résistance de l'anneau, c'est aux dépens de son propre calibre, par une réaction concentrique dont l'intestin reçoit toute l'influence, que cet épaississement s'effectue. L'étranglement alors est parfois tellement indépendant de l'ouverture des parois abdominales, que celle-ci reste entièrement libre et assez large pour permettre au collet du sac un glissement facile ; si bien qu'on parviendrait sans peine, à le faire rentrer dans le ventre avec les viscères, sans diminuer en rien la constriction, si on ne l'avait incisé préalablement. Arnaud, Le Dran, etc., ont insisté des premiers sur cette disposition, que Rivière, Schenck, Littre, Nuck, n'avaient guère fait qu'entrevoir, et dont Scarpa, après Pott, Wilmer, Hey, Sandifort, est parvenu à généraliser la connaissance. En France, M. Dupuytren est un de ceux qui l'ont le plus souvent rencontrée et signalée avec le plus d'instance. M. Lawrence, qui avait d'abord refusé d'y croire, en admet lui-même l'existence dans les dernières éditions de son ouvrage ; et maintenant ce mode d'étranglement

n'est plus révoqué en doute par personne. Il présente
même plusieurs nuances assez distinctes, peut être tout-
à-fait annulaire, très circonscrit, par exemple, et
n'occuper que l'entrée, la sortie ou la partie moyenne
du collet, ou bien envahir ce prolongement en totalité, et le transformer en une sorte d'étui, de gaîne
plus ou moins serrée. L'ouverture aponévrotique, presque la seule partie à laquelle on attribuait autrefois
l'étranglement, le produit effectivement aussi dans bon
nombre de cas. Mais, depuis qu'on a reconnu la différence qui existe entre le simple *anneau* et le *canal* herniaire, une distinction est devenue indispensable à ce sujet, comme pour le collet du sac; c'est-à-dire que, dans les
ouvertures en forme de canal, loin de siéger toujours à
l'orifice externe, comme on l'avait cru, il se développe
également bien à l'orifice interne, sur un point intermédiaire, et quelquefois même sur ces diverses parties
simultanément.

Le plus difficile et le plus important tout à la fois dans
l'étranglement, est de le distinguer nettement de toute
autre maladie, de ne le confondre avec aucune autre lésion. Si la tumeur est petite et n'a pas fixé l'attention du
malade, un examen trop superficiel pourrait faire croire à
l'existence d'une phlegmasie violente, d'un volvulus, d'un
empoisonnement, etc. Ces sortes de méprises sont loin
d'être rares, même sans que la hernie soit très petite. Il
y a quelques jours, un chirurgien des environs de Paris
est appelé près d'un malade qu'il croit atteint d'une gastrite et qu'il traite en conséquence. Les accidents persis-
tent. On fait venir un second chirurgien qui reconnaît
une hernie étranglée! La domestique d'un dignitaire de
l'État mourut l'année dernière d'une prétendue inflammation d'entrailles : c'était d'un étranglement herniaire, qui
ne fut reconnu qu'après la mort! Un homme fort et robuste est pris de violentes coliques et de mouvements

convulsifs. On croit à une gastrite. Sangsues à l'épigastre
et le reste, sont ordonnés pendant trois jours. On le transporte à la Pitié. Il avait un bubonocèle que je pus réduire
sur-le-champ ! Un peu plus de savoir ou de précautions,
en pareil cas, préviendraient aisément l'erreur ; mais il
n'en est pas toujours ainsi, et les plus habiles y sont quelquefois pris. En 1817, une femme, directrice d'infirmerie à l'hôpital de Tours, est atteinte, dans la nuit, de coliques, de vomissements, etc. Je l'interroge. Elle n'avait jamais eu de descente. M. Bretonneau l'explore le lendemain.
Nulle trace de tumeur à l'abdomen ni aux aines. Cependant la douleur augmente sous la pression du pli de la
cuisse, et c'est de là que semblent partir les coliques. On
soupçonne un étranglement ; mais que faire ? On attend.
La mort a lieu la nuit suivante. Une portion intestinale,
du volume d'une noix, était étranglée dans l'anneau crural
gauche, et ne faisait aucun relief à l'extérieur.

Péritonite. Une foule de circonstances peuvent en
imposer pour une constriction de l'intestin chez les individus affectés de hernies, la péronite, par exemple,
quand elle est accompagnée de constipation et de vomis-
sement. Sur l'avis de deux consultants, et contre son
opinion, Pott se décide à opérer un jeune homme dont
la hernie semblait étranglée. Point de lésion dans la tumeur. Le malade meurt, mais d'une péritonite intense.
Appelé dans un autre cas, Pott ne voulut pas opérer. La
mort du sujet permit de constater que la hernie n'était
point étranglée, et que l'inflammation du péritoine avait
causé tous les symptômes observés. M. Earle n'a pas été
moins malheureux, en 1828. L'opération prouva qu'une
entérite lui en avait imposé et qu'il n'y avait point d'étranglement. Observons toutefois qu'ici le mal est ordinairement annoncé par un frisson plus ou moins violent, que
les douleurs sont beaucoup plus vives dans le ventre que
dans la tumeur, que les vomissements sont glaireux,

verdâtres, et non stercoraux, que la face tend à se gripper et non à devenir hippocratique.

Sac enflammé. Un cas non moins difficile est le suivant : le sac d'une hernie irréductible, ou l'intestin qui la forme, peut s'enflammer; de là, tous les signes de l'étranglement aigu. Les hernies dépourvues d'adhérences, sont exposées au même accident. Quelquefois cependant l'anneau reste libre et ne comprime en aucune manière les organes qui le traversent. Pour soupçonner cet état, il faudrait que la douleur eût commencé par le corps ou la base, et non par la racine de la tumeur; que la peau elle-même eût pris part à l'inflammation dès le principe, et qu'il fût possible de sentir avec le doigt la laxité des ouvertures herniaires. Il en est effectivement ainsi quelquefois. Mais quand la hernie est peu volumineuse, comment profiter de semblables circonstances? Heureusement qu'alors, comme dans l'étranglement réel, l'opération est le meilleur remède à mettre en usage. Les viscères ont été réduits. La tumeur reparaît. Des symptômes d'étranglement se manifestent. L'opération est pratiquée, et le chirurgien ne trouve qu'une poche pleine de liquide, soit purulent, soit floconneux, soit séreux ou sanieux. Cette poche est le sac enflammé, et dont l'inflammation a fermé l'orifice. Des exemples nombreux en ont été rapportés dans ces derniers temps par MM. Dupuytren, Duparcque, Sanson, Janson. M. Key y a été trompé aussi, et l'erreur ne pourrait être évitée, qu'en ce qu'il est presque toujours possible d'obtenir quelques selles, ou que les vomissements stercoraux n'ont pas lieu comme dans la hernie véritable.

Certaines tumeurs hydatoïdes doivent être rangées sur la même ligne, ainsi que le démontre un fait récemment publié par M. Pigeotte de Troyes, et ceux qu'ont indiqué Desault, M. Dupuytren, M. Roux. Une simple tumeur lymphatique abcédée, un abcès froid, un abcès ordinaire, rentrent également dans cette catégorie. M. Baud de Louvain, croit opérer une hernie étranglée : ce n'est qu'une tumeur lymphatique dont il lie le pédicule. Les accidents s'aggravent ; le malade succombe ; et l'on constate à l'autopsie du cadavre que le fil appliqué sur le prolongement de la glande morbide embrassait en même temps une portion de l'intestin. Les tumeurs purement graisseuses exposent aux mêmes méprises, et les ont causées plus d'une fois. Dans la supposition d'un étranglement, Scarpa découvre la prétendue hernie et ne rencontre qu'une masse adipeuse pédiculée qu'il excise. Après avoir couru de graves dangers, la femme finit par se rétablir. M. Cruveilher cite un fait où l'opérateur, moins heureux, perdit son malade. Une femme entrée dans les salles de M. Parent, à la Pitié, est prise de coliques, de vomissements, de constipation, etc. Elle porte une tumeur ancienne à l'ombilic. Appelé près d'elle, j'observe tous les symptômes d'un étranglement herniaire avec menace de péritonite. Avant d'en venir à l'opération, je pense devoir prescrire un bain, des sangsues, des cataplasmes sur le ventre, et des lavements de diverses sortes. On oublia de la faire passer dans mon service, et la mort arriva le troisième jour. Il existait une péritonite intense ayant son point de départ dans une lésion ancienne des organes sexuels, et la prétendue hernie n'était autre qu'une tumeur graisseuse pédiculée. Un peloton épiploïque peut se transformer en hydatide, en tumeur dure et immobile, s'enflammer, s'abcéder, et n'être pas moins embarrassant, sur-tout s'il existe simultanément une anse intestinale dans la hernie. Un moissonneur ambulant ressent tout-à-coup des coliques, des envies de vomir, et s'aperçoit en même temps qu'une tumeur grosse comme le poing lui est descendue dans le scrotum. Il est admis à la Pitié le septième jour. La hernie est formée de deux portions ; l'une supérieure, molle, peu sensible, que je parviens à réduire ; l'autre très dure et plus grosse, qu'il est impossible de faire rentrer. Sans être très alarmans d'abord, les symptômes continuent pendant trois semaines, et s'aggravent de telle sorte que le malade était au bord de la tombe, lorsqu'une fonte purulente de sa tumeur est venue mettre un terme à ses souffrances en lui redonnant la santé. On voit dans la clinique de Pelletan une observation à peu près semblable. L'épiploon peut encore tromper d'une autre manière. Un malade affecté de hernie abdominale succombe avec des symptômes d'étranglement. La nécropsie montre que l'épiploon, à peine malade au-dehors, est vivement enflammé à l'intérieur du ventre où il forme une sorte de cône creux dont la base embrasse une perforation de l'estomac.

Étranglements internes. Un autre genre de maladies bien plus capables encore d'en imposer, sont les diverses espèces d'étranglements internes ou d'obstacles quelconques au cours des matières dans le tube alimentaire, chez les personnes d'ailleurs affectées de hernies. Une femme âgée de quarante-deux ans, portant, depuis huit années, une omphalocèle, en proie à des symptômes d'étranglement, vint à l'hôpital de la Faculté, au mois de mars 1824, et y eût été soumise à l'opération, si on ne se fût aperçu qu'elle avait, dans la fosse iliaque droite, une tumeur profonde, dure et fort douloureuse. Cette tumeur s'ouvrit à l'extérieur, et se vida par la suite. Une masse stercorale contenue dans le cœcum la constituait, et avait évidemment causé la constipation, les vomissemens, etc. Une autre femme, âgée de quarante-neuf ans, reçue dans le même hôpital, au mois de juillet 1825, vomissait continuellement depuis vingt-quatre heures, sans qu'il fût possible d'obtenir de garde-robe. Le ventre était balonné, douloureux profondément, le pouls petit, dur, peu fréquent, etc. Il existait en même temps une hernie crurale. A l'ouverture du cadavre, je trouvai le commencement du rectum transformé en tissu lardacé, et complétement fermé. La mérocèle n'avait aucunement souffert. Toute tumeur polypeuse, fibreuse, cancéreuse, née dans l'intestin, amènera nécessairement les mêmes accidents si elle acquiert un certain volume. Un homme âgé d'environ soixante ans, grand mangeur, et qui était resté long-temps à l'hôpital de Tours pour des vomissements et une constipation que rien ne put vaincre, finit par succomber. L'intestin grêle, largement dilaté au-dessus, était fermé vers son milieu, par une masse cylindrique, longue de plus d'un pied, de deux pouces et demi de diamètre, en partie libre, en partie adhérente, qui résultait d'une ancienne invagination dégénérée. Si la hernie que cet homme avait portée jadis eût encore existé, les accidents observés pendant la vie auraient pu lui être attribués, et, comme on le voit, bien mal à propos. Des exemples pareils se trouvent en foule dans les recueils scientifiques. Une malade qui me fut envoyée du service de M. Andral, au mois d'octobre 1831, m'en a fourni un des plus remarquables. Le mémoire d'Hevin, qui les renferme presque tous, prouve en même temps que les diverses nuances d'invagination ont souvent eu le même attirail de symptômes pour résultat. Il se peut aussi que ces accidents dépendent d'une torsion en spirale d'une anse de l'intestin grêle sur le mésentère, ou bien de son aplatissement contre le rachis, ainsi que la mort de Chopart en a donné la preuve; d'un resserrement circulaire sur une portion de l'organe réduite après avoir été long-temps engagée dans une ouverture herniaire, comme dans le cas rapporté par Ritsch; de ce que le collet du sac, repoussé dans le ventre avec la hernie, continue d'étrangler l'intestin, comme on le voit dans les observations de Le Dran, Arnauld, etc.; plus souvent encore de ce que l'anse digestive s'est engagée, au point de s'étrangler, à travers quelques déchirures, au-dessous de quelques brides, quelques appendices des organes abdominaux. C'est ainsi que M. Bérard l'a vue se porter dans le médiastin antérieur, en écartant les faisceaux xyphoïdiens du diaphragme; qu'elle est passée maintes fois dans l'une ou l'autre cavité pectorale à travers le corps même du diaphragme; à travers une déchirure de l'épiploon, comme on le voit dans Arnaud; du mésentère, comme l'indique Saucerotte; par l'hiatus de Winslow et une éraillure du mésocolon transverse, comme l'a observé M. Blandin; entre la vessie et le pubis, où une bride épiploïque fixée dans un sac inguinal, la tenait étranglée; sous l'appendice cœcale attachée par sa pointe sur un point ou sur un autre de la cavité abdominale; sous un diverticule accidentel de l'intestin; une arcade épiploïque, tenant au rachis, d'une part, et sur le détroit pelvien supérieur, de l'autre, comme l'a vu M. Bonnet sur un malade mort à l'hôpital saint-Antoine; sous une énorme bride en forme de T, dont la branche horizontale s'étendait du foie au flanc gauche, et la portion verticale vers la fosse iliaque droite; enfin sous les mille et mille variétés de brides ou de cordons que les maladies ou de certains accidens peuvent faire naître dans l'intérieur du ventre. L'étranglement produit par ces nombreuses causes ne différant, après tout, de l'étranglement herniaire qu'en ce qu'il a son siége à l'intérieur des cavités splanchniques, peut donc facilement induire en erreur chez les sujets qui ont en même temps une descente visible à l'extérieur. On le distinguera néanmoins, dans la majorité des cas, en remarquant le point de départ des douleurs et leur marche, en comparant l'état de la tumeur à l'état du ventre, et réciproquement. Lorsqu'il existe seul, on ne s'y trompe guère, mais il s'agit alors d'en spécifier l'espèce, et de voir si l'art peut y porter remède. C'est une question qui ne peut être discutée en ce moment, et qui trouvera sa place dans un autre article.

§ 3.

Indications.

On a dû voir par ce qui précède que la hernie étranglée est une maladie extrêmement grave, et que, sans les secours de l'art, elle serait presque constamment mortelle. Dès qu'on l'a reconnue, il importe, en conséquence, d'y mettre un terme, d'y porter remède. Obtenir sa réduction ou faire cesser l'étranglement, tel est le but à atteindre. Dire avec Richter et Callisen qu'il faut d'abord combattre la tendance inflammatoire, la douleur, etc., pour diminuer la constriction des parties, serait prendre l'effet pour la cause et s'attaquer aux conséquences au lieu de détruire le principe. Pour y arriver, l'opération n'est pas le seul moyen que le chirurgien ait à mettre en usage. Ce n'est que sa dernière ressource. Avant d'en venir là, le *taxis*, la saignée, les bains, les clystères, les opiacés, divers topiques, etc., peuvent ou doivent être tentés.

1° *Taxis.* La première idée qui se présente lorsqu'un malade est pris de hernie étranglée, est de chercher à la repousser dans l'abdomen, et c'est en effet par là qu'on débute ordinairement. Pour pratiquer le taxis, on fait coucher le malade de manière que ses muscles puissent être facilement mis dans le relâchement, à commencer, ainsi que de la Sourdière l'a très bien démontré, par les muscles sterno-mastoïdiens; non, comme on le croit assez généralement, que cette position favorise la réduction en permettant aux ouvertures aponévrotiques de céder et de s'agrandir, mais parce que la position contraire favorise bien plus la sortie que la rentrée des viscères, rétrécit plutôt qu'elle n'agrandit la cavité abdominale. Il ne fera donc aucun effort, aucun mouvement, et restera parfaitement souple. Le chirurgien, placé à sa droite, embrasse la tumeur d'une main, l'attire un peu à lui, comme pour la dégager de l'anneau, la saisit par son collet avec les deux ou trois premiers doigts de l'autre main, la repousse ensuite par petites portions, en commençant par celles qui se sont échappées les dernières et en leur faisant suivre l'axe de l'ouverture herniaire. A mesure qu'il en rentre une portion, les doigts de la seconde main la fixent et l'empêchent de ressortir, pendant que la main droite s'apprête à en faire pénétrer une seconde portion, et ainsi de suite jusqu'à ce qu'il n'en reste plus qu'une masse assez petite pour rentrer en bloc sous l'influence d'une pression convenablement exercée. Lorsque la réduction s'opère franchement, poussée par l'extrémité des cinq doigts de la première main, cette dernière portion traverse l'anneau sans s'y arrêter et laisse entendre aussitôt un bruit caractéristique, dit de *gargouillement*, bruit qui tient à ce que les liquides, auparavant emprisonnés dans l'anse intestinale déplacée, l'abandonnent brusquement pour rétablir l'équilibre dans tout le canal. L'épiplocèle, qu'on distingue, du reste, à sa forme inégale, grumeleuse, à sa consistance molle, pâteuse, ne produit point de *gargouillement*, et ne cède pas non plus avec autant de facilité que l'entérocèle. Le taxis, d'ailleurs, doit être exécuté d'après les mêmes règles dans les deux cas, si ce n'est que, dans le second, la pression peut être portée beaucoup plus loin que dans le premier sans inconvénients. Quand, après quelques efforts, on voit une portion de la hernie disparaître tout-à-coup et avec bruit, tandis que le reste se tient fixe dans le sac, on peut en conclure qu'il y avait entéro-épiplocèle, et que c'est l'intestin qui a repris sa place. Il convient, toutefois, de ne pas oublier que l'entérocèle étranglée par engouement, peut aisément en imposer pour une épiplocèle, et que sa réduction n'est pas toujours accompagnée du bruit de gargouillement. Si la tumeur est petite, les doigts de la main gauche se bornent à en soutenir la circonférence, pendant que ceux de la main droite la pressent dans toutes les directions. Quand même elle serait d'un certain volume, on pourrait encore essayer de la faire rentrer en bloc, si l'étranglement était peu prononcé et qu'elle se fût opérée à travers un simple anneau. On peut aussi, quand elle est très grosse, l'embrasser à pleines mains et la comprimer par toute sa surface à la fois, comme pour vider une vessie pleine de liquide. Les gaz, les matières demi-fluides ainsi refoulés rentrent parfois dans le ventre, au point de faire cesser l'étranglement ou de faciliter singulièrement la réduction consécutive des viscères. C'est un procédé qui m'a réussi un grand nombre de fois. Au surplus, après avoir inutilement tenté d'une manière, on s'y prend de l'autre, et le taxis est, après tout, une opération que l'habitude, les connaissances anatomiques et les ressources intellectuelles de chacun apprennent à pratiquer bien mieux que tous les détails qu'on trouve dans les meilleurs écrits. En résumé, mettre les parois du ventre dans le relâchement; soutenir le collet de la tumeur avec une main pendant qu'on la repousse avec l'autre, et cela pour qu'elle ne puisse pas se replier sur les bords de l'anneau au lieu de le traverser; la dégager un peu, l'alonger, la *pétrir* en quelque sorte, afin de disséminer les matières qu'elle contient sur une aussi grande étendue que possible; l'embrasser à pleines mains ou du bout des doigts, selon son volume; la faire saisir même par les mains d'un aide quand elle est très grosse, pendant que le chirurgien en soutient la racine; lui faire parcourir en sens inverse le même chemin qui lui a permis de sortir; suspendre les efforts, y revenir à propos, en varier la direction et l'énergie, en tirer tout le parti possible et ne les porter jamais assez loin, cependant, pour les rendre dangereux: telles sont les seules règles que l'opérateur ait besoin de se rappeler quand il exerce le taxis. J'ajouterai que dans les hernies volumineuses épiploïques sur-tout, ou *engouées*, il est souvent utile de continuer le taxis au moyen d'une *compression* méthodique, jusqu'à ce qu'on y revienne avec la main, quand il n'a pas réussi d'abord complétement. En 1825, un homme âgé de 47 ans, affecté d'une entéro-épiplocèle énorme, fut admis dans les salles de l'hôpital de Perfectionnement. Des tentatives de réduction, plusieurs fois répétées le soir de son entrée et le lendemain matin, n'eurent aucun succès; mais comme il n'y avait point de signe d'inflammation et que les accidents marchaient avec lenteur, on crut pouvoir attendre. Le second jour, on essaya de nouveau l'action de la main, et l'intestin rentra en partie. Pour l'empêcher de ressortir, j'engageai toute la tumeur dans un suspensoir garni de compresses. Je parvins à exercer ainsi sur elle une pression exacte et assez forte qui la réduisit de moitié pendant la nuit, si bien que le taxis en triompha ensuite sans difficulté.

Le *fer à repasser*, le *morceau de plomb*, la *vessie remplie de mercure*, appliqués comme des poids sur les hernies, et dont Wilmer, ainsi que quelques autres chirurgiens anglais disent avoir eu tant à se louer, ne sont au fond que des moyens compressifs, qu'un bandage approprié remplacera toujours avantageusement. Si le taxis a l'avantage de rendre souvent inutile une opération grave et douloureuse, il est loin d'être lui-même entièrement dépourvu de dangers. Les viscères, dont la circulation se fait mal, irrités par la constriction, déjà plus ou moins enflammés, ne peuvent que s'enflammer plus fortement encore sous l'influence de pareilles pressions. Chacun sait que si on ne procédait pas avec tous les ménagements possibles, il serait facile de les contondre, d'en amener la mortification ou de les déchirer et de faire courir les plus grands risques aux malades. Aussi a-t-on remarqué dès long-temps que l'opération réussissait d'autant moins bien que les tentatives de réduction avaient été plus nombreuses. Il y a des gens, dit Petit, qui veulent réussir à tout prix, et se vantent de réduire toutes les hernies; ils compriment, meurtrissent, enflamment l'intestin, et j'ai toujours fait avec répugnance l'opération aux malades soumis à de pareilles épreuves. Pott ne veut pas qu'on attende plus de deux heures. Depuis qu'il agit avec cette promptitude, presque tous ses malades guérissent. Auparavant il en perdait la moitié. Desault tient à peu près le même langage. Des expériences comparatives faites à l'Hôtel-Dieu, lui avaient prouvé que la proportion des succès après la kélotomie était considérablement plus élevée chez les sujets opérés sans avoir été fatigués par le taxis que chez les autres. À l'hôpital d'Orléans, où l'opération était pratiquée dès le principe, Leblanc n'avait que de rares insuccès, tandis qu'à Paris, où l'on ne s'y décidait que très tard, la plupart des malades succombaient. C'est au point que Richter est tenté de proscrire le taxis. Il assure n'avoir vu que rarement une hernie vraiment *étranglée*, réduite par ce moyen, et prétend que celles qui lui ont cédé seraient rentrées d'elles-mêmes quelques heures plus tard. Ces craintes, un peu exagérées, ne sont d'ailleurs exactement fondées que pour l'entérocèle et l'étranglement inflammatoire. Il faudrait des essais bien maladroitement prolongés pour causer la suppuration de l'épiploon, signalée par Arnaud, la gangrène immédiate de l'entérocèle par engouement, etc.; mais on conçoit très bien que dans l'étranglement aigu, le taxis puisse, s'il ne réussit pas, devenir dangereux et rendre l'opération infiniment plus redoutable que si on ne l'eût que faiblement exercé. Cependant, en y renonçant trop vite, on s'expose à pratiquer sans nécessité une opération majeure. Maintes fois, en le renouvelant deux, trois, quatre et six fois, on est arrivé à faire rentrer une hernie douloureuse qui avait résisté jusque-là. Dans d'autres cas, des tentatives non moins nombreuses, quoique sans succès, n'ont point empêché la herniotomie, pratiquée au bout de deux et de trois jours, de réussir complétement. Enfin, on a vu si fréquemment la hernie étranglée, heureusement réduite par tel chirurgien, après avoir été vainement repoussée par tel autre, qu'il est difficile de ne pas hésiter lorsqu'il s'agit d'abandonner le taxis. Un portier d'à côté de chez moi, avait une ancienne hernie, étranglée depuis le matin seulement à la suite d'un effort et malgré son bandage. Trois fois on avait échoué dans le jour, en voulant la faire rentrer. Je le vis le soir, à huit heures. Ses souffrances, l'agitation étaient extrêmes. On ne pouvait le toucher sans lui faire jeter les hauts cris. Toutes les douleurs partaient de la tumeur qu'il semblait impossible de soumettre à la moindre pression. Je n'osai pas néanmoins me décider à l'opération avant d'avoir pratiqué de nouveau le taxis. Je n'obtins rien d'abord, mais un mouvement brusque et involontaire du malade, pendant que j'exerçais un dernier effort, fit enfin rentrer tout l'intestin. Les accidents cessèrent à l'instant même, et le lendemain cet homme put reprendre ses occupations habituelles. Au mois de mars 1825, M. Demay me pria de voir avec lui, barrière de Sèvres, une femme attaquée d'une mérocèle étranglée depuis trente-six heures. La tumeur avait le volume d'un petit œuf, était dure, douloureuse, et évidemment formée par l'intestin. Après l'avoir soumise au taxis, je crus qu'elle avait un peu diminué, et ne voulus pas opérer. J'y retournai le lendemain et en tentai la réduction sans plus de succès que la veille. Cependant comme je la trouvai de nouveau moins grosse à la fin, je résistai, et l'opération fut remise une seconde fois. Vingt-quatre heures après, à ma troisième visite, nous étions tous disposés à ne plus attendre, à lever sur-le-champ l'étranglement, mais lorsque je ne l'espérais plus, cette hernie disparut sous mes doigts, et deux jours après, la malade était en pleine santé. Quoique ces faits tendent à prouver qu'en général, il ne faut pas prendre trop à la lettre les conseils de Pott ou de Richter, et mettre de côté le taxis dès le premier coup, je ne voudrais pourtant pas non plus qu'ils donnassent trop d'audace aux jeunes praticiens. Il n'est que trop commun, même de nos jours, de voir que Petit pourrait encore s'écrier, comme de son temps : « Que de fois on a vu des malades périr le jour même où la réduction a été faite ! Aux uns on a trouvé le boyau gangrené ; aux autres, il était crevé, et les matières fécales répandues dans le ventre. » Si j'en crois un journal de médecine, cet accident serait arrivé, au mois d'avril dernier, dans l'un de nos grands hôpitaux, le jour même où le chirurgien avait insisté sur les dangers du taxis forcé. Je sais, en outre, que ce malheur a eu lieu peu de temps après dans le même établissement. L'intestin avait été déchiré dans les deux cas, et le journal *The Lancet* en raconte de semblables arrivés dans les hôpitaux de Londres, un en particulier dans le service de M. Calloway. Celui dont parle Lassus n'a rien de surprenant, puisque le jeune homme avait eu la singulière idée de se servir d'un bâton et d'en appliquer un bout sur la tumeur pour la faire rentrer pendant que l'autre était appuyé contre un mur. Ainsi ce n'est pas de réduire à tout prix qu'il s'agit, mais seulement de savoir user convenablement du taxis. Les hernies petites, récentes, douloureuses, le supportent difficilement, parce que l'ouverture qui leur a livré passage est ordinairement étroite et fort serrée ; parce que, d'un autre côté, l'intestin ainsi bridé, s'enflamme, s'altère ou se gangrène souvent avec la plus grande rapidité. Il en est à peu près de même pour les hernies qui reparaissent et s'étranglent tout-à-coup après avoir été long-temps maintenues par un bandage. Il est d'autant plus dangereux que le sujet est plus jeune, plus robuste et plus irritable. Dans l'étranglement chronique, il serait imprudent d'opérer avant d'y être revenu à plusieurs reprises et même avec une certaine force. La plupart des vieilles hernies sont dans ce cas. La présence de l'épiploon, d'une couche de graisse quelconque, d'une portion du gros intestin dans le sac, en diminue les dangers, parce que ces divers objets résistent mieux à la pression que l'intestin grêle. Du reste, ce n'est pas le temps écoulé depuis l'apparition des premiers accidents, mais bien l'état des parties qui doit en diriger l'emploi. Chez quelques sujets, la gangrène ou l'ulcération survient presque aussitôt que l'étranglement. M. Larrey dit l'avoir rencontrée au bout de deux heures, Richter au bout de huit, M. Lawrence au bout de douze; tandis que dans d'autres cas, en apparence semblables, elle ne s'était point encore manifestée le cinquième ou le sixième jour. J'opérai, en 1824, à l'hospice de Perfectionnement, la femme Molière, affectée d'un étranglement aigu depuis quatre jours. L'intestin, quoique livide, n'était pas mortifié, et la guérison eût promptement lieu. Quelques mois après, une autre malade se fit transporter dans le même établissement, pour y être opérée d'un accident semblable. Les symptômes, qui ne dataient que de vingt-deux heures, s'étaient montrés avec moins d'intensité que chez la première. La hernie était également crurale. Cependant l'anse de l'intestin était perforée, et, malgré le débridement, la mort arriva dans la nuit. A l'ouverture du corps, on vit que les matières alimentaires s'étaient épanchées dans le ventre, et que la gangrène avait envahi une grande partie du tube digestif.

Tant que la peau n'est encore ni rouge, ni très sensible, ni positivement enflammée, que la pression exercée directement sur la tumeur n'augmente pas trop les souffrances, et qu'il n'y a pas de signe bien évident d'une véritable inflammation du péritoine abdominal, rien n'oblige à s'en abstenir, à moins qu'il n'ait déjà été mis à l'épreuve par des personnes expérimentées. Dans le cas contraire, il serait mieux d'y renoncer, à moins qu'aucune tentative n'eût encore été faite. Il y a tout à craindre alors, en supposant même qu'on réussisse, de faire rentrer dans le ventre un intestin à demi mortifié, s'il n'est perforé, et les matières noirâtres, putrides, plus ou moins âcres, qui l'entourent ordinairement dans le sac. Quand il est fortement enflammé, toutes choses égales d'ailleurs, l'opération est ce qu'il y a de plus sûr à proposer aux malades. A peine plus dangereuse en ce moment que le taxis, elle a sur lui l'avantage de lever aussitôt tous les obstacles, et de ne pas aggraver l'état des viscères contenus dans la tumeur. Plus tard, il n'en serait plus de même. Les organes, contus, meurtris, déchirés ou gangrénés, ne permettraient plus les mêmes espérances de succès, et l'opération ne ferait que hâter peut-être la transmission du mal à l'intérieur et la terminaison fatale.

Au lieu de placer le malade comme il a été dit plus haut, quelques chirurgiens, Winslow, entre autres, avaient l'habitude, dans le dernier siècle, de le faire mettre à genoux, la tête basse et appuyée sur les coudes, pendant qu'on pratiquait le taxis. Quelques ames crédules ou bigottes étaient même parties de là pour engager les individus ainsi prosternés à faire de ferventes prières, prétendant que si, dans cette posture, leur hernie se réduit, c'est à l'intervention divine qu'il faut en rendre grâce. Une pratique beaucoup plus ancienne, encore usitée par Louis, Hey, M. Ribes, etc., et que M. Jobert dit avoir vu suivre avec succès par un M. Girauld, consistait à saisir les jambes du sujet affecté de hernie, comme pour le pendre par les jarrets, sur les épaules d'un aide, qui le secouait mollement, pendant que sa tête et son dos restent appuyés sur le lit ou qu'une autre personne exerce le taxis. Il est possible qu'une pareille ressource ne soit pas d'une grande valeur, mais elle ne me paraît pas mériter l'oubli dans lequel elle est tombée, ni le ridicule dont on a voulu la couvrir de nos jours. M. Lawrence se trompe évidemment, quand il dit que les viscères abdominaux sont trop exactement soutenus de toutes parts, pour que la simple position du malade les entraîne plutôt dans un sens que dans l'autre. On peut à chaque instant acquérir la preuve du contraire, en remarquant sur soi-même que les intestins flottent toujours vers le point déclive du ventre, vers l'hypogastre dans la position verticale, du côté de l'un ou de l'autre flanc, par exemple, quand on est couché à droite ou à gauche. Je conçois donc qu'en soulevant un malade par les jarrets, on ait quelque chance de voir les organes déplacés abandonner la hernie pour se porter vers le diaphragme, qui est ainsi devenu la paroi inférieure de l'abdomen. Il y aurait du danger à le faire, par la même raison, si l'intestin ou le péritoine étant déjà enflammé, ou si, pour quelque motif que ce soit, on devait redouter toute espèce de tiraillement du côté de l'abdomen ou de la hernie. Dans le but de transformer cette succussion en méthode, et de la généraliser, Linacier de Chinon, imagina, en 1819, une sorte de lit à bascule ou de tombereau, garni de coussins, sur lequel il fixait le malade, de manière à pouvoir le secouer plus ou moins vivement, en lâchant et relevant tour à tour la tête de son appareil. Tout ingénieux qu'il paraisse, ce lit n'a point été adopté, et ne devait pas l'être. D'abord, il a l'inconvénient de ne pas se trouver partout, de n'être pas indispensable; ensuite, les malades y sont alongés, étendus; tandis qu'en les suspendant par les jarrets, on peut les tenir fléchis et fortement courbés sur leur plan antérieur. Si on voulait tenter la succussion, cette dernière manière de l'opérer devrait donc être préférée comme plus simple, moins dangereuse et tout aussi efficace que toutes les machines possibles. Je n'ai pas besoin de dire que le taxis doit être renouvelé avec tout le soin possible, pendant que l'aide ou les aides tiennent le malade soulevé ou suspendu, qu'à l'instar du jeune homme dont parle *la Lancette*, il serait bon aussi de tirer la paroi du ventre du côté opposé à la hernie, et que les secousses imprimées au bassin ne sont pas de rigueur.

2° *Bains*. Pour peu que la hernie résiste, le taxis ne doit pas être employé seul. Le bain est un accessoire qu'on ne néglige presque jamais alors. Il calme ou diminue la douleur, le spasme, la rigidité des tissus, le mouvement fluxionnaire et l'inflammation elle-même, si déjà elle existe. On le donne à la température de vingt-huit ou trente degrés, R., un peu chaud enfin. Le sujet y reste une et jusqu'à deux heures. Desault voulait qu'un drap, tendu par les quatre coins, fît du corps de la baignoire une sorte de lit où le malade pût être couché, modérément fléchi, et soumis à de nouvelles tentatives de réduction. Quelques praticiens y reviennent une et même plusieurs fois dans la journée, c'est-à-dire tant que la tumeur n'est pas urgente ou que l'opération n'est pas décidée. Toutefois, si des moyens plus puissants ont été employés, il serait inutile d'y recourir et de perdre un temps précieux en essais insuffisants. Quoique le bain chaud convienne à presque tous les genres d'étranglement, c'est à l'étranglement aigu, inflammatoire, intestinal, aux sujets jeunes, robustes, qu'il doit être sur-tout appliqué. Comme il n'a pas, à la différence du taxis, le désavantage, en cas d'insuccès, d'augmenter les dangers ; comme, en supposant même que l'opération devienne indispensable, il ne peut qu'en favoriser la réussite, on ne voit aucune raison d'en négliger l'emploi, excepté dans les cas où il n'est plus permis de temporiser.

3° *Saignée*. L'accord qui règne entre les chirurgiens eu égard à l'utilité des bains chauds dans les cas d'étranglement herniaire, n'est plus aussi complet quand il s'agit de la saignée. Vantée à outrance par Dionis, par presque toute l'académie de chirurgie, par Pott plus que par personne encore, et recommandée par les auteurs les plus distingués de notre époque, elle a été, pour ainsi dire, proscrite, en pareil cas, par Wilmer, Alanson et Sir A. Cooper. Le docteur Hey reconnaît aussi qu'elle est le plus souvent inutile, et qu'il importe d'en restreindre l'emploi. Le chirurgien de Coventry lui reproche d'affaiblir le malade sans favoriser en rien la réduction. Elle n'a, dit-il, d'influence, d'action, ni sur l'ouverture aponévrotique, ni sur les viscères étranglés ; elle ne peut pas plus agrandir l'une que diminuer le volume des autres; enfin, il reste à prouver que la saignée ait jamais suffi pour faire disparaître un étranglement bien constaté. A ces objections, dont le vice principal est d'être trop absolues, on doit opposer d'abord l'expérience de tous les temps, qui a maintes fois démontré qu'une hernie rebelle au taxis jusque là, s'est très facilement laissée réduire immédiatement après une forte saignée. En produisant une détente générale, ce moyen est de nature à faciliter la rentrée des organes déplacés, à diminuer la résistance des muscles, l'engorgement des tissus, la congestion locale, le volume des parties étranglées, par conséquent, et par-dessus tout la fluxion inflammatoire. Portée jusqu'à la syncope, la saignée active le mouvement péristaltique des intestins, à tel point que souvent ils rentrent complétement d'eux-mêmes sous son influence. Aussi serait-il bon, quand on veut atteindre ce but, d'ouvrir largement la veine ou de tenir le malade dans une position verticale pendant qu'on le saigne. Du reste, pour s'entendre sur l'importance de la saignée, il faut spécifier les cas qui la réclament. L'engouement, l'épiplocèle et toutes les espèces d'étranglement chez les vieillards en seraient plutôt aggravés que diminués. Les sujets délicats, les hernies anciennes,

ne la suportent pas toujours non plus sans inconvénients,
à moins qu'elle ne soit formellement indiquée par quelques
symptômes inflammatoires bien tranchés. Chez les personnes robustes, jeunes, dans l'étranglement intestinal
aigu, récent, elle est, au contraire, d'une utilité incontestable, et ne doit que rarement être oubliée, ne fût-ce
que pour éteindre ou ralentir le mouvement phlegmasique qui tend à envahir l'abdomen. On aurait tort, néanmoins, de lui accorder, dans aucun cas, une valeur exa-
gérée, comme le faisait Pott. Il serait peu rationnel de
compter encore sur son efficacité après y être revenu deux
ou trois fois, même chez les malades qui en indiquent le
mieux la pratique. C'est un accessoire qui, comme le bain,
suffit rarement à lui seul, et ne mérite tant de confiance,
en définitive, que parce qu'il sert en même temps de précaution contre les accidents à venir.

4° *Purgatifs*. Dans le siècle dernier, un chirurgien
d'Arles, Legrand, proposa l'usage du sel d'Epsom, en le
donnant comme une sorte de panacée dans l'étranglement des hernies. A l'entendre, ce médicament agace, ti-
tille l'intestin et parvient fréquemment à le faire rentrer
dans le ventre, puis à le débarrasser des matières qui ont
pu s'y accumuler. Des purgatifs plus violents, des éméti-
ques à dose nauséabonde, l'ipécacuanha, par exemple, ont
également été conseillés. Richter, Heberden, qui les ont
mis en pratique, prétendent en avoir obtenu des avantages
réels. En France, ils n'ont jamais joui d'une grande vogue,
et les idées médicales qu'on a cherché à répandre depuis
une vingtaine d'années, n'étaient pas propres à les mettre
en faveur parmi nous. Bien que leur action irritante soit
infiniment moins dangereuse que beaucoup de personnes
ne se l'étaient imaginé, ce serait cependant jouer gros
jeu, il me semble, que de les essayer dans l'étranglement
aigu ou inflammatoire. Je les emploierais volontiers, au
contraire, lorsqu'il n'y a qu'épiplocèle, hernie grais-

seuse, que le cours des matières n'est pas mécaniquement interrompu dans le tube digestif enfin, et même dans l'entérocèle qui n'est étranglée que par engouement et ne menace point de s'enflammer. Sollicitant la sécrétion ou l'exhalation d'une plus grande quantité de liquides, un mouvement vermiculaire plus prononcé dans toute la portion supérieure du canal, pouvant ainsi produire le rétablissement des selles, ou le ramollissement des matières engouées, on conçoit qu'alors ils aient eu quelques succès, et que maintenant ils conservent encore des partisants, ainsi que M. Gaussail vient d'en donner la preuve tout récemment dans le journal hebdomadaire. Au surplus, c'est un genre de remède trop difficile à manier, trop infidèle et trop rarement utile pour que j'ose le conseiller formellement. Voici cependant un fait que je ne puis passer sous silence. Une femme, âgée de trente-deux ans, en était au quatrième jour d'une hernie crurale étranglée. Tout avait été essayé, bains, saignée, taxis, lavements de toutes sortes. Le ventre était balonné, douloureux. Les vomissements, la constipation, le pouls, l'aspect des traits, ne laissaient aucun doute sur les dangers auxquels cette femme allait succomber si l'opération n'était pas pratiquée sans retard. La malade refusa nettement de s'y soumettre. N'ayant plus rien à en espérer, je lui accordai tout ce qu'elle voulut. A son instante prière, du lait et un purgatif lui furent administrés. Elle prit donc deux onces d'huile de ricin dans la journée. Les accidents continuèrent jusqu'à cinq heures du soir, mais ils se calmèrent un peu plus tard, et, le lendemain matin, lors de ma visite, les élèves qui l'avaient observée et moi, nous fûmes on ne peut plus étonnés de la voir hors de tout danger. Son rétablissement a été complet.

5° *Opiacées.* Les *antispasmodiques*, l'*opium* et autres substances susceptibles de modifier l'économie en général, soit seules, soit associées aux purgatifs, comme

Richter, Héberden, etc., en avaient l'habitude, méritent à peine d'être rappelées à l'attention du lecteur. Le seul avantage qu'elles puissent promettre, serait de calmer momentanément, de pallier les coliques, les nausées, les angoisses, quelques-uns des symptômes produits par l'étranglement enfin ; mais mettre un terme à l'étranglement lui-même est hors de leur nature. Je ne vois pas ce que la belladone, vantée depuis quelque temps, et donnée à forte dose, comme le veut M. Chevallier, pourrait faire de plus que l'opium. L'essence de térébenthine, que MM. Swall et Mac-Williams, font prendre par quantité de deux onces chaque fois, et de manière que le malade puisse en avaler jusqu'à huit onces en vingt-quatre heures, ne sera probablement jamais essayée en France, et ne mérite par cela même qu'une simple mention en passant, malgré les succès qu'on lui attribue en Amérique.

6° *Lavements.* En même temps que l'un ou l'ensemble des moyens précédents sont mis en usage, on sollicite habituellement le gros intestin. Ayant pour but principal de déterminer la sortie des matières placées au-dessous de l'étranglement, ou tout au plus de produire un mouvement anti-péristaltique dans tout le tube digestif, quelques personnes s'en tiennent aux lavements simples, laxatifs ou purgatifs ordinaires. Rivière pensait qu'en insufflant de l'air par l'anus, avec un soufflet, on ramènerait les organes déplacés dans l'abdomen. MM. Hufeland et Van-Loth, prétendent avoir guéri plusieurs malades, en injectant de la jusquiame ou de la belladone par cette voie, comme le conseille aussi M. Pauquy dans sa thèse. Mais, sous ce rapport, le tabac est la substance qu'on a le plus employée. On le donne en fumée, à l'aide d'un appareil que chacun peut inventer et construire, ou bien, ce qui est à la fois plus commode et plus sûr, en infusion comme tout autre clystère. Dans ce dernier cas, un gros de tabac pour une pinte d'eau est la dose convenue; dose qu'il pourrait être dangereux de dépasser, puisque M. A. Cooper l'a vue causer une sorte d'empoisonnement, qui eut véritablement lieu dans un autre cas où on l'avait portée à deux gros, et puisque le même accident est arrivé depuis dans les salles de M. Marjolin. Sans croire, avec Heister, que ce soit un remède immanquable, ou bien avec Pott, qu'il n'y ait plus rien à espérer quand on l'a vainement essayé; sans lui accorder même autant de confiance que Hey, Lawrence, Rose, et la plupart des chirurgiens anglais, on ne peut pas refuser au lavement de tabac d'avoir plus d'une fois fait disparaître l'étranglement, et rendu l'opération inutile. Je n'en ai vu par moi-même qu'un exemple, mais il est remarquable : tout était prêt pour l'opération. Cependant, avant d'opérer, M. Richerand eut besoin d'envoyer chercher quelque objet hors de l'hôpital. Pendant cet intervalle, un lavement de tabac fut donné, et lorsqu'on vint à découvrir la hernie, chacun reconnut, à sa grande surprise, qu'elle était complétement rentrée. Les accidents cessèrent aussitôt, et le jeune homme sortit dès le lendemain, pour reprendre ses travaux accoutumés. Il est vrai que je l'ai vu employer ensuite dans le même hôpital, et que je l'ai employé moi-même depuis dans vingt-cinq cas au moins, sans aucun avantage. L'*oppressio virium*, les coliques profondes, les sueurs froides, la tendance aux mouvements convulsifs, qu'il produit ordinairement, mettent en évidence l'énergie de son action. Comme il détermine en même temps de violentes contractions vermiculaires dans toute la longueur du tube digestif, rien n'est plus facile que de comprendre les effets qu'on lui attribue dans l'étranglement des hernies. Par cela même qu'il est puissant et d'une utilité incontestable, le tabac peut être quelquefois dangereux. Quand la constriction est très prononcée, la hernie récente, purement intestinale, compliquée d'inflammations l'étranglement aigu, la prudence s'oppose à ce qu'on en fasse usage. Il convient très bien, au contraire, dans toutes les espèces d'engouement, d'étranglement du gros intestin, de l'épiploon, toutes les fois enfin que les accidents inflammatoires sont peu développés, et qu'on ne craint pas d'exercer d'assez forts tiraillements sur les organes déplacés. Après l'avoir essayé à la dose d'un gros, en pareilles circonstances, on peut, on doit même, s'il n'a rien produit de manifeste, y revenir une ou plusieurs fois, et le porter alors à deux gros au moins, pourvu qu'il n'y ait point de narcotisme ni d'autres accidents généraux à redouter.

7° *Topiques. Sangsues.* Les cataplasmes, conseillés et mis en usage par nombre de praticiens, ne peuvent réellement servir que dans un petit nombre de cas. Si la tumeur n'est ni chaude, ni tendue, ni douloureuse, ni véritablement enflammée, leur utilité est plus que douteuse, à moins qu'ils n'agissent par leur poids; et si l'état contraire se rencontre, il n'est pas permis d'attendre assez long-temps pour que leurs propriétés émollientes produisent quelque effet. Du reste, comme ils n'empêchent pas de recourir en même temps aux bains, à la saignée, aux lavements de tabac, je ne vois que peu d'inconvénients à en couvrir la hernie dans l'étranglement aigu, tant que l'opération n'est pas urgente. Il n'en est pas de même des sangsues, que plusieurs personnes appliquent aussi sur la tumeur ou sa circonférence. L'expérience ne dit rien en leur faveur, et le raisonnement prouve qu'elles seraient nuisibles dans toutes les hernies dépourvues d'inflammation, dans l'étranglement inflammatoire lui-même, car alors elles ne peuvent tout au plus agir que contre un effet, et c'est la cause qu'il faut détruire. Les ecchymoses qui en résultent ont, en outre, l'inconvénient d'augmenter l'épaisseur des enveloppes herniaires, de les déformer, de les *endolorir*, et de rendre ainsi l'opération plus difficile. Si elles pouvaient jamais être utiles, ce serait tout au plus dans l'étranglement d'une épiplocèle enflammée, de quelque tumeur graisseuse ou autre, indépendante de l'intestin. L'emploi des réfrigérants mérite peut-être un peu plus d'attention. Les compresses imbibées d'eau froide, d'eau à la glace, de solution chlorurée, d'oxicrat ; les frictions avec l'éther acétique, tous les moyens enfin qui, appliqués sur la tumeur, doivent en soutirer une grande proportion de calorique, peuvent favoriser la réduction de trois manières : 1° comme répercussifs, en diminuant l'afflux des liquides ; 2° en réduisant les fluides gazeux de l'anse intestinale étranglée ; 3° en sollicitant l'action péristaltique du tube digestif. On voit par cette simple énumération dans quels cas ils peuvent convenir, et ce qu'il est raisonnablement permis d'en espérer. Une manière beaucoup plus puissante de les employer, est celle que suivent certaines commères de campagne, et que nous raconte J.-L. Petit. Appelé près d'un jeune homme pour l'opérer, cet auteur, accompagné de quelques confrères, était prêt à commencer, lorsque la grand-mère du malade entrant dans la chambre, voulut en chasser tout le monde, et dit qu'elle allait, elle, guérir sur le coup son enfant. Après l'avoir fait étendre nu par terre, sur un drap, elle courut au puits en tirer un seau d'eau, qu'elle jeta brusquement sur la hernie. Le fait est, dit J.-L. Petit, qui demanda la permission de rester témoin de cette expérience, que les intestins rentrèrent presque aussitôt, et que le jeune homme se trouva guéri sans opération. Chacun comprend l'action de pareils moyens, et qu'on devrait y recourir avec une certaine confiance, si, quand ils ne réussissent pas, ils n'étaient de nature à favoriser le développement des nombreuses phlegmasies qui suivent parfois la herniotomie. Pour que la gangrène par congélation, notée par M. A. Cooper, fût à craindre, il faudrait que la glace, la neige ou tout autre réfrigérant, même le plus actif, fussent employés avec bien peu de précaution, et je doute qu'un pareil accident soit réellement à redouter. Dans ces derniers temps, on a beaucoup parlé de la belladone pour la réduction des hernies. M. Speziani en fait une pommade, dont il enduit la tumeur; MM. Meale, Pagès, Faye, Magliari, se sont conduits de la même manière avec succès; M. Saint-Amand n'a pas été moins heureux, en l'employant en cataplasmes; M. Riberi en couvre une bougie, qu'il porte dans l'urèthre, et prétend également en avoir obtenu des succès. Il y a d'ailleurs très long-temps que M. Guérin de Bordeaux se sert journellement de bougies opiacées, introduites dans le canal de l'urèthre, pour remédier à l'étranglement herniaire. Dire qu'il faille accorder une grande confiance à de tels moyens, je ne l'oserais; mais, comme ils sont d'un essai facile autant que dépourvu de dangers, je ne vois pas pourquoi on n'y aurait pas recours, lorsque rien n'oblige à pratiquer sur-le-champ l'opération. Je m'en suis servi six fois. La tumeur, graissée, matin et soir, de pommade de belladone, était ensuite recouverte de cataplasmes simples. Deux fois j'ai fait porter de la même pommade dans l'anus sur une forte mèche, et je dois avouer que divers malades ont paru s'en bien trouver. Quant à expliquer leur mode d'action, il faut, je crois, attendre qu'un plus grand nombre de faits viennent déposer en leur faveur, avant d'y songer.

8° *Acupuncture. — Galvanisme.* Je ne parle point ici des cataplasmes astringents, de la boue de remouleur, etc., des balaustes, de la décoction de feuilles de noyer, dont Belloste dit avoir tant à se louer, attendu qu'on y a généralement renoncé depuis long-temps; mais je ne puis me dispenser de dire un mot de l'acupuncture et de l'électropuncture. Dès le temps de Paré, on se permettait quelquefois de traverser une ou plusieurs fois la hernie avec une longue aiguille ou un petit trois-quarts, dans le but de donner issue au gaz contenu dans l'intestin étranglé. Pott avoue qu'une telle pratique est absurde et ne mérite pas d'être réfutée. La plupart des modernes sont du même avis. Elle a néanmoins été mise en usage en ma présence sur un malade que j'opérai presque immédiatement après ; et je tiens d'un jeune candidat en médecine, que son père l'a maintes fois tentée avec succès. Je crois qu'elle doit être repoussée; d'abord, parce qu'on ne peut raisonnablement l'appliquer qu'à l'entérocèle distendue par des fluides aériformes, ensuite, parce que de deux choses l'une : ou bien la petite plaie se referme en même temps qu'on en retire l'aiguille, et alors c'est comme si on n'avait rien fait, ou bien cette plaie restera béante, et, dans ce cas, il est à craindre que l'intestin rentré dans le ventre ne laisse échapper quelques parcelles des liquides qu'il contient habituellement. Ce dernier accident est au surplus fort difficile, car toute perforation traumatique du tube digestif, qui n'a pas plus d'une ligne ou deux, ne manque presque jamais d'être aussitôt oblitérée, soit par le rapprochement de ses bords, soit par le boursouflement de sa membrane muqueuse. Au demeurant, l'acupuncture est un mauvais moyen, et si on voulait en faire l'essai, il faudrait au moins se servir d'une canule très fine, qui pût livrer passage aux gaz après avoir été conduite dans la tumeur par l'aiguille. L'électropuncture, dont M. Leroy (d'Etiolles) a fait des essais sur les chiens, n'a pas encore été, que je sache, appliquée à l'homme. Elle consiste à placer, au moyen d'une tige acérée, l'extrémité d'un cercle électrique ou galvanique dans la tumeur, tandis que l'autre extrémité du même cercle est placée sur la langue ou l'anus, selon que la hernie paraît être formée par l'intestin grêle ou par le gros intestin. La théorie indique que les courants ou la décharge d'une pile ou d'une auge un peu forte, ainsi dirigés, sont de nature à faire naître dans les viscères déplacés assez de mouvements ou de secousses, pour que leur rentrée dans le ventre en soit quelquefois la suite. C'est à l'expérience de confirmer de telles présomptions. Après tout, la ressource est facile à tenter, d'autant mieux qu'au lieu de l'électropuncture, on pourrait s'en tenir à l'application d'un simple cercle électrique dépourvu d'aiguilles.

Résumé. Voyons actuellement le praticien, armé de ces divers moyens, en présence d'individus affectés de hernie étranglée. Est-ce une entérocèle ancienne, mais devenue tout-à-coup irréductible? Si des tentatives ont déjà été faites, avant de les renouveler, il fera placer le malade dans un bain, commencera même par lui pratiquer une forte saignée du bras, s'il est robuste et menacé d'accidents inflammatoires. Si le taxis ne réussit pas ensuite, on videra le gros intestin, à l'aide de lavements laxatifs. L'infusion de tabac aura son tour, deux ou trois heures après. On en reviendra à la saignée, si l'état des forces le permet, au bain, au taxis; puis arriveront les cataplasmes ou les frictions de belladone, les bougies à la méthode de M. Riberi ou de M. Guérin. Si tout cela reste insuffisant et que rien ne presse, on essaiera les embrocations, les topiques froids, la compression, et enfin l'électricité. Dans les cas d'étranglement aigu, de hernie récente, le taxis, la saignée, les bains, les lavements, les applications froides ou narcotiques devront se succéder rapidement. S'il y a déjà de l'inflammation dans la tumeur, les lavements de tabac, l'électricité, la compression ne sont plus applicables. Il ne faut également pratiquer le taxis qu'avec les plus grands ménagements. Si la douleur et les autres signes inflammatoires ne laissaient plus de doute sur l'état des parties, la saignée, les bains, n'auraient plus d'indication qu'à titre de préparatifs; il faudrait bannir tous les topiques, et pratiquer au plus tôt l'opération. Les sangsues en grand nombre, les cataplasmes émollients ne conviendraient que si les symptômes semblaient dépendre d'une épiplocèle, d'une tumeur étrangère à l'intestin. Lorsque la hernie est formée par le gros intestin, ou que la marche des accidents offre quelque lenteur, on commence par le taxis ou les bains, puis on a recours aux lavements de tabac, aux topiques belladonisés, opiacés, aux réfrigérants, à l'électricité même, mais la saignée doit, peut au moins être négligée le plus souvent. On se conduit de la même manière, quand il n'y a qu'engouement, et c'est alors que, dans l'intervalle des essais de taxis, la compression, au moyen d'un bandage approprié, peut être de quelque secours, de même que contre l'épiplocèle libre d'adhérences et d'inflammation. Enfin, après avoir tout tenté, et modifié les tentatives selon la nature des accidents, soit que des adhérences la retiennent, soit que l'anneau lui oppose une résistance invincible, il faut ne plus songer à réduire une telle hernie. S'il en est encore temps, la kélotomie, dont les chances de succès sont d'ailleurs d'autant plus grandes, ou le danger d'autant moindre, qu'on y a recours plus tôt, ne doit plus être différée. Comme les soins que réclame le malade après la réduction sont les mêmes qu'après l'opération, il n'en sera point question pour le moment.

§ 4.

Herniotomie ou kélotomie.

A. *Entérocèle.* L'opération de la hernie étranglée, n'est positivement connue que depuis Rousset. Maupasius semble être le premier qui en ait fait sentir les avantages. Jusque-là, on ne pratiquait la kélotomie que dans le but de guérir radicalement les descentes. Elle se compose de plusieurs temps : incision des téguments, division des tissus placés entre l'enveloppe cutanée et la couche péritonéale, ouverture du sac, examen, appréciation des parties étranglées, destruction de l'étranglement, réduction des viscères déplacés : telles sont les phases que le chirurgien se propose de parcourir après avoir disposé son appareil, le malade et les aides.

Appareil. Un linge criblé, enduit de cérat et suffisamment large, des boulettes, des plumasseaux de charpie, des bandelettes emplastiques, des compresses longuettes ou carrées, une longue bande ou bien un bandage approprié, un bistouri droit, un bistouri convexe, un bistouri concave de Pott, un bistouri droit boutonné, de bonnes pinces à disséquer, des ciseaux droits, une sonde canelée sans cul-de-sac, quelques fils à ligature et des aiguilles à suture, sont, en y ajoutant les accessoires que réclame toute grande opération, les divers objets nécessaires qu'on place en ordre sur un large plat ou sur une tablette.

Position du malade et des aides. La table garnie de matelas, ou le lit sur lequel on opère le malade, n'exige rien de particulier, si ce n'est d'être convenablement protégé par des alèzes, et, autant que possible, d'une hauteur et d'une largeur qui ne soient pas gênantes. Personne aujourd'hui n'imite Louis, ne s'assied sur un escabeau entre les jambes du sujet soutenu sur le bord de son lit. On se tient debout, à genoux ou assis, et à droite. Le malade, couché horizontalement, et plus près de ce côté que de l'autre, y reste dans un état de relâchement complet. Un aide surveille les mouvements de sa tête et de ses bras ; un autre en fait autant pour les membres inférieurs ; un troisième se tient en face de l'opérateur, pour tendre la peau, éponger la plaie, etc. ; le quatrième reste libre, et se charge de donner les instruments.

Premier temps. Les parties ont dû être préalablement rasées, nétoyées, essuyées. Si la peau était trop tendue, trop épaisse ou trop adhérente, le chirurgien, armé du bistouri convexe, la divise, comme pour une incision simple, de dehors en dedans, en ayant soin de ne pas aller d'abord trop profondément. Dans le cas contraire, il en fait un repli aussi large que possible, dont il donne une extrémité à l'aide, et qu'il divise aussitôt, soit par ponction de dedans en dehors, soit, ce qui est mieux, de son bord vers sa base. Ce pli a l'avantage de moins exposer à trancher malgré soi les viscères, mais l'incision, moins régulière alors, ne peut jamais être prolongée assez loin d'un seul trait si la hernie est volumineuse; de sorte que, toutes choses égales, l'incision simple est généralement préférable quand on est sûr de sa main. La plaie doit avoir la direction du plus grand diamètre et une étendue proportionnée au volume de la tumeur. On ne lui donne la forme d'un T ou d'une croix que dans quelques cas particuliers. Lorsqu'elle n'est pas d'abord assez longue, au lieu de glisser successivement sous chacun de ses angles une sonde cannelée pour l'agrandir d'un coup de ciseaux, ou bien avec le bistouri droit, l'opérateur en pince une des lèvres, recommande à l'aide de pincer l'autre, de manière que l'indicateur appuie sur la plaie et le pouce sur la peau pour le bout inférieur, le pouce dans la plaie et l'indicateur sur les téguments au contraire pour le bout supérieur; les écarte un peu en les renversant en dehors, et l'agrandit ensuite avec le bistouri convexe autant qu'il le croit nécessaire. Par l'autre méthode, on produit beaucoup plus de douleur, la peau glisse sur la sonde, se plisse, et ne se laisse que difficilement inciser. Les vaisseaux qu'on ouvre pendant cette première incision sont rarement assez volumineux pour qu'il soit indispensable d'en faire sur-le champ la ligature. Il suffit ordinairement de les froisser un peu ou de faire appliquer momentanément le doigt d'un aide sur leur orifice, pour qu'ils cessent de donner : la torsion en est d'ailleurs fort simple.

Second temps. La division des lames qui viennent après la peau, mérite la plus grande attention, et ne doit être faite qu'avec lenteur. En effet, elles ne sont pas assez distinctes les unes des autres, ni assez constamment dans les mêmes rapports d'épaisseur, pour qu'on ne craigne pas de blesser des parties qu'il importe de ménager, pour qu'on puisse se dispenser d'aller avec une réserve extrême, en tâtonnant même, jusqu'à ce qu'on arrive au sac. Le plus sûr est de les saisir à mesure qu'elles se présentent sur un point saillant de la tumeur avec la pince, d'en soulever un petit lambeau qu'on excise en dédolant avec le bistouri, et de renouveler cette manœuvre tant que le sac n'est point encore à découvert. La sonde portée haut et bas par cette sorte d'ouverture, et glissée jusqu'aux extrémités de la plaie, permet très bien ensuite au bistouri droit, aux ciseaux même, si on le voulait, de les inciser avec sûreté. Personne actuellement n'oserait les déchirer avec la sonde pointue de Le Dran, ou le déchaussoir dont on se servait encore dans le dernier siècle. C'est aux approches du sac que les difficultés commencent. Chez certains sujets ou dans certaines hernies, il n'est séparé de la peau que par une lame excessivement mince; chez d'autres il se trouve à plusieurs lignes, quelquefois même à plusieurs pouces de profondeur. Pour y arriver, on est parfois obligé de traverser différentes couches lardacées, des ganglions lymphatiques abcédés, des foyers purulents circonscrits ou diffus; enfin il peut être immédiatement entouré d'une quantité plus ou moins considérable de sérosité noirâtre, comme M. Travers et M. Richerand en citent chacun un exemple, bien propre à faire croire qu'on est dans son intérieur, ou de différentes sortes de plaques adipeuses qui en imposeraient facilement pour l'épiploon.

Plaques adipeuses interposées. Il paraît même que cette dernière anomalie ne laisse pas d'être fréquente. Saviard en rapporte une observation. Elle s'est aussi rencontrée chez un malade opéré par M. Lisfranc. J'en possède moi-même quatre exemples. S'il est vrai que l'erreur soit le plus souvent facile à éviter, on ne peut nier cependant qu'il ne faille quelquefois y apporter beaucoup d'attention pour ne pas la commettre. Lorsque la couche graisseuse enveloppe toute la face externe du sac à la manière d'une toile, ou qu'elle est elle-même entourée d'une membrane humide, mince, lisse et dépourvue d'adhérences, une telle disposition peut évidemment embarrasser les plus habiles. M. Roux lui-même manqua d'y être pris en 1825, à l'hôpital de Perfectionnement. Après avoir divisé les téguments et plusieurs lames cellulo-graisseuses, il tomba sur une toile brunâtre, fort distincte des autres, l'ouvrit avec précaution, et, la trouvant lisse et garnie de sérosité onctueuse à son intérieur, crut être arrivé dans le sac. Au-dessous se voyait une masse jaunâtre, poreuse, très souple, mais point d'intestin. Craignant que cette masse ne fût une anse intestinale, coiffée par l'épiploon, M. Roux prit le parti de la diviser feuillet par feuillet, comme il l'avait fait pour les autres couches. Au lieu de l'intestin, ce fut le véritable sac qui se présenta bientôt; après quoi la hernie n'offrit plus rien de remarquable. La production anormale n'entoure pas toujours la totalité du sac. En 1829, un malade placé par inadvertance dans les salles de médecine à Saint-Antoine, fut descendu le lendemain dans mon service. L'étranglement datait de plusieurs jours. La membrane que je pris pour le sac étant ouverte, nous eûmes sous les yeux une masse composée de deux parties, l'une, globuleuse, noire, lisse, du volume d'un petit œuf, située en arrière et en dedans; l'autre, plus grosse, moins noire, bosselée, emboîtant la moitié antérieure et externe de la première. L'idée d'une entéro-épiplocèle me vint aussitôt. Mais en voulant isoler la portion graisseuse pour procéder à la réduction , je m'aperçus que l'intestin n'était pas à nu , et qu'une lame demi-transparente le séparait encore des autres tissus : c'était le sac réel , dont le collet donnait attache par sa face externe au pédicule assez large d'une véritable hernie graisseuse que j'excisai. Une blanchisseuse , près de laquelle M. Forget me fit mander, nous offrit une disposition non moins singulière. J'avais également ouvert une membrane qui pouvait en imposer pour le sac. La tumeur qu'elle contenait était trilobée , et ses trois lobes d'inégal volume étaient d'un brun très foncé. Nous reconnûmes promptement que les viscères avaient encore une enveloppe qu'il fallait diviser. La bosselure interne appartenait seule à l'intestin; elle avait un sac particulier; les deux autres avaient aussi une enveloppe distincte , étaient pédiculées , de nature adipeuse, et fixées sur la face externe du péritoine herniaire. Je les excisai après avoir réduit l'anse intestinale, et la malade a très bien guéri. J'opérai à la Pitié, en octobre 1831 , une vieille femme qui m'offrit une disposition exactement semblable à celle de la première observation. Ces végétations graisseuses peuvent revêtir mille autres formes encore. Ainsi , M. Tartre tombe sur une tumeur dure, alongée, qu'il ne peut réduire , qu'il prend pour l'intestin dégénéré, et qu'il excise dans le but d'établir un anus contre nature. Le malade meurt , et l'intestin n'avait pas été touché ! Il n'y avait pas même d'entérocèle. C'est une hernie graisseuse qu'on avait enlevée !

Un *kyste*, résultat d'un ancien sac herniaire ou de toute autre nature , vide comme celui qui existait chez le malade opéré à la Pitié par la méthode de M. Belmas, ou rempli de liquide comme maints auteurs l'ont observé , exposerait à des méprises d'un autre genre , et que tout le monde conçoit ; méprises d'autant plus faciles que le sac lui-même peut, après s'être enflammé, puis transformé en abcès, faire naître la plupart des symptômes de l'étranglement, ainsi qu'il a été dit plus haut.

Troisième temps. Toutefois, connaissant la possibilité de tant d'erreurs, le chirurgien exercé parviendra presque toujours à s'y soustraire. Le sac n'est point ouvert tant qu'on a sous les yeux une surface plus ou moins rugueuse, tomenteuse, inégale, un mélange de plaques ou de pelotons adipeux, vasculeux, celluleux ou lamelleux, que le collet de la tumeur n'est pas libre, ne permet pas d'en parcourir la circonférence, soit avec l'ongle, soit avec le bec d'une sonde jusque dans l'anneau. Les kystes, les abcès, etc., se distingueront à leur défaut de communication avec l'abdomen. Il en est de même de toutes les productions morbides placées en dehors du péritoine. En supposant d'ailleurs qu'une couche graisseuse pût en imposer pour l'épiploon, quel danger y aurait-il à la déchirer prudemment, afin de voir ce qui se trouve au-dessous ? A moins de difficultés particulières, on doit, du reste, se borner à découvrir le sac dans la direction de la plaie des téguments. En cherchant à le disséquer, à le séparer soigneusement des tissus environnants, le chirurgien alonge l'opération, augmente la somme des douleurs, et rend la mortification de ce prolongement du péritoine presque inévitable, s'il n'en pratique pas immédiatement l'excision. Dans les hernies les plus simples, l'ouverture du sac est facile et sans danger pour tout homme doué de connaissances anatomiques exactes et d'un peu d'habileté. L'intestin offre constamment quelque inégalité, n'est jamais aussi exactement globuleux que son enveloppe péritonéale qui en est d'ailleurs ordinairement séparée par une couche plus ou moins épaisse de sérosité, de matière liquide. C'est alors qu'on pourrait en quelque sorte, comme n'a pas craint de l'affirmer Louis, trancher d'un trait la peau et les principales couches qui la séparent du sac, puis pénétrer d'un second coup, sans plus de tâtonnement, dans cette dernière enveloppe. Dans les autres cas, dans les cas un peu compliqués, une telle conduite approcherait de la témérité, et mériterait véritablement le blâme dont elle a été l'objet. Lorsqu'il n'y a dans le sac qu'une certaine quantité de liquide, elle n'empêche pas de reconnaître la présence de l'intestin dans son intérieur. Ce qui peut induire en erreur, c'est l'absence ou l'excès de fluide dans cette poche. On sent combien il serait facile, dans la première hypothèse, d'aller jusqu'aux viscères, et de les diviser sans s'apercevoir qu'on a dépassé le sac. La difficulté serait encore plus grande bien entendu, si ces diverses parties étaient unies par des adhérences. Dans le second cas, il n'y a de danger que parce qu'on peut le confondre avec une large portion d'intestin distendu par des gaz ou quelque matière liquide, en supposant qu'ici le sac n'ait point encore pu être distingué.

Hydropisie du sac. La présence d'une grande quantité de liquide dans le sac s'est trop fréquemment rencontrée, pour que je ne m'y arrête pas un instant. Une observation de Saviard en fait mention. Méry en a trouvé plus d'une pinte chez une femme. M. Liégard de Caen, M. Roux, en ont également observé chacun un exemple. Schmucker et Siebold disent avoir été sur le point de s'y laisser prendre et de croire être tombés sur une hydrocèle. Monro affirme en avoir trouvé plus de six livres, et Scarpa plus de trois, dans un seul sac. Pott a plusieurs fois pratiqué la ponction pour une complication pareille, que M. Lawrence paraît avoir aussi rencontrée. Enfin, dans la thèse qu'il vient de soutenir, M. A.-E. Maréchal en a rassemblé plusieurs exemples plus ou moins remarquables, recueillis par lui à la Charité. Pour qu'elle arrive, deux conditions sont nécessaires : il faut que le collet du sac soit d'abord fermé par l'étranglement ou de toute autre manière ; ensuite que le prolongement péritonéal devienne le siége d'une exhalation contre nature. Les autres affections qui pourraient, jusqu'à un certain point, la simuler, sont la hernie de vessie, une hydrocèle qui aurait un ancien sac herniaire fermé pour siége, comme l'ont vu Bertrandi, Pelletan ; ou bien de larges kystes hydatiques, développés dans l'épiploon étranglé, comme celui dont parle Lamorier. J'en ai moi-même observé un exemple plus extraordinaire encore peut-être qu'aucun de ceux qui ont été relatés jusqu'à présent : un vieillard, assez robuste, fut apporté dans mon service à Saint-Antoine, au mois d'octobre 1828, pour y être traité d'une hernie énorme, accompagnée, depuis cinq jours, de constipation, de vomissements et autres symptômes d'étranglement. Cette hernie, qui occupait le scrotum, avait le double du volume d'une tête d'adulte, était lourde, tendue, brunâtre, légèrement douloureuse, couverte de veines fortement gorgées de sang, et n'offrait aucune bosselure à sa surface. La fluctuation y était obscure, tant ses parois conservaient d'épaisseur, et la lumière d'une bougie n'en indiquait que vaguement la nature. Le malade nous dit l'avoir portée pendant quinze ans, sans qu'elle eût dépassé le volume du poing, et que plusieurs fois il était parvenu à la faire rentrer. Je n'hésitai pas à l'ouvrir, en procédant avec les mêmes précautions que pour une hernie ordinaire, c'est-à-dire en divisant, feuillet par feuillet, et sur un point seulement, ses enveloppes. Dès qu'elle fut percée, il s'en échappa, par jet et avec force, un liquide clair comme de l'urine. J'agrandis aussitôt l'ouverture, et j'en tirai plus de *trois litres* de sérosité légèrement trouble. Sa partie supérieure contenait en outre une entéro-épiplocèle, grosse comme le poing environ, qui était fortement étranglée, et offrait plusieurs plaques gangréneuses. En se rappelant les signes naturels de l'hydrocèle simple et de la cystocèle, on n'éprouvera que peu de difficultés de ce côté. La méprise, au reste, ne serait pas bien grave. Il faut seulement savoir qu'une semblable complication rend les efforts du taxis à peu près inutiles, attendu que le liquide les absorbe avant qu'ils n'arrivent à l'intestin, et que, d'un autre côté, ce liquide doit favoriser l'étranglement par sa réaction sur les viscères. C'est donc avec l'intestin qu'il importe, comme toujours, de ne pas confondre le sac ainsi rempli de liquide. Pour qu'il fût impossible d'y parvenir, il faudrait admettre une adhérence intime entre ces deux parties, une sorte de confusion du péritoine viscéral et du péritoine pariétal de la tumeur, ce qui, excepté dans les hernies très anciennes ou les hernies cœcales, est extrêmement rare.

A moins qu'il n'y ait pas de sac, quand même des adhérences existeraient, on ne voit pas qu'il puisse jamais être absolument impossible de reconnaître l'intestin, si on y apporte le soin convenable. Le sac, dans son état naturel, n'est qu'une simple *lamelle*, et ne peut être entouré que de *lamelles*. Quelle que soit son épaisseur, qu'elle dépende du tissu cellulaire, qui en double la surface, ou de couches accidentelles déposées à sa face interne, il se présentera toujours sous la forme de lames concentriques inégalement superposées ; tandis que la rencontre d'une tunique charnue à double plan de fibres, au-dessous d'une toile séreuse complétement adhérente, ne permettra point de méconnaître l'intestin ni de pénétrer jusque dans l'intérieur de cet organe, si on tient à l'éviter. Une note du traducteur de Scarpa, dans laquelle il est dit qu'un chirurgien de province a divisé l'intestin, parce que les adhérences qui l'unissaient au sac n'avaient pas permis de distinguer ces deux parties, l'accident arrivé l'année dernière dans l'un des grands hôpitaux de la capitale, au chirurgien qui en dirigeait le service, et qui tomba aussi dans le canal intestinal, en

opérant une hernie, ainsi que beaucoup d'autres méprises du même genre, semblent s'élever, il est vrai,
contre l'opinion que je viens d'émettre; mais, en y re-
gardant de près, en faisant abstraction des hommes, et
avec l'envie de connaître l'exacte vérité, on ne tarde pas
à voir que l'erreur, dans ces différents faits, n'était point
inévitable, et qu'il faut bien plus en accuser l'inatten-
tion des opérateurs que la nature des choses. Le praticien
dont parle M. Olivier, par exemple, dit qu'avant d'arriver au sac, il eut à traverser un kyste rempli de sérosité brunâtre. Or, il me paraît évident que ce prétendu
kyste était le sac lui-même, qu'on a méconnu. Dès lors,
il est tout simple qu'on ait ouvert l'intestin en ne croyant
inciser que l'enveloppe herniaire. Quoi qu'il en soit, on
peut procéder de deux manières à l'ouverture du sac. La
première, celle qui est généralement suivie, consiste à le
saisir sur le point qui semble le plus libre, avec la pince
ordinaire, pour en soulever un petit lambeau, qu'on excise
en portant horizontalement le bistouri au-dessous du bec
de l'instrument. Le liquide, s'il en contient, sort aussitôt
par cette ouverture; sinon c'est l'intestin qui s'y engage
immédiatement, et qu'on en distingue à sa plus grande
souplesse, à son aspect plus moelleux et à ses autres
caractères naturels. Une sonde portée par ce pertuis,
sert ensuite à l'agrandir autant qu'on le désire, en
protégeant les viscères contre l'action du bistouri boutonné ou des ciseaux mousses, qui doivent alors être
employés. L'autre méthode est en apparence plus dangereuse, et par cela même généralement blâmée par les
auteurs. Cependant, je l'ai constamment trouvée plus
simple que la précédente, et je n'hésiterais pas à la donner comme préférable, s'il était permis de compter assez
sur la main de toutes les personnes qui opèrent des hernies étranglées. Pendant que la main gauche tend suffisamment le sac ou la tumeur, la main droite, armée d'un

bistouri droit, tenu comme une plume, traîne doucement et à petits coups la pointe de l'instrument sur les
parties saillantes, les divise feuillet par feuillet et permet ainsi de distinguer toutes les lames qui se présentent, de s'arrêter quand on veut, et de pénétrer tout
aussi sûrement que par le procédé ordinaire. Dans tous
les cas, il est de règle d'ouvrir le sac jusqu'au bas de la
tumeur, afin que sa partie inférieure ne serve pas de ré-
ceptacle au pus ou autres liquides qui pourraient s'accumuler dans la suite au fond de la plaie. Beaucoup de chirurgiens conseillent d'en faire autant pour la partie
supérieure; mais d'autres, d'un avis différent, veulent
qu'on ne l'incise que jusqu'à une certaine distance de
l'anneau. Par là ils prétendent exposer moins le malade à
la péritonite, ou le chirurgien à se fourvoyer en débridant,
attendu qu'alors il devient presque impossible de porter
le bistouri entre le collet de la tunique séreuse et l'ouverture aponévrotique, comme la chose est, dit-on, arrivée
quelquefois. Si des noms comme ceux de J.-L. Petit et A.
Cooper ne s'en étaient constitués les défenseurs, une pareille minutie opératoire ne mériterait pas d'être signalée.
Est-ce bien sérieusement, en effet, qu'on a pu discuter
la question de savoir s'il convient ou non de prolonger de
quelques lignes de plus ou de moins l'incision du sac dans
un sens ou dans l'autre? On ne fera point entendre à ceux
qui ont pratiqué l'opération de la hernie étranglée, que le
débridement puisse être rendu ni plus ni moins facile, la
péritonite ni plus ni moins à craindre par l'une que par
l'autre de ces manières de faire. Que la racine des parties
à réduire soit bien découverte, voilà ce qu'il faut rechercher. Du reste, il importe peu que l'incision du prolongement péritonéal s'étende jusque dans l'anneau, ou
qu'elle s'arrête à quelques lignes en deçà.

Quatrième temps. Libres de tout obstacle à leur
expansion aussitôt que le sac est largement ouvert, les

viscères acquièrent souvent tout-à-coup un volume beaucoup plus considérable qu'on ne l'avait pensé d'abord ; au point même de faire croire qu'il vient de s'en échapper une nouvelle quantité par l'ouverture herniaire. Enfin ils sont à découvert. Avant de passer outre, il faut en apprécier l'état, et voir où siége l'étranglement. Quand la hernie est un peu volumineuse, l'inflammation en a souvent collé les divers replis entre eux ou avec le sac. De légères tractions, ou les doigts glissés entre les parties suffisent toujours pour les isoler en pareil cas. Si des adhérences anciennes, organisées, filamenteuses, en forme de brides ou de prolongements celluleux, empêchaient de les isoler complétement, un bistouri quelconque ou des ciseaux en feraient aussitôt justice. Les adhérences générales, assez intimes pour qu'il ne soit plus permis de reconnaître aucune ligne de démarcation entre le sac et la hernie, doivent seules être respectées. En cherchant à les détruire, il serait difficile de ne pas faire quelques échappées du côté de l'intestin ; ou bien, si, pour obvier à ce danger, on portait l'instrument plus en dehors, les viscères resteraient chargés d'une couche trop épaisse de tissus étrangers, pour que leur réduction ne fût pas à craindre. S'ils étaient étranglés par une déchirure du sac, ou, dans le sac même, par une rupture ou une bride de l'épiploon, un ruban accidentel, ou de toute autre manière, on commencerait également par les délivrer, afin de pouvoir les dérouler, et voir s'ils ne sont le siége d'aucune dégénérescence, ni ulcérés, ni gangrénés, en un mot, s'ils sont dans un état parfaitement sain. Après les avoir ainsi déployés, étalés, on devrait songer à les replacer dans le ventre, si la constriction de l'anneau n'y mettait obstacle. La chose est en effet possible, dans un certain nombre de cas. D'abord, quand l'ouverture abdominale n'est pas le siége de l'étranglement ; ensuite, lorsque le cours des matières n'a été interrompu que par une inflexion trop brusque des organes sur l'orifice herniaire ; puis, lorsque les substances accumulées dans l'anse intestinale sont assez fluides pour qu'en les pressant avec méthode, il soit possible de les faire rentrer derrière l'anneau. Avant de le tenter, néanmoins, quel que soit l'état des parties, on doit attirer au-dehors toute la portion qui se trouve comprise dans le trajet aponévrotique. Sans cette précaution, on courrait risque de reporter dans le ventre un point rétréci, oblitéré, ulcéré ou altéré plus ou moins profondément, de l'intestin, qui, tout en paraissant sain à l'extérieur, peut être, là, dans l'impossibilité absolue de remplir ses fonctions. Il en résulte d'ailleurs un autre avantage, c'est que l'anse étant plus longue, les matières qu'elle contenait se répartissent sur une plus grande surface, la distendent moins, diminuent le volume de chacun de ses anneaux, et rendent ainsi sa réduction plus facile. Sa coarctation dans l'anneau est un fait connu, admis par tous les auteurs, et que l'observation de Ritch a dès long-temps mis hors de doute. Chez un malade opéré par ce chirurgien, les accidents continuèrent après la réduction. La mort en fut la suite, et l'ouverture du cadavre seule en donna la raison : la partie du tube digestif qui avait été étranglée, se trouva tellement rétrécie, qu'on y eût à peine fait passer une plume ordinaire. Une lésion plus fréquente, et dont on n'a pas assez parlé, il me semble, est l'*ulcération de l'intestin* sur sa face externe. Elle se présente sous la forme d'une rainure large d'une à deux lignes, occupe tantôt un, tantôt plusieurs points, tantôt même toute l'étendue de la circonférence intestinale, et correspond au cercle fibreux qui a causé le désordre. On dirait une plaie produite par une ficelle fortement serrée. Tant que la tunique péritonéale est seule malade, que la membrane charnue n'est pas entièrement traversée, ou que la couche muqueuse conserve son épaisseur, on peut remettre le tout dans l'abdomen sans danger; mais alors les plus grands ménagements seraient nécessaires, car ces diverses tuniques étant en même temps plus ou moins ramollies, la moindre traction en terminerait sur-le-champ la rupture, ainsi que je l'ai vu à l'hospice de Perfectionnement sur une femme opérée sous les yeux de M. Roux, et qui mourut le lendemain. M. Lawrence et M. Roux qui l'ont signalée avec plus d'instance que M. Boyer à l'attention des praticiens, auraient pu ajouter que cette rainure traumatique est allée plus d'une fois jusqu'à perforer en entier le tube intestinal et à produire un épanchement mortel dont on chercherait mal à propos l'origine dans une ulcération gangréneuse. Une femme, âgée de cinquante-cinq ans, fut amenée en 1824, à l'hôpital de Perfectionnement. Je l'opérai sur-le-champ d'un étranglement herniaire qui datait de quarante heures. Après avoir débridé, je réduisis l'intestin, à l'exception de sa partie la plus saillante qui était gangrénée, et dont j'arrêtai l'ouverture dans l'anneau. La malade succomba le surlendemain. Le contour organique qui avait supporté la constriction, offrait l'ulcération sus-indiquée, et il existait près de son bord mésentérique, une perforation par où les matières s'étaient épanchées dans le péritoine. On ne doit donc, dans aucun cas, opérer la réduction, sans avoir préalablement amené dans le sac, pour l'examiner, la portion de viscères que contenait d'abord le cercle fibreux de la paroi abdominale. Pour peu qu'elle résiste, ou qu'on éprouve ensuite de difficultés à la faire rentrer, il faut, sans hésiter, agrandir l'ouverture qui lui a livré passage, détruire enfin l'étranglement.

Cinquième temps. Mais le siége de cet étranglement n'est pas constamment le même. Dans les ouvertures circulaires, il peut être produit par le collet du sac ou par le cercle fibreux qui l'embrasse. Dans un trajet en forme de canal, on l'observe, comme je l'ai dit précédemment, tantôt à l'orifice externe, tantôt à l'orifice postérieur, et d'autres fois au milieu, c'est-à-dire dans le corps même du conduit. L'étranglement par le collet du sac n'a jamais lieu que dans les hernies anciennes, ou dans celles qui sont sorties et ont été réduites un plus ou moins grand nombre de fois. Dans les autres, en effet, on ne conçoit pas que ce cercle puisse être épaissi, rétréci et endurci au point d'interrompre le cours des matières intestinales. On le reconnaît à la mobilité du prolongement péritonéal qui se laisse repousser en entraînant l'intestin vers le ventre, à la liberté de l'anneau, malgré la constriction des viscères, et à la facilité de porter le doigt en tout ou en partie entre le cercle fibreux et la racine du sac. Si l'étranglement est formé par l'orifice externe du canal herniaire, l'ongle porté sur ce point, en donnera aussitôt l'assurance. Quand il a lieu plus profondément, au contraire, l'ouverture en question n'est ni tendue, ni complétement remplie. Dans ce cas, on saura que ce n'est pas l'entrée de la toile séreuse qui le cause, mais bien celle du canal aponévrotique, si la réduction incomplète de l'intestin ne s'accompagne d'aucun glissement du sac.

Deux méthodes différentes ont été proposées pour lever l'étranglement, la *dilatation* et l'*incision*. Déjà vantée par Thevenin, puis par Arnaud, la dilatation a sur-tout été recommandée par Leblanc. Des instruments divers ont été imaginés pour la pratiquer. Le gorgeret double dont les deux branches s'ouvrent et se ferment à la manière d'une pince à pansement, remplirait certainement mieux le but que tous les crochets, tous les dilatateurs possibles, si la méthode elle-même méritait d'être conservée ; mais le seul avantage qu'elle présente, celui de mettre à l'abri de toute lésion des vaisseaux, est de trop peu de valeur en comparaison de ses inconvénients, pour qu'on l'adopte jamais généralement. L'impossibilité d'en faire l'application lorsque l'étranglement est porté très loin, son insuffisance dans la plupart des cas, la contusion des viscères qui en résulte le plus souvent, l'aggrandissement de l'anneau au lieu d'un resserrement définitif qui en serait presque nécessairement la suite, justifient suffisamment, il me semble, l'oubli dans lequel elle est tombée, et je doute que M. Truestedst qui, effrayé par la crainte d'ouvrir les artères en débridant, vient de la proposer de nouveau, trouve beaucoup d'imitateurs parmi ses contemporains.

L'*incision* ou le débridement consiste à diviser plus ou moins profondément, sur un ou plusieurs points, le bord libre du cercle constricteur. C'est la partie délicate, dangereuse de l'opération. Elle expose à blesser les organes contenus dans l'anneau, ceux mêmes qui siégent encore dans le ventre, et sur-tout les vaisseaux du contour de la hernie. Aussi une foule de procédés divers ont-ils été conseillés pour l'exécuter. Les ciseaux courbes sur le bord, employés autrefois par quelques-uns, sont proscrits aujourd'hui et doivent l'être. Il en est de même du bistouri de Bienaise, instrument qui semble avoir donné l'idée du lithotôme de F. Côme. Le bistouri concave de Pott tient actuellement lieu de tous les autres bistouris herniaires. M. A. Cooper l'a modifié de telle sorte que son tranchant n'ait pas plus de six à huit lignes d'étendue, et s'arrête à deux ou trois lignes de son extrémité boutonnée. Ainsi construit, il expose moins à léser les parties qui, pendant le débridement, viendraient se placer au-devant de son talon. Ce faible avantage doit être accepté, mais il faut se garder d'en exagérer la valeur, comme l'ont fait, par irréflexion sans doute, quelques-uns de nos maîtres. Je ferai même remarquer que, dans certains cas, lorsque l'ouverture abdominale a des bords fort épais, lorsque des mouvements de *va et vient*, des mouvements de scie deviennent nécessaires, il est moins commode que le bistouri de Pott proprement dit. La plaque ovale que M. Chaumas a fait placer sur son bord convexe, afin de protéger les intestins, est trop gênante et trop peu nécessaire, pour être mentionnée plus longuement. Le but de M. Dupuytren, qui en a transporté le tranchant sur la convexité, but que ne paraissent pas avoir exactement saisi la plupart de ceux qui en ont parlé depuis, était de le rendre plus propre à diviser facilement les tissus d'avant en arrière, et du centre vers la circonférence de l'anneau. Dès lors, il ne convient plus qu'à quelques cas, et nous verrons bientôt que, dans ces cas-là même, le simple bistouri droit ou le bistouri convexe ordinaire, peut le remplacer avantageusement. Le bistouri boutonné, aiguisé à la lime, inventé par J.-L. Petit, et dont le tranchant, trop grossier pour diviser les vaisseaux, serait assez fin pour rompre la continuité d'un cercle aponévrotique, ne vaut rien, malgré tous les éloges qu'on lui a donnés. L'étranglement n'est pas toujours causé par des tissus fibreux, et rien ne prouve qu'un instrument capable de couper un cercle albuginé, épargnerait constamment le tissu d'une artère. Quant au bistouri boutonné ordinaire, il est évidemment moins commode que le bistouri courbe, en ce qu'on est presque toujours obligé de suivre un trajet plus ou moins tortueux pour atteindre et détruire la constriction. La sonde ailée de Méry, que l'invention de M. Chaumas devait rendre inutile, et qui était destinée à remplir la même indication, ne se trouve plus que dans les arsenaux de chirurgie; en sorte que le bistouri de Pott est véritablement le seul instrument particulier qu'on ait conservé pour le débridement des hernies étranglées. Lorsqu'il n'y a point de vaisseaux à blesser, le bistouri concave, ou même le bistouri boutonné simple, si on agit sur un anneau et non dans un canal, suffit et peut être préféré. L'ongle de l'indicateur gauche est d'abord conduit entre l'intestin et le cercle à diviser; sa pulpe sert ensuite de guide à l'instrument de Pott, dont on fait pénétrer le bouton jusque dans le ventre, avant d'en retourner le tranchant vers le bord résistant. Un aide s'empare alors des viscères, et les écarte du point qui va être incisé; un autre aide se comporte de la même manière, eu égard aux lèvres de la plaie; après quoi le chirurgien, combinant les mouvements de sa main droite qui tient le manche du bistouri, avec ceux du doigt index gauche qui en soutient le dos, presse en sciant sur l'anneau jusqu'à ce que celui-ci cède et soit décidément tranché; ce qu'annonce un bruit semblable au cri de l'étain qu'on brise, ou du parchemin qu'on déploie. Toutefois, comme ce bruit vient du tissu fibreux qui se laisse déchirer, il serait inutile de l'attendre lorsque le débridement ne doit porter que sur le collet du sac. En supposant qu'on voulût se servir de la sonde, ce serait comme succédanée du doigt indicateur; c'est-à-dire, qu'après l'avoir introduite jusques dans le péritoine, on ferait glisser sur elle le bistouri qu'elle devrait soutenir pendant le débridement. En pareil cas, il est bon qu'elle ait un cul-de-sac qui puisse servir de limite à la pointe de l'instrument tranchant, et de la courber de telle sorte que la concavité de son bec pût assez bien s'appliquer sur la face interne de la paroi abdominale, pour qu'aucune portion de viscères ne vienne se placer entre elle et courir le risque d'être divisée en même temps que l'ouverture herniaire. S'il fallait absolument se contenter d'un bistouri droit ou sans bouton, toutes ces précautions auraient leur valeur sans doute; mais avec le bistouri de Pott ou un bistouri boutonné quelconque, quelle peut en être l'importance? ne sont-elles pas plus embarrassantes que véritablement utiles? Pour ménager avec certitude les vaisseaux qui avoisinent le collet de la hernie, Bell a conseillé un procédé fort ingénieux, et que voici : un bistouri convexe ou à pointe large, comme sont la plupart des bistouris anglais, appuyé par son dos sur la pulpe de l'indicateur gauche, est porté au-devant de l'anneau et le divise à petits coups, fibrilles par fibrilles, de bas en haut ou du centre vers la circonférence, et de sa face cutanée vers sa face péritonéale, en ayant soin que le bord de l'ongle dépasse toujours un peu la pointe de l'instrument. On lève ainsi l'étranglement avant d'arriver au *fascia propria* qui renferme les canaux artériels, et rien ne s'oppose à ce que l'on donne à l'incision toute l'étendue convenable. C'est évidemment pour obtenir un résultat analogue, que M. Dupuytren a proposé son bistouri courbe et tranchant sur la convexité. Ce procédé, dont j'avais essayé de faire ressortir les avantages en 1825, et que M. Colson, puis M. Dellouey ont reproduit depuis comme leur appartenant, ne convient d'abord que pour l'étranglement étranger au collet du sac, et celui qui aurait son siége à l'orifice antérieur d'un canal herniaire ; ensuite il serait impossible ou dangereux d'y avoir recours, lorsque le cercle à diviser est profondément situé ou mal déterminé. Du reste, si on voulait le tenter, le bistouri le plus simple, convexe ou à pointe effilée, remplirait tout aussi bien le but que le bistouri de Bell. Le danger de blesser les vaisseaux est beaucoup moindre, au surplus, qu'on ne se l'imagine généralement. Enveloppés dans la couche celluleuse qui double le péritoine et le sépare du *fascia transversalis* ou des parois abdominales, ils sont constamment rejetés à deux lignes au moins en dehors, sur la face postérieure de l'anneau, et cela par la raison que l'entrée de toute hernie est évasée en entonnoir, qu'en s'y introduisant, les viscères eux-mêmes en ont plus ou moins écarté les vaisseaux. D'un autre côté, ils sont assez souples, habituellement assez mobiles, pour fuir devant le bistouri plutôt que de se laisser couper par son tranchant, s'il venait à les toucher. Lorsque l'étranglement occupe un canal, et qu'il ne siége pas à sa partie postérieure, on ne voit point la nécessité de faire pénétrer la pointe de l'instrument jusque dans le ventre, ni, par conséquent, où est le danger de blesser les canaux sanguins. A la rigueur, il est d'ailleurs un moyen de braver tout inconvénient de ce genre avec une certitude presque complète, quand on est forcé de traverser en entier le trajet de la hernie. Ce moyen consiste à pratiquer deux, trois, quatre, cinq ou même dix incisions, au lieu d'une, sur le bord plus ou moins dense qui étrangle les viscères. En les multipliant ainsi, on peut ne donner à chacune d'elles qu'une ligne ou une ligne et demie de profondeur ; l'agrandissement de l'ouverture n'en sera pas moins considérable, et les vaisseaux ne courront absolument aucun risque. L'idée de ce procédé que j'appellerai débridement *multiple*, et qu'on trouve déjà dans Scarpa, a depuis long-temps reçu son application dans l'hystérotomie vaginale. M. Manche de Lyon l'a émise dès l'année 1826. Il paraît que M. Dupuytren l'adopte aussi dans quelques cas. Mais c'est à M. Vidal (de Cassis) qu'on doit d'avoir voulu l'ériger en règle en 1827 et 1831, en même temps que M. Dellouey qui, par erreur sans doute, en fait honneur à M. Amussat, a proposé de la combiner avec la méthode de Bell. Pour ma part, je l'ai mise trois fois en pratique, et tout me porte à croire qu'elle mérite sérieusement l'attention du médecin opérateur.

Quelle étendue faut-il donner au débridement ? Deux ou trois lignes doivent suffire, si on en croit certains auteurs. A les entendre, une incision plus étendue, en agrandissant trop largement l'anneau, rendrait la récidive presque assurée, quand même il n'y aurait point de blessure de vaisseaux à craindre. Nul doute qu'il ne faille se contenter d'une petite incision lorsque la constriction est légère, et que la réduction n'en réclame pas davantage. Au contraire, pour peu que le besoin d'un débridement plus large se fasse sentir, la pratique de Sharp, de Hey, de M. Dupuytren, les observations récemment publiées par M. Sanson, prouvent qu'il n'y a pas de raison de s'en abstenir. L'incision de deux lignes répétée sur plusieurs points, le débridement multiple, ne laissent, sous ce rapport, aucune excuse à ceux que le voisinage de vaisseaux importants pourrait effrayer. Quant au relâchement de l'ouverture herniaire, on ne voit pas qu'il puisse être bien redoutable, à moins de supposer une de ces longues balafres, qui ne peuvent être indispensables que dans quelques cas rares d'étranglement profond. Si la plaie suppure, comme elle le fait à peu près toujours, le tissu inodulaire qui se forme au-devant ou même au centre de l'anneau de manière à constituer la cicatrice, offre souvent aux viscères une résistance plus forte que ne l'eussent fait les tissus naturels. Sous ce point de vue, le débridement multiple devrait encore obtenir la préférence, du reste, parce que plus les scarifications de l'anneau seront nombreuses, plus la cicatrice présentera de solidité, plus il y aura de chances de voir se développer le tissu élastique en question. Quelques auteurs ont aussi pensé qu'il serait avantageux et possible de débrider sans ouvrir le sac ; qu'on aurait ainsi une opération fort peu dangereuse, en ce que le péritoine restant intact, elle n'expose point à la péritonite si fréquente après l'opération ordinaire ; que les viscères seraient à l'abri, par là, de toutes blessures ; en un mot, que cette ouverture du sac, ordinairement accompagnée de si nombreux tâtonnements, étant supprimée, la kélotomie se pratique avec assurance, promptitude et peu de douleur. Par lui-même, le débridement n'a d'ailleurs rien de plus difficile alors que dans le procédé ordinaire. On porte le bistouri entre l'anneau fibreux et le collet du sac, au lieu de le glisser entre le sac et les viscères ; on isole la racine de la hernie avec un peu plus de soin , afin de mieux reconnaître la face externe du prolongement séreux, à sa sortie de l'ouverture abdominale , et voilà tout. J. - L. Petit, qui s'est constitué le défenseur de ce mode opératoire , que Franco, Rousset, Paré et quelques autres, avaient déjà signalé à l'attention des praticiens, lui attribue, comme l'ont fait depuis Garengeot, Ravaton, tant d'avantages, qu'on ne devrait plus en suivre d'autre aujourd'hui, s'ils étaient réels et non détruits ou contrebalancés par des inconvénients plus nombreux encore. Il serait bien temps , il me semble, de ne plus attribuer au contact de l'air des dangers qui se rencontrent si souvent sans qu'on puisse l'en accuser. La cure radicale qu'on prétend obtenir en agissant ainsi, est certainement moins probable que par l'ouverture du sac. Si l'on réduit la hernie sans diviser son enveloppe péritonéale, on ne voit pas pourquoi l'oblitération du trajet en serait une suite nécessaire, comme le prétend J.-L. Petit. Il est à craindre que les parties contenues dans le sac soient le siége d'altérations qu'il importe de ne pas méconnaître. A quels accidents ne s'exposerait-on pas, si l'intestin était gangréné, ulcéré, rétréci, roulé sur lui-même, étranglé par une bride, passé au travers d'une déchirure de l'épiploon, ou si plusieurs de ses parties s'étaient collées entre elles ? Il est évident, en outre, que, dans le cas d'adhérence, la réduction serait tout-à-fait impossible, et que ce genre de débridement serait insuffisant toutes les fois que la constriction est produite par le collet du sac. Ajoutons que la sérosité plus ou moins trouble, d'un rouge plus ou moins foncé, qui peut se trouver dans la hernie en quantité de plusieurs onces ou même de plusieurs livres, comme il a été dit plus haut, ne serait point repoussée dans le ventre sans faire naître quelques craintes. Cette méthode, qui , à la rigueur , pourrait être mise en pratique avec succès dans les hernies récentes et peu volumineuses, n'offre donc aucun avantage réel sur la méthode ordinaire, mérite donc l'oubli où elle est tombée, malgré quelques succès invoqués en sa faveur au nom de M. Beauchêne et de quelques autres praticiens modernes qui se sont imaginé l'avoir inventée. Une autre sorte de débridement, qui semble remonter jusqu'à Franco, est celui que conseille Pigray. Il consiste à faire une incision aux parois du ventre un peu au-dessus de l'étranglement, de manière à pouvoir, en portant les doigts par la plaie, retirer l'intestin et le ramener dans l'abdomen. Rousset, qui écrivait un peu avant Pigray, dit qu'une pareille conduite avait souvent été suivie par Duval et son fils, ainsi que par Maupas. Heister, qui la rapporte à Cheselden, s'est évidemment trompé à ce sujet, ainsi que Sabatier le remarque judicieusement : l'essai du chirurgien anglais ne semble être que celui d'un débridement ordinaire, mais par une très large incision. Il suffit, je crois, de signaler l'opération dont il s'agit pour en faire ressortir les dangers et l'absurdité. Si, après avoir incisé l'ouverture antérieure du canal herniaire, la réduction offrait de la difficulté, il faudrait, à l'aide du doigt, explorer la profondeur de ce conduit et voir s'il n'existe pas un second étranglement du côté du ventre. Si, dans ce cas, la constriction dépendait du sac, on pourrait, en le tirant par les deux lèvres de sa division extérieure, l'attirer dans la plaie et le diviser sans danger avec des ciseaux mousses ou un bistouri, dans toute l'étendue nécessaire. Lorsque cet étranglement postérieur est, au contraire, causé par un cercle fibreux, l'attraction du collet du sac serait insuffisante ; il faut y porter le bistouri courbe, dirigé par le doigt ou par la sonde, et se conduire comme pour l'étranglement externe.

Sixième temps. L'obstacle qui s'opposait à la rentrée des organes déplacés étant détruit, il n'y a plus à s'occu-

per que de la réduction proprement dite. Après avoir
disséminé d'une manière égale toutes les matières dans
l'anse qu'on a sous les yeux, on la saisit avec le pouce
et les deux premiers doigts, près de l'anneau ; la main
droite embrasse la portion sortie la dernière , et la
repousse en la faisant passer entre les doigts de la main
gauche qui l'empêche de ressortir, pendant qu'on en
saisit une nouvelle portion destinée à être réduite
de la même manière , et ainsi de suite jusqu'à ce que
le tout soit retombé dans le ventre. L'indicateur est alors
porté dans le canal , afin de s'assurer que l'intestin a bien
repris sa place naturelle, qu'il ne s'est point dévié à travers l'épaisseur des parois abdominales , que le sac ne l'a
point suivi , et qu'il est réellement libre de toute bride,
de toute adhérence capable d'en gêner encore les fonctions. Lorsqu'il reste un étranglement à la partie postérieure du sac, et que celui-ci n'a contracté que de
faibles liens avec les parties qui l'entourent , si la hernie
n'est pas très volumineuse , elle peut rentrer en masse ,
en poussant devant elle le cercle qui l'étranglait. Le Dran
est un des premiers qui ait signalé ce fait, que beaucoup
de chirurgiens ont indiqué depuis. Les intestins glissent
alors entre le péritoine et les parois du ventre, s'y arrêtent parfois et s'y fixent. La constriction n'ayant point
été détruite, il se fait à la fin une déchirure, puis un
épanchement dans l'abdomen. Arnault, de la Faye, Leblanc, Bell , Sabatier, ont observé des cas de ce genre, et
M. Dupuytren paraît aussi en avoir rencontré plusieurs.
Ce n'est pas toujours par suite de la résistance du collet
du sac que la hernie rentre ainsi, sans cesser d'être étranglée. Si l'étranglement siége à l'ouverture interne du canal
et qu'il n'ait pas été détruit, les intestins peuvent également s'engager entre le fascia transversalis et les muscles,
décoller ces parties et y rester tout aussi bien qu'entre
l'aponévrose et le péritoine. Un adulte, âgé de vingt-

huit ans, et que j'opérai d'une entérocèle, nous offrit cette particularité, en 1823, à l'hôpital de Perfectionnement. Après avoir débridé l'ouverture externe du canal, j'oubliai d'explorer l'anneau postérieur, et passai de suite à la réduction. Comme je n'avais point entendu de gargouillement, comme la paroi du ventre restait saillante, je voulus porter mon doigt jusqu'à l'intérieur du péritoine, et je reconnus alors que la réduction était incomplète. Les intestins furent ramenés à l'extérieur. L'indicateur gauche, conduit au fond de la plaie, me donna bientôt la certitude d'un second étranglement, et que cet étranglement était produit par l'entrée du canal fibreux. J'en opérai le débridement, et la réduction ne présenta plus ensuite aucune difficulté. Il faut donc distinguer la rentrée des intestins entre le péritoine et l'aponévrose, de celle qui a lieu entre l'aponévrose et les muscles ou entre les différentes couches musculaires de l'abdomen, et ne pas confondre l'obstacle qui dépend du collet du sac avec celui qui tient au resserrement de l'anneau postérieur du canal herniaire. Lorsqu'un pareil accident est arrivé, la première chose à faire serait de reproduire la hernie. On y parvient en engageant le malade à tousser, à faire quelques efforts, et même à se lever. Assez souvent aussi les viscères ressortent d'eux-mêmes. Lorsqu'on peut les atteindre avec le doigt, il est encore plus sûr néanmoins de les pincer et de les attirer vers soi, en y mettant toutes les précautions convenables. Si la difficulté vient du collet du sac, des tractions exercées sur la portion de cette enveloppe qui est restée dans la plaie, seraient fréquemment un excellent moyen d'atteindre le but qu'on se propose, ainsi que l'a d'ailleurs prouvé depuis long-temps M. Dupuytren. Cependant aucune de ces ressources n'en garantit constamment le succès. Chopart, M. Lobstein et d'autres praticiens exercés, ont vu succomber leur malade, faute d'avoir pu faire renaître ainsi la hernie. Il est encore une circonstance qui s'oppose parfois à ce que les organes soient reportés immédiatement dans le ventre; c'est le cas d'une hernie ancienne et volumineuse. Étant parvenu à réduire une tumeur de ce genre avec beaucoup de difficultés et de fatigues, J.-L. Petit vit les accidents continuer et ne cesser qu'au moment où on permit aux viscères de ressortir. Il explique le fait en disant que la cavité abdominale s'était accoutumée à l'absence des organes, et rétrécie au point de ne plus vouloir les admettre; de telle sorte qu'ils y avaient, dit-il, *perdu droit de domicile*. Quand on songe à l'extensibilité des parois du ventre, que, dans la même journée, elles permettent à l'estomac et au reste des entrailles d'acquérir le double ou le triple des dimensions qu'elles avaient un instant auparavant, il est difficile de croire que leur résistance seule soit de nature à rendre la réduction d'une hernie quelconque impossible ou dangereuse. N'est-il pas plus probable que dans les environs du collet d'une hernie ancienne et volumineuse, des adhérences se sont établies entre les organes, de manière à en rendre le déplacement difficile, ou bien que ces viscères, depuis long-temps sortis, font naître des accidents, parce qu'après la réduction ils restent pressés, agglomérés, réunis en masse, et ne se déploient pas librement derrière l'anneau? Cette réflexion qui m'est venue depuis long-temps à l'esprit, qui a été faite aussi par M. Cruveilhier, et que Petit le fils, n'avait point oubliée, mérite, je crois, qu'on en tienne compte. Du reste, elle ne doit pas porter à nier absolument l'explication de J.-L. Petit, qui est véritablement applicable aux sujets jeunes, vigoureux, dont les parois abdominales sont douées d'une grande élasticité, d'une certaine épaisseur, ceux qui ont un grand embonpoint, et dont les épiploons sont chargés de graisse. Au total, il vaut mieux laisser les intestins dans le sac, après avoir largement débridé, que de les contondre ou de les meurtrir, en s'obstinant à vouloir les réduire. L'expérience a prouvé qu'ainsi conservés au-dehors, ils finissent par rentrer insensiblement, sinon en totalité du moins en très grande partie. La position horizontale, le régime débilitant auquel on soumet le malade, déterminent peu à peu dans le ventre une sorte de vide qui favorise singulièrement alors l'effet qu'on veut produire. Avant de renoncer à la réduction, on doit y regarder à deux fois. Il est une foule d'altérations dont la rentrée dans le ventre serait incontestablement le meilleur remède. Ainsi l'ulcération concentrique ne devra point arrêter si elle se borne à la membrane externe, ou même à la membrane charnue, si, en un mot, elle ne va pas jusqu'à perforer complétement l'intestin. Une coarctation de l'organe déplacé, n'est pas non plus toujours une contre-indication. Si, récente et médiocre, elle laisse au conduit alimentaire, au moins la moitié de ses dimensions naturelles, il est à espérer qu'elle finira par disparaître, et qu'on en favorisera la guérison en la replaçant dans l'abdomen. La gangrène est l'accident qui s'oppose le plus formellement à toute tentative de réduction. Mais il faut, par la même raison, ne pas s'en laisser imposer par de fausses apparences. Pour peu que l'étranglement soit aigu, qu'il y ait eu d'inflammation, que les accidents aient duré, l'intestin contenu dans une hernie, est ordinairement d'un rouge plus ou moins foncé. Fréquemment on le trouve d'un brun noirâtre, grisâtre même, son péritoine peut se séparer par petits lambeaux, avoir perdu son aspect lisse et humide, être rugueux, sans qu'il y ait gangrène. L'odeur fétide ou de matière fécale, que quelques personnes ont donnée comme signes caractéristiques, pourrait également tromper. Il en est de même de la teinte ardoisée, ou grise cendrée. Si ses tuniques ne sont pas affaissées, flasques et comme plissées sur elles-mêmes, s'il résiste aux tractions qu'on exerce sur lui, s'il est resté dense et rénitent, si l'épaisseur de ses parois semble être augmentée au lieu d'avoir diminué, s'il conserve quelque chaleur, et que cette chaleur soit égale sur tous les points quand il est resté quelque temps à l'air, s'il n'est le siége d'aucune perforation, il n'y a point de gangrène. Lorsque des adhérences intimes, impossibles à détruire, se rencontrent, il n'en faut pas moins opérer le débridement comme dans lés cas ordinaires; seulement il convient de le pratiquer un peu plus largement, afin de faire ensuite rentrer la portion libre des viscères. Le reste est abandonné dans le sac, qu'on couvre de compresses imbibées de liqueurs émollientes, comme dans le cas de hernie volumineuse irréductible. Débarrassés de leur constriction, les organes, graduellement tirés par ceux dont ils sont la continuation, parviennent souvent aussi à rentrer peu à peu d'eux-mêmes, ou du moins à ne plus former dans l'anneau qu'une légère tumeur, qu'une pelotte concave maintient sans peine après la guérison.

B. *Épiplocèle*. Jusqu'à présent, nous n'avons guère parlé que de la hernie intestinale. L'épiplocèle existant seul, s'étrangle assez rarement au point d'exiger le débridement; mais il est très ordinaire de rencontrer dans le même sac une anse d'intestin et une portion plus ou moins considérable d'épiploon. Dans ce cas, il convient, avant de débrider, de voir si l'ouverture n'a pas contracté d'union avec le collet du sac ou autour de l'intestin. Il convient aussi de porter le débridement sur un point que n'occupe pas l'épiploon, afin de ne pas s'exposer à diviser un des vaisseaux quelquefois assez volumineux qui parcourent cette toile. Quoiqu'il se présente ordinairement le premier à l'ouverture du sac, ce n'en est pas moins par l'intestin qu'il faut commencer la réduction, une fois l'étranglement détruit. Celle de l'épiploon est toujours

plus difficile. Il a presque constamment subi quelque
altération. Si ce ne sont que des brides ou des filaments
qui le fixent dans le sac, rien n'est facile comme de les détruire. Dès que ses adhérences sont intimes et lamelleuses,
il devient à peu près indispensable d'enlever la partie.
S'il est resté long-temps déplacé, il se charge de graisse,
et se transforme en masse adipeuse; ou bien il se plisse
sur lui-même, donne naissance à des pelotons, des cylindres, des tumeurs dures, rénitentes, qu'on a comparées
à des squirrhes. On en rencontre, au surplus, de formes
infiniment variées, et il serait tout aussi impossible
qu'inutile de les indiquer toutes. Si de pareilles masses
étaient réduites avec les viscères, en admettant qu'on
pût y parvenir, il en est quelques-unes dont on pourrait
espérer la résolution; mais cela n'arriverait que rarement,
et pour peu qu'elles aient de volume, leur présence dans
l'abdomen exposerait à trop de dangers pour qu'on ose les
faire rentrer. Leur excision est d'ailleurs dépourvue de
danger, lorsqu'elles sont pédiculées, comme il arrive
souvent, et qu'il n'est pas indispensable de tailler dans
la portion saine de l'épiploon. Au mois d'avril dernier,
M. Payen et moi avons découvert une entéro-épiplocèle où plusieurs de ces productions s'étaient développées. L'une, longue de quatre pouces, épaisse de
quinze à dix-huit lignes, tenait au fond du sac par un
ruban épiploïque encore reconnaissable, et se continuait,
du côté du ventre, avec la même membrane, par une
lamelle étroite et si peu vasculaire, que la section en fut
faite sans donner lieu au moindre écoulement de sang.
Une autre, moins longue, mais plus fortement renflée
dans son milieu, et qui avait aussi une racine plus large,
fut enlevée de la même manière, et sans plus d'inconvénients. D'ailleurs, si leur racine paraissait renfermer des
vaisseaux d'un certain calibre, rien n'empêcherait de les
étrangler à l'aide d'un double fil, avant d'en pratiquer

l'ablation. En supposant que l'épiploon ait conservé son
état naturel, on doit le réduire, si sa rentrée dans le ventre
n'offre pas trop de difficultés. Pour cela, on le repousse
par degrés en commençant comme pour l'intestin, par
la portion sortie la dernière, après l'avoir parfaitement
débarrassé de toute adhérence, de toute espèce de plisse-
ment. Quand il est irréductible, quelques personnes prétendent qu'on doit l'abandonner dans la plaie, qu'il ren-
trera peu à peu, et qu'une pelotte concave soutiendra
très bien par la suite ce qui peut en rester au-dehors.
Plus expéditive et plus satisfaisante au premier abord,
l'excision n'a cependant été adoptée que par un petit
nombre de praticiens. Il y a trois manières de la pratiquer : 1° couper entre le mort et le vif, dans le cas de
gangrène; 2° couper dans le vif, qu'il y ait gangrène ou
non, ne point faire de ligature et réduire; 3° couper dans
le vif et lier séparément tous les vaisseaux à mesure qu'ils
se présentent. La première méthode est mauvaise, en ce
que, pour peu qu'il reste de tissus mortifiés, leur réduction dans l'abdomen ne pourrait manquer d'être dangereuse, et que, si le bistouri portait sur des parties encore
vivantes, on s'exposerait à faire naître une hémorrhagie.
La seconde a été défendue par Caqué de Rheims, qui invoque neuf cas de succès en sa faveur. Comme cet auteur, j'ai la conviction que la ligature des vaisseaux
épiploïques n'est pas toujours indispensable, et que souvent ils cesseraient d'eux-mêmes de donner au bout d'un
certain temps. Néanmoins, je n'oserais pas proposer sa
conduite comme exemple. Je m'y suis conformé une fois
chez une malade de M. Florence. Jusque là, l'opération
n'avait rien offert de particulier. Il fallut enlever une
partie de l'épiploon. Les vaisseaux fournirent d'abord à
peine. Je réduisis. Dans la soirée, il sortit du sang par la
plaie en certaine quantité. Des syncopes, des lipothymies, accompagnées de sueurs froides, survinrent, et,

quoique les vomissements eussent cessé, que les matières eussent repris leur cours, la femme mourut dix
heures après avoir été opérée. Cela suffit pour qu'à l'a-
venir je ne me hasarde plus à courir un danger pareil. La
troisième est celle que suit M. Boyer. Pour l'exécuter,
le chirurgien commence par étaler, par déplisser l'épiploon, afin de n'avoir qu'une *membrane* à diviser ; coupe
ensuite avec des ciseaux ou le bistouri ce qu'il veut enlever ; saisit, aussitôt qu'ils sont ouverts, avec une pince,
chaque vaisseau qui se présente, et en pratique sur-le-champ
la ligature. Cela fait, il ne reste plus qu'à repousser les
parties conservées derrière l'anneau, et à rassembler les
fils sur un des côtés de la plaie. Les inconvénients de ce
procédé sont d'exiger du temps, une recherche minutieuse des canaux vasculaires, et d'exposer à en oublier
quelques-uns, qui, par la suite, pourraient inspirer des
craintes. Ce n'en est pas moins le plus digne de confiance, le seul même qui doive être adopté, quand on
veut ne rien laisser dans la plaie et réduire en entier les
parties. Alors, toutefois, il conviendrait de lui faire subir
une modification importante. Les fils en effet, ne permettraient pas d'abandonner l'épiploon derrière l'ouverture
herniaire, et forceraient à l'arrêter dans l'anneau. La torsion des artères, facile à pratiquer en pareil cas, les remplacerait avantageusement, et devrait leur être substituée.
Deux fois je l'ai mise en usage, et je pense que sans elle mon
opération eût été moins simple. La ligature, long-temps usitée, déjà mentionnée par Galien, a, dans le dernier siècle,
été l'objet de nombreuses attaques. J.-L. Petit, entre autres, l'accuse de dangers effrayants. Un malade qu'il y
avait soumis, fut promptement pris de coliques, de douleurs violentes dans l'abdomen et de symptômes nerveux, qu'on ne savait à quoi rapporter. Le chirurgien
défit l'appareil pour voir si l'intestin n'était pas ressorti.
Ne trouvant rien de ce côté, il enleva le lien, et tous

les accidents se dissipèrent comme par enchantement. On a conclu de ce fait et de quelques autres, que la constriction de l'épiploon était presque aussi redoutable que celle de l'intestin. La théorie, toujours empressée de venir au secours des suppositions que fait naître la pratique, a semblé rendre compte du phénomène, en faisant remarquer que le nerf grand sympatique distribue un certain nombre de filets à toute l'étendue de la toile épiploïque. Pipelet s'est borné à dire que les dangers tenaient à ce que la constriction roule en corde une toile qui doit rester étalée, et l'opinion de J.-L. Petit est ainsi passée en axiome. Cependant, comme la ligature est infiniment plus commode, plus facile, et qu'elle met bien plus sûrement à l'abri de l'hémorrhagie que toutes les autres méthodes, quelques praticiens n'ont pas voulu y renoncer entièrement. Hey, par exemple, et Scarpa, prétendent en avoir fait disparaître les inconvénients, sans en détruire les avantages, à l'aide d'une modification fort simple : le premier applique le lien comme le faisaient les anciens, mais il veut qu'on ne le serre que par degrés, et de manière à n'étrangler, à ne produire la mortification de l'organe qu'au bout de plusieurs jours, au lieu d'y intercepter tout-à-coup la circulation ; le second laisse le tampon épiploïque en place, jusqu'à ce qu'il se couvre de bourgeons celluleux, et l'étrangle ensuite à la manière de Hey. Les observations rapportées par ces auteurs en faveur de leur pratique, ne laissent aucune incertitude sur son innocuité, et nul doute qu'elle ne dût être adoptée de préférence, si la ligature en masse était autant à craindre que l'imagine Petit. Heureusement qu'il n'en est pas ainsi, et que, sur ce point, on peut appeler du jugement porté par l'Académie de chirurgie. Quatre fois déjà, j'ai eu l'occasion de lier l'épiploon, et les quatre malades sont guéris sans accidents graves. Lorsque la tumeur à enlever ne dépasse pas le volume du doigt, il m'a semblé qu'on pouvait l'embrasser sans crainte avec un fort ruban, et l'étrangler complétement, à quelque distance de l'anneau. On en divise, au contraire, la racine en autant de portions qu'on le désire, quand elle est plus grosse, afin de passer un fil sur chacune d'elles et de pouvoir les lier ainsi séparément. Deux me suffirent chez une femme que j'opérai, en 1829, à Saint-Antoine. Il en fut de même chez un homme opéré cette année par M. Payen. Tout récemment, le 8 août 1831, il m'en a fallu sept chez une dame que j'ai opérée avec M. Gresely. On excise ensuite tout ce qui dépasse les fils, qu'on rassemble sur un ou plusieurs points de la circonférence de l'anneau, et l'opération est alors terminée. En résumé, si l'épiploon est gangréné, et qu'on veuille en reporter la partie saine dans le ventre, le mieux est de couper dans le vif et d'en tordre les vaisseaux. Si le chirurgien juge à propos, au contraire, de ne pas la repousser au-delà du cercle herniaire, il peut s'en tenir à la séparation des parties complétement mortifiées, sans faire de ligature ni de torsion. Lorsqu'il est simplement irréductible, sans avoir cessé de vivre, et qu'on est obligé d'en pratiquer l'excision, puis d'en arrêter les restes dans l'anneau, une ligature qui le comprend en totalité, ou plusieurs fils qui en embrassent chacun une portion distincte, forment le procédé tout à la fois le plus simple et le plus prudent qu'on puisse suivre.

Une question se présente à ce sujet. Vaut-il mieux, toutes choses égales d'ailleurs, retenir à l'anneau l'épiploon qu'on vient d'exciser, que de l'abandonner dans l'abdomen? Fixé dans le passage des viscères, il contracte des adhérences, végète, se couvre de bourgeons celluleux, s'endurcit peu à peu et finit par se confondre dans la cicatrice, de manière à rendre presque impossible le retour de la hernie. Repoussé dans le ventre, il laisse entièrement libre l'ouverture qu'il avait traversée et n'augmente en rien les chances d'une guérison radicale. Deux motifs ont empêché d'adopter exclusivement le premier plan de conduite. 1° On a raisonné comme si, une fois réduit, l'épiploon devait rester parfaitement libre, et n'apporter aucun obstacle aux divers mouvements des organes digestifs; 2° on a craint que, fixée loin de sa racine, la toile épiploïque n'exerçât sur quelques viscères des tiraillements douloureux, dangereux même, et que, tendue par ses deux extrémités, elle ne constituât une bride, un pont, qui pourrait devenir la cause d'un étranglement interne. Une seule remarque détruit toute la valeur de ces raisons. Ramenée dans la cavité abdominale, la portion saignante de l'épiploon n'y reste ni libre, ni flottante; elle se soude constamment, au contraire, avec quelque point de la surface du péritoine, de manière à faire courir les mêmes risques que si elle prenait son point d'appui dans l'anneau. Je pense donc, qu'après l'avoir excisée, il convient toujours d'en retenir l'extrémité au fond de la plaie. Il y a au moins cet avantage, que c'est un des plus sûrs moyens d'obtenir la guérison radicale de la hernie. Nombre de chirurgiens vont même jusqu'à se comporter ainsi toutes les fois que de l'épiploon, réductible ou non, se rencontre dans le sac. En le réduisant, ils en conservent un peloton, une sorte de bouchon qui puisse fermer le sommet de la plaie. Je tiens du docteur A.-H. Stevens, habile professeur à New-Yorck, qu'il a depuis long-temps adopté cette méthode, et qu'elle lui a procuré de nombreux succès. A mon avis cependant, la prudence n'autorise pas à suivre une pareille pratique, quand la réduction est facile, et que toutes les parties sont intactes. La création d'un ruban, ou d'une cloison anormale dans l'intérieur du ventre, n'est jamais permise, lorsqu'on peut s'en dispenser, et la crainte de favoriser un étranglement interne, doit évidemment l'emporter sur le désir d'éviter au malade la nécessité de s'astreindre à l'emploi d'un bandage.

Quelques praticiens ont pensé qu'après avoir fait rentrer la totalité des viscères, le sac, resté dans la plaie, méritait à son tour de fixer l'attention. Ceux qui, comme Garengeot, voulaient qu'on débridât sans l'ouvrir, avaient imaginé de l'isoler en entier et de l'agglomérer dans l'intérieur de l'anneau où il devait être fixé par une pelotte de linge ou de charpie. Il en est d'autres qui ont donné l'avis d'appliquer un fil sur son collet, de l'étrangler et d'en pratiquer ensuite l'excision. Dans les cas mêmes où il a dû être fendu sur toute sa longueur, on a cru aussi pouvoir le réduire et s'en servir pour obturer le passage de la hernie. Louis s'est élevé fortement contre toutes ces tentatives, en soutenant que la réduction du sac est impossible, et que les adhérences de sa face externe ne permettent pas le glissement qui serait alors nécessaire. Sur ce point, Louis s'en est assurément laissé imposer. Personne n'en doute aujourd'hui. D'un autre côté, il est extrêmement probable qu'ainsi repoussé, ouvert ou non, le sac fermerait assez solidement l'anneau pour mettre obstacle au retour de la maladie. Son excision et sa ligature n'auraient pas les mêmes avantages, tout en exposant aux mêmes inconvénients. S'il faut, en effet, pour obtenir sa séparation, recourir à l'instrument tranchant, on court évidemment risque, dans certains cas du moins, de blesser des vaisseaux ou d'autres organes qu'il importe de respecter. Je conseillerais donc la réduction du sac, toutes les fois qu'on le rencontre presque libre, ou que ses adhérences sont du moins assez faibles pour être détruites sans le secours du bistouri, ou de tout autre instrument tranchant. On a pensé en outre qu'une fois ouvert, si on ne voulait ou ne pouvait pas en tenter la réduction, il serait utile d'en réséquer les lambeaux. À cela, je ne vois rien à objecter, si ce n'est

qu'un pareil procédé n'est point applicable aux hernies entourées d'artères volumineuses ou d'organes de
quelque importance. Néanmoins, si les bords du sac
étaient assez bien isolés pour qu'on pût avoir la certitude de les exciser sans blesser aucune partie essentielle,
je ne verrais que des avantages à le faire. De cette manière,
la plaie est plus nette, la suppuration moins abondante,
et les suites de l'opération deviennent nécessairement un
peu plus simples.

C. *Pansement.* Le pansement, après l'opération de la
hernie, se réduit à peu de chose. Un linge, criblé de
trous et enduit de cérat, est placé sur toute la surface
saignante. Des boulettes de charpie simple, destinées à
pousser ce linge jusqu'au fond de la plaie, sont immédiatement appliquées par-dessus. Quelques plumasseaux
viennent ensuite, puis des compresses longuettes ou carrées, et enfin un bandage approprié à l'espèce de hernie
qu'on vient d'opérer. Au lieu de linge troué, quelques
personnes se servent d'un linge fin sans autre préparation. Plus large que la plaie, il sert en quelque sorte de
chemise à la charpie, et remplit d'ailleurs les mêmes
usages que s'il était criblé; mais, comme il n'offre pas
d'issue aux matières, je ne vois aucune raison de le
préférer. D'autres se bornent à remplir toute la solution de petits globes de charpie, sans interposition de
linge, et à la couvrir de plumasseaux, de compresses et du
bandage contentif, comme précédemment. Le principal
inconvénient de cette pratique est de rendre plus difficile
l'enlèvement des pièces profondes de l'appareil, lors
des premiers pansements. Étant en contact immédiat
avec les tissus, la charpie contracte effectivement des
adhérences, que la suppuration ne détruit qu'au bout
d'un certain temps, tandis que si un linge troué les en
sépare, on peut, dès le second ou le troisième jour,
comme on le pourrait même le premier, changer et re

nouveler tout le pansement, sans causer la moindre douleur. Du reste, il n'est plus question aujourd'hui de maintenir une tente dans l'anneau, ni même de se servir à la place d'une pelotte de linge ou de charpie, comme le voulait J.-L. Petit. Il n'y a maintenant aucune dissidence sur ce sujet, et les opérateurs ne sont plus partagés que sur la question de savoir s'il convient ou non de tenter la réunion immédiate. Franco, qui paraît avoir essayé, le premier, de faire passer en règle la nécessité d'ouvrir la hernie et de débrider dans l'étranglement, conseille de rapprocher ensuite les bords de la plaie et d'employer la suture pour les maintenir en contact. La plupart des chirurgiens du même temps semblent s'être conformés à l'avis de Franco. Il n'est pas jusqu'à Rousset, Paré, Pigray, Thévenin, qui ne l'aient adopté. On l'avait négligé cependant, lorsque, vers le milieu du dernier siècle, Mertrud essaya une seconde fois de le faire prévaloir, en soutenant que la plaie d'une pareille opération est dans les mêmes conditions qu'une plaie simple. Malgré les raisons de Hoin et Leblanc, qui invoquèrent d'assez nombreux faits à l'appui, il a fini par tomber en désuétude, comme dans le siècle qui l'avait vu naître. La réunion immédiate paraît cependant avoir encore été tentée par quelques praticiens modernes. L'ouvrage du docteur Serre prouve sans réplique qu'il est en effet possible de guérir en peu de jours, à l'aide de la suture, la plaie qui résulte d'une opération de hernie étranglée, et que son habile maître l'a fréquemment mise en usage avec succès. Le professeur Bérard m'a dit aussi l'avoir essayée à l'hôpital Saint-Antoine, et que son malade s'est trouvé guéri au bout de six jours. Là-dessus, il ne s'agit, je crois, que de s'entendre. Si on ne veut parler que de la possibilité du fait, nul doute que le praticien de Montpellier n'ait entièrement raison ; mais c'est l'utilité d'une pareille conduite qu'il importe d'examiner. Lorsque la hernie est

peu volumineuse, récente, que ses enveloppes conservent une certaine épaisseur et presque tous leurs attri-
buts naturels, que le sac ne se roule ni ne laisse de
franges, de lambeaux dont on puisse redouter la
mortification au fond de la plaie, la réunion immédiate
aura certainement lieu dans un bon nombre de cas.
Lorsque la tumeur offre un plus grand volume, que ses
enveloppes plus ou moins amincies, sont devenues le
siége d'altérations diverses, que le sac est assez large, et
tend à se rouler sur lui-même après la réduction des
viscères, les chances de succès ne sont plus aussi nombreuses. Alors il est à craindre qu'une suppuration ne
s'établisse au fond des parties, ne les décolle pour fuser
dans divers sens, ne donne lieu à des clapiers et, par
suite, à des accidents qui pourraient devenir très graves.
C'est ce que j'ai vu dans le seul cas où il m'ait paru prudent de tenter la réunion immédiate. La hernie pourtant
n'était pas très grosse. Les lèvres de la plaie, exactement
affrontées, furent soutenues vers leur racine par une compression exacte et méthodique. Le cinquième jour on put
croire que l'agglutination en était opérée. Dès le lendemain nous fûmes détrompés : du gonflement, de la rou-
geur, de la douleur et de la chaleur, se manifestèrent au-
dessous d'un des côtés de la division ; l'inflammation
augmenta, fut accompagnée de fièvre et de quelques symptômes généraux qui ne se calmèrent qu'après l'ouverture
d'un abcès assez vaste qui s'était développé sourdement
vers l'angle inférieur du sac. D'ailleurs, cette réunion
immédiate me paraît aller contre l'une des intentions du
chirurgien, qui doit être de favoriser, autant que possible,
la guérison radicale de la hernie. S'il est incontestable, en
effet, que les cicatrices offrent une solidité d'autant plus
grande que les plaies ont plus long-temps suppuré, il est
évident qu'après l'opération de la hernie, les malades
auront plus de chances d'être guéris radicalement, si la

réunion de leur plaie se fait par seconde intention, que dans le cas contraire. Hâtons-nous d'ajouter que, sans mettre les tissus divisés dans un contact parfait, il est facile de les rapprocher un peu, de diminuer plus ou moins l'étendue des surfaces saignantes, et, tout en favorisant la suppuration, d'obtenir la guérison dans l'espace de vingt à trente jours. Un malade que j'ai opéré avec M. Amussat, ainsi traité, vit sa plaie complétement fermée le vingt-quatrième jour. Une femme près de laquelle m'avait fait appeler M. Forget était aussi entièrement rétablie au bout d'un mois. Or, je ne sais si, après une opération pareille, une guérison plus rapide serait d'une aussi grande importance que quelques personnes semblent se l'être imaginé. En définitive, c'est donc, à part quelques exceptions, la réunion médiate qui offre le plus d'avantages, et qui mérite ici la préférence.

Le malade une fois pansé, on lui recommande de ne faire aucun effort, aucun mouvement qui puisse réagir sur les organes abdominaux, ou, s'il est forcé de tousser, de contracter ses muscles pour un motif quelconque, d'appliquer sa main sur le devant de l'appareil, afin de le soutenir. Sans ces précautions, l'intestin pourrait s'échapper de nouveau et ramener les accidents. Lassus rapporte l'observation d'un homme qui, dans cet état, eut l'imprudence de sauter de son lit et de faire quelques pas. Les intestins sortirent en grande quantité, et on eut beaucoup de peine à en opérer la réduction. Il ne faudrait pas cependant se laisser trop effrayer par de semblables craintes. Une fois rentré dans le ventre, l'intestin n'en ressort pas aussi facilement qu'on pourrait le croire. Un léger accès de toux, les efforts modérés auxquels se livre le malade en se tournant dans le lit, ne suffiraient pas pour ramener la hernie. Si, par suite du débridement, l'orifice de la paroi abdominale se trouve un peu plus grand que de coutume, la sensibilité déjà développée dans ces parties, celle que l'inflammation y fait bientôt naître, forme une sorte de barrière que les viscères franchissent rarement. Il semble qu'un instinct les empêche de presser de ce côté, et, quand même il n'y songerait pas, le malade est, pour ainsi dire, forcé, toutes les fois qu'il se livre à quelque effort, d'en empêcher la propagation vers la plaie. Ces remarques me paraissent utiles, en ce que si, par prudence, on doit prescrire le calme et l'immobilité à l'individu qu'on vient d'opérer, il y aurait aussi de l'inconvénient à ce qu'il n'osât se mouvoir ni dans un sens ni dans l'autre, à regarder comme dangereux le plus léger mouvement. Elles feront comprendre aussi que le bandage n'a pas besoin de comprimer le devant de la plaie, et qu'un appareil contentif, méthodiquement appliqué, remplit parfaitement le but qu'on se propose.

D. *Suites.* A moins d'accidents particuliers, la plaie ne doit être pansée que le troisième ou le quatrième jour. C'est alors seulement que la suppuration commence à s'établir. Le pansement se renouvelle ensuite chaque jour, et n'a rien de spécial. Si des lambeaux du sac, de l'épiploon ou de toute autre lamelle, se mortifient, on les excise aussitôt. Des lotions émollientes ou avec les solutions chlorurées, la décoction de quinquina même, quand la suppuration devient fétide, grisâtre, ou que les chairs restent blafardes, l'emploi du nitrate d'argent, si les bourgeons celluleux se développent avec trop d'activité, pourront devenir nécessaires; mais ces divers moyens sont appelés là par des indications qui ne diffèrent en aucune manière de celles qui les réclament dans les autres espèces de plaie. Lorsque tout se passe bien, les symptômes de l'étranglement cessent presque immédiatement. Des évacuations alvines se manifestent en abondance au bout de quelques heures, et soulagent d'autant le malade. Le pouls reprend de la force, acquiert parfois même assez de fréquence pour caractériser un état fébrile, et ce n'est qu'au bout de quatre ou cinq jours, que cette légère réaction cesse ou permet de se relâcher un peu de la sévérité du régime. Le plus souvent, les fonctions ne se rétablissent ni aussi promptement, ni aussi complétement. L'inflammation du péritoine peut s'étendre au lieu de se calmer, ou bien c'est le cours des matières qui éprouve des difficultés à se rétablir. La partie supérieure de l'intestin a pu se remplir de substances plus ou moins solides, qui la tiennent aussi plus ou moins distendue, comparativement à celle qui a supporté la constriction. Le mouvement péristaltique ayant d'ailleurs été troublé, éprouve parfois de la peine à reprendre son rythme habituel, et les matières ne sont pas dès lors poussées avec assez de force de haut en bas, pour arriver sans obstacle dans le bout inférieur du conduit alimentaire. Cette paresse de l'intestin peut tenir à l'inflammation modérée dont ses diverses tuniques sont devenues le siége dans les environs de la hernie. Si donc les selles ne se rétablissent pas spontanément, au bout de deux ou trois heures, on donne un lavement simple. En supposant qu'il ne suffise pas, on en donne bientôt un autre, de nature un peu plus excitante. Si, après douze heures, les évacuations n'étaient point encore arrivées, il faudrait même recourir aux lavements purgatifs, avec la décoction de séné. Beaucoup de praticiens sont dans l'habitude d'employer en même temps un léger purgatif, administré par la bouche. Dionis, qui insiste beaucoup sur les avantages d'un pareil moyen, dit le tenir de Moreau, médecin de la dauphine. Quelques chirurgiens, à la tête desquels on doit placer M. Dupuytren et M. Green, n'en blâment pas moins l'usage, en disant qu'il ne peut que favoriser ou aggraver une inflammation déjà trop à craindre chez les individus affectés de hernie étranglée. Au premier coup d'œil, ce raisonnement pourrait en imposer, quoique au fond il soit facile à réfuter. En effet, les matières accumulées dans l'intestin sont une cause puissante d'inflammation. Or, le meilleur moyen d'éteindre ou de prévenir cette inflammation, est de les forcer à s'échapper par le rectum. Dans ce sens, les lavements purgatifs et les potions de même nature ont une efficacité que personne ne peut révoquer en doute. J'ai vu à l'hôpital de Tours M. Gouraud opérer un assez grand nombre de hernies : on administrait à tous ses malades une potion purgative presque immédiatement après, et nulle part, que je sache, on n'a observé une plus grande proportion de succès. M. Boyer, qui paraît être dans la même habitude, passe aussi pour être fort heureux dans ces sortes d'opérations. Quant à la nature du purgatif, on peut la varier. Quelques-uns donnent une ou deux onces d'huile de ricin, par cuillerées. D'autres emploient le sel d'epsom. La potion que je préfère, parce que je l'ai vu employer avec beaucoup d'avantage, se compose d'une once ou deux de manne dissoute dans un verre d'infusion de menthe. Il en est qui aiment mieux faire fondre cette dernière substance dans quatre onces de vin rouge. Les idées communes sont contraires à l'essai d'un pareil véhicule, et je n'ai rien de personnel à dire en sa faveur. Il est inutile d'ajouter, au reste, que, pour moi, l'administration d'un purgatif n'est point indiquée, est pour le moins inutile, quand les selles se rétablissent d'elles-mêmes, et qu'il ne se manifeste aucun signe d'embarras intestinal.

Lorsqu'au lieu d'un simple engouement, on remarque des symptômes d'inflammation véritable, ou qu'il y a menace de péritonite, malgré le rétablissement du cours des matières, on doit sans hésiter soumettre le malade au traitement antiphlogistique le plus énergique. Une ou plusieurs saignées du bras, une ou plusieurs applications de sangsues, au nombre de vingt, trente, quarante et jusqu'à soixante même, si la force de l'individu le permet, seront aussitôt prescrites si, dans l'espace de vingt-quatre heures, la phlegmasie n'était pas diminuée, tendait au contraire à s'étendre, à se généraliser. Je ne vois pas non plus pourquoi le traitement mercuriel, *la mercurialisation* n'aurait pas aussi son tour, pourquoi on ne ferait pas toutes les deux ou trois heures une friction sur le ventre, avec deux ou trois gros d'onguent napolitain, en même temps que deux grains de calomel seraient également donnés toutes les deux heures. Les cas de péritonite puerpérale, de péritonite simple, de péritonite traumatique, qui ont évidemment cédé à cette médication, autorisent suffisamment, il me semble, à ne pas la négliger ici, dès que les évacuations sanguines n'offrent plus de chances de succès. D'ailleurs, ce ne sont malheureusement pas là les seuls obstacles qui puissent s'opposer au rétablissement des fonctions après la kélotomie. Outre la rentrée en bloc de l'intestin qui continue d'être étranglé par le collet du sac, ou qui se loge dans l'épaisseur des parois du ventre, on doit encore craindre que l'anse qui était au-dehors ne soit passée en rentrant au-dessus ou au-dessous d'une bride anormale, comme il s'en rencontre si souvent derrière ou aux environs des ouvertures herniaires : presque tous les auteurs rapportent des exemples de ce genre. Il est possible encore que la portion qu'on vient de réduire fasse un coude, un angle assez aigu, pour ne pas permettre aux matières de le traverser, ainsi qu'une observation de Lassus en donne la preuve. La même difficulté peut dépendre de ce que l'intestin se trouve tordu sur lui-même, au point de fermer entièrement sa cavité. Il peut, de plus, avoir glissé à travers une déchirure de l'épiploon, de quelques fausses membranes anciennes, ou du mésentère. Enfin, si les vomissements, la douleur, les angoisses continuent en même temps que la constipation après la réduction des viscères, sans qu'on puisse rapporter de pareils symptômes à l'inflammation violente du péritoine, ou de quelque viscère, lorsqu'il n'y a aucune raison de supposer un épanchement de matière intestinale, on est autorisé à croire que l'étranglement n'a pas cessé, que d'externe il est simplement devenu interne. Alors le malade court les plus grands dangers ; car, à l'exception d'un assez petit nombre de cas, la chirurgie n'a que de faibles secours à lui porter. Cependant, on doit tenter ceux que la raison conseille. La première indication est de faire ressortir la hernie, comme si les viscères étaient rentrés en refoulant devant eux le collet du sac. On fera donc tousser, mouvoir, agir le malade. En cas d'insuccès, le doigt sera porté à travers l'anneau jusque dans l'abdomen, afin de reconnaître, autant que possible, l'état des choses. Si le chirurgien distingue nettement l'anse intestinale, et qu'il la trouve tendue, fixe ou immobile, il tâchera de la saisir avec des pinces à pansement et de la ramener au-dehors. Si une bride, un cercle, ou une lamelle quelconque, lui paraissent produire la constriction, des ciseaux ou le bistouri courbe, dirigés par le doigt, iront aussitôt la diviser. Si le doigt ne pouvait atteindre les parties, ou ne donnait que des notions confuses sur leur disposition, on devrait examiner avec soin les environs de la plaie, et voir si les organes contenus dans le ventre ne forment pas là un relief, une sorte de tumeur visible à travers la peau. Nul doute qu'alors il ne fallût, en désespoir de cause, agrandir largement l'incision de l'anneau, et pénétrer jusqu'au point occupé par les organes étranglés, de manière à les découvrir complétement, à pouvoir les déployer et leur redonner la liberté entière de s'étaler dans l'abdomen.

§ 5.

Gastrotomie.

Les symptômes qui caractérisent l'étranglement interne étant dûs à l'impossibilité qu'éprouvent les matières intestinales à parcourir leurs voies naturelles, doivent être entièrement semblables à ceux de la hernie incarcérée. Il semble donc, au premier coup d'œil, que ce soit chose facile à reconnaître. On a, d'un côté, tous les signes d'un étranglement herniaire, et, de l'autre, absence complète de tumeur à la surface du corps. Cependant il arrive souvent que le diagnostic reste incertain. Malgré la présence d'une hernie à l'extérieur, il n'est pas impossible de prendre pour un étranglement externe, une maladie qui en est tout-à-fait indépendante. Une péritonite partielle, une tumeur inflammatoire aiguë du fond de l'abdomen, les abcès qui se développent assez fréquemment dans l'une ou l'autre fosse iliaque, ont plus d'une fois fait naître des vomissements répétés, une constipation opiniâtre, et une douleur aiguë sur un point fixe et circonscrit de la cavité péritonéale. Enfin, une difficulté qui paraît à peu près insurmontable, est celle qui consisterait à distinguer l'obstacle qui dépend d'une lésion organique de l'intestin, du volvulus véritable, et de l'étranglement proprement dit. Toutefois, si l'affection est survenue tout-à-coup à l'occasion d'un effort ou d'une violence quelconque; si le malade a cru sentir une déchirure, accompagnée de craquement et d'une douleur qui, d'un point déterminé, se propage dans le reste du ventre; si, depuis ce moment, des vomissements de matières alimentaires, muqueuses, puis stercorales, ont continué de se faire en même temps que les évacuations alvines sont devenues impossibles et que les signes ordinaires d'une violente péritonite manquent, il sera bien difficile de ne pas admettre l'existence d'un étranglement interne. Trois sortes de moyens ont été proposés pour remédier aux accidents de ce genre. Les anciens, qui aimaient à supposer les invaginations, le tortillement du tube alimentaire, avaient une grande confiance dans le vif-argent, les balles de plomb, les purgatifs, etc. Ils espéraient, à l'aide de substances aussi lourdes ou aussi actives, agir mécaniquement sur les entrailles, ou les forcer à se dégager au moyen de monvements précipités. MM. Balluci, Bellini et Ribell, ont encore invoqué de nos jours des exemples en faveur du mercure coulant. Dans le volvulus récent et simple, de telles ressources pourraient être suivies parfois de succès; mais il n'est personne qui ne soit effrayé de leur emploi, dans le cas d'étranglement interne proprement dit. Pour mon compte, je n'oserais point en faire l'essai. Les saignées locales et générales, les cataplasmes, les opiacés, propres à modérer l'inflammation, à calmer les douleurs, n'ont aucune espèce d'influence sur l'état de constriction dans lequel l'intestin se trouve. Leur seul avantage est de favoriser les efforts de l'organisme et le travail au moyen duquel il a été, dans certains cas, assez heureux pour rétablir la continuité de l'intestin sans en détruire la perméabilité. La portion intestinale invaginée peut en effet, après un temps plus ou moins long et des accidents plus ou moins graves, se séparer par la rupture de son collet ou de sa racine, soit que la gangrène s'en soit emparée, soit sous les progrès d'une simple ulcération éliminatoire. Alors la masse mortifiée devenue libre, parcourt toute la portion inférieure du tube alimentaire, et finit par être expulsée au-dehors. On a vu sortir de cette manière la totalité du cœcum, une grande portion de l'S iliaque du colon, une étendue plus ou moins considérable de l'intestin grêle; ainsi que le mémoire de Hévin en renferme des exemples nombreux. MM Rigal et Bourial ont vu jusqu'à trente pouces d'intestin grêle être expulsés par ce mécanisme. Des observations à peu près pareilles ont été rapportées par

MM. Mallet de Rouen, Baillie, Lobstein, Lacoste, Boucher de Lille, Gaulthier de Claubry, etc. D'autres faits, non moins remarquables, ont encore été recueillis depuis et publiés dans les bulletins de la Société Philomatique et de la Faculté de médecine, dans plusieurs thèses et dans la plupart des journaux scientifiques.

On devine, au reste, qu'une semblable terminaison n'est possible que dans les cas d'invagination, et que, pour détruire un véritable étranglement, il n'est pas permis de compter sur les ressources de l'organisme. La gastrotomie se présente alors comme dernier refuge. Jusqu'ici, peu de personnes ont osé la pratiquer; l'expérience est, en quelque sorte, restée muette sur sa valeur. On ne peut tenir aucun compte, en effet, de l'histoire de cette baronne de Lanti, dont parle Bonnet, et qui, au dire d'un ecclésiastique, avait été guérie, par l'incision du bas-ventre, d'une passion iliaque. Quoique le cas dans lequel Nuck conseilla de fendre l'abdomen, pour arriver sur les intestins et les dénouer, soit un peu plus authentique, et que M. Fusch ait fait connaître, dans ces dernières années, un succès complet de gastrotomie pour une invagination, on ne peut néanmoins s'autoriser qu'avec une extrême réserve de ce peu d'observations. Toutefois, s'il arrivait qu'on eût une certitude presque complète de l'existence, soit d'une invagination récente, soit d'un étranglement, et que le lieu de la maladie fût bien déterminé, il faudrait, je crois, se hasarder à pratiquer la gastrotomie déjà en usage du temps de Praxagore, qui l'aurait pratiquée, en réunissant aussitôt la plaie du ventre au moyen de la suture. M. Dupuytren, qui l'a tentée une fois, eût très probablement réussi, s'il lui eût été permis d'inciser, comme il le voulait, sur le côté du ventre où était la douleur, au lieu d'agir sur la ligne blanche, comme il le fit d'après l'avis des consultants. Un fait observé à l'hôpital Saint-Antoine, prouve aussi qu'il est parfois possible de dire assez exactement pendant la vie quel est le siége précis de l'étranglement, et que Laennec avait peut-être raison, en conseillant dans les hernies diaphragmatiques d'ouvrir l'épigastre, afin d'aller, avec les doigts, retirer les viscères de la poitrine. Le malade devrait être couché comme pour l'opération de la hernie ordinaire. L'incision, plutôt en demi-lune que droite, serait pratiquée très près de l'étranglement. Si on n'était pas sûr du siége de ce dernier, on la placerait en dehors des muscles droits. Les doigts chercheraient ensuite la partie malade. Dans le cas d'invagination, ils n'auraient qu'à tirer en sens opposé les deux bouts de l'intestin, pour la détruire, et remettre aussitôt le tout dans la cavité péritonéale. S'il s'agissait d'un étranglement, le doigt parviendrait sans doute à le rencontrer, à l'isoler, de manière qu'un bistouri courbe, garni d'une bandelette de linge jusqu'à quelques lignes de son extrémité, pourrait diviser sans danger le ruban ou le cercle constricteur. Un autre genre d'étranglement interne mérite encore d'être signalé, c'est celui qui a lieu après la réduction forcée d'une hernie. Lorsqu'il est opéré par le col du sac, si le taxis est employé avec quelque violence, la tumeur peut rentrer en entraînant avec elle son enveloppe interne. Alors elle se place entre le péritoine pariétal et l'aponévrose profonde du bas-ventre, absolument comme on l'observe dans certains cas d'opération de hernie étranglée proprement dite. M. Delmas cite un cas où les organes s'étaient ainsi arrêtés dans l'épaisseur même des muscles. Ils peuvent aussi passer au-dessous d'une bride, ou à travers une déchirure, de la même manière que quand on veut les réduire après avoir ouvert le sac, et comme je l'ai mentionné plus haut. C'est une chose malheureusement trop commune que de voir ces réductions en masse sous l'influence du taxis, ne point empêcher les accidents de continuer leur marche progressive. Il est peu d'auteurs qui n'en aient recueilli des exemples, et chaque jour encore, on en rencontre dans la pratique. Si les symptômes n'annoncent que la continuation de l'étranglement, sans indiquer l'existence d'un épanchement ; en d'autres termes, si l'intestin ne paraît être ni gangréné, ni rompu, il faut ne pas désespérer de la vie du malade, et songer à lui porter secours. Le premier soin à prendre est de faire ressortir la hernie. Si rien ne se présente à l'anneau, le chirurgien serait blâmable de temporiser trop long-temps, et de ne pas pratiquer aussitôt l'opération. Il sait qu'une tumeur herniaire existait, qu'après avoir fait naître des accidents ou être restée long-temps au dehors, elle a disparu tout-à-coup sous l'influence d'efforts étrangers ; l'ouverture qui lui a livré passage est libre, admet facilement l'extrémité du doigt, assez souvent même présente une sorte de dépression ou de cul-de-sac, semble être tirée vers l'intérieur par quelque bride ou quelque membrane adhérente ; parfois aussi, le doigt, porté dans cette dépression, arrive jusqu'à sentir dans sa profondeur la tumeur intestinale incomplétement réduite. Dans cette supposition, on incise les parties molles comme dans la hernie étranglée ordinaire, et on arrive par degrés jusqu'à son intérieur. Si le sac peut être atteint, il est rare que l'opérateur ne parvienne pas jusqu'au siége du mal. M. Dupuytren, qui a fréquemment été appelé pour remédier à cette espèce d'étranglement, et qui en a observé à l'Hôtel-Dieu un grand nombre d'exemples, fait remarquer qu'après avoir vainement tenté de ramener les viscères à l'extérieur, il reste encore la ressource d'inciser largement l'anneau dans le sens où il n'y a point de vaisseaux, et d'arriver ainsi jusque dans le ventre.

§ 6.

Hernie avec gangrène.

Gangrène. Lorsque la gangrène est reconnue de prime abord, la division des tissus n'exige pas les mêmes précautions que dans l'opération ordinaire. Les incisions en effet peuvent pénétrer sans inconvénient du premier trait jusque dans l'intestin. Si elle comprend toute la tumeur, et que la hernie soit volumineuse, on doit, après avoir fait plusieurs divisions profondes, enlever toutes les portions mortifiées. On pourrait, néanmoins, se borner à l'incision de l'anse intestinale, et attendre l'exfoliation des tissus. Des faits assez nombreux prouvent qu'alors l'organisme parvient assez facilement à produire une guérison complète. Courant un jour la poste en Allemagne, J.-L. Petit descendit, dit-il, dans un poële, et fut aussitôt frappé par l'odeur de gangrène. On lui fit voir dans la pièce voisine un homme en proie aux accidents d'une hernie avec mortification. Croyant cet homme perdu, il s'en tint à quelques incisions de la tumeur qui se vida sur-le-champ d'une abondante quantité de matières. A son retour, vingt-huit jours après, J.-L. Petit apprit, non sans surprise, que son malade était complétement guéri, et guéri sans *fistule stercorale*. Se rendant une autre fois à la Ferté-sous-Jouarre, et s'étant égaré la nuit, il alla demander le chemin à une maison où il apercevait de la lumière. La femme lui dit que son mari était à l'agonie, et le pria d'entrer. C'était aussi une hernie étranglée que J.-L. Petit se contenta d'ouvrir et de nétoyer, en recommandant de ne pas la soumettre à d'autres soins, croyant bien d'ailleurs que ce malade ne survivrait pas. La guérison eut lieu cependant, et c'est l'individu lui-même qui vint l'apprendre au chirurgien quelque temps après. Toutefois, on ne peut disconvenir qu'il ne vaille mieux débarrasser la tumeur, à coups de ciseaux ou de bistouri, de tout ce qu'elle contient d'évidemment mortifié. Pour le reste, il n'y a pas de raison de se conduire autrement que si l'intestin seul était gangréné, et que si la gangrène n'était reconnue qu'après l'ouverture du sac. Dans ce dernier cas, la gangrène peut n'occuper que la partie la plus saillante de l'anse étranglée, comme elle peut avoir son siège dans l'intérieur même de l'anneau et sur les points qui supportent immédiatement la constriction. Plusieurs méthodes ont été conseillées à l'occasion de cet accident. L'une des plus anciennes consiste à ouvrir largement l'intestin pour frayer une libre issue aux matières, et à s'en remettre pour les suites aux ressources de la nature. En agissant ainsi, on a deux choses à craindre : 1° que la constriction ne persiste au point de rendre difficile le passage des substances qui parcourent le tube alimentaire; 2° d'établir presque nécessairement un anus contre nature. A ces craintes, quelques personnes ont opposé que l'anneau est toujours assez large pour que le bout d'un intestin, dans l'état naturel, puisse constamment y conserver sa perméabilité; que la portion inférieure de ce canal, ne recevant plus de matières, s'affaisse; que celle qui correspond à l'estomac, continuant seule de recevoir les détritus digestifs, doit être assez libre dans l'ouverture herniaire pour y remplir sans danger les fonctions d'anus anormal. D'un autre côté, l'expérience démontre que cette conduite a souvent été suivie d'une guérison radicale et assez prompte. Les deux exemples cités tout à l'heure en sont une preuve, et J.-L. Petit en raconte d'autres qui ne sont pas moins remarquables. Ainsi, étant allé en Flandre, ce chirurgien fut appelé, en passant à Douai, pour donner son avis sur une tumeur qu'il ne put réduire et qui était étranglée. Un charlatan, dont le malade et les parents adoptèrent l'avis, soutint que cette tumeur était un abcès, et qu'il fallait l'ouvrir. J.-L. Petit annonça qu'il pouvait en résulter des accidents graves, et qu'il s'en suivrait pour le moins une fistule stercorale. A son retour, on lui assura que le malade était parfaitement guéri. Il apprit de plus que cet homme ouvrait ainsi toutes les hernies étranglées, que dans les environs de Douai et de Cambrai, il en avait ainsi opéré un grand nombre; ce qui lui avait acquis une réputation brillante dans le pays. J'ai vu l'année dernière un étudiant en médecine, qui m'a soutenu que son père, chirurgien de province, avait été porté par expérience à suivre une méthode pareille, et que, dix ou douze fois déjà, il l'avait mise en usage avec succès, que la hernie étranglée fût ou non accompagnée de gangrène. Quand on se rappelle que des anus contre nature, établis depuis assez long-temps, ont fini par disparaître spontanément, quoique les deux bouts de l'intestin eussent été fixés, arrêtés dans l'anneau, et qu'une portion considérable en eût été enlevée, ces résultats ne tardent pas à perdre de leur merveilleux. En effet, l'intestin, une fois ouvert, cessant d'être distendu dans la hernie, l'étranglement disparaît bientôt par la même raison. Le ressort du mésentère, les mouvements naturels des organes contenus dans le ventre, doivent tendre sans interruption à ramener de leur côté celui qui s'était échappé dans la hernie. Peu à peu, les deux bouts de l'intestin gagnent la face postérieure de l'anneau et se rapprochent l'un de l'autre; leurs ouvertures finissent par se correspondre; les matières passent du bout supérieur dans le bout inférieur, au lieu de s'échapper par la plaie, qui leur oppose d'ailleurs, en se rétractant, une résistance de plus en plus grande. Tous les auteurs, néanmoins, ne partagent pas cette manière de voir. Scarpa veut qu'après avoir ouvert l'intestin, si l'étranglement est considérable, on débride plus ou moins largement l'anneau. Sans cette précaution, les matières accumulées derrière, éprouveraient, dit-il, trop de peine à s'échapper, feraient naître une inflammation dangereuse, en supposant même qu'elles n'entretinssent pas les symptômes de l'étranglement. Quel danger y aurait-il, après tout, à se conduire ainsi? Les adhérences qu'il admet sur les limites de la gangrène, le rassurent pleinement. Quand même on serait obligé d'inciser l'intestin de dedans en dehors, en même temps que le collet du sac ou l'anneau fibreux qui l'entoure, on n'aurait, selon lui, aucune raison de craindre un épanchement dans le péritoine. Dans ces derniers temps, M. Dupuytren, qui s'est élevé avec beaucoup de force contre cette doctrine, soutient, quand il y a gangrène jusque dans l'anneau, que les bords de l'ouverture herniaire sont ordinairement mortifiés, et qu'une fois l'intestin ouvert, l'étranglement ne peut pas tarder à se dissiper de lui-même, à rendre, par conséquent, toute espèce de débridement inutile. Il pense, en outre, que les adhérences indiquées par Scarpa sont loin d'être constantes sur toute la circonférence de l'intestin, et qu'elles n'opposeraient pas une digue suffisante à l'épanchement des matières, si l'incision du tube digestif était porté jusque derrière l'anneau. Il est certainement inexact de dire que la gangrène ne se développe jamais sans être précédée d'adhérences entre les surfaces séreuses circonvoisines. Plusieurs fois déjà l'ouverture de cadavres d'individus morts à la suite de hernies étranglées, m'a démontré que Scarpa avait singulièrement exagéré l'importance de cet état morbide, et qu'il s'en était laissé imposer sur la fréquence et la rapidité avec lesquelles il se développe; que ces adhérences enfin sont parfois restreintes à de si étroites limites, qu'il eût été difficile de ne pas les dépasser en débridant le cercle herniaire à travers l'intestin. D'un autre côté, il me semble que la mortification du collet du sac et des bords de l'anneau est beaucoup moins commune que MM. Corbin et Caillard ne le font dire à M. Dupuytren, et que s'il fallait compter sur elle pour faire cesser l'étranglement, on aurait fréquemment à s'en repentir. Elle n'a point lieu, par exemple, lorsque c'est la partie libre de la hernie qui est mortifiée. Comme l'intestin est doué d'une vie bien plus active, renferme des vaisseaux en bien plus grand nombre que l'ouverture qui le comprime, on doit présumer, quand même l'expérience ne l'aurait pas prouvé, qu'en se gangrénant, dans l'anneau, il n'entraîne pas nécessairement la mortification de ce dernier. J'ajouterai que si on ne débride pas, l'intestin, plus ou moins enflammé derrière la partie détruite, devient ordinairement le siége d'un gonflement considérable qui envahit ses trois tuniques, sa tunique muqueuse principalement; et que ce gonflement, arrêté en dehors par le cercle constricteur, se fait presque en entier du côté interne, de manière à produire quelquefois une oblitération à peu près complète de l'ouverture intestinale. C'est ce que j'ai vu chez une femme opérée d'une hernie avec gangrène à l'hospice de Perfectionnement, en 1824, et qui mourut le lendemain. C'est ce qui est également arrivé plusieurs fois dans d'autres hôpitaux de Paris depuis quelques années, si j'en crois le rapport que m'en ont fait divers internes assez instruits pour bien juger de pareilles questions. En résumé si, après avoir ouvert l'intestin, les matières qu'il contient, soit dans la hernie, soit dans le ventre, s'échappent librement, si la constriction de l'anneau est légère, on se dispensera de débrider. Si, au contraire, le doigt porté dans la portion étranglée y pénètre, la traverse difficilement, la prudence veut, je crois, qu'on agrandisse une telle ouverture. L'instrument peut-il être aisément glissé entre le viscère et le sac, sans exposer à détruire les adhérences qui pourraient exister derrière? le débridement sera pratiqué comme dans l'opération ordinaire. S'il en est autrement, le bistouri devra être porté à l'intérieur même de l'intestin, pour inciser du

centre à la circonférence, dans un ou plusieurs sens, l'o-
rifice que doivent traverser les matières. En réfléchissant
à la disposition naturelle des parties, on verra, du reste, que
ces incisions exposent moins qu'on ne pourrait le penser, à
produire un épanchement dans le péritoine. Cet épanchement ne serait effectivement à craindre que si l'incision était
portée au-delà de l'orifice postérieur de l'anneau, par conséquent bien au-delà du lien qu'occupe l'étranglement ; la
constriction , en pareille circonstance , étant à peu près
constamment un peu plus rapprochée de l'aponévrose externe que du *fascia propria* ou du péritoine intérieur. Peut-
être même est-ce là ce qui pourrait concilier les idées de
M. Dupuytren avec la pratique de Scarpa. Je ne puis
omettre de dire néanmoins que le danger de ne pas débrider en cas de gangrène , ne paraît pas d'abord devoir
être très grand. Si , au bout de quelques heures, les coliques continuent, les symptômes de l'étranglement n'ont
pas cessé , et qu'en levant l'appareil , on reconnaisse que
les matières ont de la peine à sortir , il doit être possible
d'introduire dans le bout supérieur de l'intestin, ou une
sonde de femme , ou une canule d'argent , ou mieux encore un large tube de gomme élastique, et de remédier
ainsi sur-le-champ à cette difficulté. Si , malgré une telle
attention , l'engorgement des tissus et l'étroitesse de
l'anneau s'opposaient au rétablissement des fonctions, il
serait temps encore le lendemain ou le surlendemain de
débrider , comme on aurait pu le faire le jour de l'opération , et de débrider avec moins d'appréhension peut-
être , attendu qu'alors il est à peu près impossible que
des adhérences solides ne se soient pas effectuées autour
de l'ouverture herniaire.

§ 7.

Entéroraphie.

Jusqu'ici nous avons supposé que les parties seraient

laissées en place ; mais un grand nombre de praticiens pensent qu'il faut, pour s'assurer des limites de la gangrène, faire sortir de l'anneau et attirer au-dehors une certaine portion de l'intestin qui n'y était pas contenue ; qu'on excise ensuite en taillant dans le vif tout ce qui est mortifié ; qu'on réduise les parties saines, de manière à ne laisser dans la plaie que l'ouverture ou les ouvertures qui viennent d'être pratiquées, ou bien qu'on tente sur-le-champ de réunir par le moyen de la suture les deux bouts de l'anse intestinale : de là sont même nées plusieurs opérations importantes.

1° *Littre* imagina, par exemple, de lier le bout inférieur, afin d'en obtenir l'oblitération, d'arrêter le bout supérieur dans l'anneau, et d'établir un anus contre nature, que le malade devait porter le reste de ses jours. Louis, qui n'est pas éloigné d'adopter le conseil de Littre, y trouvait pourtant une difficulté, celle de distinguer sur-le-champ la portion supérieure de la portion inférieure du tube alimentaire. C'est pour obvier à cette difficulté, qu'il conseille de donner au malade un peu de sirop de chicorée qui, devant être évacué au bout de quelques heures, indiquera par sa couleur verte dans quel sens est l'estomac, dans quel sens est le rectum. Un pareil moyen serait ingénieux, sans doute, mais il est rare qu'on soit obligé d'y avoir recours. Après la division de l'intestin, son bout inférieur manque rarement de se resserrer et de se réduire bientôt au volume d'une grosse corde ; tandis que l'autre conserve à peu près ses dimensions primitives et ne cesse point d'ailleurs de livrer issue aux matières. Le procédé de Littre ayant pour but d'établir une infirmité dégoûtante a dû être rejeté, et ne mérite plus aujourd'hui la moindre attention.

2° *Lapeyronie* en a proposé un autre plus simple et beaucoup plus rationnel tout à la fois. Le chirurgien passe derrière la division un double fil à travers un repli du mésentère, et, après avoir repoussé les deux bouts de l'intestin jusque dans le cercle abdominal, se sert de ce fil pour les empêcher de rentrer complétement, en les fixant à l'extérieur sur l'appareil d'une manière quelconque. On obtient par là un anus contre nature, il est vrai, mais un anus contre nature qui peut guérir spontanément, ou par les secours de l'art. Scarpa, qui blâme le procédé de Lapeyronie, veut qu'une fois les parties gangrénées détruites, on abandonne les deux bouts de l'organe dans la plaie. Les adhérences qu'ils ont contractées, dit-il, pendant que la mortification s'est opérée, suffisent toujours pour les empêcher de rentrer trop rapidement, pour mettre à l'abri de toute espèce d'épanchement dans le péritoine. A l'entendre, le fil mésentérique serait nuisible sous plus d'un rapport : d'abord, en mettant obstacle à la rétraction graduelle des parties, et à la formation de ce que le célèbre chirurgien de Pavie appelle *entonnoir membraneux* des anus contre nature; secondement, parce que ce fil qui ne tarde pas à couper le mésentère, peut diviser en même temps quelques vaisseaux dont on aurait à craindre l'hémorrhagie, et, en dernier lieu, parce que, appuyant contre la face profonde des intestins, il est capable d'en déterminer l'ulcération et la perforation, de la même manière qu'une ligature d'attente coupe l'artère au-dessous de laquelle on l'avait placée. Toutefois, les craintes de Scarpa n'ayant pas été partagées par tous les chirurgiens, il en est qui ont osé mettre le procédé de Lapeyronie en usage, même dans ces dernières années, et qui prétendent n'avoir point eu à s'en plaindre. M. Hervez de Chégoin, entre autres, en a rapporté un exemple à l'académie de médecine en 1829. Il serait facile, au surplus, de ne laisser ce fil qu'un ou deux jours, si sa présence était réellement à redouter. Au lieu d'en former une anse dont les deux portions seraient réunies ou roulées l'une sur l'autre, on n'aurait qu'à les tenir écartées en les fixant séparément au-dehors, et, au bout d'un temps donné, rien ne serait plus aisé ensuite que d'enlever ce fil en le tirant par une de ses extrémités, avant qu'il ne pût diviser le mésentère, ou détruire la continuité de l'intestin. Nul doute qu'à la rigueur on ne puisse se passer de la précaution indiquée par Lapeyronie, lorsque l'excision n'a point été faite dans le vif ou qu'elle se trouve très près de l'anneau, et que, pendant l'opération, on n'a pas cru devoir déplacer le cercle intestinal étranglé ; mais, dans les autres cas, il serait imprudent, je crois, de laisser pendre dans la plaie, comme le veut Richter, une longue portion de l'organe divisé, ou de le repousser jusque dans le cercle qui a causé l'étranglement, ainsi que le propose Desault, sans avoir pris la précaution de le fixer par un moyen quelconque, à l'extérieur.

3° *Suture*. En suivant la conduite qui vient d'être tracée, on a pour résultat immédiat une fistule stercorale ou un anus contre nature. La suture a été proposée, dans le but de prévenir cette infirmité en rétablissant sur-le-champ la continuité du tube divisé. C'est une indication que de nombreux auteurs ont tenté de remplir par des moyens divers, et qui, oubliée plusieurs fois déjà, a de nouveau vivement fixé l'attention dans ces derniers temps.

Sur un corps étranger. On attribue aux quatre maîtres, hommes qui s'étaient réunis pour soulager en commun les malades pauvres de Paris, la première idée de rapprocher les deux bouts de l'intestin et de les coudre. Ces chirurgiens commençaient, dit-on, par se procurer une trachée d'animal, en introduisaient une extrémité dans le bout supérieur du conduit interrompu et portaient l'autre dans le bout inférieur, dont ils rapprochaient ensuite les deux cercles saignants, afin de les fixer et les maintenir en contact, à l'aide de quelques points de suture qui devaient comprendre aussi la trachée, et être entraînés au bout de quelque temps avec elle par les selles. G. De Salicet qui vivait avant Guy de Chauliac, ne parle pas de la trachée d'animal; mais il connaissait le procédé des quatre maîtres, et le blâme formellement. «... Ne escoute pas ycy, dit-il, ceulx qui disent que d'avant que recouldre les boyaulx, que l'on y doit mettre une canule de sambuc, ou d'aultre chose dedans le boyau, et que sur telle canule se doit couldre le boyau qui a esté blessé, car... etc...» Et plus loin : « il vauldrait mieulx... une partie d'un boyau de quelque beste.... mais ne cecy, ne aultre chose..... » Au reste, est-il bien sûr que les anciens aient eu là-dessus l'idée qu'on s'en fait aujourd'hui. Guillaume n'en fait mention que pour les divisions incomplètes du cercle intestinal, et avertit expressément que les autres sont nécessairement mortelles. Rien ne prouve non plus que Guy en eût une idée différente. «.... Et si elles ont besoin de cousture (les parties contenues dans le ventre), et qu'elle leur profite comme au fond de l'estomac et aux gros boyaulx, soient cousues de la cousture du pelletier. Quelques-uns, comme Rogier, Garnier et Théodore, mettent dans le boyau, une canule de sureau, pour garder que la fiente ne pourrisse la cousture. Les autres, ainsi que Guillaume a récité, y mettent une portion de boyau de quelque beste, ou une portion de trachée artère, comme disent les quatre maistres. » Telles sont ses propres paroles. Watson a proposé depuis une canule de colle-de-poisson. Quelques-uns parlent, avec Scarpa, d'un cylindre de suif. Sabatier, Ritch, Desault et Chopart indiquent un morceau de carte à jouer enduite d'essence de térébenthine, d'huile d'hypericon, ou vernissée d'une manière quelconque. Le procédé des anciens avait d'ailleurs si peu fixé l'attention, que Duverger, chirurgien de Maubeuge, qui le reproduisit au commencement du siècle dernier, crut en être l'inventeur. Il ne paraît pas, après tout, qu'on l'ait mis à l'épreuve un grand nombre de fois, qu'il ait jusqu'à présent procuré plus de deux ou trois succès. Si on voulait en essayer l'usage, il serait, je crois, à peu près indifférent d'employer une trachée d'animal bien souple, un cylindre de colle, de carte ou de papier, ou une canule de gomme élastique. Après avoir enduit d'un vernis huileux cette espèce de tuyau ou de virole, qui devrait nécessairement avoir un peu moins de volume que l'intestin, on passerait à travers sa partie moyenne trois ou quatre anses de fil ou de soie, distantes de quelques lignes les unes des autres, portant à leur extrémité chacune une aiguille, et destinées à former autant de points de suture. Son introduction dans le bout supérieur du tube alimentaire ne peut offrir que de très légères difficultés ; mais, afin de l'admettre, le bout inférieur doit être saisi avec deux pinces qui puissent le tirer en sens opposé, pour en agrandir l'ouverture. Cela fait, les chefs de chaque fil doivent être successivement passés de dedans en dehors, à deux ou trois lignes de la plaie, au travers du bout correspondant de l'intestin. Après les avoir noués et coupés très près du nœud, on repousse le tout dans le ventre ; un léger minoratif est donné, et le malade traité comme après une opération ordinaire de hernie étranglée. Pendant que la réunion s'opère, les fils tranchent les tissus qu'ils embrassent, et dès que ce travail est effectué, le corps étranger, devenu libre, descend avec les matières intestinales, et ne tarde pas à être expulsé au-dehors. Au lieu de quatre fils, Duverger n'en recommande que deux, un en avant, l'autre en arrière. Ceux de Ritch, dépendant d'un même cordon, avaient l'inconvénient de former une sorte de branche transversale dans l'intérieur de la carte. Desault n'a eu d'autre motif que de faire disparaître cette particularité, en proposant la modification qu'on lui attribue, et qui n'est pas assez importante pour que je la donne en détail. Une telle suture est d'abord difficile à faire; ensuite, on aurait à craindre que, dans l'intervalle de ses points, la réunion ne se fît pas, qu'en devenant libres, les fils ne laissassent des ulcérations, et ne permissent à quelques fluides de s'épancher. Enfin, ses dangers sont tellement redoutables, qu'à moins d'expériences concluantes et de faits nombreux que la science ne possède point encore, on ne se décidera qu'en désespoir de cause à la mettre en pratique.

4° *Suture avec invagination*. Un chirurgien du duc de Brunswick, Randhor, ayant à traiter un militaire dont la continuité du tube intestinal venait d'être détruite, imagina d'en introduire le bout supérieur dans le bout inférieur, de les fixer par deux points de suture dans cette position, de les réduire, et de les abandonner ensuite dans le ventre. Son malade guérit complétement. Comme il mourut quelques années après d'une autre affection, Randhor put examiner l'état des parties, enleva la portion autrefois divisée, et l'envoya à Mœbius, qui eut occasion de la montrer à Heister et qui partit de là pour essayer, mais sans succès, la même opération sur des chiens. Vantée par les uns, rejetée comme impossible ou dangereuse par les autres, admise comme fort ingénieuse par Louis, essayée un assez grand nombre de fois depuis qu'on la connaît, la méthode de Randhor ne paraît avoir réussi que chez un très petit nombre de sujets. M. Boyer l'a pratiquée une fois, et son malade a succombé. Dans un autre cas, il ne put la terminer. Je l'ai vu tenter par M. Richerand à l'hôpital Saint-Louis, chez un malade qui mourut aussi le lendemain. M. Lavielle de Mérubaaté, MM. Chemery-Havé, Schmidt et quelques autres, ont cependant rapporté chacun un exemple de succès à l'appui du procédé Randharien.

La première difficulté est de vaincre le resserrement

27.

du bout inférieur de l'intestin. Un des meilleurs moyens
d'y parvenir serait d'en saisir par leurs quatre extrémités
à la fois, les deux diamètres principaux avec autant de
pinces ou de crochets. Pour empêcher le bout supérieur de
se remplir ou de se gonfler, un aide n'aurait qu'à s'en em-
parer à quatre ou cinq pouces de la division, et le tenir suffisamment comprimé pendant que le chirurgien cherche à
l'entraîner ou le fixer dans l'ouverture de la portion rectale. Mais il est un autre obstacle que M. Richerand a, je
crois, le premier signalé d'une manière nette et positive.
Les recherches de Bichat sur les différents tissus ont
prouvé, en effet, que les membranes muqueuses ne con-
tractent point d'adhérences entre elles, que l'inflammation
adhésive ne s'effectue, en général, qu'entre des surfaces
celluleuses. Or, dans l'invagination à la manière de
Randhor, c'est la couche péritonéale du bout intestinal
supérieur qui est en contact avec la membrane muqueuse
de l'autre. Si la loi établie par Bichat est exacte et si la
remarque de M. Richerand est fondée, l'agglutination
des deux bouts de l'intestin doit être impossible, par
cette méthode. Aussi, y avait-on à peu près renoncé,
lorsque M. Raybard s'est chargé de la faire prévaloir de
nouveau, et de montrer qu'elle doit être préférée à celle
qu'on a voulu mettre récemment à la place.

Procédé de M. Raybard. A l'appui de ses assertions,
ce chirurgien rapporte un certain nombre d'expériences
sur les animaux vivants et d'observations d'anatomie pathologique recueillies sur l'homme. Comme Randhor, M. Raybard veut qu'on incise d'abord le mésentère parallèlement
à la concavité de l'intestin, dans l'étendue de quelques
lignes. Ensuite il passe un fil un peu au-dessus de la plaie,
de manière que l'un de ces bouts reste en dedans du
canal, tandis que l'autre pend au-dehors. D'après lui, il
suffit de deux anses ainsi placées, une sur chaque extrémité du diamètre antéro-postérieur du conduit altéré. A

l'aide d'une aiguille, on fait passer l'extrémité interne de chacun d'eux, aussi de dedans en dehors, à travers le bout inférieur de l'organe, afin d'en invaginer méthodiquement les deux parties, et de terminer en fixant chaque point de suture par un nœud. M. Raybard soutient que son procédé est tout à la fois plus sûr, plus facile, et infiniment moins dangereux que celui qui a été proposé par M. Jobert; du reste, je n'ai point appris qu'il en ait fait l'application à l'homme.

Sut. avec contact des surfaces séreuses. Des expériences déjà anciennes auraient pu être invoquées à l'appui des idées de M. Richerand. MM. Schmidt, Thompson, Travers, avaient noté ce phénomène singulier, savoir, que si on applique un fil circulairement autour d'une petite perforation de l'intestin, ce fil s'enfonce bientôt comme dans une dépression, de manière à se rapprocher peu à peu de l'intérieur du canal, et à y devenir entièrement libre, en même temps que la membrane ou la surface séreuse s'est rapprochée par derrière et confondue avec une couche plastique comme pour remédier à l'ouverture qui sans cela en eût été la suite. Bien plus, M. Travers a vu que si on étrangle circulairement tout le calibre du conduit alimentaire, le péritoine de la portion supérieure se colle si rapidement avec celui de la portion inférieure, que la cloison formée par cet étranglement se gangrène bientôt, se détache, et est entraînée du côté du rectum, de telle sorte que le tube finit par se rétablir complétement. En France, les travaux de M. Dupuytren sur l'anus contre nature avaient aussi parlé dans le même sens, et montré avec quelle facilité, quelle promptitude, deux points de la face externe de l'intestin se soudent, quand on les tient en contact.

Procédé de M. Jobert. De ces éléments divers, M. Jobert a tiré une méthode qui a semblé d'abord promettre de véritables avantages. Ce chirurgien commence par renverser en dedans l'orifice du bout intestinal inférieur ; ensuite il pratique la suture comme Randhor, et, de cette manière, obtient que les deux bouts de l'organe ne soient en contact que par leur surface séreuse. Deux fils lui suffisent ; il ne les noue point et les retient au-dehors pour les enlever au bout de quelques jours en les tirant par l'une de leurs extrémités. Des expériences tentées sur des chats et sur des chiens lui ont, dit-il, parfaitement réussi. Il en a montré plusieurs aux commissaires de l'académie de médecine, qui ont vu que le tube digestif s'était en effet pleinement cicatrisé, et qu'il présentait un anneau solide, saillant à l'intérieur et très complet dans le lieu qu'avait dû occuper la plaie. Mais cette sorte d'invagination ne semble pas présenter beaucoup moins de difficultés que celle de Randhor, et n'offre, au premier coup d'œil, que l'avantage de mettre en contact deux portions du péritoine, au lieu d'appliquer le péritoine contre une membrane muqueuse, comme dans le procédé ancien. Il manque, au surplus, à cette manière de faire, d'avoir été mise en usage sur l'homme vivant.

Procédé de M. Denans. Un chirurgien de Marseille, M. Denans, a proposé, vers la même époque que M. Jobert, une autre sorte d'invagination. Trois petits cylindres creux de métal lui sont nécessaires. Il en place un dans chaque bout de l'intestin, dont il renverse ou invagine la plaie sur la face interne de ces espèces d'anneaux ; le troisième, un peu moins volumineux que les deux premiers, doit être glissé dans celui d'en haut, puis à l'intérieur de l'autre, de telle façon qu'il puisse leur servir de tige, d'axe, de soutien à tous deux. Une anse de fil les embrasse et les fixe tous les trois sur deux points différents du cercle intestinal. On coupe les bouts de la suture très près du péritoine pour remettre et abandonner le tout dans le ventre. La soudure des parties s'opère bientôt. Tout ce qui est pressé entre les trois viroles ne tarde pas à se gangréner, à se détacher, et ces corps étrangers n'ont plus qu'à descendre et à sortir avec les selles. Lors du dernier concours pour l'agrégation, M. Guersent fils a justifié toutes les assertions de M. Denans, en montrant aux membres du jury une anse intestinale dont les bouts avaient été affrontés par le procédé des viroles, et qui était parfaitement cicatrisé.

Procédé de M. Lembert. Un ancien élève des hôpitaux de Paris, M. Lembert, a, de son côté, proposé en 1825 une autre manière d'affronter la surface séreuse avec elle-même. Il passe, avec une aiguille ordinaire, autant d'anses de fil qu'il veut faire de points de suture, à travers l'épaisseur des parois du bout supérieur d'abord, et ensuite du bout inférieur de l'intestin. La pointe de son aiguille est portée à deux ou trois lignes de la plaie sur la face externe de l'organe; il la fait pénétrer jusqu'à la membrane muqueuse en labourant les tissus; la ramène en dehors à une ou deux lignes de son entrée, et parvient à placer ainsi son anse de fil; dirige l'aiguille avec les mêmes précautions, sur la face externe et dans l'épaisseur du bout rectal de l'intestin; applique successivement et de la même manière le nombre de fils qu'il juge convenable, et n'a plus ensuite qu'à les nouer pour compléter la suture. En tirant sur de pareilles anses, on force les lèvres de la plaie à se renverser sur leur côté interne, à former une valvule, un bord plus ou moins saillant à l'intérieur du canal, à produire en même temps un rapprochement exact, un contact immédiat de la surface externe des deux bouts de l'intestin dont on veut rétablir la continuité. Ces trois procédés tendent au même but, l'adossement de deux surfaces séreuses. Celui de M. Denans semble offrir plus de certitude et moins de danger que les deux autres, en ce sens que rien ne peut se déranger. Cependant, qui oserait abandonner ainsi l'intestin

dans le ventre? Qui peut répondre que ces cylindres inflexibles ne perforeront pas l'organe, s'ils viennent à prendre une position vicieuse dans l'intérieur de l'abdomen.
En opérant comme M. Jobert, on court risque de voir
les fils se relâcher, quelques points du contour intestinal
peuvent rester désunis et permettre un épanchement. La
modification de M. Lembert est en apparence beaucoup
plus simple et plus facile; elle n'exige ni renversement
préalable, ni invagination ; seulement elle semble exposer
encore plus que la précédente à laisser quelque intervalle
entre les points de suture par lequel des matières plus ou
moins fluides pourraient s'échapper. Si, d'ailleurs, je
voulais la mettre en usage, j'aimerais mieux me servir de
la suture à surjet; c'est-à-dire que je passerais l'aiguille
obliquement de haut en bas, du bout supérieur sur la face
externe du bout inférieur, afin de remonter ensuite sur le
premier à une ligne ou deux du point de départ, revenir
sur le second, retourner encore au premier, et ainsi de
suite jusqu'à ce que j'eusse parcouru toute la circonférence
de l'intestin. Pour terminer, il n'y aurait plus qu'à tirer
en sens opposé sur les deux bouts du fil dont l'un serait
à l'origine et l'autre à la terminaison de la suture. Si de
simples tractions ne suffisaient pas pour obliger les lèvres
de la plaie à se renverser, et le péritoine à se mettre en
contact avec lui-même, le bec d'une sonde compléterait
avec une extrême facilité ce renversement. En faisant un
double nœud, l'opération serait à l'instant terminée. Les
deux extrémités du fil ou l'une d'elles pourraient d'ailleurs
suffire à la rétention de l'organe derrière l'anneau, en supposant qu'on ne voulût pas l'abandonner dans le ventre, et
alors aucun nœud ne serait indispensable. En dernière analyse, la prudence permet-elle de s'en remettre à de pareils
moyens, moyens qui amèneraient nécessairement la mort
s'ils venaient à manquer leur effet? Est-il permis de ris-

quer ainsi la vie des hommes, quand, en établissant un anus contre nature, on a la presque certitude de pouvoir les guérir plus tard? J'ai mis en pratique sur des chiens le procédé de M. Jobert et celui de M. Lembert, modifié comme je viens de l'indiquer. Soit que je n'eusse pas pris toutes les précautions convenables, ou que je n'eusse pas toute l'habitude nécessaire pour de pareilles tentatives, je dois avouer que, dans deux cas sur six, les matières se sont épanchées dans le péritoine, et que la mort des animaux en a été la suite. J'ajouterai que, des quatre autres, deux seulement ont été parfaitement guéris, tandis que le troisième et le quatrième avaient conservé un petit pertuis par lequel s'échappaient des mucosités qui n'étaient point entourées d'adhérences ou de fausses membranes et qui n'eussent pas été très rassurantes pour l'avenir. J'ai aussi voulu renouveler les tentatives de M. Travers, et le fait est que, sur deux chiens, les seuls que j'aie ainsi traités, l'intestin étranglé s'est rompu, et que je l'ai trouvé totalement divisé lors de la mort de l'animal, arrivée le surlendemain.

Maintenant, une question reste à juger, c'est la question de priorité. M. Jobert se l'est attribuée ; mais M. Faure prétend qu'étant élève à l'hôpital Saint-Louis, il avait proposé l'adossement des surfaces séreuses dans les plaies intestinales, avant l'année 1820. M. Denans dit aussi que l'idée de son travail est indépendante des recherches de M. Jobert, et M. Lembert soutient, de son côté, avoir émis la sienne dès l'année 1825. Dire qui a complétement raison ou complétement tort au milieu de ces débats, serait difficile sans doute. Voici ce qui paraît probable. M. Denans a commencé ses expériences en 1823, mais elles n'ont été annoncées qu'en mars 1824, et les *Archives* pour janvier de la même renferment une description du procédé de M. Jobert. L'idée de mettre le péritoine en contact avec lui-même pour amener la réunion des plaies intestinales, résulte des travaux de Bichat, des assertions de M. Richerand, des observations de M. Dupuytren et des expériences tentées à la fois en Angleterre et en Amérique. M. Jobert, transformant cette idée en règle, en nécessité, a, comme M. Denans, un peu avant, un peu après, ou en même temps que M. Denans, inventé un procédé particulier pour la réaliser. Partant aussi de ce point, M. Lembert, qui n'a communiqué son travail à l'Académie qu'en 1825, a proposé une autre manière d'atteindre le même but et c'est elle que M. J. Cloquet paraît avoir suivie peu de temps après sur l'homme auquel il eut le malheur d'ouvrir l'intestin par la faute d'un aide, en l'opérant d'une hernie étranglée. Tel est, si je ne me trompe, le véritable état des choses. L'important serait de savoir actuellement ce qui en restera dans la pratique. A mon sens, le procédé le plus rationnel est celui de M. Lembert, et c'est à lui qu'on finira inévitablement par donner la préférence, si jamais l'observation vient à confirmer les données théoriques qui l'ont fait naître. N'oublions pas, du reste, que l'invagination pure et simple, telle que l'a proposée Ramdhor, ou que l'a modifiée M. Raybard, a besoin d'être soumise de nouveau au creuset de l'expérience sur les animaux vivants, avant d'être définitivement proscrite, de céder la place à celle de M. Jobert, de M. Denans, ou au contact de M. Lembert.

B. *Ulcération.* Ce que j'ai dit jusqu'ici ne s'applique qu'aux plaies qui comprennent la totalité du contour intestinal, soit avec, soit sans perte de substance, soit qu'elles dépendent de la gangrène ou d'une blessure portée sur quelque point de la cavité abdominale. Si la mortification était bornée à la tunique péritonéale, ou ne s'étendait pas jusqu'à la membrane muqueuse, on pourrait, comme le recommande Desault, faire rentrer les parties, et attendre tout des ressources de l'organisme.

Une inflammation adhésive se développerait au pourtour de la plaque altérée, amènerait bientôt l'exfoliation des lamelles privées de vie, et ne permettrait pas à l'intestin de se perforer. Mais de deux choses l'une : ou la gangrène est évidente, et, dans ce cas, ne pouvant avoir la certitude qu'elle s'étend ou ne s'étend pas à toute l'épaisseur des parois organiques, le chirurgien ne peut point songer à tenter la réduction ; ou bien son existence est contestable, et alors la prudence veut qu'on fasse rentrer l'intestin dans le ventre. Si elle n'occupe qu'un petit espace, on excisera le lambeau qui en est le siége, en incisant sur le vif et de manière à produire une plaie elliptique, en long ou en travers, selon qu'il sera plus ou moins facile de la mettre en rapport avec l'une ou l'autre de ses deux directions. Au contraire, si elle occupait une grande partie du contour intestinal, et cela dans l'espace de plus d'un demi-pouce, il vaudrait mieux enlever un segment complet de ce cylindre, afin de tenter l'une des méthodes opératoires indiquées plus haut. Les plaques gangréneuses une fois enlevées, la solution de continuité se trouve réduite à l'état de plaie simple, et doit être traitée de même. Les travaux modernes ont prouvé que la perforation d'un intestin par instrument piquant ou tranchant peut être abandonnée sans danger dans l'abdomen, quand elle a moins de deux ou trois lignes de diamètre. Les fibres charnues en froncent bientôt le contour de manière à forcer la membrane muqueuse à s'y engager au point de la fermer. Une incision un peu plus grande, de trois ou quatre lignes, par exemple, ne donne pas non plus constamment lieu à un épanchement ; ses bords se collent parfois à la surface correspondante d'une autre circonvolution intestinale, ou bien elle se met en rapport avec un repli de l'épiploon, qui s'y engage souvent, et la ferme à la manière d'un bouchon. Il serait imprudent toutefois, quand de pareilles lésions sont à découvert, de les abandonner au soin de la nature. S'il est vrai que le plus grand nombre d'entre elles parvinssent à guérir sans faire naître d'accidents, il est aussi très probable que quelques autres seraient suivies d'un épanchement mortel. Dans les hernies, ces plaies se présentent sous deux formes distinctes; 1° à l'état de simple division, quand elles ont été produites par les instruments tranchants dont se sert l'opérateur; 2° sous l'aspect d'ulcère ou de solution avec perte de substance, si la constriction de l'anneau en a été la cause. Dans ce dernier cas, il n'y a guère à espérer de les voir se refermer sans secours, et si on veut les traiter par la suture, il convient d'en régulariser préalablement les bords. On doit choisir ici entre la suture du pelletier, la suture à anse et la suture à points passés. La suture du pelletier a l'avantage d'être prompte, facile, et de fermer exactement la plaie; seulement, il est très difficile d'en extraire le fil, quand on croit que la réunion est effectuée. Outre qu'elle est moins prompte, la suture à anse ou de Le Dran a l'inconvénient de froncer et de rétrécir l'intestin en raison de la largeur de la blessure; mais les fils n'étant passés qu'une fois à travers les tissus, sont aisés à enlever et à retirer par l'ouverture des parois abdominales. La suture à points passés offre à peu près les mêmes avantages que la suture du pelletier, et si on l'a modifiée, comme le voulait Béclard, son enlèvement expose moins à la déchirure des adhérences et de la cicatrice naissante que la simple couture en surjet. Ce n'en est pas moins cette suture spiroïde, combinée avec les principes de M. Lembert, qui me semble devoir l'emporter. Que la plaie soit en long ou en travers, l'opération sera toujours pratiquée d'après les mêmes règles.

Quand l'adossement est terminé, on peut se conduire de deux manières différentes, 1° nouer la suture et la couper au ras de l'intestin, puis réduire celui-ci et le laisser libre dans la cavité abdominale, 2° conserver le fil, au contraire, et le fixer à l'extérieur dans l'appareil, pour empêcher l'organe blessé de s'échapper au loin et le forcer de contracter des adhérences derrière l'anneau. S'il était certain, comme on l'affirme, que des liens placés dans l'épaisseur des tuniques intestinales, dussent toujours tomber à l'intérieur du conduit, la première méthode devrait évidemment être préférée, attendu que l'autre ne peut manquer de gêner plus ou moins le cours des matières ; mais la plupart des chirurgiens de nos jours n'ont point encore adopté ce plan de conduite. Les deux observations de M. Cloquet et de M. Liégard, qui ont suivi le procédé de M. Lembert, sont, en effet, les seules que, jusqu'à présent, on puisse invoquer à son appui ; et tout récemment encore, M. Hervez de Chegoin a mieux aimé passer un fil dans le mésentère pour retenir l'organe blessé, que de tenter la suture, quoique la plaie n'eût pas plus de deux lignes de diamètre. M. Raybard veut même alors que le but principal de l'entéroraphie soit de fixer les deux lèvres de la solution isolément, derrière l'ouverture des parois du ventre, afin que, une fois soudée au péritoine, on puisse en retirer les liens et guérir du même coup la division du ventre et celle de l'intestin. Si la plaie est en long, ce praticien se conduit de la manière suivante : Une petite plaque en bois blanc, mince, huilée, longue de douze à quinze lignes, large de quatre à six, est portée à l'intérieur de l'intestin Une anse de fil, attachée sur le milieu de cette plaque et dont les deux bouts sont armés de chacun une aiguille, est alors passée de l'un et l'autre côté, de l'intérieur à l'extérieur, à travers toute l'épaisseur des parois abdominales ; de telle sorte que la petite lamelle étrangère presse à la fois les deux lèvres de l'intestin contre les deux côtés de la plaie abdominale, qu'en même temps elle tient hermétiquement fermée. Lorsque l'adhérence de ces diverses parties lui semble assez solide, M. Raybard retire son fil; la plaquette de bois tombe avec les selles, et dès lors il n'a plus à s'occuper que de la cicatrisation de la plaie du ventre, si même elle n'est déjà effectuée. Si l'on peut reprocher à ce procédé de produire à dessein des adhérences qui empêcheraient nécessairement l'intestin de reprendre sa mobilité primitive, il est juste d'avouer que, dans les autres sutures, la même chose arrive à peu près aussi sûrement, si ce n'est aussi complétement, toutes les fois qu'on retient les extrémités du fil au-dehors. Il est même vrai de dire qu'en abandonnant l'organe derrière la plaie, après avoir coupé les cordonnets au ras du péritoine, on ne l'évite pas davantage. L'inflammation adhésive, indispensable à la cicatrisation, ne manque presque jamais d'unir le contour de la blessure viscérale aux tissus qui l'abritent, l'entourent ou sont avec elle dans un contact plus ou moins immédiat. Une autre objection plus fondée est que l'emploi de la plaque de bois ne semble guère applicable qu'aux divisions en long, à la suite des plaies pénétrantes de l'abdomen, et non dans les cas où les parties se sont échappées par une ouverture herniaire. Du reste, on pourrait encore avoir à craindre que les extrémités ou les bords de ce corps étranger, ne vinssent à percer, par ulcération ou gangrène, les parois de l'intestin blessé. Il faut admettre néanmoins que, dans les plaies de la convexité d'une anse intestinale, ce procédé semble de nature à devoir être tenté; d'autant mieux qu'il permet de réunir immédiatement et du même coup la plaie du ventre, par la suture entortillée, emplumée ou à points passés, si ce n'est avec le même fil qui traverse l'intestin comme le veut M. Raybard. En résumé donc, qu'on retienne ou qu'on abandonne l'anse digestive, elle ne se cicatrise point sans se confondre, en quelque sorte, avec les parties circonvoisines; de façon que, sous ce point de vue, chacun doit être libre de se conduire d'après ses idées particulières. Aussi, ne puis-je sérieusement blâmer M. Guillaume d'avoir pratiqué la suture de la plaie extérieure chez un sujet qu'il venait de traiter d'une division de l'intestin, par la suture du pelletier. Enfin, si les parois du cylindre organique n'étaient divisées ou perforées que dans l'étendue d'une ligne ou deux, on aurait plutôt fait encore d'en saisir les deux lèvres à la fois avec une pince, et de les fermer en passant un fil autour, comme pour lier l'extrémité d'une artère. M. A. Cooper et un autre chirurgien, je crois, ont obtenu chacun un succès en se comportant ainsi dans les hôpitaux de Londres.

§ 8.
Anus contre nature.

Les opérations au moyen desquelles l'art triomphe quelquefois de l'anus contre nature, sont assez peu nombreuses. Long-temps même on est resté sans en essayer aucune, et ce n'est guère que depuis le milieu du dernier siècle, que la médecine opératoire s'est positivement occupée de cette dégoûtante affection.

A. *Suture*. Un des premiers procédés qui se soient présentés à l'esprit est la suture. Il semblait qu'en rapprochant les lèvres de la plaie ou les téguments préalablement rafraîchis, qu'on les maintenant en contact, on parviendrait à forcer les matières à reprendre leur cours naturel, et à s'engager dans le bout inférieur de l'intestin. Lecat est le premier qui ait annoncé vouloir mettre cette méthode à exécution. Il avait admis dans son hôpital une femme affectée d'anus contre nature, depuis plusieurs mois, en 1739, et cela, dans le but qui vient d'être indiqué; mais diverses circonstances, indépendantes de sa volonté, firent échouer son projet. Lebrun fut plus heureux. Il mit positivement l'idée de Lecat en pratique. Une suture en croix lui sembla devoir suffire chez le sujet qu'il eut à traiter.

Il s'en tint à l'emploi d'un caustique pour aviver les lèvres de la plaie. Tout parut en prédire le succès pendant deux jours. Il n'y avait point d'accidents, et la cicatrisation était déjà fort avancée, lorsque le troisième jour il fallut enlever les fils et donner issue aux matières. Lebrun resta avec l'intention de recommencer son opération un peu plus tard, mais le malade ne voulut plus en entendre parler. On a généralement blâmé cette tentative; tellement que peu de chirurgiens ont osé la renouveler. Elle l'a été cependant, il y a quelques années, par M. Judey, pour un anus accidentel inguinal, suite de gangrène, et qui datait de quatre mois. Le succès a été complet, au dire de M. Richerand, qui en a fait part à l'académie de médecine. M. Blandin paraît avoir été moins heureux. Une fois aussi il a essayé de fermer un anus contre nature au moyen de la suture, mais les accidents qui se manifestèrent bientôt, l'obligèrent à rouvrir la plaie. Une modification de ce procédé ne pouvait manquer d'être proposée, et l'a effectivement été il y a environ douze ans. Les téguments sont, en général, tellement endurcis et confondus avec les couches sous-jacentes au pourtour de la plaie, qu'il serait extrêmement difficile d'en rapprocher les lèvres ou de les mettre en contact. M. Collier a pensé qu'une portion de peau, détachée des environs, ramenée et fixée par des fils ou des épingles dans l'anus, d'après les principes de la rhinoplastique, obvieraient à cet inconvénient. Un malade ainsi traité par lui s'est complétement rétabli, et c'est une manière de faire qui semble avoir reçu l'approbation de M. Dupuytren, pour les cas, du moins, où il ne reste plus qu'une fistule stercorale après le rétablissement des évacuations alvines par l'anus naturel. Peut-être y aurait-il de l'avantage à modifier aussi cette dernière idée, à disséquer la peau qui entoure l'anus anormal, dans l'étendue d'un pouce ou deux, en conservant à sa face interne autant de tissu cellulaire que possible, à rafraichir ensuite les bords ulcérés pour leur donner une forme plus alongée, plus régulière, et terminer en les fixant à l'aide d'un ou de plusieurs points de suture entortillée. Le rapprochement s'en ferait alors sans la moindre difficulté et sans tiraillement. Une compression modérée serait indispensable au reste, comme dans le procédé précédent, afin de maintenir la face profonde des lambeaux disséqués en contact avec les parties dont on les a séparés, et d'empêcher les matières intestinales de s'épancher entre elles. Au total, la suture des anus anormaux est mauvaise, et doit être proscrite. Elle ne convient que dans un certain nombre de cas, pour compléter la cure qui reste parfois imparfaite à la suite des autres médications par exemple, ou lorsque, par une méthode, par un moyen quelconque, on est parvenu à rétablir le cours des selles, et que, depuis plusieurs mois, l'ouverture stercorale ne donne plus issue qu'à des mucosités, des matières biliaires, ou quelques autres fluides intestinaux, que, malgré tous les soins, les pansements les mieux entendus, cette ouverture persiste et se maintient. La suture par le procédé de M. Collier, ou par la dissection du contour de la plaie pourrait, je crois, trouver alors son application et procurer des succès.

B. *Compression*. La compression est une méthode dont on s'est plus d'une fois servi avec avantage, et qui est encore fréquemment employée aujourd'hui. Elle est d'ailleurs souvent indispensable comme moyen préparatoire, ou comme complément, pour faire disparaître certaines complications qui rendraient l'essai des autres procédés tout-à-fait impossible. Ainsi l'intestin peut s'invaginer par l'anus contre nature, sortir à l'extérieur, finir, chez certains sujets, par former une tumeur plus ou moins volumineuse qu'on a vu acquérir jusqu'à six pouces, un pied et même plus de longueur, en revêtant la forme d'un cylindre par l'extrémité duquel s'échappaient les détritus alimentaires. Une semblable invagination constitue déjà, on le conçoit, une maladie grave. Ainsi que plusieurs chirurgiens ont été à même de l'observer, sa racine est sujette à s'étrangler comme toute espèce de hernie. Des malades en sont morts; et je n'ai pas besoin de dire que, quand cet étranglement existe, on doit, si la réduction est impossible autrement, découvrir l'anneau, l'inciser de dedans en dehors, débrider, en un mot, comme dans la hernie ordinaire. Même dans l'absence de toute constriction, le cylindre intestinal, avec sa membrane muqueuse tournée en dehors, n'y reste pas long-temps sans subir diverses altérations. Ainsi il est à craindre que le péritoine de sa portion invaginée ne contracte bientôt des adhérences intimes avec celui de la portion engaînante, que les autres tuniques ne s'épaississent et s'endurcissent au point d'en rendre le replacement difficile, ou même tout-à-fait impossible. C'est pour remédier aux accidents de cette espèce, quand ils ne sont pas au-dessus des ressources de l'art, qu'on a conseillé la compression. Desault, Sabatier, Noël de Reims, en ont d'abord signalé l'efficacité. Depuis lors, elle est devenue une ressource en quelque sorte vulgaire. Si la tumeur est longue, on l'enveloppe de compresses fines, après l'avoir nettoyée, puis on applique sur elle une bande plutôt moins que trop large, et on agit comme pour placer un bandage roulé sur les membres. Dans les premiers temps, la diminution d'une pareille masse étant très rapide, le bandage doit être réappliqué souvent. Plus tard, on ne le renouvelle qu'à des époques plus éloignées. Si les surfaces séreuses de l'organe n'y mettent un obstacle invincible, sa rentrée devient bientôt possible. Du reste, on sent qu'après cette réduction, l'anus contre nature n'en persiste pas moins, et qu'il faut autre chose pour en obtenir la disparition. Comme la saillie, l'espèce d'éperon ou de bord proéminent qui sépare le bout intestinal supérieur du bout intestinal inférieur, est l'obstacle principal au passage des matières du premier dans le second, il était naturel d'espérer qu'en repoussant cette saillie en arrière, on parviendrait à guérir quelques malades. La compression a donc encore été proposée alors. C'est dans l'école de Desault qu'elle a trouvé le plus de partisans et des perfectionnements utiles. A l'aide de tentes d'abord introduites dans le bout inférieur, puis dans le bout supérieur et fixées au - dehors par un fil qui en embrasse la partie moyenne, Desault comptait ainsi frayer aux matières une route qu'elles ne tarderaient pas à suivre. Sa mèche une fois placée, il appliquait un tampon pyramidal pour en soutenir la convexité et la pousser le plus possible du côté du ventre. Par ce moyen, il déprimait de plus en plus l'éperon, et devait enfin arriver à l'effacer en grande partie. Lorsque ces mèches pouvaient être introduites sous un volume considérable, et que les selles étaient presque entièrement redevenues libres, il se bornait à comprimer la division extérieure, pour empêcher par là toute espèce de suintement. On ne peut nier qu'un traitement si bien entendu n'ait plus d'une fois été suivi de succès. Cependant la présence d'une tente qui remplit les deux bouts de l'intestin, et d'une pyramide de charpie ou de compresses qui ferment hermétiquement la plaie, n'est pas supportée sans inconvénient par tous les malades. Il en est qui éprouvent alors des coliques, des douleurs si vives qu'on est obligé d'y renoncer. Un autre moyen d'obtenir le même résultat, a quelquefois été mis en usage à l'Hôtel-Dieu. C'est une espèce de croissant en ébène ou en ivoire, long de six à huit lignes, supporté par un manche de cinq à six pouces, et garni d'éponge ou de compresse. Porté au fond de l'anus accidentel, il embrasse par sa concavité la proéminence intestinale, qu'on repousse avec plus ou moins de force en pressant sur son manche également garni de linge, et qu'il est facile de maintenir immobile à l'aide d'un brayer ou d'un autre bandage approprié.

Entérotomie, ou méthode de M. Dupuytren.

Malgré la compression la plus méthodique et la mieux appliquée, il est des anus contre nature qui résistent aux efforts du chirurgien et continuent de faire le désespoir des malades. En éclairant le mécanisme de cette affection, les travaux de Scarpa ont fait voir que ce que leur auteur appelle *promontoire* résulte de l'adossement des deux bouts de l'intestin qui se présentent derrière l'anneau, à la manière des canons d'un fusil à deux coups. Cela étant, on ne pouvait manquer de chercher un moyen, non plus de repousser cet éperon, mais bien de le détruire. Schmakhalden semble en avoir eu la première idée et l'a émise en 1798, dans sa dissertation inaugurale. Il veut qu'on traverse, au moyen d'une aiguille courbe, la base de l'éperon et qu'on y introduise une forte ligature, afin de le couper, par degrés, dans le sens de sa longueur, en tirant sur le fil, ou en se comportant comme dans la fistule à l'anus, traitée par apolinose. Si on en croit J.-S. Dorsey, M. Physick son beau-père, aurait tenté une opération semblable, et complétement réussi, en janvier 1809.

La proposition du chirurgien allemand n'avait fait aucune impression dans son pays, et celle de l'auteur américain serait probablement aussi passée inaperçue, si, vers la même époque, en 1813, M. Dupuytren n'avait entrepris, de son côté, de la faire prévaloir en France, et si sur-tout il n'était parvenu à en tirer une méthode infiniment plus sûre et plus efficace. Comme M. Physick, le chirurgien de l'Hôtel-Dieu se bornait, dans ses premières opérations, à porter un fil au travers de l'éperon si bien décrit par Scarpa, afin de le couper d'arrière en avant. Les adhérences contractées par les surfaces péritonéales, au pourtour de l'adossement, devaient suffire pour prévenir tout épanchement dans le ventre. Les matières n'étant plus refoulées vers l'anneau, trouvant un passage du côté du bout inférieur, devaient s'y engager et reprendre leur marche par le rectum. Bien que plusieurs essais soient venus confirmer ces prévisions, M. Dupuytren ne tarda pas à reconnaître, cependant, que l'aiguille pouvait être portée au-delà des adhérences protectrices et perforer un point du tube alimentaire communiquant avec l'intérieur du péritoine. Effrayé de ce danger, il imagina *l'entérotôme* dont il se sert depuis quinze ans avec un succès presque constant. Sa pince, dont la face interne des mors est ondulée afin qu'ils embrassent plus exactement les parties et ne puissent pas glisser l'un sur l'autre, s'articule à la manière d'un forceps, et c'est à l'aide d'une vis passée à travers ses manches qu'on la ferme, qu'on en rapproche les extrémités viscérales. Une des branches de cet instrument doit être portée dans chaque portion de l'intestin, de manière à en embrasser profondément l'éperon dans l'étendue d'un pouce ou d'un pouce et demi. Il faut que la pression puisse déterminer la mortification des tissus et y éteindre sur-le-champ la circulation. On conçoit le mécanisme d'un pareil procédé. Le péritoine est nécessairement mis en contact avec lui-même, sur le contour de l'entérotôme. L'inflammation éliminatoire se développe peu à peu et se transmet à quelques lignes en dehors. Des adhérences solides en sont inévitablement la suite, et nulle perforation, dès lors, n'est à redouter du côté du péritoine. A mesure que l'eschare se détache, l'instrument devient de plus en plus mobile : il tombe tout-à-fait dès qu'elle est entièrement isolée. Si la compression n'était pas d'abord assez forte, le sang pourrait encore s'introduire entre les mors de la pince. Alors la gangrène n'aurait pas lieu. Le péritoine extérieur pourrait ne pas s'enflammer au point d'amener des adhérences convenables. On aurait à craindre une perforation du côté du ventre, et de ne pas obtenir celle de la cloison morbide. La douleur serait d'ailleurs plus vive et la guérison beaucoup plus lente, en admettant même qu'elle dût avoir lieu. Cette méthode, mise en usage plus de vingt fois par M. Dupuytren, puis par MM. Héry de Bonneval, Lallemand, Delpech, et d'autres praticiens, n'a jusqu'à présent produit d'accidents un peu graves que sur trois ou quatre sujets. Dès que la perforation est effectuée, les matières s'engagent dans l'intestin inférieur, et les selles se rétablissent. Chaque jour il en passe moins par la plaie, qui se rétrécit rapidement et se réduit bientôt à une simple fistule, quand elle ne se cicatrise pas tout-à-fait. Rarement il survient de la fièvre. Quelques coliques ou des symptômes d'inflammation un peu étendue de l'intestin ou du péritoine ont seuls été observés, et le plus souvent les malades souffrent à peine de son emploi. ·

Quelques personnes ont néanmoins cherché à la perfectionner encore en modifiant la pince entérotôme. Ainsi M. Liotard a, dans sa thèse, proposé un instrument, espèce d'emporte-pièce, qui doit couper un lambeau circulaire de la cloison pathologique, sans en toucher le bord libre, et de manière à ce qu'il en résulte une ouverture en quelque sorte calquée sur celle d'un intestin naturel. Resté jusqu'ici sans application, ce procédé aurait l'inconvénient de ne pas convenir à tous les cas, d'exposer à pincer quelques portions saines d'une anse libre de l'intestin qui serait venue se placer en arrière ou entre les deux branches de celui dont on veut perforer la cloison d'adossement, enfin d'être difficile à exécuter, car les plaques de M. Liotard sont trop larges pour être aisément introduites à travers un anus contre nature quelconque, à travers les bouts de l'intestin eux-mêmes, qui, en pareil cas, sont ordinairement rétrécis à un assez haut degré. M. Delpech a fait usage d'un instrument qui agit à peu près par le même mécanisme que celui de M. Liotard. C'est une longue pince terminée par deux coques un peu alongées, presque semblables aux coquilles d'une noix, et dont la circonférence est légèrement concave dans le sens de leur longueur. On les introduit séparément. Comme elles ne compriment d'abord que par leur bec, on ne coupe la cloison que par degrés, et d'arrière en avant, tandis qu'avec l'entérotôme de M. Dupuytren, la compression étant en général d'autant plus forte qu'on se rapproche plus du talon de l'instrument, c'est d'avant en arrière que la gangrène s'effectue. M. Delpech a d'ailleurs très bien senti que sa pince, utile peut-être dans quelques cas particuliers, est incapable de remplacer habituellement celle de M. Dupuytren. Elle pourrait offrir quelques avantages, je suppose, lorsque la cloison est extrêmement longue, située à une grande profondeur, ou bien quand, pour l'atteindre, on est obligé de parcourir un trajet irrégulier, plus ou moins sinueux ; mais ce sont-là des circonstances qui échappent toujours aux règles d'une description classique, et qu'il faut abandonner à l'habileté des hommes auxquels elles se présentent.

Dans cette méthode, au surplus, comme dans toute autre, deux choses doivent être distinguées, le but et les moyens. Ce n'est que sur ces derniers, il me semble, qu'on peut varier de sentiment aujourd'hui, et rien n'empêche qu'on essaie encore de les simplifier. Puisqu'en déprimant l'éperon dans les anus contre nature, on fraie une voie aux matières, pourquoi ne pas exécuter cette dépression à l'aide d'une canule qui pût permettre en même temps la cicatrisation de la division extérieure? Le conseil en a été donné par M. Colombe en 1827, et M. Forget m'a dit que dès l'année 1824, il avait avancé une opinion semblable. M. Colombe veut qu'on place les extrémités d'une grosse canule de gomme élastique, longue de deux ou trois pouces, dans les deux bouts de l'intestin, canule légèrement courbe, qui appuierait, par sa concavité, sur le bord libre de la cloison, et porterait au milieu de son coté convexe un fil destiné à la maintenir jusqu'à ce que la plaie fût presque entièrement fermée, ou que le cours des matières fût assez complétement rétabli pour qu'il n'y eût plus à craindre de les voir s'échapper au-dehors.

Au premier coup d'œil, un tel procédé semble mériter d'être pris en considération, et paraît spécialement convenir pour les cas où l'angle rentrant que forme la paroi mésentérique de l'anse intestinale est très ouvert, où l'éperon n'est pas très saillant, ceux sur-tout dans lesquels l'intestin n'a pas été détruit dans toute l'étendue de sa circonférence ; mais on doit craindre que, dans les autres, il ne reste insuffisant, ne le cède du moins à celui de M. Dupuytren. J'ajouterai que, pour avoir de grandes chances de succès, il faudrait se servir d'une canule très volumineuse, dont l'introduction ne laisserait pas d'abord d'offrir assez de difficulté. Je l'ai mis en pratique au mois d'août 1831, à la Pitié, et le malade a succombé trois jours après aux symptômes d'une péritonite intense. L'intestin était perforé en arrière, et la canule engagée dans l'ouverture. Qu'il y ait eu là rapport de cause à effet, ou simple coïncidence, toujours est-il qu'un pareil résultat ne parle pas en faveur de la méthode.

Manuel opératoire. Lorsque le chirurgien est décidé à tenter la cure de l'anus accidentel, il doit songer d'abord à surmonter les obstacles qui s'opposent, dans certains cas, à l'introduction de *l'entérotôme.* Si les téguments n'ont pas été largement ouverts, ou si, pour une cause quelconque, des trajets sinueux, des fistules stercorales se sont manifestés dans les environs, si une tumeur, des clapiers, une inflammation érysipélateuse existent au-devant du conduit qu'on se propose de parcourir, nul doute qu'on ne doive commencer par combattre, par détruire ces divers obstacles, soit à l'aide d'incisions et même d'excisions appropriées, soit par des évacuations sanguines générales ou locales, des topiques émollients ou laxatifs, des bains, des lotions, etc. C'est ainsi que, chez un malade dont la hernie étranglée n'avait jamais été opérée, j'ai vu se former cinq à six ouvertures et une tumeur aussi volumineuse que le poing sur le devant de l'anneau, tumeur constituée par l'épaississement et l'état de phlegmasie chronique habituels de la peau, du tissu cellulaire ou graisseux, et des différentes lamelles contenues dans le canal inguinal. Je fus donc obligé de circonscrire cette masse par deux incisions en demi-lune, et, pour l'enlever, de pénétrer jusqu'à la racine du cordon testiculaire, afin de mettre à nu l'ouverture intestinale. En pareil cas, il faut, en outre, se souvenir que l'opération doit être pratiquée en deux temps, c'est-à-dire qu'avant de procéder à l'emploi de l'entérotôme, on attend la guérison de la plaie qui vient d'être faite. D'autres fois, on est obligé de dilater pendant une semaine ou deux, l'anus contre nature lui-même. Dans certains cas, l'orifice cutané est si éloigné de l'intestin, qu'on éprouve beaucoup de peine à pénétrer dans ce dernier. L'anse perforée peut d'ailleurs être restée flexueuse, s'être contournée soit dans l'intérieur du canal même, soit derrière l'anneau, former des plis qui auront contracté entre eux des adhérences, et faire naître ainsi des difficultés qu'il importe de vaincre avant d'aller plus loin. Le bout inférieur, qui est toujours fortement resserré, peut, en outre, être placé au-dessus du bout stomacal, autour duquel il se serait contourné, comme on en voit un bel exemple dans le mémoire de M. Delpech. Quoique très rare, l'oblitération de cette partie du tube alimentaire, quelque ancienne que soit la maladie, est possible cependant ; un fait recueilli au Val-de-Grâce, sur un vieillard d'environ quatre-vingts ans, affecté depuis quarante ans d'un anus accidentel inguinal, le démontre sans réplique ; en sorte qu'il est bon d'y songer avant de porter la pince sur la cloison qu'on a l'intention de détruire. Pour peu donc que la plaie soit profondément située, et qu'il y ait de doute sur la nature des rapports qui existent entre les orifices de l'anus anormal, on devra s'attacher à dilater insensiblement le trajet qui conduit dans l'intestin supérieur, en faire autant pour l'intestin inférieur à l'aide de longues mèches, de bougies, de sondes, de canules de gomme élastique ou de morceaux d'éponge préparée, et ne jamais recourir à l'entérotôme avant d'avoir pu, au moyen du doigt, reconnaître la position des parties et les rapports de la cloison avec l'un et l'autre bout du tube intestinal.

Quand on en est arrivé à ce point, l'opération proprement dite peut être exécutée. On place le malade comme pour la kélotomie. L'indicateur de la main gauche sert de guide à l'une des branches de la pince qu'elle conduit sous la face inférieure de l'éperon à mortifier. Un aide est chargé de la maintenir en place, pendant que l'opérateur introduit l'autre de la même manière dans le bout stomacal du tube altéré. Il les saisit dès ce moment toutes les deux ; les fait tourner sur leur axe de manière à pouvoir les réunir ; reporte son doigt presque à leur extrémité pour savoir jusqu'où elles embrassent le promontoire et permettre de les pousser sans crainte jusqu'où on veut que la mortification s'opère. La vis de rappel, ou un moyen quel qu'il soit destiné à les rapprocher, est aussitôt appliqué sur l'extrémité de leur manche, et la compression exercée au degré convenable pour suspendre, ainsi qu'il a été dit, la circulation ou la vie dans la cloison qu'elles étreignent. Il ne reste plus qu'à

les entourer de charpie et de compresses, à fixer le tout
au moyen d'un bandage pour terminer l'opération. Le
malade, reporté dans son lit, est soumis au régime des
opérations graves. La charpie et les autres pièces de l'appareil doivent être renouvelées aussi souvent que l'exige
l'épanchement des matières, en prenant, toutefois, les
précautions nécessaires pour ne point déranger la position des pinces. Les accidents, s'il s'en développe, seront
combattus par les moyens que chacun d'eux peut réclamer. Dès que quelques gargouillements se font entendre,
que le moindre ténesme se manifeste, des lavements plus
ou moins excitants sont positivement indiqués, sur-tout
lorsque l'instrument commence à se relâcher, et si la séparation de l'eschare semble avoir déjà lieu. La suite n'a plus
rien de particulier. Le sujet doit conserver la position
horizontale, prendre de temps en temps un minoratif,
avoir souvent recours aux clystères et se nourrir de toutes
sortes d'aliments. Par ce moyen, la plaie de l'extérieur
finit assez souvent par se fermer en entier, quoique en
général, il faille, pour y arriver, plusieurs semaines, et
même, à ce qu'il paraît, dans certains cas du moins,
plusieurs mois. On voit aussi des sujets chez lesquels
cette ouverture, réduite à l'état de simple fistule, résiste
à tout, et force le chirurgien à ne plus employer contre
elle que des moyens palliatifs. A cette persistance opiniâtre, que rien ne semble entretenir, nous avons opposé
successivement, dit M. Dupuytren, et sans grand résultat, la colophane en poudre portée dans le trajet de la
fistule, la cantérisation de ses bords à l'aide du nitrate
d'argent, leur rapprochement à l'aide de bandelettes
agglutinatives, l'excision de ces mêmes bords formée par la peau et la membrane muqueuse, enfin leur
réunion par la suture enchevillée; nous avons même
imaginé, afin de les maintenir appliqués l'un contre
l'autre, de les rapprocher au moyen de deux pelottes

oblongues fixées à une ceinture et unies entre elles au moyen de deux vis de rappel. Cet appareil n'a pas mieux réussi que les autres. C'est donc une infirmité qui exige encore de nouvelles recherches, de nouvelles tentatives, et contre laquelle on est obligé de s'en tenir à l'emploi des moyens de propreté. Comme elle ne donne lieu qu'à un léger suintement, il suffit de tenir sur la plaie un peu de charpie souple, qu'on renouvelle plusieurs fois le jour afin que les mucosités, ou autres fluides intestinaux qui l'imbibent, n'aient pas le temps de se décomposer ou de devenir fétides par leur accumulation. C'est alors qu'il sèrait permis, il me semble, de tenter les procédés empruntés à la rhinoplastique, d'imiter M. Collier ou M. Jameson; à moins qu'on ne voulût d'abord essayer la dissection et l'alongement des bords de l'anus anormal. Quant aux anus contre nature dont on ne peut ou ne doit pas tenter la guérison, le meilleur moyen à employer est l'espèce de boîte imaginée par Juville. Tout autre vase construit sur les mêmes principes, vases ou instruments dont se chargent la plupart des bandagistes et des fabricants d'instruments de chirurgie en gomme élastique, remplirait, du reste, le même but.

B. HERNIES EN PARTICULIER.

ART. 1er.

Hernie inguinale.

§ 1er.

Remarques anatomiques.

Les points de la paroi abdominale qui livrent passage aux viscères dans le cas de hernie inguinale, sont limités en bas par le ligament de Fallope et l'os pubis, en haut par le bord inférieur du muscle transverse, et en dedans par le tendon du muscle droit. Le ligament de Poupart, étendu de l'épine iliaque antéro-supérieure à l'épine pu-

bienne, représente un cordon auquel on peut accorder
trois bords : 1° un inférieur qui se continue avec l'aponévrose de la cuisse, et que nous aurons occasion d'étudier
plus tard ; 2° un supérieur, sous-tégumentaire, qui reçoit
les fibres aponévrotiques du muscle grand oblique ; le
troisième, postérieur ou péritonéal, d'où part le *fascia
transversalis*. Le bord cutané, qui se continue si complétement avec l'aponévrose externe du ventre que beaucoup d'auteurs l'en ont regardé comme la terminaison,
mérite pourtant qu'on l'en distingue. Cette aponévrose,
en effet, est constituée par des fibres solides, réunies en
petits rubans, qui, en tombant sur le ligament de Poupart, forment avec lui un angle d'autant plus aigu,
qu'elles se rapprochent davantage de la symphyse. C'est
à l'écartement de deux de ses faisceaux, en arrivant
sur le corps du pubis, qu'est due l'ouverture externe du trajet que parcourt le cordon testiculaire, et
non point à la division de l'extrémité interne du ligament de Fallope. De telles fibres sont d'ailleurs supportées par une sorte de trame, de toile celluleuse
très dense qu'on trouve dans la composition de toutes
les aponévroses, et croisées à angle droit par d'autres
fibres beaucoup plus rares qui manquent même assez souvent, sur-tout dans le jeune âge, et qui, lorsqu'elles sont assez nombreuses, lui donnent l'aspect
d'un véritable tissu. Le bord postérieur du ligament
de Fallope se continue avec une lame sur laquelle on
a beaucoup discuté dans ces derniers temps, et qui
n'avait guère été décrite qu'en passant, avant M. A.
Cooper. De là, le *fascia transversalis*, *ascendens*,
reflexa, etc., monte derrière la face postérieure du
muscle petit oblique, arrive sur la face correspondante du transverse, et s'étend, en travers, de l'épine
iliaque au muscle droit abdominal. Ses fibres, parallèles
entre elles, se dirigent un peu du côté de la ligne mé-

diane dans sa moitié externe. Très mince et le plus souvent réduit à la forme d'une lamelle celluleuse, dans ce
dernier sens, il est généralement plus solide et incontestablement fibreux dans sa moitié interne. Du reste,
son aspect varie singulièrement suivant les sujets, l'âge
et le sexe. Dans l'enfance et chez la femme, on peut à
peine le distinguer du tissu cellulaire qui en double habituellement les deux faces, tandis que chez l'homme
adulte, les hommes maigres sur-tout, il forme une
aponévrose dont il n'est pas possible de révoquer l'existence en doute. Au surplus, sa présence dans ce lieu
n'est que la répétition de l'aponévrose du muscle grand
oblique, réduit à son état élémentaire. Tenant en quelque sorte le milieu entre le tissu cellulaire et les couches
fibreuses proprement dites, il justifie d'autant moins les
détails descriptifs qu'on en a donnés, que tous les muscles
larges sont tapissés par une lamelle à peu près semblable, soit à l'extérieur, soit à l'intérieur, lorsqu'ils n'ont
pas de véritable enveloppe albuginée. Il importe, du reste,
de ne pas le confondre avec le tissu cellulaire péritonéal,
dont il est aussi distinct que l'aponévrose du grand oblique l'est du *fascia superficialis* avec lequel on a comparé
à tort le *fascia transversalis*. L'ouverture qu'il présente
un peu en dehors du milieu de sa largeur, livre passage au cordon testiculaire, appuie sur le ligament de
Poupart et se prolonge quelquefois si haut, qu'il en
résulte une véritable division entre ses deux moitiés.
Chez certains sujets, la moitié interne de ce *fascia* est
véritablement la seule qui puisse conserver le nom d'a-
ponévrose, tant l'autre portion est mince et semblable
au tissu cellulaire.

Entre ces deux couches fibreuses, se trouvent les fibres
inférieures du muscle transverse et celles sur-tout du
petit oblique, dont quelques faisceaux naissent de la
gouttière que laissent entre eux les deux bords antérieur

et postérieur du ligament de Fallope, pour constituer le muscle crémaster. Dans ces derniers temps, les chirurgiens ont constaté que l'ouverture qui livre passage au bubonocèle, n'est point un simple anneau, comme on s'était borné à le dire, mais bien un véritable conduit, à direction oblique, offrant une ouverture d'entrée, une ouverture de sortie et un espace intermédiaire. Cette disposition qui avait été entrevue par Riolan fils, par Gimbernat, qui l'a positivement indiquée en 1787, puis en 1793, semble néanmoins n'avoir point été connue de Richter, ni des chirurgiens qui ont écrit avant Scarpa, A. Cooper, Hesselbach, etc. Aujourd'hui que chacun a pu confirmer sur le cadavre le fait annoncé par ces auteurs, personne ne songe à en nier l'existence. Seulement, il est quelques praticiens qui ne veulent pas lui accorder le nom de canal. M. Boyer, entre autres, dit que ce n'est qu'un simple trajet, et que le mot canal s'entend d'un conduit à parois libres, habituellement parcouru ou rempli par un liquide. Toutefois, je me permettrai de faire remarquer que la cavité des os longs, qui n'est ni parfaitement libre, ni parcourue par un liquide, n'en porte pas moins le nom de canal, et que, dès lors, on ne voit pas en quoi il serait si ridicule de l'appliquer au trajet que parcourent, dans l'épaisseur de la paroi du ventre, le cordon testiculaire et les hernies avant d'entrer dans le scrotum. D'ailleurs, ce n'est là qu'une dispute de mots, que doivent négliger les praticiens qui s'attachent sur-tout à connaître les choses.

En supposant le cordon spermatique détruit ou enlevé, on peut accorder au canal inguinal, 1° une paroi antérieure ou externe, formée par l'aponévrose du grand oblique, quelques fibres du muscle petit oblique et des lamelles lâches de tissu cellulaire ; 2° une paroi postérieure que constitue la portion interne du *fascia transversalis* ; 3° un côté supérieur qui appartient au bord du muscle transverse ou à la réunion des deux aponévroses dont il vient d'être fait mention ; 4° enfin, une paroi inférieure, qui n'est autre que le tiers interne de la gouttière formée par l'écartement de l'aponévrose externe et du *fascia transversalis*. Sa direction est oblique, d'arrière en avant, de dehors en dedans et un peu de haut en bas. De ses deux ouvertures, l'une correspond à la cavité du ventre, l'autre à la racine du cordon et aux téguments. La première offre ordinairement la forme d'un ovale dont la base appuie sur le ligament de Fallope, tandis que son sommet se prolonge du côté du muscle transverse ; son bord interne, plus ferme et plus saillant, a reçu de quelques auteurs le nom de bord falciforme ; l'externe, un peu plus déprimé et moins apparent, semble, dans la majorité des cas, se confondre avec la paroi correspondante du canal dans lequel il se perd insensiblement. La seconde, ou l'*anneau* proprement dit de l'oblique externe, triangulaire, est formée en bas par le bord des pubis, en dedans et en haut par l'un des rubans de l'aponévrose abdominale, et en dehors par la terminaison du ligament de Poupart, ainsi que d'un autre faisceau de l'aponévrose du grand oblique. Les chirurgiens donnent habituellement le nom de piliers à ses deux bords principaux et les font naître de la bifurcation du ligament de Poupart, ce qui est, comme nous l'avons vu, une erreur matérielle. Le pilier interne va se confondre ou se croiser avec son semblable au-devant de la symphyse et appartient en entier à l'aponévrose, tandis que l'externe seul est formé par le ligament ilio-pubien ; encore est-il complété supérieurement par la terminaison d'un autre ruban du *fascia* externe. L'angle supérieur de l'anneau se prolonge parfois très haut et très loin en-dehors, de même que, dans d'autres cas, il est fortement émoussé et comme détruit par les fibres transverses qui transforment en tissu la couche

fibreuse externe de l'abdomen. De là, une foule de variétés dans ses dimensions, et une disposition plus ou
moins grande à l'étranglement des hernies qui se font par
cette voie.

Examiné chez un adulte bien conformé, le trajet du
cordon spermatique offre une longueur d'un pouce et
demi à deux pouces, mesuré d'une de ses ouvertures à
l'autre, et trois pouces en y comprenant ces ouvertures
elles-mêmes. Chez plusieurs cadavres il m'a présenté un
demi-pouce et jusqu'à un pouce de plus, pendant que chez
d'autres il se trouvait tellement court, que le bord externe
de son orifice scrotal était, pour ainsi dire, placé vis-à-vis
du bord interne de son ouverture abdominale. Dans le bas-
âge, il existe à peine, en sorte que pour s'échapper
au-dehors, les organes n'ont qu'un anneau à franchir
au lieu d'un véritable canal; attendu que ses deux ouvertures se correspondent, et qu'on ne peut plus lui
reconnaître de paroi distincte. C'est, au surplus, une
disposition extrêmement facile à concevoir. Pendant
que l'échancrure, formée par le bord antérieur des os
coxaux s'élargit ou s'agrandit, l'épine iliaque s'éloigne
nécessairement des pubis. Les organes contenus dans la
cavité du grand bassin sont entraînés en dehors, à une distance de la ligne médiane d'autant plus grande que le bassin est plus large; d'où il résulte que l'ouverture du *fascia
transversalis*, qui doit suivre ce mouvement excentrique,
abandonne peu à peu le niveau de l'anneau du grand oblique
resté fixe sur les pubis et que ces deux orifices s'éloignent
à la manière de deux plaques que l'on fera glisser l'une sur
l'autre en sens opposé. Ce mouvement de tiroir, ce croi-
sement des deux parois et des deux ouvertures principales
du canal inguinal, doit être encore bien plus marqué
chez la femme, dont les crêtes iliaques sont habituellement très écartées, que chez l'homme, dont le bassin conserve toute la vie quelques-uns des caractères qu'il avait

dans l'enfance. On voit aussitôt que les organes ont d'abord plus de difficulté à franchir le trajet inguinal, dès qu'il affecte la forme de canal, que s'il restait à l'état de simple anneau, et qu'ils en éprouvent d'autant plus ensuite, que ces ouvertures sont plus éloignées l'une de l'autre. Une conséquence à tirer de ce fait, c'est que le bubonocèle doit être plus commun chez les enfants que chez les adultes, puis chez l'homme que chez la femme, et que toute hernie inguinale développée dans le jeune âge, qu'on maintient réduite pendant quelques années, trouvant un canal ou deux parois que la pression applique l'une contre l'autre, au lieu d'une ouverture annulaire, peut être ainsi guérie radicalement ; tandis qu'après la croissance du sujet, la rentrée d'une pareille hernie ne promet plus les mêmes chances de succès. Quand elle existe depuis long-temps, la présence des viscères dans l'aine, ramène fréquemment ce trajet à sa forme primitive en élargissant l'anneau du grand oblique aux dépens de sa demi-circonférence externe, pendant que, d'un autre côté, elle dilate l'orifice du *fascia transversalis* en refoulant son bord interne. C'est une sorte de Z qu'on cherche à redresser en le tirant par ses deux extrémités, de façon que le canal disparaît en grande partie et redevient, dans bon nombre de cas, un véritable cercle comme chez l'enfant. Le trajet inguinal et son ouverture pubienne sont recouverts en avant par du tissu cellulaire et la peau. C'est dans la première de ces couches que rampent quelques filets de l'artère tégumenteuse et des rameaux de la honteuse externe supérieure. En arrière, il est également tapissé par deux couches ; le tissu cellulaire et le péritoine s'introduisent avec le cordon par l'ouverture du fascia transverse dans le canal inguinal, et arrivent ainsi dans les bourses ; de manière que, même sans qu'il y ait hernie, on y trouve 1° un prolongement du péritoine, doublé de son *fascia propria* ; 2° le canal déférent , les vaisseaux spermatiques , et ce qu'on appelle la gaîne du cordon ; 3° le prolongement infundibuliforme du *fascia transversalis*, qu'entraînent avec elles ces parties, en supposant qu'une puissance quelconque les ait tirées de l'intérieur du ventre à l'extérieur.

Entre le péritoine et la face postérieure du canal ou dans l'épaisseur du fascia propria, il existe des organes importants à noter ; l'*artère épigastrique*, par exemple, qui, après être née de l'iliaque externe au moment où ce vaisseau s'engage dans le canal crural, se dirige en dedans et en bas, puis en haut, pour contourner la partie inférieure et interne du cordon ou la demi-circonférence inférieure et interne de l'ouverture abdominale du canal, afin de se porter ensuite sur la face postérieure du muscle transverse, gagner le bord externe du muscle droit, en pénétrer les fibres et venir se perdre au niveau de l'ombilic en s'anastomosant avec la mammaire interne et les dernières intercostales. Cette artère, dont le volume égale celui d'une petite plume, donne, avant de gagner les muscles abdominaux, quelques branches utiles à signaler, quoique généralement très petites. Il s'en détache une près de son origine, qui se divise bientôt en deux rameaux, dont l'un s'engage dans le canal crural, tandis que l'autre se porte vers le trou sous-pubien. Une autre s'en échappe un peu plus loin, pénètre presque aussitôt dans le canal inguinal dont elle suit la paroi interne, de manière à se retrouver, au milieu du scrotum, dans l'épaisseur du muscle crémaster : cette dernière branche fournit ordinairement un rameau qui va se placer en travers derrière le corps des pubis, et s'anastomoser avec une artère semblable du côté opposé. Enfin, la troisième naît un peu plus haut, se dirige aussi transversalement en dedans, et n'a de valeur en chirurgie qu'autant qu'elle aurait acquis un gros volume et que la hernie se serait formée en dedans de l'épigastrique. Eu égard à la hernie inguinale, l'artère sus-pubienne présente des variétés dont le chirurgien doit être prévenu. Je ne parle point des cas où elle naît un peu plus haut ou un peu plus bas de l'iliaque, il en sera question plus tard; mais je ne puis passer sous silence deux ou trois anomalies récemment constatées. Dans l'une, qu'a figurée M. Hesselbach, cette artère venait de l'hypogastrique et, au lieu d'être oblique en dedans, tendait plutôt à s'incliner légèrement en dehors, après avoir dépassé le niveau du canal inguinal. Sur un cadavre examiné par M. Michelet, à l'hôpital Cochin, elle naissait à la cuisse de l'artère circonflexe interne, et remontait de là pour reprendre sa place ordinaire entre le péritoine et les muscles du ventre. Tout récemment, M. Lauth m'a écrit qu'il en avait trouvé deux du même côté, l'une venant de l'hypogastrique, l'autre de l'iliaque externe, l'une en dehors, l'autre en dedans du cordon testiculaire.

Formant un certain relief derrière le *fascia transversalis*, l'artère épigastrique donne lieu, dans ce point, à un repli qui divise la paroi postérieure du trajet inguinal en deux excavations fort distinctes, l'une que j'ai proposé d'appeler *fossette inguinale externe*, et qui correspond à .'entrée du canal, l'autre qu'il faudrait appeler *fossette* ou dépression *moyenne*, que traversent les organes dans la hernie inguinale interne, et qui correspond à la partie externe de l'anneau du grand oblique. En dedans de cette excavation, et toujours dans l'épaisseur du *fascia propria*, se trouve un autre relief, simple vestige de l'artère ombilicale, qui sépare la fossette moyenne dont je viens de parler d'une troisième dépression limitée en dedans par le sommet de la vessie ou le bord externe du muscle droit et que j'appellerais volontiers *fossette inguinale interne*, fossette par laquelle on a vu aussi les viscères s'engager et former hernie.

Les veines satellites de l'artère ombilicale et de l'artère épigastrique sont, en général, trop peu volumineuses pour mériter une mention particulière. Cependant, il peut arriver qu'une branche plus volumineuse que de coutume naisse de la veine hypogastrique ou de l'iliaque interne, et monte, indépendante des veines épigastriques, derrière les muscles, pour gagner les environs de l'ombilic et s'anastomoser avec la veine ombilicale. Trois anomalies de ce genre ont été publiées dans ces derniers temps par MM. Manec, Menière et Clément. La membrane séreuse abdominale s'étend jusqu'au testicule sous le nom de tunique vaginale, et représente un canal qui, au bout de quelque temps, se ferme et se transforme en un cordon imperméable, finit par se confondre avec le tissu cellulaire ambiant et convertit la tunique vaginale en un sac sans ouverture, en même temps qu'il laisse à l'anneau postérieur du trajet inguinal une dépression infundibuliforme plus ou moins profonde. Toutefois, au lieu de s'oblitérer ainsi, ce prolongement peut ne faire que se rétrécir et rester sous la forme d'un petit conduit plus ou moins dilatable jusque dans l'âge adulte. Comme les vaisseaux testiculaires et le canal déférent sont placés au-dessous du péritoine, et qu'ils entrent dans le canal inguinal en s'appuyant sur le bord interne et inférieur de son ouverture abdominale, le prolongement dont il s'agit doit être naturellement placé en dehors et un peu en avant du cordon spermatique, en sorte que le conduit déférent se trouve en dedans et en arrière. L'artère spermatique est un peu en dehors et en avant. Les deux veines correspondantes se voient, l'une en dedans, l'autre en dehors de l'artère, un peu plus en arrière et sur le même plan que le conduit déférent. Les filets du nerf trisplanchnique, un peu plus superficiellement placés, sont, du reste, unis avec ces divers objets au moyen d'un tissu cellulaire lâche et lamelleux. Plus en dehors encore, existe le prolongement péritonéal, puis la branche inguinale de l'artère épigastrique et la branche scrotale du nerf génito-crural. Ainsi qu'autour du cordon, pris dans son ensemble, il existe d'abord un prolongement canaliculé du *fascia transversalis*, enveloppant tout à la fois un prolongement semblable du *fascia propria*, le filament péritonéal et les diverses parties constituantes du cordon lui-même ; ensuite, l'enveloppe constituée par les fibres du muscle petit oblique ou le crémaster ; puis, en sortant du canal, une nouvelle gaîne qui se continue avec la circonférence de l'anneau et qui n'est autre qu'un prolongement de la trame cellulo-fibreuse fondamentale de l'aponévrose externe du ventre ; arrivent en dernier lieu le *fascia superficialis* et les téguments. Remarquons, du reste, que, dans sa totalité, le cordon se contourne un peu sur lui-même en parcourant le canal inguinal, et que les parties qui, en y entrant, étaient en arrière et en dedans, finissent par se trouver en avant et quelquefois même jusque sur le côté externe.

Remarques chirurgicales. La fossette inguinale externe est évidemment le point qui offre le moins d'obstacles aux viscères. C'est donc par là que les hernies doivent se faire avec le plus de facilité et le plus fréquemment. Elles sont même les seules dont on se soit occupé jusqu'à ces derniers temps, et ce n'est que depuis une trentaine d'années qu'on a cru devoir, pour les distinguer de celles qui suivent une autre route, leur imposer un nom particulier. Celui de *hernies inguinales externes*, proposé par Hesselbach, quoique généralement adopté en France, n'est pourtant pas sans inconvénient. En effet, des hernies peuvent se manifester plus en dehors encore, et chacun sait que Heister appelle la hernie crurale hernie inguinale externe. Après avoir franchi l'ouverture postérieure du canal, si la hernie rencontre trop de résistance à l'orifice du grand oblique, elle

peut être retenue derrière, et rester ainsi dans l'intérieur
du trajet. Lecat paraît avoir entrevu un cas de ce genre.
M. Lawrence et plusieurs autres chirurgiens l'ont positivement observé depuis. C'est là ce que M. Boyer
nomme hernie *intra-inguinale*. Arrêtés par l'anneau de
l'oblique externe, poussés par l'action des muscles, les
organes peuvent se replier en dehors ou en haut et remonter plus ou moins loin dans l'épaisseur même des parois
du ventre, comme Hesselbach paraît l'avoir constaté. L'é-
tranglement, alors, serait encore beaucoup plus
facile, car l'angle formé par le changement de direction
de l'intestin est de nature à le causer lui-même. Ce n'est
que dans le cas où les viscères ont franchi l'ouverture cutanée du canal, que la hernie est véritablement
complète; en sorte que le nom de *hernie inguinale
incomplète* lui conviendrait mieux que celui de hernie
intra-inguinale. Cependant, une observation rapportée
par M. Lawrence prouve qu'il peut y avoir tout à la fois
hernie au-dehors et hernie dans l'intérieur du canal,
ou plutôt, que la hernie, dans ce cas, était comme
divisée en deux par l'anneau de l'oblique externe. Au
lieu de pénétrer par l'ouverture du *fascia transversalis*,
on a vu les organes s'engager en dehors de cet orifice,
de manière à écarter les fibres de la portion externe du
fascia, pour venir ensuite, comme à l'ordinaire, tomber
dans le scrotum. M. Blandin affirme en avoir constaté un
exemple par l'ouverture du cadavre, et que chez le sujet
dont il parle, une bride fibreuse, large de deux lignes,
séparait le collet de la hernie de l'ouverture abdominale
du trajet inguinal. Dans un cas pareil, les viscères
n'auraient plus pour enveloppe le *fascia transversalis*, à moins qu'ils n'eussent entraîné cette couche au-
devant d'eux, au lieu d'en écarter les fibres. J.-L. Petit a
dès long-temps signalé une autre variété de la hernie inguinale. C'est à travers une éraillure du pilier externe de

l'anneau que les organes s'étaient échappés. Arnault n'avait-il pas vu la même chose chez ce sujet où deux hernies existaient en même temps, l'une crurale, l'autre un peu plus élevée, et qui n'étaient séparées que par une *petite bride fibreuse?* Beaucoup de praticiens ont contesté l'existence de la variété mentionnée par Petit, quoique Richter l'ait formellement indiquée depuis ; mais un fait observé, dans ces dernières années, par M. Roux, à la Charité, ne peut plus laisser de doutes à ce sujet. Je l'ai moi-même rencontrée une fois chez un jeune étudiant en médecine. Plusieurs fois déjà ce jeune homme avoit senti une tumeur qui lui apparaissait dans l'aine, et qui rentrait bientôt après. C'est à six lignes en dehors de l'anneau qu'elle était située. D'ailleurs, quand on se rappelle que la plupart des rubans de l'aponévrose du grand oblique laissent entre eux un léger intervalle, avant de se fixer sur l'arcade crurale, on comprend aussitôt que les viscères, arrêtés en dedans par un obstacle quelconque, puissent parvenir à forcer un de ces intervalles, et à créer en quelque sorte un nouvel anneau abdominal. Laennec cite une disposition bien plus remarquable encore. Il eut à disséquer le sujet d'un individu mort des suites d'une hernie étranglée. Les organes, échappés par le trajet naturel, étaient rentrés dans le ventre par une ouverture que leur offrait en dehors l'aponévrose du grand oblique. Dans un abcès souscutané, M. Coffart a trouvé une longue portion d'épiploon au-dessus de la crête iliaque. Enfin, J.-L. Petit dit aussi avoir vu une hernie inguinale qui s'était effectuée à travers le pilier interne de l'anneau, et qui avait laissé celui-ci entièrement libre. L'ouvrage de Juville sur les bandages renferme une observation semblable. Quoi qu'il en soit, dans toutes ces nuances, l'artère épigastrique reste sur le côté interne du collet de la hernie. Les cas contraires forment une autre espèce, d'abord indiquée par Camper, en 1759, puis par Cline, en 1777, par Rougemont, Chopart et Desault, mais dont on ne connaît bien les caractères que depuis les travaux de Hesselbach, A. Cooper, Scarpa, MM. Lawrence et J. Cloquet. Au lieu de suivre le trajet inguinal, de se porter obliquement de dehors en dedans, comme dans la hernie externe, les intestins s'engagent par la fossette moyenne, entre l'artère épigastrique et l'artère ombilicale, dépriment, alongent, entraînent ou éraillent la portion interne du *fascia transversalis*, c'est-à-dire la paroi postérieure du canal, arrivent ainsi directement dans l'anneau du grand oblique, et tombent, comme dans l'espèce précédente, au milieu du scrotum. L'artère épigastrique restant en dehors, Hesselbach a donné le nom de hernie *inguinale interne* à ce genre de descente, que plusieurs auteurs, ont mentionné dans ces derniers temps. MM. Lawrence et Hassenden, viennent de l'observer tout récemment encore sur une malade morte à l'hôpital Saint-Barthélemy. D'autres ont proposé de l'appeler *inguinale directe*, par opposition à la précédente, qu'ils désignent sous le titre d'*oblique*. Quelques uns veulent qu'on la nomme *ventro-inguinale*; mais, comme toutes ces dénominations sont plus ou moins vicieuses, il est probable que celle qui se fonde sur les rapports de l'artère épigastrique, sera seule conservée. On voit aussitôt que le cordon spermatique n'est point dans la même situation relative dans l'un de ces cas que dans l'autre, que la hernie inguinale externe doit le repousser en dedans et en arrière, que l'interne, au contraire, le rejetera presque nécessairement plus ou moins en dehors. Il semblerait, d'après une observation de Wilmer, et une autre de A. Cooper, que la hernie peut aussi se former par la fossette inguinale interne. Il serait même curieux de savoir si ce n'est point par là que les hernies inguinales de vessie et de matrice ont eu lieu quelquefois. Le *fascia transver-*

salis, dans sa portion la plus épaisse, est alors déprimé ou éraillé, comme précédemment. Pour franchir l'anneau il faudrait que les organes suivissent une direction oblique, de dedans en dehors et de haut en bas. Je ne sais d'ailleurs quel nom il conviendrait de donner à de semblables hernies.

C. HERNIE INFANTILE.

Chez l'adulte, la hernie inguinale proprement dite repousse presque constamment la tunique vaginale en dedans et en arrière. Dans le très jeune âge, les choses se passent différemment, c'est en avant que se placent ordinairement la tunique séreuse du scrotum. Hey, qui a décrit le premier ce genre de hernie, veut qu'on lui donne le nom de *hernie infantile*, et que l'on conserve celui de *hernie virile* pour les cas où la tunique vaginale reste en arrière. Il l'a rencontrée chez plusieurs sujets, notamment sur un enfant de seize mois. Elle s'était étranglée chez un garçon âgé de vingt-neuf jours, dont M. Hunt a, depuis, publié l'histoire, et chez un autre, âgé de quatorze mois, opéré avec succès par M. Lawrence.

Hernie du sac vaginal. Si la tunique vaginale n'est point fermée par en haut, les organes viendront s'y loger de préférence, et la hernie qui, dans ce cas, est en contact immédiat avec les organes génitaux, prend le nom de hernie congénitale. Ce nom est vicieux. Le genre de maladie qu'il désigne, peut se manifester plusieurs années après la naissance. Hey, MM. Dupuytren, Lawrence, Roux, ont démontré que le testicule, long-temps retenu dans l'anneau, peut, en descendant à douze, quinze, vingt ou vingt-cinq ans, être suivi d'une hernie également enveloppée par la tunique vaginale. Bien plus, les viscères peuvent descendre dans cette tunique, quoique le testicule ait pris sa place dans le fond du scrotum à une époque déjà fort éloignée. De là même, une descente dont la possibilité aura sans doute quelque peine à être admise par beaucoup de chirurgiens, mais dont j'ai observé deux cas qui me paraissent tout-à-fait concluants. M. D. étudiant en médecine, âgé de vingt ans, fut pris tout-à-coup de douleurs violentes dans l'aine, en revenant le soir de se promener avec deux de ses camarades : c'était une hernie inguinale étranglée qui venait de se manifester. A l'opération, pratiquée le lendemain, nous trouvâmes l'anse intestinale en contact avec le testicule. L'étranglement était produit par l'anneau externe. Le jeune homme s'est complétement et promptement rétabli. Ses deux testicules occupaient depuis long-temps leur place naturelle. Jamais il n'avait existé là de hernie. La tumeur était survenue brusquement, avait immédiatement acquis le volume de la tête d'un fœtus, et, cependant, les viscères avaient la tunique vaginale pour sac. Ce serait en vain, il me semble, que, pour atténuer la valeur d'un pareil fait, on chercherait à soutenir qu'une portion d'intestin pouvait être dans le canal inguinal à l'insu du malade, ou bien qu'il s'était abusé sur la descente du testicule correspondant. Offrant plutôt un certain degré de maigreur que d'embonpoint, M. D. avait l'habitude de prêter beaucoup d'attention à tout ce qui concerne sa santé. Il est donc évident que la hernie vaginale peut se manifester chez l'homme adulte, long-temps après la descente du testicule ? En voici d'ailleurs un second exmple constaté par l'ouverture du cadavre. En 1829, on fit entrer dans mon service à l'hôpital Saint-Antoine, un garçon marchand de vin, fort et de courte stature, qui, la veille, s'était donné un effort en voulant soulever un tonneau. Questionné de toutes les manières, il a constamment répondu que, jusque là, il n'avait jamais eu de hernie. Celle qui le portait à venir réclamer des secours offrait le volume des deux poings, était complétement étranglée, et finit par nécessiter l'opération. L'intestin était également contenu dans la tunique vaginale et en contact avec le testicule. Le débridement fut opéré successivement sur les deux ouvertures du canal et le collet du sac. Une péritonite intense amena la mort le troisième jour. A l'ouverture du cadavre, nous reconnûmes que l'entrée de la membrane vaginale, éraillée sur trois points de sa demi-circonférence interne, était déchirée en arrière à son entrée dans le scrotum ; que le trajet inguinal conservait toute sa longueur et son obliquité, et enfin que, pour s'échapper au-dehors, les viscères avaient été obligés de distendre et d'élargir forcément le prolongement séreux du péritoine rétréci mais non entièrement oblitéré. Depuis cette époque, on a publié une troisième observation du même genre, recueillie dans les salles de M. Dupuytren. Le jeune homme, âgé de dix-huit ans, affirma que, de ce côté, son testicule était descendu en même temps que celui du côté opposé. Cet autre malade qui, à l'âge de vingt-un ans, vit, en montant à cheval, apparaître une hernie vaginale, quoiqu'il eût ses deux testicules libres, n'en offre-t-il pas un quatrième exemple ? M. Lafond dit dans sa thèse avoir vu un jeune ecclésiastique, âgé d'environ vingt ans, dont le testicule n'avait pas toujours existé dans les bourses, être pris tout-à-coup d'une hernie inguinale, qui s'étrangla, qu'on fut obligé d'opérer, et qui avait aussi la tunique vaginale pour siége. Au premier coup d'œil il paraît difficile d'admettre dans l'âge adulte une hernie semblable. Toutefois, en remarquant, comme l'avaient déjà fait Hunter et Callisen, comme divers anatomistes l'ont noté depuis, comme je l'ai observé moi-même sur deux cadavres, que le prolongement scrotal du péritoine reste parfois perméable, pendant toute la vie, sous la forme d'un petit conduit, que chez d'autres même il ne se resserre qu'à son orifice supérieur, de manière à ce que la tunique vaginale remonte jusque dans l'épaisseur des parois du ventre, ce fait n'aura plus rien d'incompréhensible, plus rien qui répugne à la raison, ni de contraire aux notions anatomiques les plus simples.

D'après ce qui précède, la hernie de la tunique vaginale offre trois nuances bien distinctes : 1° celle qui se forme chez le fœtus ou dans les premiers temps de l'existence, et qui est la hernie congénitale proprement dite ou la hernie *élytroïdienne* de naissance ; 2° celle qui tient à ce que le testicule, arrêté dans l'anneau, empêche la tunique vaginale de se fermer par en haut et permet aux viscères de s'y engager ou les y entraîne même, quand il finit par descendre, s'il a contracté des adhérences avec eux ou en préparant tout simplement un sac pour les recevoir : c'est cette variété de la hernie élytroïdienne des adolescents ou des adultes, sur laquelle M. Dupuytren paraît avoir voulu sur-tout fixer l'attention des praticiens, et que Lawrence, M. Roux, ainsi que plusieurs autres, ont également signalée ; 3° celle enfin que je viens de mentionner, et qui doit reconnaître pour cause prédisposante une oblitération incomplète de la portion du péritoine contenue dans le canal inguinal. Chez la femme, la hernie inguinale, beaucoup plus rare que chez l'homme, moins qu'on ne le dit, qu'on ne le pense néanmoins généralement, ne se présente pas exactement avec les mêmes caractères que dans l'autre sexe. Le canal qui la reçoit, plus long, beaucoup moins large, rempli par le ligament rond qui ne s'étend point, comme le cordon testiculaire, avec liberté au-dehors, dispose peu à la sortie, par cette voie, des organes abdominaux, et d'autant moins que la fosse iliaque présente dans les environs un point beaucoup plus favorable à leur passage. Toutefois, il ne faut pas oublier que chez la jeune fille, l'ouverture inguinale n'étant plus à l'état de canal, mais bien de simple anneau, les hernies de ce genre sont alors tout aussi communes dans un sexe que dans l'autre. Le ligament rond, en pénétrant jusque dans l'aine et l'extrémité des grandes lèvres, s'accompagne quelquefois d'un prolongement péritonéal, connu sous le nom de canal ou de ligament de Nuck, et dont on a voulu faire l'analogue de la tunique vaginale. Le fait est qu'on a vu chez de jeunes filles les intestins s'engager dans cet appendice, et donner lieu à une hernie connue sous le nom de *hernie congénitale des jeunes filles*. On conçoit que dans l'âge adulte, la même chose pourrait arriver, si le ligament de Nuck était resté perméable, mais que, le plus souvent, les organes passeront en avant ou en dehors, en entraînant avec eux un véritable sac, comme chez l'homme.

§ 3.

Composition.

Le sac des hernies inguinales est celui qui paraît se déchirer le plus facilement. C'est sur une hernie inguinale que le palefrenier dont parle J.-L. Petit reçut un coup de pied de cheval, que la rupture en question fut produite. Le cas de déchirure du sac, observé par M. Boyer et publié par M. Raymond, concerne également une hernie inguinale. Il en est de même de celui qu'ont mentionné MM. Divoux et Plaignand, d'une troisième observation insérée dans la collection des Thèses de Montpellier, année 1817, puis d'un sixième fait rencontré par M. Darbefeuille de Nantes, qui offre même ceci de remarquable, qu'on a pu le constater par la dissection sur le cadavre; et d'un septième publié, en 1826, par M. Breidenbach de Heidelberg. Non-seulement le sac des hernies inguinales peut se déchirer et permettre aux organes de s'échapper entre les autres enveloppes de la tumeur, mais il peut se déchirer aussi du côté de la tunique vaginale, dans laquelle il s'est ouvert plus d'une fois, soit qu'elle fût préalablement remplie de liquide, c'est-à-dire le siège d'une hydrocèle, ou dans son état naturel, c'est-à-dire entièrement libre. M. Dupuytren a signalé plusieurs exemples remarquables de cette communication du sac herniaire avec la tunique vaginale, communication qu'il a observée, tantôt en bas, d'autres fois en avant, et, dans certains cas, tout-à-fait en arrière. On conçoit, du reste, qu'une déchirure pareille soit de nature à causer l'étranglement sans empêcher qu'il ne se développe ailleurs, et que, si on ne l'avait prévue au moment de l'opération, elle exposerait à pénétrer jusqu'aux viscères avant d'avoir reconnu le sac. C'est aussi dans la hernie inguinale que se sont le plus souvent rencontrés les sacs incomplets, ce qui s'explique par le siége des organes qui, en s'échappant hors du ventre, entraînent avec eux les adhérences à l'aide desquelles ils restent fixés dans leur cavité naturelle. Quoique la plupart des causes d'erreurs indiquées à l'article de l'opération en général puissent en compliquer le diagnostic, il est juste de dire, néanmoins, que les ganglions, les hydatides, et sur-tout les couches ou tumeurs graisseuses, dont il a été parlé, se remarquent plus rarement à sa surface que dans quelques autres espèces de hernies. Notons enfin que le sac des hernies inguinales est celui qui renferme habituellement le plus de sérosité, et qu'il est presque le seul dans lequel on en ait rencontré jusqu'à des livres et des pintes. Tous les organes contenus dans l'abdomen ont été vus dans la hernie inguinale. Le cœcum la forme fréquemment. Un certain nombre de faits prouvent même qu'il peut se porter dans le scrotum par le canal inguinal du côté gauche, de même que l'S iliaque du colon se rencontre parfois dans la hernie inguinale droite. La vessie y pénètre facilement. Il en est de même des ovaires, de la matrice. Bien plus, Ruysch, J.-L. Petit, y ont observé la rate, Reizelius le foie, et M. Yvan a récemment recueilli aux Invalides un fait qui prouve que l'estomac lui-même peut descendre jusque dans les bourses.

Lorsque le cœcum s'engage peu à peu dans l'aine, et que la hernie acquiert un grand volume, il n'est pas rare de l'y voir fixé, comme dans la fosse iliaque, par sa face postérieure, qui peut alors devenir externe et même antérieure. C'est cette disposition que Scarpa a sur-tout voulu signaler, et que MM. Sterlin, qui donne le nom d'*akystiques* aux hernies de ce genre, et Colson, ont eue en vue quand ils ont parlé des hernies inguinales dépourvues de sac. Il est évident d'ailleurs que si, en pareil cas, l'incision tombait en dehors, était conduite sur la portion adhérente de l'organe, on courrait grand risque de l'ouvrir, et que le sac échapperait aux recherches de l'opérateur, si on ne prenait la précaution de l'aller découvrir en dedans ou en avant. Bien que l'S iliaque du colon ait le plus souvent un mésentère à son bord postérieur, il arrive pourtant que, dans le scrotum, elle perd quelquefois ce repli, et finit par y devenir adhérente à la manière du cœcum. Pelletan, Lassus, et plusieurs autres praticiens, en ont mentionné des exemples. Une remarque qu'il ne faut point oublier, est que dans la hernie formée par le colon descendant, les lavements ne sont point reçus, ne le sont du moins qu'en très petite quantité, ainsi que l'a noté M. Bérard, particularité dont on trouve l'explication dans la longueur de la portion intestinale qui sépare l'anus de la hernie. La vessie est le troisième organe qui peut se présenter dans la descente avec un sac plus ou moins incomplet, comme le cœcum. L'ovaire et la matrice n'y offrent rien de particulier, si ce n'est que ces organes, non plus que la vessie d'ailleurs, ne sont guère propres à y faire naître les symptômes de l'étranglement.

Si les enveloppes de la hernie inguinale offrent moins

d'anomalies morbides que celles de quelques autres hernies, elle en présente, en compensation, un certain nombre qui lui sont propres. Ainsi, le cordon testiculaire
renferme des pelotons adipeux, susceptibles de s'hyper-
trophier, d'acquérir un volume énorme, et d'en imposer
pour une hernie épiploïque. Les kystes séreux ou purulents, qui se développent assez souvent dans cette tige,
sont de nature à faire naître plusieurs symptômes plus
ou moins analogues à ceux de l'étranglement. M. Marjolin, M. Roux, M. Ouvrard d'Angers, et d'autres encore, ont vu l'inflammation en masse du cordon produire tous les accidents de la hernie étranglée, et M. Briot
de Besançon parle d'un ganglion abcédé, qu'on prit pour
une tumeur intestinale jusqu'à la fin de l'opération.
M. Pécot mentionne un fait qui tend à prouver que le
pus d'un foyer éloigné, qu'un véritable abcès par congestion, qui aurait suivi le trajet inguinal, pour venir
faire saillie dans l'aine, peut tromper de la même manière. L'étranglement, dans ces sortes de cas, présente
toutes les variétés dont il a été parlé jusqu'ici. Dans la
plupart des hernies récentes, c'est l'anneau fibreux du
grand oblique qui en est le siège. Quelquefois pourtant,
on le trouve alors constitué par l'ouverture du *fascia
transversalis*, ainsi que j'ai pu m'en assurer chez un homme
adulte. C'est à ce dernier point, et le plus souvent encore
au collet du sac, qu'il existe dans les hernies anciennes.
Dans la hernie inguinale interne, les viscères s'étant
échappés par un anneau simple et non plus à travers un
canal, l'étranglement rentre à peu près toujours dans la
première ou la troisième espèce, soit que la tumeur ait
franchi l'anneau naturel, ou qu'elle se soit fait jour à travers une éraillure du pilier interne. Si les hernies qui se
font à travers le pilier externe venaient à s'étrangler, elles
pourraient en offrir les trois nuances, comme la hernie
ordinaire ; mais si l'intestin s'était arrêté dans le canal

inguinal ou dans l'épaisseur des parois du ventre, l'é-
tranglement ne serait possible que de la seconde ou de la
troisième variété. C'est, du reste, dans la hernie inguinale, qu'Arnaud a vu l'épiploon former une sorte de virole qui étranglait l'intestin au centre de l'anneau, et
qu'il a rencontré une anse de cet organe si intimement
adhérente aux parois du cercle inguinal, qu'il lui parut
impossible de l'en isoler. C'est dans cette hernie enfin,
que Pelletan, Lassus, tant d'autres, et moi-même, avons
rencontré des masses épiploïques sous toutes les formes,
et ces nombreuses anomalies dont il a été question en
traitant de la hernie en général.

§ 4.

Opération.

Comme les téguments conservent en général une certaine souplesse dans ce point, il est à peu près toujours
possible d'en former un repli pour les inciser, et de ne pas
se borner à les tendre, afin d'agir comme dans les incisions
simples. Qu'on suive d'ailleurs l'une ou l'autre méthode,
il est bien que l'incision s'étende jusqu'à un demi-pouce
ou un pouce au-dessus de l'anneau, et qu'elle descende, à
moins de contre-indication spéciale, jusqu'au bas de la
tumeur, dont elle suivra le grand axe. Cette incision exige
quelques précautions. Le cordon testiculaire n'ayant point
une position fixe, il serait facile, dans certains cas, de blesser
le canal déférent ou l'artère spermatique, ainsi que la
chose est arrivée deux fois à Hey. Dans la hernie inguinale
externe, on l'a vu passer en avant de la tumeur, de manière à se trouver en dehors lorsqu'il arrive à la partie
inférieure de celle-ci. J'en ai moi-même rencontré un
exemple, il n'y a que quelques jours, à la Pitié, chez un
malade qui porte une hernie énorme. Dans la hernie inguinale interne, la même chose peut arriver, mais en
sens inverse ; c'est-à-dire que le cordon, placé en dehors,

en sortant du canal, peut glisser graduellement en avant, puis en dedans, pour se continuer avec la glande prolifique qui est en bas et aussi du côté interne. Nul doute, que, dans des cas de ce genre, l'instrument ne tranchât presque inévitablement l'une des parties constituantes du cordon spermatique, comme cela est arrivé au docteur Hey, et comme il eût été facile de le faire dans les cas rapportés par Shmucker, Camper, Le Dran, Boudou, M. Fardeau, Scarpa, A. Cooper, Lawrence, Blizard et quelques autres. Il faut donc inciser les tissus qui séparent les téguments du sac, avec précaution, et sous ce rapport du moins, il serait dangereux de suivre à la lettre les conseils de Louis, qui veut qu'on y pénètre sans hésiter, et en quelque sorte d'un seul coup, soit à l'aide d'une sonde pointue, soit au moyen du bistouri ordinaire. La division de ces lames intermédiaires se fait d'ailleurs d'après les règles que nous avons établies dans le principe. Quant au sac, s'il ne présente aucune bosselure, c'est en bas, en avant et un peu en dehors, qu'il est le plus prudent de le percer. Après l'avoir largement ouvert par en haut jusqu'à l'anneau, on se demande s'il est indispensable d'en prolonger l'incision tout-à-fait jusqu'en bas. Quelques personnes pensent le contraire, et le docteur Hey, entre autres, ainsi que Scarpa, craignant d'atteindre jusqu'à la tunique vaginale qui se trouve de ce côté, veulent qu'on en laisse au moins un demi-pouce inférieurement. Au fond, il est à peu près indifférent d'adopter l'une ou l'autre de ces méthodes. Lorsque c'est une hernie congénitale qu'on opère, les organes ayant élargi, plus ou moins distendu la tunique vaginale au-dessous du testicule, il y a deux écueils à redouter sous ce point de vue. Le sac est-il ouvert dans toute sa longueur, le testicule tend continuellement à s'échapper du fond de la plaie et peut faire naître ainsi des accidents. Si l'on n'incise la poche séreuse que dans sa moitié supérieure, la glande

génitale sera beaucoup plus facile à contenir, mais le pus,
s'il s'en forme, s'accumulera dans le cul-de-sac conservé
par en bas, et pourra faire naître d'autres dangers. Le
mieux serait donc alors de faire une large ouverture,
quitte à ramener ensuite les bords de la tunique vaginale au-devant du testicule, et à les y maintenir par un
ou plusieurs points de suture.

A cause des vaisseaux qu'il importe de ne pas léser, la
hernie inguinale est une de celles qui s'accommoderaient
le mieux de la dilatation, si cette méthode devait être
employée quelque part. La théorie veut que le débridement, seule ressource qu'on mette en usage aujour-
d'hui, soit pratiqué de telle ou telle manière, suivant
qu'on agit sur telle ou telle espèce de bubonocèle. Par
exemple, il conviendrait de le diriger en dehors, sur l'un
des points de la demi-circonférence externe de l'anneau,
pour les hernies dont le collet est placé en dehors de
l'artère épigastrique, c'est-à-dire toutes celles qui se sont
engagées par l'ouverture supérieure du canal inguinal;
en dedans, au contraire, pour les hernies inguinales internes, et directement en haut lorsqu'il existe une artère
épigastrique de chaque côté, comme la chose aurait pu
se faire, dans le cas que m'a communiqué M. Lauth.
Cette indication variable explique les conseils si opposés
donnés à ce sujet par les auteurs les plus recommandables.
Sharp, Lafaye, Pott, Sabatier, veulent qu'on débride
en haut et en dehors, parce que l'artère épigastrique se
trouve ordinairement en dedans; Verduc, Garengeot,
Heister, prescrivent au contraire de débrider en dedans,
et Bertrandi qui avait vu le débridement en dehors produire une hémorrhagie due à la division de l'artère épigastrique, hémorrhagie qui causa la mort du malade,
donne le même conseil. Enfin, c'est dans la crainte de
trouver cette artère sur l'un ou sur l'autre côté, que
J.-L. Petit, avant Rougemont et Autenrieth, MM. A.

Cooper, Scarpa, Richerand et Dupuytren, qui suivent la
même pratique, prescrit de débrider directement en
haut. Desault et Chopart avaient déjà remarqué, il est
vrai, que l'artère est en dedans lorsqu'on trouve le cordon en arrière ou sur le côté interne de la tumeur, et
en dehors dans le cas contraire. Mais pour fixer là-dessus
l'opinion, il fallait toutes les connaissances anatomiques
acquises aujourd'hui par l'immense majorité des opérateurs. Dire qu'on débridera en dehors quand la hernie
est externe et en dedans quand elle est interne, n'aurait
de valeur que s'il était moins difficile de distinguer l'une
de l'autre ces deux variétés de la maladie. D'ailleurs,
quand il y a deux artères épigastriques, ou que ce vaisseau naît de l'obturatrice à une certaine distance de l'iliaque externe, elle pourrait très bien se trouver en dedans
de la hernie inguinale interne, comme on le remarque
habituellement dans la hernie inguinale externe. De
même que l'artère épigastrique externe du sujet observé
par M. Lauth, aurait pu se placer en dehors d'une hernie inguinale oblique. C'est justement par suite de cette
incertitude que MM. Cooper, Scarpa, Richerand et
Dupuytren préfèrent la méthode de Petit ou de Rougemont. En incisant directement en haut, disent-ils,
que l'artère soit en dehors ou en dedans, qu'il y en
ait deux ou une seule, que la hernie soit interne ou externe, peu importe, on n'a aucune hémorrhagie à redouter, car l'instrument divise toujours les tissus parallèlement à la direction connue des vaisseaux. Une
objection se présente, néanmoins, c'est que, au lieu
de suivre une ligne parallèle à l'axe du corps, l'artère
épigastrique se dirige obliquement de dehors en dedans
et de bas en haut pour gagner la région ombilicale en passant au-dessus de la hernie inguinale interne; tandis que,
dans une hernie inguinale externe, je l'ai vue tellement
déprimée en dedans, qu'elle formait en quelque sorte un

demi-cercle dont l'extrémité supérieure eût été facile à atteindre dans une incision perpendiculaire. Ensuite, comme elle manque rarement d'être plus ou moins déplacée par l'origine de la tumeur, on ne peut pas savoir si elle est réellement verticale plutôt qu'oblique dans un sens ou dans un autre. Il serait également possible qu'on vînt à la blesser en débridant directement en haut. J'ajouterai que, dans la hernie inguinale interne, la branche pubienne fournie par l'épigastrique, sera presque nécessairement tranchée, et que, dans les cas où elle offre un volume anormal, il en pourrait résulter une hémorrhagie inquiétante, ainsi que cela me paraît avoir existé dans les deux observations notées par M. Lawrence d'après les commentaires de Duncan et M. Home. Nulle méthode ne met donc complétement à l'abri de l'hémorrhagie. Cependant, la blessure de l'artère épigastrique est extrêment rare. A quoi cela peut-il tenir? D'abord, à ce que, repoussée par le collet du sac, elle est presque toujours située à deux ou trois lignes du cercle constricteur, et que, le plus ordinairement, on ne donne pas à l'incision au-delà de cette étendue; ensuite, à ce que, dans l'étranglement produit par l'anneau du grand oblique, l'incision se fait sur un cercle trop éloigné de l'artère en question pour qu'on ait à en redouter la division; d'où il suit qu'en dernière analyse, le débridement peut, à la rigueur, être fait dans toutes les directions sans danger, pourvu qu'on ne lui donne pas une trop grande étendue, et que les succès obtenus à Vienne, au commencement de ce siècle, par M. Rudthoffer qui débridait toujours en dedans comme Bertrandi, n'ont rien qui doive étonner. Si on ajoute que la hernie inguinale interne est très rare, et que, de nos jours, le débridement en dehors est préféré dans la grande majorité des cas, on comprendra pourquoi l'hémorrhagie, à la suite de la kélotomie, est si peu commune. Toutefois, ayant été observée chez plusieurs sujets, il est

permis de songer encore aux moyens de l'éviter. Or,
dans tout étranglement causé par l'ouverture inférieure du
canal, le débridement d'avant en arrière avec un bistouri
convexe porté sur la pulpe du doigt, comme le veut Bell,
soit qu'on imite MM. Colson et Dellouey ou M. Dupuytren, soit, ce qui serait mieux encore, en se servant de
la pointe d'un bistouri droit protégé aussi par le doigt, et
qui, incisant du bord libre de l'anneau vers un point plus
ou moins éloigné de sa circonférence, mettrait à l'abri de
toute crainte, puisque, en se conformant à ces principes,
l'instrument ne pénètre pas jusqu'à la face postérieure du
fascia transversalis. Dans les autres cas, le débridement
multiple, soit avec le bistouri droit boutonné, soit avec le
bistouri courbe, permettant de ne donner qu'une ou deux
lignes de profondeur à chaque incision, est de nature, si
je ne me trompe, à rendre la lésion de l'artère épigastrique
à peu près impossible, dans quelque sens qu'on le porte.

Si, malgré toutes ces précautions, l'artère avait été
blessée, comme Gunz en avait entendu citer deux exemples à Paris, comme Bertrandi l'a constaté par l'ouverture du cadavre, et comme Richter, Le Blanc,
Hey, A. Cooper, Scarpa, Lawrence, etc., en citent
des observations, qu'y aurait-il à faire? M. Lawrence
dit avoir trouvé la branche épigastrique complétement divisée sur le cadavre d'un individu opéré de la hernie
inguinale étranglée, et dont la mort avait été produite
par une autre cause. Dans un second cas, l'hémorrhagie
se suspendit à l'occasion d'une syncope, et la malade
guérit complétement. Reste à savoir si le sang s'était bien
échappé, en effet, de l'artère épigastrique. J'ai vu, de
mon côté, sur le cadavre d'un sujet mort des suites d'une
plaie pénétrante de l'abdomen, une division complète
de ce vaisseau dont l'hémorrhagie avait été peu abondante, et s'était spontanément arrêtée. Il serait donc
possible qu'une pareille blessure eût eu lieu plusieurs

fois à l'insu du chirurgien. La ligature portée, comme le veut Bogros, sur la racine même de l'artère, ou par l'intérieur de la blessure au moyen des divers instruments proposés par Arnaud, Schildner, Richter, Desault et beaucoup d'autres praticiens, est trop difficile à pratiquer et offre trop peu de certitude pour engager à la tenter. Il vaut mieux conduire au-delà de l'anneau une sorte de chemise ou de petit sac en linge fin, dont on remplit le fond avec de la charpie mollette, pour en former un tampon plus ou moins large et plus ou moins épais, à l'aide duquel on comprime ensuite les parties d'arrière en avant, ou du péritoine vers les téguments. C'est ainsi que Hey et M. Boyer se sont conduits dans les cas de succès qu'ils rapportent, ou qu'on rapporte en leur nom.

Réduction. Comme cette hernie est la plus commune, et que c'est elle qui renferme le plus souvent l'intestin grêle et les parties adhérentes du gros intestin, c'est à son occasion aussi qu'il convient de dire, avec M. Dupuytren, que si, comme il arrive quelquefois, une toile de nouvelle formation bridait les deux bouts de l'anse viscérale, de manière à en empêcher l'alongement, il faudrait la détruire. Le meilleur moyen de faire rentrer les liquides, les matières que renferme cette anse, est d'en embrasser la masse avec la paume des deux mains, et de la presser doucement jusqu'à ce qu'elle soit presque vide. C'est là aussi qu'il faut prendre garde de l'engager entre le péritoine et le *fascia transversalis*, ou dans l'épaisseur des parois du ventre, car c'est dans cette espèce de hernie que Le Dran, Callisen, de la Faye, Sabatier, Pelletan, Lassus, Hesselbach, M. Delmas, M. Lawrence, et moi-même, avons observé l'accident que je signale. Nulle part, en effet, le trajet de la hernie ne peut offrir plus de longueur, nulle part on ne trouve autant de laxité dans le tissu cellulaire qui unit ou sépare

le péritoine des muscles et les diverses couches constituantes des parois abdominales , nulle part enfin on ne
trouve plus souvent des brides derrière l'anneau, brides
par l'adhérence de l'appendice du cœcum, par un prolongement de l'épiploon, par un ruban accidentel, etc. C'est
là encore que le docteur Hey a vu le sac divisé horizontalement en deux poches distinctes par l'épiploon,
l'une antérieure ne contenant que de la sérosité, l'autre
postérieure qui renfermait l'intestin. En un mot, il n'est
peut-être pas une des anomalies, ou des dégénérescences,
soit des organes digestifs, soit de l'épiploon, qui n'ait
été observée dans la hernie inguinale. C'est elle en outre
qui a présenté ces appendices en forme de doigt de gant,
observés par Ruysch, F. de Hilden, Méry, et sur-tout par
Littre, et qui appartenaient à un point plus ou moins élevé
de l'intestin iléon. Quand la hernie inguinale est ancienne
et d'un volume démesuré, comme il est rare que les viscères
déplacés n'aient pas contracté entre eux des adhérences
difficiles à détruire, qu'ils ne soient en quelque sorte
agglomérés de manière à représenter, dans certains cas,
une masse purement charnue, la réduction ne doit pas
toujours en être tentée. Si, en pareil cas, les enveloppes
herniaires ont été divisées dans toute leur étendue, on
se borne à faire rentrer les parties libres ; on laisse les
autres au-dehors ; on couvre le tout de compresses imbibées de liquides émollients, et la position horizontale que
doit garder le malade les ramène peu à peu jusque dans
l'anneau, si ce n'est même à l'intérieur du ventre.

C'est dans cette nuance en particulier que Ravaton,
Monro, MM. Cooper, Crawther, Lawrence, MM. Boyer,
Scarpa, veulent, comme J.-L. Petit, qu'on débride, sans
traverser la couche péritonéale, par la méthode que
M. Raphel croit avoir imaginée et qu'il n'a fait que
combiner avec l'idée de Bell sur le débridement en
général. Alors donc on fait une incision de quelques

pouces à la racine de la tumeur pour arriver par degrés sur le collet du sac, sans l'ouvrir. Une sonde cannelée est aussitôt introduite entre ce collet et l'anneau qu'on divise ensuite, en se conformant aux règles établies plus haut. Une fois que l'étranglement est détruit, si les viscères peuvent être repoussés dans le ventre sans trop de difficulté, la réduction est immédiatement tentée. Dans le cas contraire, on se borne à faire rentrer ceux qui cèdent facilement, et le reste est soutenu ou maintenu par un suspensoir ou un bandage convenablement disposé. Si, après avoir débridé l'anneau, l'étranglement persistait, on devrait perforer le collet du sac, engager par là un bistouri boutonné, et le diviser avec les précautions d'usage. La plaie refermée au moyen de bandelettes agglutinatives se cicatrise, en général, au bout de quelques jours. Dans les cas ordinaires et lorsque les organes sont réduits, le sac est parfois assez mobile, assez peu adhérent, pour qu'il soit possible de le détacher, d'en former un petit bloc, comme dit Garengeot, de l'empaqueter dans l'anneau ou de l'exciser. Sans revenir sur ce que j'ai dit de cette méthode aux pages précédentes, je ne puis me dispenser de faire remarquer que, si on se décidait à la suivre dans la hernie inguinale, il faudrait au moins s'assurer préalablement de la place qu'occupent et le canal déférent et les vaisseaux spermatiques. Quand la hernie inguinale est directe, l'incision des téguments doit être parallèle à l'axe du corps. Il faut qu'elle soit oblique de haut en bas et de dehors en dedans, au contraire, quand la tumeur est externe et peu volumineuse; mais lorsqu'elle est très grosse, on se trouve fort bien de donner à l'incision la forme d'une demi-lune très alongée, dont la convexité regarde en haut et en dedans. Si l'opération avait été pratiquée chez une femme, rien ne serait à ménager du côté du cordon. Si, dans cette hernie, on trouvait l'ovaire retenu vers l'anneau ou descendu jusque dans la grande lèvre, comme Priscien, Veyrat, Pott, Lassus, Haller, M. Lallemand et M. Deneux, en ont rapporté des exemples, pour peu que les accidents parussent avoir quelques rapports avec sa présence dans l'anneau, le plus sage serait de l'enlever. La matrice, la vessie, devraient être réduites comme les intestins, ou ne manqueraient pas de se réduire d'elles-mêmes par la suite. En supposant qu'on ait pratiqué l'opération pour remédier aux accidents produits par l'étranglement du cordon, observé aussi par M. Roux, une fois le débridement pratiqué, il n'y aurait plus rien à faire. Dans le cas d'hydatides, de tumeurs graisseuses, on a recours à l'excision des parties morbides. Il en serait de même pour les ganglions lymphatiques, s'il s'en développait par hasard dans le canal inguinal.

Un cas plus embarrassant que tous ceux-ci est celui qui tient à la présence du testicule dans l'intérieur même de l'anneau. Presque toujours, alors, la glande prolifique est altérée, soit dans sa conformation, soit dans sa structure. Si on l'excise, l'homme se trouve privé d'un organe important; si on se borne à lever l'étranglement, et que le testicule ne puisse pas descendre, les mêmes accidents pourront se reproduire et le malade n'avoir été que soulagé par la herniotomie. Avant l'opération, il pourrait être d'autant plus difficile de se prononcer avec certitude, qu'une hernie véritable peut se manifester à la place du testicule, chez un monorchide, ainsi que M. Fages en a rencontré un exemple. C'est donc au praticien à chercher, dans la disposition des parties et dans les circonstances particulières où se trouve l'individu, la conduite qu'il est raisonnable de suivre.

Art. x.

Hernie crurale.

§ 1ᵉʳ.

Remarques anatomiques.

La hernie crurale n'a guère été distinguée de la hernie inguinale que depuis Barbette, Lequin, Nuck et Verheyen. Son siége naturel est le pli de l'aine, et l'ouverture qui lui donne passage est connue sous le nom d'anneau ou de canal crural. De même que, par son bord supérieur, le ligament de Poupart se continue avec l'aponévrose du grand oblique du côté de la peau, et le *fascia transversalis* du côté du péritoine, de même il se continue par en bas avec le *fascia lata* du côté de la cuisse, et le *fascia iliaca* du côté de l'abdomen. Prise au milieu du ligament de Fallope, l'aponévrose crurale se dédouble. Son feuillet superficiel suit le trajet du ligament jusqu'auprès des pubis, tandis que l'autre s'en écarte pour s'appliquer sur le muscle pectiné et se continuer avec le *fascia pelvia*. Le premier, décrit sous le nom de feuillet falciforme par les chirurgiens anglais, peut être comparé à une lame triangulaire; de ses bords, le supérieur tient au ligament, l'externe se continue avec l'aponévrose primitive et l'inférieur ou interne, libre, est plus ou moins concave. Le second, généralement plus épais, se continue en dedans et en haut avec l'épanouissement du pilier externe de l'anneau inguinal, ou avec le ligament de Gimbernat, dont il va être question tout à-l'heure. Une ouverture ovalaire, à base inférieure, limitée par le bord libre de la couche précédente, résulte de cette disposition, et c'est par là que la veine saphène interne se rend dans la veine fémorale. Son plan regarde en dedans, en avant, et un peu en bas. Vers le milieu du ligament de Poupart, l'aponévrose iliaque s'abaisse de la même manière que la couche profonde du *fascia lata*, et laisse dès lors entre elle et ce ligament une sorte d'ouverture elliptique, qui est l'anneau crural proprement dit. Cet anneau mérite toute l'attention du chirurgien. Une petite cloison verticale le divise ordinairement en deux parties, l'une externe, dans laquelle se trouve l'artère fémorale en dehors et la veine correspondante en dedans; l'autre interne, remplie seulement par du tissu cellulaire et un ganglion lymphatique. En résumé, l'échancrure antérieure de l'os coxal se trouve convertie en deux larges ouvertures par le ligament de Fallope. Simple jusqu'à ce que le *fascia iliaca* et le feuillet profond du *fascia lata* s'en détache de manière à brider, en s'abaissant vers les pubis, les muscles et les nerfs de la fosse iliaque, ce ruban semble en effet se bifurquer pour former le canal crural, et séparer ainsi les vaisseaux fémoraux des parties que je viens d'indiquer. Sa branche horizontale donne lieu, en s'approchant de la symphyse, à une expansion membraneuse placée de champ, qui se fixe sur la crête du pubis en s'inclinant un peu du côté de la cuisse, comme pour se continuer avec la couche profonde du *fascia lata*, et qui est connue sous le nom de ligament de Gimbernat. Continue en haut avec le pilier externe de l'anneau inguinal, fixée en bas et en arrière à la crête ilio-pectinée, cette lame offre en dehors un bord concave ou en demi-lune qui doit réagir d'une manière fâcheuse sur les organes dans la hernie crurale.

Ainsi ce canal est formé en dehors par le dédoublement du ligament de Fallope et du *fascia lata*. L'aponévrose falciforme, d'autant plus courte qu'on se rapproche plus de son côté interne, en constitue la paroi antérieure. En arrière, c'est la couche musculaire de l'aponévrose crurale qui le forme. En dedans, il n'a véritablement point de paroi, et n'est limité que par le bord tranchant ou libre du ligament de Gimbernat. L'artère et la veine fémorales remplissant sa moitié ou son tiers externe, en cachent la paroi la plus longue, et font que son ouverture inférieure en limite exactement l'étendue par en bas. Dans l'état naturel, ce canal est rempli par une traînée de tissu cellulaire qui fait communiquer le *fascia propria*, ou la doublure lamelleuse du péritoine avec le *fascia superficialis*, ou la couche sous-cutanée du pli de l'aine. Un ganglion lymphatique, souvent assez volumineux, en ferme habituellement l'entrée, tandis que son orifice crural est comme voilé par une lamelle plus ou moins dense, criblée de trous pour la communication des glandes lymphatiques superficielles avec les ganglions profonds de cette région. La saphène embrasse la base de son ouverture, dont les deux extrémités de la pointe semblent se croiser en passant l'une au-devant de l'autre, de manière à ce que la postérieure se continue avec le ligament de Gimbernat et l'autre avec l'extrémité pubienne de l'arcade. En parcourant le canal crural, le sac herniaire, déjà doublé par le *fascia propria*, refoule devant lui, en se l'appropriant, la majeure partie du tissu cellulaire qui s'y trouve, s'enveloppe de même en sortant du *fascia superficialis* et de toute la couche cellulo-graisseuse sous-cutanée, refoule par la même raison, en bas, en dedans ou en dehors, les ganglions lymphatiques que, dans certains cas, il se borne à soulever, et qui restent ainsi appliqués sur la tumeur. Une fois arrivée au-dehors, la hernie tend à se porter vers la partie externe et supérieure bien plus que dans le sens opposé, ce qui tient à l'adhérence plus grande du *fascia superficialis* en dedans et en bas, que du côté de l'épine iliaque et de la portion externe du ligament de Fallope. C'est au point qu'on a vu la hernie se reporter ainsi jusqu'à deux et trois pouces de sa sortie du côté de l'os iliaque. Des exemples en ont été relatés par Arnauld et plus récemment par M. Larrey. Le sac côtoie la veine et l'artère fémorales en dehors. A sa partie supérieure, il est en rapport avec l'origine de l'artère épigastrique, qui en croise d'une manière plus ou moins éloignée la portion antérieure et externe en allant gagner la face péritonéale des muscles abdominaux. En avant, il est caché d'abord par le ligament de Fallope, puis, un peu plus bas, par le repli falciforme du *fascia lata*. En arrière, il est soutenu par la crête et la face triangulaire du corps des pubis, le muscle pectiné, et, plus immédiatement, par le feuillet profond de l'aponévrose crurale. Enfin, le ligament de Gimbernat l'embrasse du coté interne. Chez l'homme, il faut noter en outre qu'il est croisé obliquement par le cordon testiculaire, dont le ligament de Poupart seul le sépare. L'artère épigastrique peut naître à un pouce et même un pouce et demi plus haut que de coutume, comme elle peut être aussi fournie par l'artère fémorale au-dessous du ligament de Fallope ; ce qui fait que, dans le premier cas, cette branche pourrait être refoulée sur le côté interne de la hernie au lieu de rester en dehors, et que, dans le second, le débridement sur un point quelconque de sa moitié externe, la diviserait presque inévitablement. Une seconde variété, plus remarquable, est celle que j'ai déjà indiquée, dans laquelle on voit l'artère épigastrique naître de l'obturatrice à plus d'un pouce de l'iliaque externe, comme l'a vu M Hesselbach, et comme j'en ai aussi rencontré un exemple. Nul doute que, dans ce cas, la hernie crurale ne viendrait se placer en dehors. La même chose aurait lieu si le vaisseau dont il s'agit venait de l'hypogastrique, comme je l'ai remarqué. Une disposition beaucoup plus effrayante encore pourrait être observée, si la hernie venait à se former chez les individus qui ont à la fois deux artères épigastriques, l'une naissant de l'iliaque, l'autre de l'artère pelvienne, ainsi qu'on le voyait chez l'individu dont j'ai parlé d'après M. Lauth. Dans l'homme sur-tout, le collet de la hernie aurait alors en dedans l'épigastrique pelvienne, en dehors l'épigastrique iliaque, et en avant, le cordon testiculaire. Une dernière anomalie qui n'avait point encore été notée, je crois, est celle dont nous devons la connaissance à M. Michelet, celle où on voit la cir-conflexe interne de la cuisse naître de l'épigastrique elle-même. L'artère, dans ce cas, pourrait se trouver au-devant du corps de la hernie, le croiser obliquement de dehors en dedans et gagner les muscles adducteurs de la cuisse. Mais la variété dont on a le plus parlé est celle où l'obturatrice et l'épigastrique naissent d'un tronc commun de l'iliaque externe. C'est en effet la plus fré-quente. L'examen que j'ai pu en faire sur plusieurs milliers de cadavres, soit dans les hôpitaux, soit dans les amphithéâtres de dissection, soit à l'École pratique, ne me permet pas de dire qu'elle se rencontre une fois sur trois, ni sur cinq, ni même sur dix, mais bien seulement sur quinze à vingt. Du reste, c'est un fait beaucoup plus simple qu'on ne semble se l'imaginer. Avant la naissance, l'artère obturatrice naît à peu près constamment par deux racines, l'une qui vient de l'hypogastrique, l'autre de l'épigastrique. Or, dans la règle, la racine épigastrique s'atrophie bientôt, tandis que l'hypogas-trique persiste et forme définitivement le vaisseau. Si le contraire arrive, on observe l'anomalie en question.

Beaucoup de praticiens ont cru qu'en pareil cas, le collet de la hernie crurale aurait l'artère épigastique en dehors et l'obturatrice en avant et en dedans, de manière à être entourée d'un cercle artériel presque complet. Si la chose est possible, elle doit être au moins très rare. Ces artères arrêtent leur position respective, long-temps avant l'origine d'une hernie quelconque. Le tronc épigastrique étant placé entre le péritoine et le *fascia transversalis* ou le ligament de Fallope, si l'obturatrice en vient, elle est nécessairement située dans l'épaisseur du *fascia propria*, et, pour aller gagner le trou sous-pubien, il faut qu'elle

suive la demi-circonférence inférieure de l'anneau crural.
En s'échappant, les viscères, devant par cela même la
refouler à peu près inévitablement en arrière, ne paraissent courir aucune chance de la ramener sur leur face antérieure. Je n'ai point appris, au surplus, que, jusqu'à
présent, sa blessure, pendant l'opération, ait été constatée
par l'ouverture du cadavre, quoique, plusieurs fois, on
l'ait signalée chez des sujets qui ont continué de vivre.
Par la seule raison qu'en entrant dans l'anneau l'artère
iliaque divise cette ouverture en deux moitiés, et que
l'artère épigastrique se détache de son côté interne ou
antérieur, il doit exister un autre point peu résistant en
dehors. En y portant le doigt, on acquiert bientôt la certitude qu'il est effectivement possible de passer par là de
l'intérieur à l'extérieur du ventre; d'où il semble résulter
que la hernie devrait se faire quelquefois par le côté
iliaque des vaisseaux épigastriques. On pourrait donc admettre une hernie crurale externe et une hernie crurale
interne. Cependant un seul exemple en a été cité dans ces
derniers temps, et c'est M. Cloquet qui le rapporte. Arnault,
la plupart des pathologistes du dernier siècle, Sabatier encore et M. Walther, disent bien, à la vérité, qu'en sortant de l'abdomen, l'intestin passe obliquement de dehors
en dedans sur la face antérieure des vaisseaux cruraux,
et laissent entendre par conséquent que l'artère épigastrique reste sur le côté interne du collet du sac; mais,
à ce sujet, ils se bornent à de simples assertions et rien
ne prouve qu'ils aient positivement constaté le fait par la
dissection. La hernie fémorale n'est point enveloppée de
lames aussi nombreuses que le bubonocèle. On n'y trouve
que le péritoine, le *fascia propria* et le *fascia superficialis* confondus en une seule couche cellulo-graisseuse, et
les téguments. Du reste, c'est dans cette couche intermédiaire à la peau et à l'enveloppe séreuse, que se rencontrent les ganglions lymphatiques sains ou malades,

hypertrophiés, indurés, gonflés d'une manière quelconque, enflammés ou abcédés, les kystes hydatiques, les abcès chauds, froids ou par congestion, qui entourent quelquefois la hernie crurale de manière à en rendre le diagnostic si difficile et l'opération si délicate dans certains cas. C'est là, sans aucun doute, que le pus était venu se rassembler dans les deux exemples d'abcès froids ou par congestion, mentionnés dans la thèse de M Bayeul, et qui en imposèrent pour une hernie. C'est dans cette couche aussi que se remarquent les veines qui reviennent des téguments abdominaux ainsi que les artérioles correspondantes, et que se manifestent les tumeurs ou les couches graisseuses de toute espèce que j'ai signalées en parlant de la hernie en général. Quant à la veine saphène, quoique située dans la couche intermédiaire, elle est toujours refoulée en arrière et en bas de la tumeur.

L'ouverture qui livre passage à la hernie crurale, est tellement ferme et solide, les tissus qui la reçoivent et l'enveloppent à la cuisse lui offrent en général une telle résistance, qu'elle acquiert rarement un grand volume. Obligée de traverser un orifice profondément situé, pouvant s'arrêter dans le canal même, soit en haut, soit au milieu, soit à son orifice fémoral, il est souvent assez difficile d'en reconnaître l'existence chez les sujets gras, particulièrement chez les femmes où elle est si fréquente. La même disposition en rend, on le devine, l'opération plus pénible que celle de la hernie inguinale. C'est encore à cette étroitesse des passages, à leur peu d'extensibilité, qu'elle doit de s'étrangler si aisément et d'être si difficile à réduire dès qu'elle éprouve la moindre constriction. A son intérieur, on a rencontré les mêmes organes que dans la hernie voisine, avec les mêmes anomalies et les mêmes altérations pathologiques. Il est de remarque toutefois que son sac, généralement plus mince que dans l'os-

chéocèle, ne renferme d'habitude que très peu de sérosité, n'en contient souvent que quelques gouttes, et
parfois même pas du tout. Il n'est pas sans exemple, néanmoins, d'y en avoir vu au-delà de quelques onces, c'est-
à-dire en surabondance, comme je l'ai noté pour la hernie
sus-pubienne.

§ 2.

Opération.

La kélotomie du pli de l'aine exige plus de précautions
encore que celle du scrotum; d'abord parce qu'on arrive
plus promptement au sac, quand il n'y a point de complication, et que, dans le cas contraire, on a toutes les
maladies qui peuvent se manifester dans cette région,
à distinguer de la hernie proprement dite; ensuite, parce
que le sac, étant très mince et souvent confondu par sa
face externe avec le tissu cellulaire, est aisé à ouvrir
avant qu'on s'en soit aperçu, et que, renfermant à peine
de la sérosité, il rend très facile la lésion de l'intestin;
en troisième lieu, parce qu'il faut agir à une grande profondeur et débrider sur des parties presque nécessairement entourées de vaisseaux.

L'incision des téguments doit et peut à peu près constamment être faite dans la direction de la rainure inguinale,
et du grand diamètre de la tumeur en même temps. Une
incision simple suffit, en général; cependant si la hernie
était très grosse et qu'on eût de la peine à en découvrir le
collet, rien ne s'opposerait à ce que, à l'instar de M. Boyer,
on ne transformât en incision en T cette première division, en portant après coup le bistouri sur sa lèvre supérieure, ou sur l'autre, selon qu'on a besoin de mettre
à nu le côté interne ou le côté externe du canal. Du
reste, il n'y a pas de raison pour que, dans tous les cas,
on pratique une incision en T dont la branche verticale
serait tournée en haut, comme le veut M. A. Cooper,

afin de ne faire courir aucun risque à la veine saphène interne. L'incision cruciale, indiquée dans la Clinique de Pelletan, et que M. Dupuytren a souvent mise en usage, ne doit être non plus que très rarement indispensable. Si on voulait y avoir recours néanmoins, les craintes du chirurgien anglais, à l'égard de la saphène, ne devraient nullement arrêter, car cette veine est toujours placée au-dessous et en arrière de la hernie. Après l'ouverture du sac, il est, ainsi que le remarque M. Boyer, aussi rare de pouvoir réduire les organes sans débrider, qu'il est commun de voir l'intestin excorié, ulcéré, perforé même dans la portion qui supporte l'étranglement. La constriction étant en général causée par le bord tranchant du repli falciforme du *fascia lata*, ou la concavité du ligament de Gimbernat, c'est le cercle embrassé par ces deux parties qu'il faut d'abord examiner. L'ulcération existait dans cet endroit chez le malade opéré devant moi par M. Wessely, chez la femme que j'ai opérée moi-même, sur plusieurs des individus opérés par MM. Roux, Boyer, Lawrence, etc. On ne cherchera donc jamais à faire rentrer les parties, avant d'en avoir ramené au-dehors la portion qui était contenue dans le canal ; en conséquence, le débridement, sans ouvrir le sac, n'est point applicable ici. C'est à cause des dangers du débridement dans la hernie crurale, qu'on avait sur-tout imaginé la dilatation. En dehors, a-t-on dit, vous aurez l'artère épigastrique ; en haut, le cordon testiculaire; en dedans, vous blesserez l'obturatrice si elle naît de l'épigastrique. Heureusement qu'en pratique, ces dangers sont infiniment moindres qu'en théorie. Sharp débridait en dehors et en haut, et, quoiqu'il ait opéré un grand nombre de sujets, on ne voit pas qu'il lui soit arrivé de blesser l'artère sus-pubienne, dont il regarde d'ailleurs la ligature comme très-facile. Pott débridait en haut, et le cordon spermatique ne paraît point avoir été blessé par lni. Depuis Gimbernat, la plupart des chirurgiens débrident en dedans, et rien ne prouve que, de cette manière, on ait souvent divisé la branche sous-pubienne. Il suffit néanmoins que la chose soit possible, pour ne pas négliger les moyens de l'éviter le plus sûrement. Le procédé de Sharp est évidemment le plus mauvais de tous. M. Dupuytren, qui semble l'avoir reproduit et s'y être conformé depuis long-temps dans sa pratique, l'a modifié de telle sorte, qu'il n'offre plus alors les mêmes dangers. C'est sur le bord externe de l'ouverture d'entrée de la saphène entre les feuillets du *fascia lata*, que ce chirurgien porte le tranchant de son bistouri courbe renversé; de telle sorte qu'il coupe les tissus d'avant en arrière ou de bas en haut, et détruit ainsi l'étranglement, avant d'arriver au lieu qu'occupe l'artère à ménager. Ici, sa méthode n'a qu'un inconvénient, c'est celui de n'être pas applicable à la constriction qui dépend du collet du sac. On pourrait également l'appliquer sur tout autre point de l'anneau ; mais, comme l'incision du processus falciforme relâche en général toute l'étendue de l'ouverture, elle a l'avantage de suffire dans le plus grand nombre des cas. Le débridement en haut et un peu en dedans n'a rien de redoutable chez la femme, lorsqu'il n'y a point d'anomalie vasculaire; chez l'homme, au contraire, il pourrait conduire à la blessure des vaisseaux spermatiques. Arnault dit avoir été témoin d'une opération très bien faite d'ailleurs, et dont le malade mourut cependant par suite d'une hémorrhagie de l'artère testiculaire. Scarpa s'est sur-tout attaché à démontrer qu'il est presque impossible de débrider dans ce sens, sans tomber dans l'inconvénient signalé par Arnault. Des expériences tentées par ce derier, en présence de Bassuel, Boudou, etc., et les planches du savant anatomiste de Pavie, tendraient, en effet, à prouver qu'en incisant le ligament de Fallope, de bas en haut,

dans l'étendue de deux ou trois lignes, on tranche presque inévitablement l'artère spermatique. Heureusement
que le hasard ou d'autres circonstances en ont imposé à
ces observateurs, et que leurs craintes sont réellement
exagérées. D'abord, il n'est pas exact de soutenir, avec
Scarpa, que le cordon testiculaire repose immédiatement sur le fond de la gouttière du ligament de Poupart.
Quelques fibres charnues et un tissu cellulaire, parfois
assez abondant, l'en séparent habituellement. Ce n'est
point sous le bord du petit oblique, mais bien entre ses
fibres que passe le cordon. D'ailleurs, ce ligament offre
jusqu'à quatre et cinq lignes de hauteur dans la moitié interne de l'anneau. En dehors, on le diviserait tout
entier, ce qui n'est jamais indispensable, avant de courir
aucun risque. Si, lorsqu'on donnait de six à huit ou dix
lignes au débridement, le danger qui a tant effrayé Arnauld, Scarpa et d'autres chirurgiens modernes, ne
pouvait être nié, aujourd'hui qu'en général il n'est plus
que de deux ou trois lignes, de pareilles craintes sont,
en définitive, très peu fondées ; le fait rapporté par
M. Lawrence, en serait, au reste, une nouvelle preuve,
car, malgré la section complète du pilier externe du
grand oblique, le cordon n'avait pas été touché chez le
sujet dont il parle. En outre, est-il bien vrai qu'une
artère aussi peu importante que celle qui vient de l'épigastrique au scrotum, ou que la spermatique elle-même
soit de nature à faire naître une hémorrhagie si grave ? Ce
serait, au surplus, en dehors du péritoine qu'elle se trouverait divisée, et, dans cette hypothèse, on ne voit pas que,
soit à l'aide de la suture ou d'un lien, soit au moyen du
tamponnement ou de la compression, il puisse être bien
difficile de l'oblitérer ? Enfin, Arnauld n'aurait-il pas été
trompé, est-ce bien l'hémorrhagie qui fit succomber l'individu dont il relate l'observation, n'y avait-il pas, dans ce
cas, quelques circonstances particulières dont il aurait

oublié de faire mention? Gimbernat, dont M. Purcel y Venualès avait déjà fait connaître le travail en 1788, à Montpellier, ayant mieux étudié que ses prédécesseurs la disposition anatomique des passages, pensa qu'on échapperait au danger du procédé de Sharp et de la lésion du cordon en débridant en dedans. Son but étant de séparer avec le bistouri, courbe ou droit, l'expansion triangulaire à laquelle on a donné son nom, du bord inférieur du ligament de Poupart, il porte l'instrument à la partie supérieure de la demi-circonférence interne de l'anneau et le dirige ensuite obliquement en dedans et en bas, comme pour arriver au pubis en suivant la direction du pilier externe du trajet inguinal. De cette manière, on évite sûrement, dit-il, l'artère épigastrique et les vaisseaux testiculaires. Scarpa et les modernes ajoutent qu'il pourrait en être de même de l'obturatrice, quand elle vient de l'artère sus-pubienne, attendu que l'incision suit, en quelque sorte, le même contour que le vaisseau; mais, pour obtenir cet avantage, il ne faudrait pas inciser le ligament de Gimbernat en travers sur sa partie moyenne, et moins encore obliquement de bas en haut en rasant le corps du pubis, comme bon nombre de chirurgiens français semblent l'avoir entendu et l'exécutent journellement. Quoique préférable, ce que nous avons dit plus haut des variétés offertes déjà plusieurs fois par des vaisseaux épigastriques et obturateurs, prouve que cette méthode ne met pas complétement à l'abri de l'hémorrhagie. Elle y exposerait même considérablement, si l'artère épigastrique ou l'une des épigastriques quand il y en a deux, se trouvait en dedans du collet du sac, et aussi dans le cas où une branche volumineuse, venant de la veine iliaque interne ou de la veine hypogastrique, monte également en dedans de l'anneau, comme M. Manec l'a signalé dans sa thèse, et comme M. Menière dit l'avoir rencontré. Dans ce sens, le débridement en haut est peut-être celui qui mettrait le plus sûrement à l'abri des blessures artérielles, sur-tout si, comme le veut M. Manec, le bistouri était porté en haut et en dehors de l'anneau, afin de diviser en partie le ligament de Poupart perpendiculairement à son axe. Quelques personnes reprochent encore au débridement en dedans d'exposer à blesser la matrice et les intestins, chez les femmes enceintes, ou la vessie quand elle est distendue par l'urine. Hey, qui cite un cas de ce dernier genre et qui n'a jamais divisé ni vu diviser l'artère épigastrique, en conclut, malgré les remarques d'A. Cooper, qu'il est généralement mieux d'inciser l'anneau en haut et en dehors, comme le faisait Sharp; mais il est clair qu'un chirurgien prudent évitera toujours, sans difficulté, et le réservoir de l'urine et l'organe gestateur, en sorte que, si le procédé de Gimbernat n'entraînait pas d'autres dangers, les objections de l'habile praticien de Leeds seraient d'une bien faible valeur. L'artère circonflexe fémorale venant, par anomalie, de l'épigastrique ou réciproquement, de manière à passer au-devant de la descente, est la seule que rien ne permettrait d'éviter, à moins qu'on ne parvînt à la reconnaître en découvrant le sac; heureusement que, son ouverture devant se trouver près de l'extérieur, il serait facile de la saisir et de la lier. Au total, le moyen le plus sûr d'opérer ce débridement sans danger, est, selon moi, d'inciser successivement sur plusieurs points le bord tranchant du canal crural, ainsi que l'ont pressenti Scarpa, M. Manche, M. Dupuytren, (à moins que le *septum crurale*, c'est-à-dire le feuillet du *fascia propria* qui ferme le canal par en haut, ne se soit transformé en cercle fibreux, comme M. J. Cloquet en indique la possibilité), et cela dans l'étendue d'une ou de deux lignes seulement pour chaque division. La disposition anatomique de ce trajet et les opérations que j'ai déjà pratiquées, me portent à croire que la constriction y est toujours produite par le bord libre du processus falciforme, la concavité du ligament de Gimbernat ou le collet du sac, et presque jamais par l'anneau supérieur proprement dit; en sorte qu'il doit à peu près constamment suffire d'en inciser l'ouverture inférieure, sur un ou plusieurs points, sans porter le bistouri jusque dans le ventre, pour produire un relâchement convenable. Si on n'adopte pas cette doctrine, le débridement devra être pratiqué d'après les principes du chirurgien de Madrid, ou de bas en haut si on cesse d'être tourmenté par la crainte de blesser le cordon testiculaire.

Une kélotomie récemment effectuée à la Charité, prouve, néanmoins, que le débridement en dedans peut être suivi d'hémorrhagie. Du sang artériel sortit en grande quantité par la plaie. Un aide fut obligé d'appliquer son doigt au fond de l'anneau et de comprimer d'arrière en avant. M. Boyer eut aussitôt recours à l'introduction d'un petit sac de toile porté jusque dans la fosse iliaque, et qui, comblé ensuite de charpie, lui servit à remplacer le doigt de l'aide. Cet appareil ne fut enlevé qu'au bout de cinq jours. L'hémorrhagie n'a point reparu, et la malade s'est complétement rétablie. Dire quelle artère a été divisée, serait, je crois, chose difficile. Est-ce l'obturatrice venant de l'épigastrique? Il faudrait admettre qu'elle avait passé au-dessus du collet de la hernie. Est-ce l'épigastrique ou une épigastrique anormale, comme dans le cas de M. Lauth? Ne serait-ce pas plutôt la petite branche qu'envoie naturellement l'artère sus-pubienne derrière la symphyse, et qui, plus développée que de coutume, aurait donné lieu à cet accident? On sent bien que là dessus on ne peut faire que des suppositions.

Le rapport des vaisseaux avec le collet du sac rendrait la méprise tellement dangereuse, si, comme l'ont vu Richter, A. Cooper, on prenait une hernie inguinale pour une hernie crurale, et réciproquement, que le chirurgien ne doit jamais la perdre de vue. Une mérocèle, repoussée au-devant du canal inguinal par d'anciennes cicatrices du pli de la cuisse, comme dans le cas que rapporte M. Boulu, au nom de M. Marjolin, en imposerait assez facilement sur ce point pour que le débridement en dehors, comme dans le buboncèle, menaçât l'artère épigastrique. M. Roux, qui débride comme Gimbernat, a dû se trouver fort heureux en reconnaissant par la dissection que la hernie inguinale qu'il avait prise et opérée pour une hernie crurale, s'était effectuée en dedans de l'artère, était directe, en un mot, ou interne. Si, dans un cas pareil, Pelletan n'eût pas reconnu son erreur en arrivant aux viscères, il est bien probable que le hasard ne l'eût pas aussi heureusement servi, et que l'artère épigastrique aurait couru les plus grands risques. Deux autres espèces de débridement ont été proposées par MM. Else et A. Cooper, pour la hernie crurale. J'en ai déjà dit un mot en traitant de la hernie en général et de la hernie inguinale en particulier. Dans le premier, le chirurgien incisa l'aponévrose du grand oblique au-dessus et dans le sens du ligament de Poupart, écarte le cordon en le repoussant en dedans et en haut, pénètre jusqu'au péritoine, glissa une sonde recourbée en crochets entre le collet du sac et l'anneau de derrière en devant ou de l'intérieur vers l'extérieur, et débride ensuite sans aucune crainte et aussi largement qu'il le désire. Dans le second, il faut également inciser l'aponévrose, écarter le cordon, mais le débridement s'opère de l'extérieur vers l'intérieur, quoique sans ouvrir le sac. Ces deux procédés, mis un certain nombre de fois à l'épreuve dans les hôpitaux de Londres, ont trop d'inconvénients pour être adoptés généralement, et pour que je m'arrête à les décrire ou les combattre plus longuement.

Art. 3.

Hernie ombilicale.

§ 1er.

Remarques anatomiques.

L'ombilic se présente, en égard aux hernies, dans deux conditions très différentes pendant l'existence de l'homme. Avant la naissance, c'est un anneau peu résistant que traverse à la fois les trois vaisseaux ombilicaux, et le prolongement de la vessie connu sous le nom d'ouraque. Aussitôt que l'enfant est séparé de sa mère, les parties contenues dans cet anneau se resserrent, se solidifient et cessent de le remplir exactement ; aussi est-ce par là que les intestins tendent continuellement à s'échapper dans les premiers mois de la vie. Plus tard, l'anneau lui-même se resserre à son tour, se ferme, s'applique sur le noyau fibreux formé par le vestige des vaisseaux; de telle sorte qu'à la fin le tout se présente sous l'aspect d'une cicatrice inodulaire, très dense, et que, chez les adultes, les hernies ombilicales ne se font plus par l'anneau proprement dit, comme dans l'enfance, mais bien en pénétrant à quelques lignes en dehors de sa circonférence, à travers les fibres aponévrotiques. Vue par l'intérieur du ventre, la *région ombilicale*, considérée chez l'homme entièrement développé, offre parfois un relief, plus souvent une légère dépression infundibuliforme sur laquelle viennent se rendre, en rayonnant, le ligament suspenseur du foie par en haut, et les restes des artères ombilicales avec l'ouraque par en bas. Ces quatre cordons circonscrivent ainsi quatre triangles dont la pointe aboutit sur le contour de la cicatrice mésogastrique. Dans l'intervalle, la membrane séreuse, toujours reconnaissable, devient de plus en plus adhérente à mesure qu'on se rapproche du centre;

à tel point que derrière l'anneau elle est entièrement confondue avec les tissus qu'elle tapisse. Le *fascia propria* ou le tissu cellulaire sous-péritonéal y est, par la même raison, très peu abondant et très serré. Le *fascia transversalis* ne s'étend point jusque-là. Le *fascia superficialis* et le tissu cellulaire graisseux, ainsi que les téguments eux-mêmes, n'y offrent rien de bien remarquable, si ce n'est qu'ils viennent se rendre, comme le font les tissus correspondants en arrière, sur le tubercule ombilical avec lequel ils sont aussi très intimement confondus. Avec cet arrangement, on conçoit que les différents points du contour de l'ombilic n'offrent pas la même résistance, la même solidité. Par la raison que la veine s'oblitère la dernière, qu'elle est naturellement plus molle et plus volumineuse, que rien ne tend à l'entraîner par en haut, l'ombilic reste en général plus faible, plus mince, plus facile à dilater ou à traverser dans sa moitié supérieure, que par en bas où les trois tiges, artérielles et vésicale, s'appliquent avec force l'une contre l'autre en acquérant bientôt une solidité qui le ferme exactement de ce côté. Du reste, quand on dit que les hernies ombilicales ne se font point par l'anneau chez les adultes, il faut s'entendre. Si on réserve le nom d'exomphale à celle-là seule qui pousse au-devant d'elle la cicatrice en l'éparpillant, en la faisant en quelque sorte disparaître, il est vrai qu'on ne la rencontre que chez les enfants, parce qu'elle n'est en effet possible qu'autant que les diverses branches du cordon omphalo-placentaire n'ont point encore pu se souder et se transformer en noyau fibreux. Mais si on accorde qu'il y ait hernie de l'ombilic toutes les fois qu'un organe s'est échappé par l'anneau que remplissait l'épanouissement des vaisseaux pendant la vie fœtale, nul doute qu'elle ne soit possible, qu'elle n'ait été observée à tout âge. Si, dans ce cas, la cicatrice est ordinairement déjetée sur l'un

ou l'autre des côtés de la tumeur et presque jamais sur
son centre, cela tient à ce qu'elle est constamment un
peu moins adhérente sur certains points de sa circonférence que sur les autres. Scarpa raconte cependant que
chez un de ses malades, le sac était divisé en plusieurs loges
par les ligaments du noyau mésogastrique. Au surplus,
comme il n'y a point, dans cet endroit, de cercle ou de canal
naturellement ouvert, il est tout simple que les hernies
se fassent presque aussi fréquemment par une éraillure
des aponévroses ou de la ligne blanche que par l'ombilic
lui-même; en sorte que Monteggia, qui a dit un des premiers que les hernies de cette région se font en dehors de
l'anneau, n'a eu tort qu'en ce qu'il a donné comme constant ce qui n'est que très fréquent. Quoiqu'il en soit, les
viscères ici ne traversent jamais qu'un simple anneau.
Il n'y a point de canal ombilical, et il est à peu près sans
exemple que les artères y aient conservé leur vacuité
jusque dans l'âge adulte. Haller, Boerhaave et quelques
autres, prétendent qu'il n'en est pas de même pour la
veine, dont la perméabilité est néanmoins tellement
rare, qu'elle ne doit guère inquiéter pendant l'opération. Dans l'anomalie observée par M. Manec, la veine
épigastrique surnuméraire sortait par l'ombilic sans avoir
perdu de son volume, formait une anse flexueuse de
deux pouces sous les téguments, rentrait dans le ventre
par la même ouverture et se portait jusque dans le sillon horizontal du foie; tandis que celle que M. Mé-
nière a fait connaître, allait se rendre directement au-
dessous du foie sans se dévier du côté de la peau.
Il est évident qu'alors, on courrait d'autant plus de
risques d'inciser cette veine, que rien ne pourrait indiquer d'avance dans quel sens elle se trouve. Comme
c'est à travers une simple ouverture circulaire, et non en
parcourant un canal, que les viscères s'échappent, la her-

nie ombilicale n'a point, comme les hernies inguinales ou crurales, de gaîne, soit fibreuse, soit séreuse, qui puisse l'étrangler à une distance variable de sa racine. La couche péritonéale qu'on y observe n'offre point ou que très incomplètement les caractères qu'on lui reconnaît dans les hernies du haut de la cuisse, et c'est à l'exomphale que s'applique rigoureusement ce que j'ai dit de l'absence du sac, en traitant de l'opération en général. C'est elle que Lassus dit en avoir trouvée dépourvue dans un cas où elle était entourée d'enveloppes si minces qu'il ouvrit l'intestin passé au travers d'une déchirure de l'épiploon. La face externe de ce feuillet est tellement unie avec les lames environnantes, qu'il est le plus souvent impossible de l'en isoler. Il n'est autre, en réalité, que la portion de péritoine qui tapissait primitivement le point de l'anneau que les organes ont poussé devant eux en formant hernie. S'étant aggrandi par simple distension, comme une cellule de tissu lamelleux qui s'accroît pour former un kyste, et non par la progression ou l'entraînement du péritoine abdominal proprement dit, il ne peut point, comme dans l'aine, être distingué des autres tissus. Une particularité non moins importante dans la pratique, c'est qu'il ne renferme presque jamais de sérosité, et que, de cette manière, il se trouve à peu près constamment en contact immédiat avec les viscères. Je dirai néanmoins qu'on a posé cette loi d'une manière trop absolue. Chez une femme que j'ai opérée il y a quelques jours d'une exomphale étranglée, il y avait à l'intérieur des enveloppes herniaires plus de six onces de sérosités rougeâtres, et il s'en écoula trois onces environ chez une autre qui fut opérée à Tours en 1818, par M. Pipelet, en ma présence.

Les organes qui peuvent se déplacer pour former la hernie ombilicale sont, d'après leur ordre de fréquence, l'épiploon, le colon transverse, l'intestin grêle, l'estomac,

le cœcum, l'S iliaque du colon, le foie, le duodénum et
même le pancréas. Ces diverses parties s'y trouvent quelquefois en si grand nombre et sous la forme d'une masse
si considérable que leur poche contentive devient extrêmement mince, au point même de finir par se rompre,
ainsi que cela eut lieu chez la malade dont parle M. Boyer et
que l'opération ne put empêcher de mourir. Plus d'une fois
on les a vues, chez le fœtus sur-tout, entièrement privées
d'enveloppes ou seulement couvertes d'une toile excessivement tenue. Méry, Balzac, ont cité des exemples
de ce genre. J'en ai moi-même observé un en 1819, à
Tours, dans la pratique de M. Mignot. Il arrive souvent, mais non pas toujours, comme quelques faits m'a-
vaient d'abord porté à le croire, que le tube digestif se
place, dès les premiers temps de l'existence embryonnaire,
dans la racine du cordon ombilical. Or, si la rentrée des
intestins ne se fait pas ou ne se fait qu'en partie avant la
fin de la grossesse, l'enfant naît avec une exomphale. Les
viscères en pareil cas ne devraient être enveloppés que par
les tuniques amincies de la tige omphalo-placentaire, et l'on
conçoit que la distension puisse rompre cette faible digue,
de manière à mettre la hernie complétement à nu. La
même chose pourrait également avoir lieu dans les premières heures ou les premiers jours de la naissance. Il y
a donc, sous ce rapport, une différence essentielle à établir entre la hernie ombilicale du fœtus, celle des premiers
temps de la vie extérieure et celle de l'âge adulte. Dans
la première, ce sont les tuniques naturelles du cordon
qui forment le sac et les enveloppes; dans la seconde,
la cicatrice ayant eu le temps de se faire, les organes ont
dû se coiffer en sortant, du péritoine, des téguments et du
tissu cellulaire intermédiaire; la troisième, obligée de
passer entre les vaisseaux ou à côté du nœud commun
qui les unit, est, de plus, forcée, dans la majeure partie des
cas, d'érailler l'intérieur de l'anneau ou les environs de sa

circonférence pour se frayer une voie et venir se placer
sous la peau en distendant par degrés le péritoine correspondant. Souvent aussi, la hernie s'effectue véritablement à quelque distance de l'ombilic ou dans son pourtour. Tant qu'elle n'en est éloignée que d'une ou de
deux lignes, sa texture et la disposition relative de ses
éléments n'ont rien de spécial; mais, pour peu qu'elle s'en
écarte davantage, le sac et sa doublure celluleuse se présentent avec d'autres caractères. Le péritoine, plus mobile, moins adhérent, se laisse dès lors entraîner, déplacer
sans difficulté, et la hernie ombilicale de cette espèce se
trouve ainsi garnie d'un sac non douteux. Le *fascia propria*, ayant retrouvé une partie de sa laxité et de son
épaisseur, fait que ce sac peut être distingué des tissus
extérieurs et que la graisse ou la sérosité s'accumule
quelquefois dans ses mailles. Aussi a-t-on vu fréquemment
des tumeurs ou hernies graisseuses se manifester autour
de l'ombilic. M. Fardeau en cite une qui se prolongeait
jusque dans l'intervalle des deux lames du ligament suspenseur du foie. M. Bigot, M. Ollivier d'Angers, Béclard,
et avant eux, Heister, Petsch, Morgagni, Klinkosch, Pelletan, Scarpa, M. Lawrence, M. Cruveilher, M. Bérard,
en ont rencontré d'autres qui avaient leur racine dans la
couche sous-péritonéale, et j'en ai récemment disséqué
une qui se prolongeait aussi dans le repli falciforme de la
veine ombilicale. C'était probablement au-dessus de cette
cicatrice et non par son intérieur, que la hernie dont
parle M. Cloquet et qui avait poussé devant elle, en le
dédoublant, le ligament hépatique pour s'en former un
sac, s'était échappée.

§ 2.

Opération.

L'opération de la hernie ombilicale passe pour être très
dangereuse, et semble effectivement l'être plus que celle

de la hernie inguinale ou crurale, ce qui tient peut-être
à ce qu'on agit plus près de l'estomac ou du diaphragme,
à ce que les organes contenus dans la tumeur ont des rapports plus immédiats avec le viscère principal de la diges-
tion, ou bien à ce qu'on ne se décide à l'emploi de
l'instrument tranchant que dans une période trop avancée de la maladie. Mais avant d'en rechercher les causes,
il faudrait constater l'exactitude du fait lui-même, et
s'assurer d'une manière positive que l'opération est réellement plus dangereuse à l'ombilic que par-tout ailleurs.
La tumeur est-elle d'un volume médiocre? une incision
simple et parallèle à la ligne blanche suffit pour la découvrir. Dans le cas contraire, rien n'empêche, quoi qu'en
puisse dire Scarpa, de recourir à l'incision en T, ou
même à l'incision cruciale. On donne à cette incision une
longueur telle que, dans les cas ordinaires, elle dépasse
un peu la hernie par ses deux extrémités. Ici les téguments sont en général trop tendus, trop difficiles à plisser
pour qu'on prenne la précaution de les soulever avant
de les diviser. On les incise donc de dehors en dedans,
comme s'il s'agissait de découvrir une artère. Les couches
sous-jacentes doivent aussi être tranchées de la même
façon, c'est-à-dire, en traînant doucement sur elle le
bistouri avec toute la légèreté convenable. Le sac n'étant
point *isolable*, ne pourrait que difficilement être découvert
si on s'obstinait à couper lamelle par lamelle et en dédolant, sur un point déterminé, les couches qui le séparent
de la peau. Cependant, comme il est souvent très rapproché de l'enveloppe cutanée, et qu'il ne renferme habituellement que très peu de sérosité, on ne peut mettre trop de
précautions en procédant à sa recherche. A partir du moment où le fond de l'incision semble ne plus être formé que
par une lamelle très mince, on fait agir l'instrument avec
plus de lenteur encore; et dès que le feuillet qu'on vient
de diviser se trouve séparé des parties qu'il recouvre par

le moindre intervalle, il faut glisser au-dessous la sonde cannelée, car on est probablement arrivé dans le sac. Il n'y aura plus de doute à ce sujet pour peu qu'il s'en échappe de liquide, ou si, comme on l'observe le plus fréquemment, quelques pelotons graisseux tendent à s'échapper par l'ouverture. Une fois dans l'intérieur de la poche herniaire, le bistouri, conduit par l'indicateur si on emploie le bistouri boutonné, par la sonde cannelée dans le cas contraire, agrandit aussitôt le premier orifice et ouvre largement toutes les enveloppes de la tumeur. C'est dans la hernie ombilicale sur-tout que l'épiploon se rencontre, et de manière à y former quelquefois une masse considérable. Il ne faudrait pas cependant s'en laisser imposer par les apparences. On trouve presque toujours au-dessous une anse plus ou moins longue de l'intestin qu'il enveloppe en lui formant en quelque sorte un second sac. C'est par la même raison qu'on a vu là, plus souvent qu'ailleurs, la procidence intestinale déchirer sa coiffe épiploïque, la traverser, s'étrangler dans l'anneau même qu'elle a fait naître, et se placer ainsi en contact immédiat avec la surface du sac proprement dit, se présenter, en un mot, à l'action du bistouri au moment où il pénètre dans l'intérieur de la hernie.

Après l'ouverture du sac, la première chose à faire est donc de reconnaître l'arrangement des organes déplacés. On cherche, en conséquence, avec le doigt quelque point de l'épiploon qui ne soit pas adhérent, pour le soulever, le déplisser et l'étendre sur un des bords de la plaie. L'intestin se montre alors au-dessous s'il y en a dans la tumeur. Dans le cas où ce simple dérangement des parties suffirait pour en permettre la réduction, il faudrait y procéder immédiatement. Hey, et, depuis lui, presque tous les opérateurs ont beaucoup insisté pour que la réduction pût commencer par l'intestin et non par l'épiploon, comme le recommande Pott. L'anse digestive étant sortie la dernière, située plus profondément, et en général plus facile à repousser, c'est elle qu'il convient effectivement de réduire d'abord. Toutefois, si une disposition opposée se rencontrait, si la toile omentale avait plus de tendance à rentrer que l'intestin, je ne vois pas pourquoi on s'obstinerait à suivre la règle posée par Hey. Lorsque l'intestin est gangrené, et cela doit rarement se rencontrer, puisque, comme on le sait, la mortification est infiniment plus lente à se manifester dans les hernies du gros intestin, les entéro-épiplocèles et les hernies purement épiploïques sur-tout, que dans l'entérocèle, il faudrait se souvenir que les fistules stercorales ou les anus contre nature de l'ombilic, ne guérissent preque jamais. Ceci tient, comme Scarpa l'établit assez bien, à ce qu'il ne se forme point d'entonnoir membraneux, aux dépens du sac, derrière le cercle ombilical. Comment s'en formerait-il, en effet, puisque la surface séreuse de la poche herniaire y adhère intimement, s'y est formée, développée de toute pièce, et n'a point été empruntée au péritoine intérieur, comme dans les hernies inguinale et crurale? La gangrène ou une perforation quelconque de l'intestin semble donc exiger alors qu'on ait recours sur-le-champ à l'invagination ou à la suture, et qu'on ne s'en tienne point à l'établissement d'un anus anormal. Je dirai pourtant que dans l'opération pratiquée par M. Pipelet, et que j'ai mentionnée plus haut, une eschare gangréneuse de l'intestin fut enlevée, qu'il s'établit une fistule, laquelle abandonnée à elle-même, finit cependant par se fermer et se cicatricer complétement. C'est d'ailleurs dans un cas de hernie ombilicale que M. Chemery-Havé pratiqua avec succès l'invagination et la singulière opération rapportée par Scarpa, qui l'a tirée de l'ancien Journal de médecine.

Le débridement, quand il devient nécessaire, est tellement facile et peu dangereux, qu'on ne s'en dispense presque jamais. On peut le porter sur tel ou tel point presque indifféremment. A la rigueur, il serait possible d'atteindre le foie, de blesser la veine ou les artères ombilicales, et même l'ouraque : mais il faudrait en quelque sorte le faire exprès pour arriver jusque-là ; à moins d'anomalies trop rares pour qu'en pareil cas elles puissent devenir dangereuses. Il ne faut pas oublier néanmoins les veines anormales signalées par MM. Manec et Mesnière. Quoiqu'il ne soit pas sensiblement plus avantageux d'inciser l'anneau ombilical par en bas que dans toute autre direction, je ne vois nul inconvénient à suivre le conseil des auteurs qui recommandent, pour plus de sûreté, de le diriger en haut et à gauche. En incisant largement, le risque de trop affaiblir les parois du ventre et d'exposer le malade à une récidive presque certaine, serait facilement évité, il me semble, si, au lieu de pratiquer une seule incision en lui donnant un demi-pouce de profondeur, on en faisait trois ou quatre d'une ou deux lignes seulement, sur différents points comme il m'est arrivé chez la malade que j'ai opérée avec M. Gresely ; si, en un mot, on adoptait le débridement multiple dans la hernie ombilicale comme dans celles dont il a été question jusqu'ici. Quoiqu'il n'y ait point, dans l'exomphale proprement dite, d'étranglement par le collet du sac, et que l'anneau qui produit la constriction soit presque constamment arrondi, la prudence n'en prescrit pas moins de voir, avant de procéder à la réduction, dans quel état se trouve la portion de l'intestin qui était étranglée. Si on voulait opérer, sans découvrir toute la tumeur, d'après la méthode de Franco, Rousset ou Pigray, il faudrait bien se souvenir que l'anneau n'est presque jamais distinct du collet du sac, et qu'à moins de combiner, comme le veut M. Raphel, le procédé de Bell avec cette méthode, on n'arriverait point à détruire l'étranglement, sans pénétrer en même temps jusque dans l'intérieur du sac. Cette manière de faire convient donc encore moins à l'ombilic que partout ailleurs, bien que Scarpa la recommande avec une sorte de complaisance, et que M. A. Cooper y ait eu recours deux fois avec succès en pareil cas. La réunion immédiate pourrait être tentée avec plus d'avantage et de facilité, après la kélotomie omphalienne, que dans les hernies de l'aine. Toute la poche, en quelque sorte formée d'une seule couche, a moins de tendance à se rouler sur elle-même et beaucoup plus à se réappliquer sur les points qu'elle occupait primitivement. Je n'ose pas la conseiller cependant, parce que, selon moi, l'opération rend la guérison radicale d'autant plus probable, que la plaie s'est cicatrisée d'une manière plus complétement médiate. Du reste, c'est le point du corps où les organes ont le plus besoin d'être soutenus par une compression modérée après être rentrés dans le ventre, et cela, sans doute, parce que l'ouverture qui leur avait livré passage, est ordinairement fort large, parce que sur-tout elle forme un anneau, un cercle complet qui traverse perpendiculairement l'enceinte abdominale.

ART. 4.

Hernies ventrales.

Les hernies de la ligne blanche, soit au-dessus, soit au-dessous de l'ombilic, diffèrent trop peu de celles que nous venons d'examiner, pour que je m'arrête à en donner une description spéciale. Si elles venaient à s'étrangler, ce qui est presque inouï, leur opération n'aurait non plus rien de particulier. Il faut en dire autant de cette hernie du flanc ou *lombaire*, signalée par J.-L. Petit, observée une fois à Mont-Rouge par MM. Cloquet et Cayol sur un homme âgé de soixante-quinze ans, une autre fois par Lassus, sur un sujet qui en avait une de chaque côté, puis par Pelletan, chez une femme qui avait simultanément le ventre couvert de bosselures herniaires. Les hernies ventrales proprement dites, c'est-à-dire celles qui se forment en dehors de la ligne blanche, de l'ombilic et des autres ouvertures naturelles de l'abdomen, soit par une simple éraillure des aponévroses et des muscles, soit à la suite d'une plaie cicatrisée de ces parties, comme Schmucker, Desault, Lassus, M. Richerand, M. Anderson et une foule d'autres, l'ont observé, ne s'étranglent presque jamais non plus ; ou, si l'étranglement s'en empare, il est à peu près constamment possible de les réduire au moyen du taxis, de la position et autres ressources indiquées dans les articles précédents. On voit néanmoins, dans les journaux anglais de ces dernières années, que M. Key, ou M. Bransby-Cooper, n'a pu réduire une hernie ventrale étranglée qu'après l'avoir soumise à l'opération ainsi qu'au débridement, et que la malade s'en est heureusement rétablie. En supposant que toutes ces espèces de tumeurs pussent réclamer la kélotomie, on se comporterait comme dans le cas de hernie ombilicale, et elles n'exigeraient d'autres soins que ceux que pourrait indiquer le trajet des artères épigastrique, lombaire ou iliaque antérieure.

La *hernie obturatrice*, dont Arnault père et fils, Duverney, Garengeot, Verdier, Pipelet, Eschenbach, ont cité des exemples, hernie observée depuis par MM. A. Cooper, H. Cloquet, Hesselbach, Maréchal, et qui paraît être susceptible de s'étrangler quelquefois, serait un peu plus embarrassante. L'ouverture qui lui donne passage, alors transformée en une sorte de canal, dont l'orifice pelvien est formé par le pubis en dehors et en haut, et par la membrane obturatrice dans le reste de son étendue, se trouve limitée par l'épaisseur des muscles obturateurs. En pareil cas, les viscères sont entourés par le pectiné antérieurement, le grand adducteur en arrière, le petit et le moyen adducteur en dedans et en haut.

Obligée de traverser ces divers muscles, ou de les écarter pour se montrer à l'extrémité interne et inférieure du repli de l'aine, la hernie obturatrice ne paraît susceptible de s'étrangler qu'à son entrée dans le canal obturateur, comme cela existait effectivement dans les cas qui en ont été rapportés. Il semble que l'artère sous-pubienne devant toujours se trouver à son côté externe, soit en haut, soit en bas, soit directement en dehors, le débridement aurait besoin d'être porté sur sa demi-circonférence interne. Je sais que cette opération a été tentée d'abord par Garengeot sur un de ses malades, rue du Sépulcre, et, plus récemment, par un chirurgien allemand, dans un cas à peu près pareil. Mais quand on songe aux parties qu'il faudrait traverser pour arriver au siége de l'étranglement, à la profondeur de la membrane obturatrice, à la difficulté de constater le lieu qu'occupent les vaisseaux, et que la vessie ou le vagin pourraient être atteints, il est bien permis de ne pas la conseiller. Les hernies ischiatique, périnéale, vulvaire, vaginale, rentrent également en entier dans le domaine de la pathologie chirurgicale proprement dite, et n'ont de rapport avec la médecine opératoire qu'en ce que le taxis, la position et des moyens contentifs méthodiquement appliqués, en forment le remède principal.

FIN DU TOME DEUXIÈME.

TABLE

DES MATIÈRES CONTENUES DANS LE SECOND VOLUME.

9 782329 228662